陕西国际商贸学院教材建设资助项目

微生物学与免疫学

主　编　贺新怀　席孝贤

副主编　高　洁　辛爱洁　耿　直　李娟花
　　　　郑伶俐

编　者（以姓氏笔画为序）
　　　　丁芳芳　于　哲　刘　欣　宇文亚焕
　　　　李娟花　辛爱洁　陈革豫　郑伶俐
　　　　赵雪艳　贺新怀　耿　直　高　洁
　　　　席孝贤

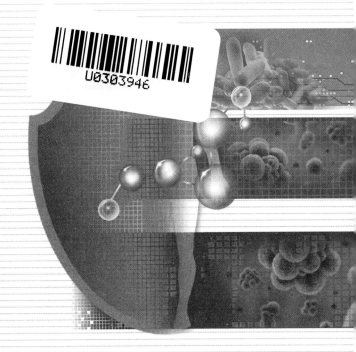

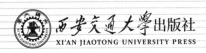

西安交通大学出版社
XI'AN JIAOTONG UNIVERSITY PRESS

图书在版编目(CIP)数据

微生物学与免疫学 / 贺新怀,席孝贤主编.— 西安:西安交通大学出版社,2021.11(2024.1 重印)

ISBN 978-7-5693-2102-9

Ⅰ.①微… Ⅱ.①贺… ②席… Ⅲ.①医学微生物学 ②医学—免疫学 Ⅳ.①R37 ②392

中国版本图书馆 CIP 数据核字(2021)第 016468 号

书　　名	微生物学与免疫学	
主　　编	贺新怀　席孝贤	
责任编辑	张永利	
责任校对	赵丹青	

出版发行	西安交通大学出版社	
	(西安市兴庆南路 1 号　邮政编码 710048)	
网　　址	http://www.xjtupress.com	
电　　话	(029)82668357　82667874(市场营销中心)	
	(029)82668315(总编办)	
传　　真	(029)82668280	
印　　刷	陕西金德佳印务有限公司	

开　　本	787mm×1092mm　1/16	**印张**	21.75	**字数**	478 千字

版次印次　2021 年 11 月第 1 版　　2024 年 1 月第 3 次印刷

书　　号　ISBN 978-7-5693-2102-9

定　　价　68.00 元

如发现印装质量问题,请与本社市场营销中心联系。

订购热线:(029)82665248　(029)82667874

投稿热线:(029)82668803

读者信箱:med_xjup@163.com

前　言

微生物学与免疫学是本科药学类各专业必修的专业基础课程，对学生后续课程的学习和今后从事的药学及其相关工作有重要作用。

通过这些年的教学实践，我们感到，相对于我校学生，现用教材的许多内容偏深，理论性过强，与我校的办学定位和人才培养目标有一定差距，也难以适应我校学生的实际状况和学习要求。按照我校的办学定位和人才培养目标，在学校的统筹和支持下，我们编写了这本《微生物学与免疫学》教材，供我校的药学、中药学、药物制剂、制药工程等药学类各专业学生使用。

本教材共18章，分为上篇和下篇。上篇是微生物学，包括10章，其中，第一章至第六章是微生物学的基本知识，第七章至第十章讲述微生物在药学中的意义及其应用技术。下篇是免疫学，包括8章，主要讲述了抗原、机体的免疫系统、免疫应答的机制和过程、免疫学技术及其在医药学中的应用。

在教材的内容设置上，我们力求做到注重知识的基础、成熟和应用，突出应用型人才培养，注重生产和工作需要。由于我国的制药企业大多是以中药制药为主，而且中药在抗微生物感染和调节机体免疫方面有其自身的特点，因此在教材中增加了中药与微生物、中药与免疫的内容，如微生物学与中医药学、免疫学与中医药学、中药与超敏反应、中药与免疫调节、内生菌与中药、中药的微生物转化、中药抗菌作用的特点及机制等。

我们力求贴近学科发展，增加了新知识，如中药对人体微生态的影响、内生菌对中药作用的影响等，还增加了近年新发现的致病性微生物的介绍。我们还对在微生物学领域和免疫学领域的诺贝尔奖获得者及其成果在教材中分别列表展示，不仅使同学们便于了解微生物学和免疫学发展各个阶段的重要成果，也激励同学们在本学科领域勇于探索和创新。同时，书中对相关抗感染和免疫药物也做了简要描述。

教材在编写过程中得到了陕西国际商贸学院、陕西步长制药有限公司以及作者所在的教学单位——陕西国际商贸学院医药学院的大力支持，黄新民教授、范桂香教授、王瑞辉教授等提出了很好的意见和建议，在此一并表示衷心的感谢。

　　本教材是我们参照相关教材和专著并结合自身的教学体会编写而成的。尽管我们尽了最大努力，但教材中难免有错误和不妥之处，恳请读者批评指正。

贺新怀　席孝贤

2021 年 8 月

目　录

上篇　微生物学

下篇　免疫学

上 篇

微生物学

第一章　微生物学绪论

第一节　微生物和微生物学

一、微生物的概念

微生物（microorganism）是存在于自然界中的一群体积微小、结构简单、肉眼直接看不见，必须借助光学显微镜或电子显微镜放大数百倍、数千倍，甚至数万倍才能看到的微小生物。

微生物种类繁多，广泛存在于土壤、空气、水、人和动物的体表以及与外界相通的腔道中。

二、微生物与人类的关系

在生物的生存和发展过程中，绝大多数微生物对人类和动物、植物是有益的，如土壤中的微生物能将死亡动物、植物的有机蛋白质转化为无机含氮化合物，供植物吸收利用；空气中大量的游离氮依靠固氮菌作用后才能被植物吸收，而植物又是人类和动物营养的来源。寄生于人和动物体内的正常菌群对机体有营养和生物屏障等重要作用。

在人类的生活和生产过程中，微生物已被广泛应用于许多领域。在农业方面，可利用微生物制造菌肥、植物生长激素和将其作为生物杀虫剂等。在工业方面，微生物在食品发酵、制革、纺织、石油、化工、冶金和环保等行业的应用日趋广泛；特别是在医药工业方面，绝大多数抗生素是微生物的代谢产物。微生物也可被用来生产维生素、辅酶、氨基酸等药品。近年来，随着分子生物学的发展，微生物在基因工程技术中的应用更引人瞩目，如可用细菌制备限制性核酸内切酶、DNA 聚合酶等工具酶，可把噬菌体作为基因转移的运载工具，将酵母菌作为工程菌，可生产基因工程乙型肝炎疫苗、胰岛素、干扰素等。

有少数微生物能引起人类和动物、植物的病害，人们把这些有致病性的微生物称为病原微生物或致病微生物。同时，这些致病性微生物又是抗原，即在进入人体后，可以刺激人体产生免疫物质，发生免疫反应。

三、微生物学与药学微生物学

微生物学（microbiology）是生命科学中的一门重要学科，是研究微生物的类型、分布、形态、结构、代谢、生长繁殖、遗传、进化，以及与人类、动物、植物、自然界等相互关系的一门学科。随着微生物学研究的深入和扩展，又形成了许多分支学科，如按研究对象分为细菌学、病毒学、真菌学等；按应用领域分为医学微生物学、药学微生物学、兽医微生物学、农业微生物学、工业微生物学、食品微生物学、海洋微生物学等。

药学微生物学是研究微生物学基本理论、实验技术及其在药学工作中应用的一门学科。其研究的范畴除了普通微生物学、医学微生物学和工业微生物学的相关知识外，还有保证药物的卫生质量以及微生物药物的生产和研发的相关理论和技能。

微生物学和药学的关系极为密切。许多抗生素、维生素、氨基酸、酶制剂、酶抑制剂等都是微生物的代谢产物，有些微生物自身也可以作为药物。微生物自身和微生物来源的酶，在甾体化合物等半合成药物的生产以及药物的代谢研究、生物检定等方面也已经显示出广阔的应用前景；基因工程又为微生物药物生产开辟了新的领域。药品的卫生状况和微生物密切相关，药物的原材料、药品的生产过程以及储存都要防止微生物的污染。药物作用机制的研究也和微生物学密切相关。另外，药学专业的许多课程，如药剂学、药理学、药物分析、药物化学、中药制剂分析、生物化学、分子生物学等都和微生物有着密切的联系。

第二节　微生物学的发展简史及发展前景

一、微生物学的发展简史

微生物学的发展经历了一个漫长的过程，大致可分为三个时期。

（一）经验微生物学时期

古人由于条件所限，虽未观察到具体的微生物，但早已将微生物知识用于工农业生产和疾病的防治之中，如我国早在公元前 2000 多年，就有利用微生物酿酒的记载；北魏贾思勰在《齐民要术》一书中，较详细地记载了利用微生物制醋的方法；民间常用的盐腌、糖渍、烟熏、风干等保存食物的方法，都是防止食物因微生物生长繁殖而腐败变质的有效措施。

中医在"六淫""疫疠"等病因学说中，就包含了病原微生物致病的思想。北宋末年，刘真人就指出肺痨是由小虫所致的。16 世纪，意大利人 Fracastoro（1483—1553）提出了传染生物学说，认为传染病的传播有接触传染、媒介间接传染和空气传染等多种途径。18世纪，清代师道南在《天愚集》鼠死行篇中写道："东死鼠，西死鼠，人见死鼠如见虎。鼠死不几日，人死如圻堵。昼死人，莫问数，日色惨淡愁云护。三人行，未十步，忽死两人横截路……"，生动地描述了当时鼠疫流行的情况，也指出了鼠疫的流行环节。中医学在长期防治微生物所致疾病的过程中积累了丰富经验，并取得了一定效果，为中华民族的繁衍昌盛做出了重要贡献。

（二）实验微生物学时期

1. 微生物的发现及微生物形态学时期　1676年，荷兰人列文虎克（Leeuwenhoek）用自制的显微镜观察了污水、齿垢、粪便等标本，发现了许多肉眼看不见的呈球状、杆状和螺旋状的微小生物。此后，人们对微生物的形态进行了许多研究，进入了微生物形态学时期。

2. 微生物生理学时期　19世纪60年代，法国科学家巴斯德（Pasteur）首先证明有机物质发酵和腐败是由微生物引起的，而酒味变酸是因其被杂菌污染所致。他创造了巴氏消毒法，将供发酵的基质加热62℃30分钟后再加入酵母菌，可以防止酒类变质。受巴斯德的启发，英国外科医生李斯特（Lister）用石炭酸喷洒手术室和煮沸手术用具，创立了外科无菌手术法。德国医生郭霍（Koch）发明了固体培养基、微生物染色和实验动物感染方法，相继分离培养出炭疽芽孢杆菌等病原体，并用染色法检查微生物和进行动物感染实验，提出了确定病原微生物的郭霍法则，促进了病原微生物学的发展。

3. 病毒的发现　1892年，俄罗斯学者伊凡诺夫斯基把患烟草花叶病的烟叶研磨后过滤制成无菌滤液，用之仍能使健康烟叶感染，首次证明比细菌更小的病毒的存在。此后，科学家们相继发现并用细胞培养和鸡胚分离出许多病毒，病毒学进入了一个快速发展时期。

4. 抗微生物药物的发明　1910年，德国化学家欧立希（Ehrich）首先合成砷凡纳明治疗梅毒；1935年，杜马克（Domaqk）发现百浪多息可治疗链球菌感染；1929年，弗来明（Fleming）发现了青霉素，1940年弗洛瑞（Florey）等将其提纯并用于临床。此后，人们又陆续研制了大批化学合成抗菌药物和抗生素，使许多微生物引起的疾病得到控制或治愈。

（三）现代微生物学时期

近些年来，随着生物化学、遗传学、细胞生物学、分子生物学、免疫学、物理学等学科的发展和各学科的相互渗透，以及电子显微镜、细胞培养、分子生物学技术等新技术的广泛应用，促进了微生物学的迅速发展，人类对病原微生物的认识、检测、防治等进入了新的阶段。

1. 新病原微生物的确定　1967年至1971年，人类发现了亚病毒（subvirus）。1973年以来，人类又新发现了军团菌，幽门螺杆菌，大肠杆菌O157：H7血清型，人类免疫缺陷病毒（HIV），丙型、丁型、戊型、庚型肝炎病毒，人疱疹病毒6、7、8型，汉坦病毒，轮状病毒等30余种病原微生物。1982年，人类又发现了不含核酸的传染性蛋白因子朊粒(prion，其生物学分类位置尚未确定)。

2. **病原微生物的致病机制**　近年来，借助于分子生物学技术，人类对病原微生物致病机制的认识已进入分子和基因水平；对一些主要病原菌的外毒素、内毒素等致病物质，病毒的结构蛋白和非结构蛋白的组成与功能，以及与其相应的编码基因和调控基因等有了新的认识；进一步明确了微生物与宿主间的相互关系，以及体内微生态平衡在防止病原微生物侵袭等方面的重要作用和微生态失调对机体的不利影响。

3. **微生物基因组研究**　对微生物基因组的研究，在人类认识、检测、利用和控制微生物等方面均有重要意义。据早前统计，截至2001年5月，科学家们完成了近600株病毒的全基因测序，其中与人类有关的病毒占76株；完成了50种原核细胞型微生物基因组测序和注释工作，其中包括流感嗜血杆菌、幽门螺杆菌、结核分枝杆菌、肺炎支原体等16种病原微生物。

4. **微生物检测技术**　近年来，单克隆抗体技术、免疫荧光技术、免疫酶技术、放射免疫技术、聚合酶链反应(PCR)、基因探针技术等一大批新技术用于微生物的检测，大大提高了检测的敏感性和特异性。多种微生物诊断试剂盒也应用于临床和药物研究，使临床检验和药物的抗感染机制研究更加方便、快速、准确。

5. **防治病原微生物措施**　疫苗的研制工作经历了灭活全菌体疫苗、减毒活疫苗阶段，近年来正向亚单位疫苗、基因工程疫苗以及核酸疫苗等纵深、应用方面发展，其种类也趋向多联疫苗、黏膜疫苗、缓释疫苗等多样化。肺炎球菌荚膜多糖疫苗、脑膜炎奈瑟球菌荚膜多糖疫苗等亚单位疫苗以及乙型肝炎基因工程疫苗等相继应用于临床，克服了灭活疫苗接种后的不良反应和乙型肝炎血源疫苗来源困难等弊端。核酸疫苗在体内能更有效地诱导机体产生细胞免疫和体液免疫，具有广阔的发展前景。随着多种新的抗微生物药物和微生态制剂的应用，对防治感染性疾病起着巨大作用，但细菌等微生物的耐药性问题日趋严重，而且抗病毒药物也有待取得突破性进展。

6. **医学微生态学**　随着生物学的发展，微生态学被广泛地应用于疾病的预防和治疗，形成了医学微生态学。医学微生态学是研究微生态平衡、生态失调和生态调整的一门新兴学科。具体来说，医学微生态学是研究寄居在人体体表和腔道黏膜表面的微生物与微生物、微生物与人体、微生物和人体与外界环境的相互依存和相互制约的学科。医学微生态学的崛起使中医药学找到了与之共鸣的现代生物科学理论，中医药学与医学微生态学在原理上具有统一性，两者把宏观生态学观念用于生物个体及个体以下的微观生态关系的研究，在认识事物的角度(微观化的生态观)和立足点(研究对象侧重于人体、宿主)上是一致的，这种观念的形成，促使人们从一个崭新的角度去认识生命。在实践应用上，研究表明，一些中药在临床上有解热消炎作用，但体外试验无抑菌作用，原因在于这类中药进入机体后不是直接抑制和杀灭病原菌，而是间接扶持正常菌群生长，使正常菌群充分发挥生物拮抗作用，提高定植抗力，从而将病原菌排斥、清除。也可以说，这类中药是通过调整微生态失调而治病的。这不仅与中医治病的"调节阴阳，扶正祛邪"的传统理论相一致，而且也用现代科学手段为其提供了科学依据。

在微生物学的发展过程中，许多微生物学家做出了重要贡献，其中有些人获得了诺贝尔奖（表1-1）。

表1-1 微生物学研究领域的诺贝尔奖获得者

年份	学者姓名	国家	获奖成就
1928	C. J. H. Nicolle	法国	斑疹伤寒研究
1939	G. Domagk	德国	发现磺胺的抗菌作用
1945	S. A. Fleming	英国	Fleming发现青霉素具有抗菌作用，Chain和Florey分离、纯化了青霉素，开创了抗生素时代
	E. B. Chain	英国	
	S. H. W. Florey	澳大利亚	
1946	W. M. Stanley	美国	发现纯化结晶的烟草花叶病毒仍具有感染性，制备出病毒晶体
	J. H. Northrop	美国	
1951	M. Theler	南非	发现黄热病疫苗
1952	S. A. Waksman	美国	发现链霉素
1954	J. F. Enders	美国	建立脊髓灰质炎病毒在非神经组织中的培养方法
	F. C. Robbins	美国	
	T. H. Weller	美国	
1958	G. W. Beadle	美国	对微生物遗传领域的研究贡献
	E. L. Tatum	美国	
	J. Lederberg	美国	
1965	F. Jacb	法国	发现细菌蛋白合成的乳糖操纵子模型
	J. Monod	法国	
	A. Lwoff	法国	
1966	F. P. Rous	美国	在病毒复制调节过程中发现小鼠肿瘤病毒
1969	M. Delbrück	美国	揭示病毒复制中病毒基因结构及其作用机制
	A. D. Hershey	美国	
	S. E. Luria	美国	
1975	R. Duldecco	美国	发现肿瘤病毒和细胞遗传物质间的相互作用
	D. Baltimore	美国	
	H. M. Temin	美国	
1976	D. C. Gajdusek	美国	发现库鲁(Kuru)病和克-雅病的慢病毒病因
1978	W. Arber	瑞士	发现细菌甲基化酶
	D. Nathans	美国	成功表达f2噬菌体衣壳蛋白
	H. O. Similton	美国	发现细菌限制性内切酶
1980	P. Berg	美国	将λ噬菌体基因和 $E.coli$ 的半乳糖操纵子插入SV40 DNA中，开创了基因重组先河

续表

年份	学者姓名	国家	获奖成就
1989	J. M. Bioshop	美国	发现反转录病毒癌基因的细胞起源
	H. E. Varmus	美国	
1993	K. B. Mullis	美国	从耐热菌中分离出耐热 DNA 聚合酶(Taq 酶)，建立 PCR
1997	S. B. Prusiner	美国	发现朊病毒，一种具有传染性的、异常的构型蛋白
2008	H. Hausenn	德国	证实 HPV(人乳头瘤病毒)可引起宫颈癌
	F. Barré - Sinoussi	法国	发现人类免疫缺陷病毒
	L. Montagnier	法国	
2015	W. C. Campbell	爱尔兰	发现了阿维菌素，其衍生物从根本上降低了盘尾丝虫病和淋巴丝虫病的发病率
	S. Ōmura	日本	
	屠呦呦	中国	创制新型抗疟药青蒿素和双氢青蒿素，可有效降低疟疾的死亡率

二、微生物学的发展前景

现代微生物学已经迅速发展成为生命科学中热门的前沿基础学科，并渗透和扩展到了许多研究领域，尤其是分子生物学、分子遗传学、生物化学、微生态学等；在基础研究方面，从分子水平和微观结构揭示微生物的形态结构、生理生化、生长繁殖、遗传变异等现象和机制；在应用研究方面，向更有效、更可控的方向发展。由于微生物具有个体微小、结构简单、繁殖迅速、容易培养、易于检测等特点，因此被广泛应用于生物体遗传和变异规律的研究。这些研究，无疑在医药学中有重要意义。

在基因工程的研究和应用中，所用的载体、供体、受体以及多种工具酶都来自于细菌和其他微生物。近年来，对微生物的研究从基因组时代进入后基因组时代，对微生物遗传和变异规律的研究不断深入，为进一步研究微生物的致病机制、新型疫苗和新药的研究与开发奠定了基础。同时，用于微生物研究的许多技术(如无菌操作、显微镜技术、细胞培养、纯种分离和克隆化、细胞培养、酵母菌杂交、原生质体融合、DNA 重组等)已成为生命科学研究的重要手段和方法，也为研究药物的作用机制、提高药物质量、研究和开发新药提供了新的方法和技术。

三、微生物学与中医药学

几千年来，中医中药为防治病原微生物致病做出了重要贡献。古代的医家对病原微生物就已有初步认识，把其归纳到"六淫""疫疠"等中医病因中，把其所致的某些疾病列入"伤寒"和"温病"等范畴。古代的医家在长期防治感染性疾病过程中积累了丰富的临床经验，创立了一些行之有效的防治方法，如把水烧开后饮用以预防肠道传染病，接种人痘预防天花，用黄连止泻，用白头翁、黄柏、苦参治痢，用雄黄、水银制剂治皮肤病，用大风子油治疗麻风，用生砒、轻粉、水银治疗梅毒等抗感染疗法早于国外多年。近些年经临床及实验室研究证明，绝大多数治疗热病有效的方药具有抗微生物作用：如黄连、黄柏、黄芩、大黄、连翘、金银花，以及普济消毒饮、黄连解毒汤、五味消毒饮等许多方药具有抗菌作用；大青叶、板蓝根、满山香、金银花、连翘、贯众等许多中草药具有抗病毒作用，其中不少方药具有广谱抗微生物作用。有些方药在体外抗微生物的作用虽不强，但在临床有较好的治疗效果，如白虎汤治疗流行性乙型脑炎，麻杏石甘汤治疗大叶性肺炎，板蓝根治疗流行性腮腺炎和某些病毒性疾病等。迄今为止，理想的抗病毒化学药物不多，而从中草药中寻找有效的抗病毒药物具有广阔的前景。

有些真菌类微生物本身就是药物，如茯苓、猪苓、马勃、冬虫夏草、灵芝、僵蚕、银耳等作为中药防治疾病历史悠久，至今仍被广泛应用。有些中药可药食两用。

微生物与中药材及其制剂品质的关系更为密切。由于微生物在自然界中分布非常广泛，因此，中药材表面可附着土壤和空气中的微生物，采收后如保存不当可被微生物再次污染；以中草药为原料制成的丸、散、片等制剂中也多带有微生物。在适宜条件下，这些微生物即能生长繁殖，使中药材及其某些制剂发生腐烂或霉变而直接影响药品质量和疗效。因此，采收中药材后，应根据其种类的不同，在不影响其品质的前提下，分别采取妥善的方法，认真清除其表面附着的尘土；在中药材运输、加工和贮藏过程中，应注意清洁，保持通风、干燥，以避免微生物污染和生长繁殖；在药物制剂的生产过程中，要进行无菌操作，防止微生物污染，而且对生产的药品要按规定进行微生物学检查。

第三节　微生物的分类与命名

一、微生物的分类

微生物的分类以特征相似性或系统发育相关性为基础进行划分归类。理想的分类系统应该是反映生物进化规律的自然分类系统，所采用的方法称为自然分类法，其分类法依据主要是微生物大分子(核酸、蛋白质等)在组成上的同源性程度。

种(species)是微生物分类的基本单位。生物学性状基本相同的微生物(如细菌)群体构成一个菌种；性状相近的若干菌种组成一个菌属(genus)。同一菌种的各个微生物，虽然基本性状相同，但在某些方面有些差异，可进一步再分，如差异较明显的称亚种(subspecies, subsp.)或变种(variety, var.)，差异小的则为型(type)，如按对噬菌体和细菌素的敏感性不同而分为噬菌体型(phage-type)和细菌素型(bacteriocin-type)，按抗原性不同而分为血清型(serotype)，按生化反应和其他某些生物学性状不同而分为生物型(biotype)。

不同来源的同一菌种称为菌株(strain)。具有某种细菌典型特征的菌株，称为该菌的代表菌株(也称为标准菌株)。

根据微生物有无细胞基本结构、分化程度和化学组成等差异，可将其分为三大类。

1. 非细胞型微生物　无细胞结构和产生能量的酶系统，仅由蛋白质和核酸(DNA 或 RNA)等组成，只能在易感的活细胞内增殖。病毒属此类。

2. 原核细胞型微生物　细胞核分化程度低，仅有原始的核结构，无核膜和核仁；除核糖体外，无其他细胞器。此类微生物包括细菌、支原体、衣原体、立克次体、螺旋体和放线菌。

3. 真核细胞型微生物　细胞核分化程度高，有核膜、核仁和染色体；细胞质内有核糖体、内质网、高尔基体、线粒体等完整的细胞器。真菌属此类。

二、微生物的命名

微生物的命名采用拉丁双名法，每个菌名由两个拉丁单词组成。前一单词为属名，用名词，第一个字母大写；后一单词为种名，用形容词，小写。中文命名次序与拉丁文相反，种名在前，属名在后；例如：*Staphylococcus aureus*，金黄色葡萄球菌；*Staphylococcus epidermidis*，表皮葡萄球菌。当前后两种菌是同一属时，后一种细菌的拉丁文属名亦可不用全文写出，只用第一个字母代表，字母右下角加一点，如 *S. saprophyticus*，腐生葡萄球菌。

思考题

1. 原核细胞型微生物、真核细胞型微生物、非细胞型微生物的主要特点有哪些？

2. 举例说明微生物与人类的关系。

3. 微生物在药学中的意义有哪些？

第二章 细菌学概述

学习要求

掌握：菌落、培养基的概念，细菌的计量单位、形态、结构，细菌的生长条件、
　　　生长现象及在液体培养基中的群体生长规律。

熟悉：细菌的致病物质及感染类型，细菌形态学检查的常用方法。

了解：细菌的遗传变异及其在医药中的意义，机体的抗菌免疫，中药的抗细菌作用。

第一节 细菌的大小与形态

细菌(bacteria)是一类以二分裂方式进行繁殖的单细胞原核细胞型微生物。细菌在自然界分布广泛，种类繁多。

一、细菌的大小

细菌个体微小，通常以微米(μm)作为计量单位。观察细菌常用光学显微镜，可用测微尺在显微镜下测量其大小。由于肉眼的最小分辨率为0.2mm，因而必须借用光学显微镜放大几百倍至上千倍才能看到细菌。不同种类的细菌大小不一，同种细菌也可因菌龄和环境因素的影响而有差异。

二、细菌的形态

细菌按其外形，主要有球菌、杆菌、螺形菌三大类(图2-1)。

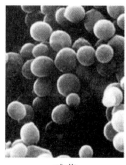 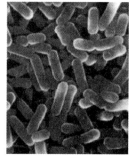 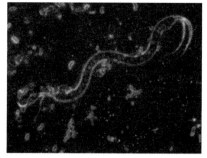

　球菌　　　　　　　　　杆菌　　　　　　　　　　螺形菌

图2-1　细菌的基本形态

（一）球菌

多数球菌（coccus）的直径在1μm左右，外观呈圆球形或近似球形，有的呈矛头状、肾形或豆形等。由于繁殖时细菌分裂平面不同和分裂后菌体之间相互粘连程度不一，因此球菌可形成不同的排列方式（图2-2）。

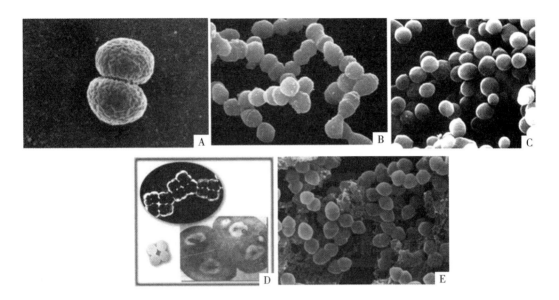

A—双球菌；B—链球菌；C—葡萄球菌；D—四联球菌；E—八叠球菌。

图2-2　各种球菌的排列方式

1. 双球菌　双球菌（diplococcus）的细胞在一个平面上分裂，分裂后两个菌体成双排列，如脑膜炎奈瑟菌和淋病奈瑟菌。

2. 链球菌　链球菌（streptococcus）的细胞在一个平面上分裂，分裂后多个菌体粘连成链状，如乙型溶血性链球菌。

3. 葡萄球菌　葡萄球菌（staphylococcus）的细胞在多个不规则的平面上分裂，分裂后菌体无规则地粘连在一起，似葡萄状，如金黄色葡萄球菌。

4. 四联球菌　四联球菌（tetrad）的细胞在两个互相垂直的平面上分裂，分裂后4个菌体粘连在一起，呈正方形，如四联加夫基菌。

5. 八叠球菌　八叠球菌（sarcina）的细胞在3个互相垂直的平面上分裂，分裂后8个菌体黏附成包裹状立方体，如藤黄八叠球菌。

（二）杆菌

各类杆菌（bacillus）的大小、长短、弯度、粗细差异较大。多数杆菌为中等大小，长2~5μm，宽0.3~1μm，大的如炭疽芽孢杆菌，大小为(3~10)μm×(1.0~1.5)μm，小的如野兔热杆菌，大小为(0.3~0.7)μm×0.2μm。杆菌的菌体一般呈正圆柱形，也有的近似卵圆形。菌体两端多为钝圆，少数是平截，如炭疽芽孢杆菌。有些杆菌的菌体短小，近似球形，称为球杆菌，如多杀性巴氏杆菌。有些杆菌会形成侧枝或分枝，称为分枝杆菌,如结核分枝杆菌(图2-3)。有的杆菌呈长丝状,如坏死梭杆菌,排列一般分散存在,无一定排列形式,偶有成对或链状;个别呈特殊的排列,如栅栏状或 V、Y、L 等字样。

杆菌菌体有的挺直,有的稍弯。多数杆菌的两端为钝圆,亦有少数呈方形,菌体两侧或平行,或中央部分较粗,如梭状,或有一处或数处突出。根据其排列组合情况,也可有单杆菌、双杆菌和链杆菌之分,不过杆菌的排列特征远不如球菌那样固定,同一种杆菌往往可以有3种形态同时存在。

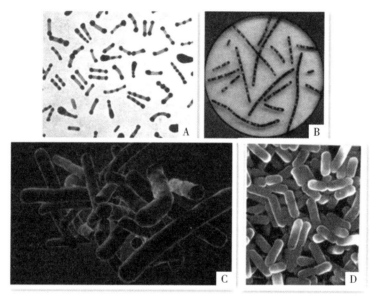

A—白喉棒状杆菌;B—炭疽芽孢杆菌;C—结核分枝杆菌;D—双歧杆菌。

图2-3 各种杆菌的基本形态

(三)螺形菌

螺形菌(spiral bacterium)菌体呈弯曲螺旋状,可分为3类(图2-4)。

1. **弧菌** 弧菌(vibrio)的菌体只有一个弯曲,呈弧形或香蕉状,如霍乱弧菌。

2. **螺菌** 螺菌(spirillum)的菌体较长(3~6μm),有多个弯曲,如鼠咬热螺菌。

3. **弯曲菌** 弯曲菌(campylobacter)的菌体有单个或多个弯曲,如空肠弯曲菌。

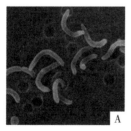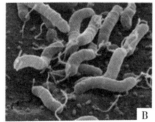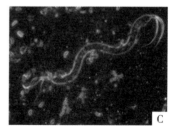

A—霍乱弧菌;B—螺杆菌;C—迂回螺菌。

图2-4 各种螺形菌的基本形态

细菌的形态受温度、pH 值、培养基成分和培养时间等因素影响很大。在适宜条件下，细菌可保持其固有的典型形态，当环境条件不利或菌龄老时，其形态可发生改变，可呈现多形态(如呈梨形、气球状、丝状等)或细胞壁缺陷(如 L 型细菌)。

第二节　细菌的物理性质

细菌是一类能够独立生活的单细胞原核细胞型微生物，由于其化学组成与其他生物类似，但细菌体积微小，代谢迅速，蛋白质和水含量较高，因此细菌具有相对特殊的物理性质。

一、光学性质

细菌为半透明体。当光线照射到细菌时，因部分光线被吸收而部分光线被折射，故细菌悬液呈浑浊状态，并且菌数越多浊度越大，使用比浊法或分光光度计可以粗略估计细菌的数量，还可依此通过相差显微镜观察细菌的形态和结构。

二、表面积

细菌是单细胞微生物，体积微小，相对表面积较大，有利于其与外界的物质交换和进行旺盛的代谢活动。

三、带电现象

细菌的固体成分 50% ~ 80% 为蛋白质，而蛋白质是由兼性离子氨基酸组成的。细菌的等电点较低(革兰氏阳性菌为 pH2 ~ 3，革兰氏阴性菌为 pH4 ~ 5)，在近中性或弱碱性环境中带负电荷。细菌的带电现象与细菌的染色反应、凝集反应、抑菌和杀菌作用等都有密切关系。

四、半透性

细菌的细胞壁和细胞膜均有半透性，允许水和部分小分子物质通过，有利于营养的吸收和代谢产物的排泄。

五、渗透压

细菌体内含有高浓度的有机物质和无机盐类，具有较高的渗透压。一般革兰氏阳性菌的渗透压高达 2026.5 ~ 2533.1kPa(20 ~ 25 个大气压)，革兰氏阴性菌为 506.6 ~ 608.0kPa(5 ~ 6 个大气压)。细菌一般所处的环境为低渗，因其有坚韧细胞壁的保护而不至于崩裂，但若处于比其体内渗透压更高的环境中，菌体内水分逸出，细胞质浓缩，细菌就不能生长繁殖。

第三节　细菌的细胞结构

细菌的结构对细菌的生存、致病性和免疫性等均有极其重要的作用。细菌的结构见图 2 - 5。

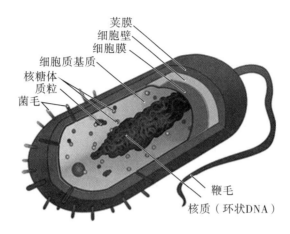

图 2 - 5　细菌的结构模式图

一、细菌的基本结构

(一)细胞壁

细胞壁(cell wall)位于细菌细胞的最外层,是一层坚韧而有弹性的膜状结构,可承受细胞内强大的渗透压而不被破坏。细胞壁组成较为复杂,厚度因细菌不同而异,一般为 15～30nm。

1. 细胞壁的主要成分　细胞壁的主要成分是肽聚糖,由 N - 乙酰葡糖胺和 N - 乙酰胞壁酸构成双糖单元,以 β - 1, 4 糖苷键连接成大分子。N - 乙酰胞壁酸分子上有四肽侧链,相邻聚糖纤维之间的短肽通过肽桥(革兰氏阳性菌)或肽键(革兰氏阴性菌)桥接起来,形成了肽聚糖片层,像胶合板一样,黏合成多层。肽聚糖中的多糖链在各物种中都一样,而横向短肽链却有种间差异。

革兰氏阳性菌细胞壁厚 20～80nm,有 15～50 层肽聚糖片层,每层厚 1nm,含 20%～40% 的磷壁酸(teichoic acid),有的还具有少量蛋白质。革兰氏阳性菌的肽聚糖(如金黄色葡萄球菌)的四肽侧链氨基酸依次为 L - 丙氨酸(A)、D - 谷氨酸(G)、L - 赖氨酸(L)和 D - 丙氨酸(A)。其肽桥是一条由 5 个甘氨酸组成的肽链,交联时一端与侧链第三位上 L - 赖氨酸连接,另一端与侧链第四位 D - 丙氨酸连接,从而形成坚固致密的三维立体网状结构(图 2 - 6)。肽聚糖是革兰氏阳性菌细胞壁的主要成分,凡能破坏肽聚糖结构或抑制其合成的物质都有抑菌或杀菌作用,如溶菌酶是 N - 乙酰胞壁酸酶,可破坏 N - 乙酰胞壁酸;青霉素能抑制转肽酶的活性,可抑制肽桥形成。

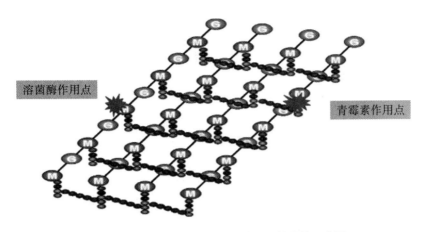

图 2 - 6 金黄色葡萄球菌细胞壁的肽聚糖结构示意图

革兰氏阴性菌细胞壁厚约10nm，仅有 2~3 层肽聚糖，其他成分较为复杂，由外向内依次为脂多糖、细菌外膜和脂蛋白。此外，外膜与细胞之间还有间隙。革兰氏阴性菌（如大肠埃希菌）的肽聚糖层，其四肽侧链中第三位的氨基酸被二氨基庚二酸（DAP）所取代，以肽键直接与相邻四肽侧链中的 D - 丙氨酸相连，且交联度低，没有五肽交联桥，形成二维平面结构，所以其结构较革兰氏阳性菌疏松（图2 -7）。二者的结构比较见表 2 - 1。

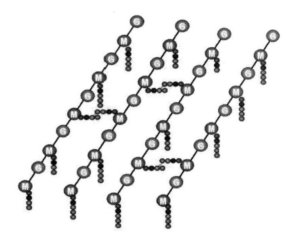

图 2 - 7 大肠埃希菌细胞壁的肽聚糖结构示意图

表 2 - 1 革兰氏阳性菌和革兰氏阴性菌细胞壁结构的比较

细胞壁结构	革兰氏阳性菌	革兰氏阴性菌
强度	较坚韧	较疏松
厚度	厚，20 ~ 80nm	薄，10 ~ 15nm
肽聚糖层数	可多达 50 层	2~3 层
肽聚糖含量（占细胞壁干重）	50% ~ 80%	10% ~ 20%
交联方式	肽桥交联	肽键交联
磷壁酸	有	无
胞质周围间隙	无	有
结构	三维空间（立体结构）	二维空间（平面结构）
外膜	无	有

2. 细胞壁的功能　①保持细胞外形。②抑制机械和渗透损伤（革兰氏阳性菌的细胞壁能耐受 $20kg/cm^2$ 的压力）。③介导细胞间相互作用（侵入宿主）。④防止大分子入侵。⑤协助细胞运动和分裂。此外，细菌的细胞壁还有抗原性，能刺激机体发生免疫应答。

3. 细胞壁的缺陷型（L 型细菌）　细菌细胞壁的缺陷型是指细菌发生细胞壁缺陷的变异，因其首次在 Lister 研究所发现，故以其第一个字母命名，称为 L 型细菌。当细菌细胞壁中的肽聚糖结构受到理化或生物因素的直接破坏或合成抑制时，这种细胞壁受损的细菌一般在普通环境中不耐受菌体内部的高渗透压而胀裂死亡，但在高渗透环境下仍可存活者，即为 L 型细菌。革兰氏阳性菌 L 型称为原生质体，必须生存于高渗透环境中。革兰氏阴性菌 L 型称为原生质球，在低渗环境中仍有一定的生存力。

L 型细菌的形态因缺失细胞壁而呈高度多形性，有球状、杆状和丝状，其大小不一，大多数为革兰氏阴性菌。L 型细菌生长繁殖时的营养要求基本与原菌相同，但必须补充 3%～5% NaCl、10%～20% 蔗糖或 7% 聚乙烯吡咯酮（PVP）等稳定剂，以提高培养基的渗透压，同时还需要加入人或马的血清。L 型细菌生长较缓慢，一般培养 2～7 天后在软琼脂平板上可形成中间较厚、四周较薄的荷包蛋样细小菌落。各种 L 型细菌有一个共同的致病特点，即引起多组织的间质性炎症。变形后的细菌其形态、培养特性均发生了改变，以致查不出致病菌，使许多患者贻误诊治。临床遇有明显症状而标本常规细菌培养阴性者，应考虑 L 型细菌感染的可能性，宜做 L 型细菌的专门培养。

细菌脱壁的细胞称为原生质体（bacterial protoplast）或球状体（spheroplast，因脱壁不完全），脱壁后的细菌原生质体生存和活动能力大大降低。

（二）细胞膜

细菌的细胞膜（cell membrane）是典型的单位膜结构（图 2-8），厚 8～10nm，外侧紧贴细胞壁。某些革兰氏阴性菌还具有细胞外膜，通常不形成内膜系统，除核糖体外，没有其他类似真核细胞的细胞器，呼吸和光合作用的电子传递链位于细胞膜上。某些行光合作用的原核生物（蓝细菌和紫细菌），质膜内褶形成结合有色素的内膜，与光合作用有关。

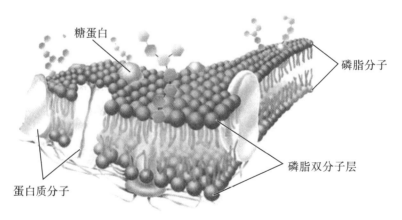

图 2-8　细菌的细胞膜结构示意图

1. 细胞膜的主要功能 具体如下。

(1)选择性通透作用：细菌细胞膜具有选择性通透作用，能控制营养物质及代谢产物进出细胞。细胞膜上有许多小孔，允许小分子可溶性物质(如水、O_2、CO_2、某些单糖、离子等)通过，而大分子物质(如蛋白质)则无法通过。细菌通过细胞膜小孔分泌出的水解酶，可将细胞外的大分子营养物质分解为小分子化合物，使其能通过细胞膜进入细胞内，作为营养物质的来源。菌体内的代谢产物也能通过细胞膜排出体外。

(2)呼吸作用：需氧菌细胞膜上的各种呼吸酶类可转运电子，完成氧化磷酸化作用，参与呼吸过程，与能量的产生、储存和利用有关。

(3)生物合成作用：细胞膜上含有合成多种物质的酶类，细胞壁的许多成分(肽聚糖、磷壁酸、脂多糖)及胞膜磷脂都在细胞膜上合成。此外，细胞膜上还有一些与 DNA 复制相关的蛋白质。

2. 中介体 中介体(mesosome)是细胞膜内陷而形成的囊状或管状结构，多见于革兰氏阳性菌。一个细菌体内可有一个或几个中介体。中介体的化学组成与细胞膜相同，由于它扩大了细胞膜的表面积，也相应地增加了酶的数量和代谢场所，可为细菌提供更多能量，因此有"拟线粒体"(chondroid)之称。中介体还与细菌的 DNA 复制、细胞分裂有密切关系。

(三)细胞质

细胞质(cytoplasm)是细胞质膜包围的除核区外的一切半透明、胶状、颗粒状物质的总称，含水量约为80%。细菌细胞质的主要成分为核糖体、贮藏物、多种酶类和中间代谢物、各种营养物和大分子的单体等，少数细菌还具有类囊体、羧酶体、气泡或伴孢晶体等。

细胞质是细菌的内在环境，是细菌合成蛋白质、核酸的场所，也是许多酶系反应的场所。细胞质中还含有核糖体、质粒、内含物等重要的微细结构。

1. 核糖体 核糖体(ribosome)是由核糖体 RNA(rRNA)和蛋白质组成的椭圆形颗粒。核糖体是游离于细胞质中的由 RNA(核糖体 RNA)和蛋白质组成的颗粒，每个菌体内可含数万个核糖体。细菌细胞中 90% 的 RNA 和 40% 的蛋白质存在于核糖体中。与真核细胞相比，细菌的核糖体较小且较为疏松，沉降系数为 70S，由 50S 和 30S 的大小两个亚基组成，而真核细胞核糖体沉降系数为 80S，由 60S 和 40S 两个亚基组成。核糖体是细菌合成蛋白质的场所。细菌核糖体常被作为抗菌药物的靶点。链霉素、庆大霉素作用于 30S 亚基，氯霉素和红霉素则作用于 50S 亚基，从而干扰细菌蛋白质的合成，发挥杀菌作用。由于真核生物与原核生物核糖体的不同，因此这些抗生素能杀死细菌却不会影响人体细胞。

2. 质粒 质粒(plasmid)存在于细菌细胞质中，是细菌染色体以外的遗传物质。质粒的化学本质为闭合环状双链 DNA，携带 5~100 个基因，可独立复制，编码决定细菌的某些特性，如耐药性、毒素及性菌毛产生等。质粒并不是细菌生命活动所必需的组分，但可以决定细菌的某些性状。质粒可自行消失或经人工处理而消失。在自然条件下，质粒能通过接合等方式将某些遗传性状传递给另一细菌。

3. 内含物　内含物(inclusion)为细菌贮藏能量和营养的场所,以胞质颗粒的形式存在。内含物并非细菌所必需或恒定的结构。颗粒的数量因菌种和环境条件的不同而异。当环境有利、营养充足时,内容物数量较多;养料或能源短缺时,内容物数量减少,甚至消失。不同的细菌可含有不同种类的内含物,如异染颗粒(metachromatic granule)对于鉴别白喉棒状杆菌极有价值。异染颗粒又称迂回体(volutin)或极体(polar body),在白喉棒状杆菌中常排列在菌体两端,因其成分主要是 RNA 和多偏磷酸盐,嗜碱性强,用亚甲蓝染色时着色较深,呈紫色,与菌体其他部分的颜色不同,故名异染颗粒,是细菌核酸合成过程中磷和能量的来源。

(四)核质

细菌属原核生物,无核膜和核仁,也无定形的核,其染色体多集中于细胞质中的某一区域,故称核质(nuclear material)或拟核(nucleoid),其实质为一闭合环状的双链 DNA 分子反复缠绕、折叠形成的超螺旋结构。核质的功能与真核细胞的细胞核相同,控制细菌的基本遗传性状,如果细菌的核质 DNA 发生损伤或突变,细菌的遗传性状就会发生变异,甚至死亡。由于核质分散于细胞质中,染色时受细胞质内大量 RNA 的掩盖而不易察见。若用 RNA 酶或酸处理使 RNA 水解,则用 Feulgen 染色法可使核质着染,普通光学显微镜下即可看到核质,多呈球形、哑铃状或棒状。

二、细菌的特殊结构

(一)荚膜

荚膜(capsule)是位于某些细菌细胞壁表面的一层松散的黏液物质(图 2 – 9)。荚膜的成分因不同菌种而异。

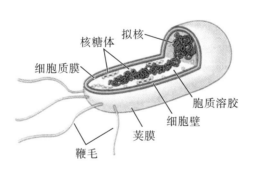

图 2 – 9　细菌的荚膜模式图

荚膜按照厚度的不同分为大荚膜和微荚膜,与细胞壁结合牢固。厚度≥0.2μm 的称为荚膜或大荚膜(如肺炎链球菌);厚度<0.2μm 的称为微荚膜(如伤寒沙门菌的 Vi 抗原)。

荚膜的化学成分主要是多糖或多肽。多数细菌的荚膜由多糖组成,如肺炎链球菌,根据其荚膜多糖的抗原性,至少可将其分成 85 个血清型。少数细菌的荚膜为多肽,如炭疽芽孢杆菌、鼠疫杆菌等。荚膜的含水量为 90% ~98%。

　　荚膜的功能：具体如下。①抗吞噬作用：荚膜因亲水性及其空间占位、屏障作用，可有效抵抗寄主吞噬细胞的吞噬作用。②黏附作用：荚膜多糖可使细菌彼此间粘连，也可黏附于组织细胞或无生命物体表面，是引起感染的重要因素。例如，具有荚膜的 S型肺炎链球菌毒力强，有助于肺炎链球菌感染人体；废水生物处理中的细菌荚膜有生物吸附作用，可将废水中的有机物、无机物及胶体吸附在细菌体表面上。③抗有害物质的损伤：荚膜处于细菌细胞的最外层，可有效保护菌体免受或少受多种杀菌、抑菌物质的损伤，如溶菌酶、补体等。④抗干燥作用：荚膜多糖为高度水合分子，含水量在 95% 以上，可帮助细菌抵抗干燥对生存的威胁。⑤当缺乏营养时，荚膜可被利用作为碳源和能源，有的荚膜还可作为氮源。

（二）鞭毛

　　在某些细菌菌体上具有细长而弯曲的丝状物，称为鞭毛（flagellum）。鞭毛的长度常超过菌体若干倍，少则 1~2 根，多则可达数百根（图 2 - 10）。鞭毛是细菌的运动器官。在普通光学显微镜下观察鞭毛必须采用鞭毛染色法，而最直接的方法就是利用电子显微镜观察。

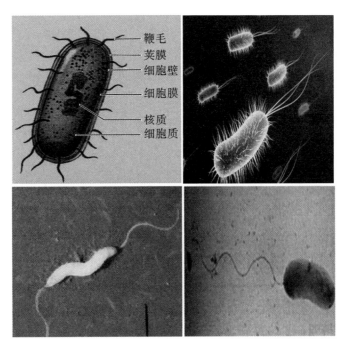

图 2 - 10　细菌的鞭毛

　　鞭毛的化学成分为蛋白质，称为鞭毛蛋白，具有较强的免疫原性，又称鞭毛抗原。

　　根据鞭毛在菌体上的位置和数量不同，可以将鞭毛菌分为 4 种类型，并以此作为鉴别某些细菌的指标。①单毛菌：只有一根鞭毛，着生于菌体的一端，如霍乱弧菌。②双毛菌：菌体两端各有一根鞭毛，如空肠弯曲菌。③丛毛菌：菌体的一端或两端着生一丛鞭毛，如铜绿假单胞菌。④周毛菌：菌体表面各部位均匀生长多根鞭毛，如大肠埃希菌、破伤风梭菌等。

某些细菌的鞭毛还与细菌的致病性有关，如霍乱弧菌、空肠弯曲菌等可以借助快速的鞭毛运动穿透小肠黏膜表面覆盖的黏液层，有利于菌体黏附到肠黏膜上皮细胞的表面，产生毒性物质，导致病变发生。有鞭毛的细菌能在液体环境中自由游动，有利于其趋向营养物质且逃避有害物质。

鞭毛抗原可用于鉴定细菌或进行细菌分类。由于鞭毛运动活泼，当在半固体培养基中采用穿刺接种培养时，穿刺线的周围会出现云雾状扩散生长现象，无鞭毛细菌则不向穿刺线周围扩散，由此可判断该种细菌是否具有鞭毛。

（三）菌毛

许多革兰氏阴性菌与少数革兰氏阳性菌表面有细而短、多而直的丝状体，称为菌毛（pilus）。菌毛在普通光学显微镜下看不到，必须用电子显微镜进行观察。菌毛与细菌的运动性无关，其化学成分为蛋白质，称为菌毛蛋白，具有免疫原性。菌毛依形态、分布和功能不同可分为普通菌毛与性菌毛（图 2 - 11）。

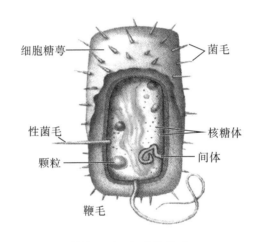

图 2 - 11　细菌的菌毛

1. 普通菌毛　普通菌毛遍布菌体表面，数目可达数百根以上，很细，直径仅为3～8nm，长 0.2～2μm。具有普通菌毛的细菌可吸附于黏膜上皮细胞受体上，构成细菌的一种侵袭力，导致感染的发生，如大肠埃希菌的普通菌毛能黏附于肠道和下尿道黏膜上皮细胞，引起肠炎或尿道炎，若菌毛消失，细菌的侵袭力也随之丧失。

2. 性菌毛　性菌毛仅见于少数革兰氏阴性菌，一个菌体只有 1～4 根，比普通菌毛长而粗，通过接合方式在细菌间传递遗传物质。大肠埃希菌的性菌毛是由一种质粒控制的，该质粒称为致育因子（F 因子）。细胞内有 F 因子的细菌为 F^+ 菌株，无 F 因子的细菌为 F^- 菌株。F^+ 菌株可借助其细胞表面的性菌毛与 F^- 菌株进行遗传物质的接合转移。性菌毛被认为是 DNA 转移的通道。此外，性菌毛也是一些菌体的吸附位点。

（四）芽孢

芽孢（spore）是某些细菌在一定条件下细胞质脱水浓缩，在菌体内形成的具有多层膜包裹、通透性低的圆形或椭圆形小体（图 2 - 12）。由于每个细菌细胞只能形成一个菌体细胞，且代谢活性很低，因此芽孢不是细菌的繁殖体，而是休眠体。芽孢的壁厚，通透性差，一般染料很难使之着色，必须采用特殊的染色法才能观察到菌体内的芽孢。细菌是否形成芽孢是由菌体内的芽孢基因和芽孢形成条件决定的。不同细菌形成芽孢的大小、形态和位置不同，是鉴别细菌的指标之一。细菌芽孢并不直接引起疾病，只有在条件适宜时，芽孢出芽形成一个繁殖体，繁殖体大量繁殖而致病。

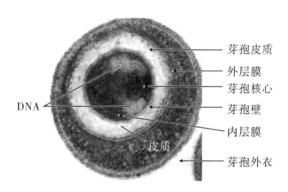

DNA

芽孢皮质
外层膜
芽孢核心
芽孢壁
内层膜
皮质
芽孢外衣

图2-12 细菌的芽孢结构图

细菌芽孢可在自然界中存活几年甚至数十年，对理化因素的抵抗力比细菌繁殖体强，其原因是：①芽孢有多层致密的厚膜结构，理化因素不易透入。②芽孢含水率低（约为40%），蛋白质受热后不易变性。③芽孢的核心和皮质层含有大量的吡啶二羧酸，它与钙结合生成的盐能提高芽孢中各种酶的热稳定性。

医学上进行消毒灭菌时，常以芽孢是否被杀死作为判断灭菌效果的指标，而灭杀芽孢最可靠的方法是高压蒸汽灭菌。

三、细菌的形态学检查方法

细菌体形微小，无法用肉眼直接观察到，必须用显微镜放大1000倍以上才能看清楚，菌体内部的超微结构则必须借助电子显微镜放大数万倍以上才能观察清楚。进行细菌形态学检查的一般程序是先将待检菌涂于载玻片上制成标本，然后不染色或经染色后在显微镜下观察细菌。

（一）不染色标本检查

将未经染色的标本直接放在显微镜下检查，可观察细菌的动力、大小、活菌形态轮廓和繁殖方式等生活状态，常用压滴法或悬滴法进行检查，若用暗视野显微镜或相差显微镜观察，则效果更好。

（二）染色法

未经染色的细菌在普通光学显微镜下是无色半透明的，难以清晰地观察其形态和结构，因此，观察细菌常用染色法。细菌染色多用碱性染料，如结晶紫、亚甲蓝、碱性复红等。这是由于细菌的等电点较低（pI 2~5），因此在中性环境中带负电荷，易与带正电荷的碱性染料结合而着色。细菌的染色法可分为以下两类。

1. 单染法 单染法指仅用一种染料染色，用于观察细菌的形态、大小与排列，但不能显示细菌的结构与染色特性。

2. 复染法 复染法指先后用两种或两种以上染料染色，既能观察细菌的大小、形态与排列，还可通过颜色差异的对比鉴别不同细菌，又称鉴别染色法，如革兰氏染色法、抗酸染色法等。

（1）革兰氏染色法：为丹麦细菌学家革兰（Hans Christian Gram）发明，是最常用、最重要的经典染色方法，包括涂片固定、初染、媒染、脱色和复染等步骤。标本经涂片固定后，先用结晶紫初染，再加碘液媒染，此时不同细菌均被染成深紫色；然后用95%乙醇处理，有些细菌被脱色，有些不被脱色；最后用稀释复红脱色。此法可将细菌分成两大类：不被乙醇脱色仍保留紫色者为革兰氏阳性菌（G⁺），被乙醇脱色复染成红色者为革兰氏阴性菌（G⁻）。

革兰氏染色法的实际意义包括以下几个方面。①鉴别细菌：将细菌分为两大类，即革兰氏阳性菌与革兰氏阴性菌。②选择药物：革兰氏阳性菌与革兰氏阴性菌对药物敏感性不同，如大多数革兰氏阳性菌对青霉素、红霉素、头孢菌素等抗生素敏感，而大多数革兰氏阴性菌对氯霉素、庆大霉素、妥布霉素等抗生素敏感，所以可根据细菌染色性指导临床用药。③分析致病物质：革兰氏阳性菌主要以外毒素致病，而大多数革兰氏阴性菌主要以内毒素致病，且二者致病机制和临床表现也不相同。

（2）抗酸染色法：本法可鉴别抗酸性细菌与非抗酸性细菌，染色方法是将固定的标本经5%石炭酸复红加热染色，再用3%盐酸乙醇脱色，最后用亚甲蓝复染。抗酸性细菌（如结核分枝杆菌、麻风分枝杆菌等）含有分枝杆菌酸，能和石炭酸复红牢固结合，不被脱色而染成红色；非抗酸性细菌则染成蓝色。

（3）特殊染色法：不同的细菌结构由于组成不同，对染料的亲和力也各不相同，因此采用特殊的染色方法可分辨不同的菌体结构，如荚膜染色法、鞭毛染色法、芽孢染色法、核染色法、异染颗粒染色法等。

第四节 细菌的生长繁殖

一、细菌的营养

细菌同其他生物一样，在其生命活动过程中，都需要同周围环境进行物质交换，从环境中获得合成自身成分以及产生能量所需的营养物质，同时不断排出废物，以维持其生命活动。细菌处于适宜的环境条件下，能够不断地从外界吸收水分和各种营养物质，进行新陈代谢，如果同化作用的速度超过了异化作用，则使个体细胞生长，当生长达到一定程度后，细胞就会分裂，即为繁殖。能够满足细菌生长繁殖以及完成各种生理活动所需的物质统称为营养物质，获得和利用营养物质的过程称为营养。

（一）细菌的营养物质

细菌的营养物质包括水、碳源、氮源、无机盐类和生长因子等。

1. 水 细菌原生质含水 75% ~85%。水在生化反应中极为重要。细菌所需营养物质须呈水溶液状态才能被细菌吸收，水解作用和许多生化反应也都需要有水才能进行。没有足够的能供细菌利用的水，细菌即难以生长繁殖。

2. 碳源 碳源通常由糖类、有机酸和脂类等供给，各种细菌对碳源的需要是不同的。糖类一般最容易被利用；其次容易被利用的为糖类的中间代谢产物，如苹果酸、柠檬酸、琥珀酸和乳酸等；再次为脂肪酸。

3. 氮源 各种细菌的合成能力多有不同，对氮源的需要互有差异。有的细菌可以利用无机氮源，如铵盐或硝酸盐，有的则需要有机含氮化合物。

4. 无机盐类 许多细菌需要有金属盐类才能生长良好，但因其需要量很少，其他营养成分中也常带有这些盐类，所以常被忽视。若用螯合剂除去培养基中的金属离子，则可以研究某种金属对哪些细菌的生长是必需的。一般来说，培养基中若含有钠、钾、镁、铁、硫酸盐、磷酸盐、氯化物等，即可满足细菌对这类物质的要求。其他如锰、钴、钙、铜等对细菌的生长也有一些特殊的作用。

5. 生长因子 生长因子指某些细菌生长所必需的，且本身不能合成或合成量不足、必须加入的、微量就可以满足细菌繁殖的一类有机物质，其中包括维生素、某些氨基酸、脂类、嘌呤、嘧啶等。各种细菌对生长因子的要求不同，如大肠埃希菌很少需要生长因子，而有些细菌(如肺炎链球菌)则需要胱氨酸、谷氨酸、色氨酸、天冬酰胺、核黄素、腺嘌呤、尿嘧啶、泛酸、胆碱等多种生长因子。致病菌合成能力差，生长繁殖过程必须提供复杂的营养物质，以使其获得相应的生长因子。有些生长因子仅为少数细菌所需，如流感嗜血杆菌需 V、X 两种因子，而金黄色葡萄球菌生长过程可合成较多的 V 因子。

(二)细菌的营养类型

微生物种类繁多，营养类型相对比较复杂，其实质为细菌利用营养物质的特定方式不同。根据碳源、能源及电子供体性质的差异将细菌的营养类型分为光能营养型和化能营养型(表 2 - 2)。

表 2 - 2 细菌的主要营养类型

营养类型		能源	主要或唯一碳源	电子供体	代表类型
光能营养型	光能无机自养型	光能	CO_2	H_2S、S、H_2 或 H_2O	绿硫细菌、蓝细菌
	光能有机异养型	光能	有机物	有机物	红螺细菌
化能营养型	化能无机自养型	化学能(无机物)	CO_2 或碳酸盐	H_2S、H_2、Fe^{2+}、NH_4^+ 或 NO_2^+	硝化细菌、铁细菌
	化能有机异养型	化学能(有机物)	有机物	有机物	绝大多数细菌和全部真核微生物

此外，根据细菌对营养物质需要的不同，将细菌分为两大营养类型。

1. 自养菌　自养菌能以简单的无机碳化物、氮化物作为碳源、氮源，合成菌体所需的大分子，其能量来自无机化合物的氧化（化学能），也可通过光合作用而获得（光能），如固氮菌。

2. 异养菌　异养菌不能以无机碳化合物作为唯一的碳源，必须利用有机物，如糖类、蛋白质、蛋白胨和氨基酸作为碳源和氮源，仅有少数异养菌能利用无机氮化物，以合成菌体所需的大分子，其所需的能量大多从有机物质氧化而获得。异养菌包括腐生菌和寄生菌。腐生菌以无生命的有机物质作为营养物质；寄生菌寄生于活的动物或植物，从宿主体内的有机物质中获得营养。所有致病菌都是异养菌。

（三）细菌吸收营养物质的方式

细菌的细胞壁和细胞膜都具有半透性，只能使水分和小分子溶质透过，而大分子蛋白质、多糖和脂类需经细菌的胞外酶水解成小分子物质后，菌体才能被吸收（转运）。

根据营养物质运输的特点，可将营养物质运输方式分为简单扩散、促进扩散、主动运输和基团转移4种类型，其比较见表2-3。

表2-3　营养物质运输方式的比较

运输方式	浓度方向	动力	营养物质
简单扩散	高—低	浓度梯度	水、脂肪酸
促进扩散	高—低	浓度梯度	氨基酸、单糖
主动运输	低—高	能量	离子、糖类、氨基酸
基团转移	低—高	高能磷酸键	糖类、脂肪酸、核苷

二、细菌的生长繁殖

（一）细菌生长繁殖的条件

细菌生长繁殖的基本条件包括合适的营养物质、合适的酸碱度、合适的温度和一定的气体条件。

1. 营养物质　营养物质包括细菌所需要的碳源、氮源、无机盐类及必要的生长因子。营养物质不仅种类要合适，而且浓度也要合适。

2. 酸碱度　各种细菌都有生长繁殖的最适 pH 值。绝大多数细菌的最适 pH 值为 7.2~7.6，个别细菌需要在偏酸或偏碱的条件下生长，如乳酸杆菌在 pH 值为 5.5 的环境中生长最好，霍乱弧菌的最适 pH 值为 8.4~9.2。

3. 温度　根据各类细菌对温度的要求不同，可将细菌分为嗜热菌、嗜温菌和嗜冷菌。大多数病原菌为嗜温菌，在 15~40℃ 范围内均能生长，最适生长温度为 37℃。

4. 气体　气体主要是氧气和二氧化碳，一般细菌在代谢过程中产生的二氧化碳即可满足需要，不需要专门补充。

由于细菌生物氧化的方式不同，因此细菌对于氧气的需要也各不相同，依此可将细菌分为下述 3 种类型。

(1)专性需氧菌(obligate aerobe):此类细菌具有完善的呼吸酶系统,需要分子氧作为受氢体,在无游离氧的环境下不能生长,如结核杆分枝杆菌、霍乱弧菌等。此外,空肠弯曲菌、红斑丹毒丝菌等细菌在低氧压(5% ~ 6%)下生长最好,氧压增高(大于 10%)对其生长有抑制作用,称为微需氧菌(microaerophilic bacteria)。

(2)专性厌氧菌(obligate anaerobe):此类细菌缺乏完善的呼吸酶系统,只能进行无氧发酵。在游离氧存在时,细菌将受其毒害,甚至死亡,如破伤风梭菌、肉毒梭菌、脆弱类杆菌等。

(3)兼性厌氧菌(facultative anaerobe):这类细菌兼有需氧呼吸和发酵两种酶系统,在有氧或无氧的环境中都能生长、繁殖,但以有氧时生长更好。大多数病原菌属于此类。

(二)细菌的繁殖方式

细菌一般以简单的二分裂(binary fission)方式进行无性繁殖。在适宜条件下,多数细菌繁殖速度很快,分裂 1 次仅需 20 ~ 30 分钟。个别细菌繁殖速度较慢,如结核分枝杆菌分裂 1 次需要 18 ~ 20 小时。细菌分裂数量倍增所需的时间称为代时(generation time)。细菌分裂时菌细胞先增大,然后进行染色体复制。革兰氏阳性菌的染色体与中介体相连,当染色体复制时,中介体一分为二,各向两端移动,分别将复制好的一条染色体拉向菌细胞的一侧,接着染色体中部的细胞膜向内陷入,形成横隔,同时细胞壁亦向内生长,最后肽聚糖水解酶使细胞的肽聚糖的共价键断裂,分裂成为两个菌细胞;革兰氏阴性菌无中介体,染色体直接连接在细胞膜上,复制产生的新染色体则附着在邻近的一点上,在两点间形成的新细胞膜将各自的染色体分隔在两侧,最后细胞壁沿横隔内陷,整个细胞分裂成两个子细胞。

(三)细菌群体的生长繁殖

一般细菌 20 ~ 30 分钟分裂 1 次。若按此速度计算,1 个细胞经 7 小时可繁殖到约 200 万个,10 小时后可达 10 亿个以上,细菌群体将庞大到难以想象的程度。但事实上,由于细菌生长、繁殖中营养物质的逐渐耗竭,有害代谢产物的逐渐积累,细菌不可能始终保持高速度的无限繁殖,经过一段时间后,细菌的繁殖速度会逐渐减慢。

1. **细菌群体的生长繁殖** 将许多细菌(细菌群体)接种在液体培养基中或琼脂平板上进行培养,细菌群体就会一代一代地生长繁殖下去。

了解细菌群体数量及生长规律,对工农业、医药卫生行业都有现实的意义。了解细菌生长、繁殖后数量的计算方法,常用的有两种:①比浊法,即将细菌生长的悬液置入一特制的玻管内,在一定条件下与麦氏标准管比浊,可求得待测细菌悬液中的细菌数。②测定活菌数,即将待测细菌悬液进行适当稀释,倾注入琼脂平板中,经 37℃ 18 小时培养后计算菌落数,最后推算出细菌数(每毫升所含细菌数)。

2. **细菌的生长曲线** 细菌的生长曲线(bacterial growth curve)是指将少量的细菌纯种接种到一定容积的液体培养基后,在适宜的条件下培养,定时取样测定细胞数量。

以细胞增长数目的对数作纵坐标，以培养时间作横坐标，绘制一条如图2-13所示的曲线，我们称这条曲线为细菌的生长曲线。

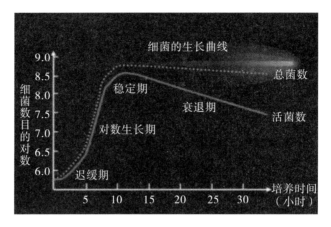

图2-13 细菌的生长曲线

（1）迟缓期（lag phase）：又叫调整期。细菌接种至培养基后，对新环境有一个短暂的适应过程（不适应者可因转种而死亡）。此期曲线平坦稳定，因为细菌不繁殖或繁殖极少。迟缓期长短因菌种、接种菌量、菌龄及营养物质等不同而异，一般为1~4小时。此期中细菌体积增大，代谢活跃，为细菌的分裂增殖合成、储备了充足的酶、能量及中间代谢产物。

（2）对数期（logarithmic phase）：又称指数期。此期活菌数直线上升，细菌以稳定的几何级数极快增长，可持续几小时至几天不等（视培养条件及细菌代时而异）。此期细菌形态、染色、生物活性都很典型，对外界环境因素的作用敏感，因此研究细菌性状以此期细菌最好。抗生素和其他抗菌药物对此期的细菌作用效果最佳。

（3）稳定期（stationary phase）：此期的活菌总数处于平衡阶段，但细菌群体活力变化较大。由于培养基中营养物质消耗、毒性产物（有机酸、H_2O_2等）积累、pH下降等不利因素的影响，因此细菌繁殖速度渐趋下降，相对细菌死亡数开始逐渐增加。此期细菌增殖数与死亡数渐趋平衡。细菌形态、染色、生物活性可出现改变，并产生相应的代谢产物，如外毒素、内毒素、抗生素等。有芽孢的细菌开始形成芽孢。

（4）衰亡期（decline phase）：随着营养物质的消耗和有害代谢产物的积累，细菌繁殖数量越来越少，死亡菌数明显增多，活菌数与培养时间呈反比关系。此期会出现细菌变长、肿胀或畸形衰变，甚至菌体自溶。

细菌的生长曲线在研究工作和生产实践中都有指导意义，可以掌握细菌生长规律，通过改变培养条件以延长细菌生长繁殖的对数期。例如，在培养过程中，不断地更新或添加营养和对需氧菌进行通气，使细菌长时间地处于生长旺盛的对数期，这种培养称为连续培养。在进行细菌形态染色、生化反应、药敏试验中，应该使用对数期生长的细菌。

细菌的生长曲线只有在体外人工培养的条件下才能观察到，在自然条件下，或在人类、动物体内繁殖时，受多种环境因素和机体免疫因素的影响，一般不可能出现在培养基中出现的这种典型的生长曲线。

第五节 细菌的新陈代谢

一、细菌的酶

酶是细菌细胞产生的特殊蛋白质或蛋白质复合物，具有专一的催化活性。细菌作为独立生活的单细胞生物，其细胞内酶的种类非常丰富。按照不同的分类方法，可将细菌细胞内的酶分为多种类型。

（一）按存在部位分

按存在部位可将细菌的酶分为胞内酶和胞外酶。胞内酶产生并存在于细胞内，催化细胞内进行的各种化学反应。参与细菌代谢的多数酶都属于胞内酶，如氧化还原酶、裂解酶、转移酶及异构酶等。胞外酶是由细菌等微生物细胞产生后分泌于细胞外进行活动的酶。胞外酶多为水解酶类，包括水解多糖（淀粉、纤维素等）和寡糖（蔗糖、麦芽糖、乳糖等）的酶、蛋白酶以及酯酶等，这些酶能够将细胞外的一些复杂大分子物质降解为简单小分子物质，使其易于透过细胞膜而被细菌吸收。某些病原性细菌产生的胞外酶（如透明质酸酶、卵磷脂酶等）还与细菌的毒力有关。

（二）按产生方式分

按产生方式可将细菌的酶分为组成酶（constitutive enzyme）和诱导酶（inducible enzyme）。组成酶是遗传固有的，不管细菌生活的环境中有无该酶的作用基质，均不影响此类酶的产生，细菌的酶多数是组成酶。诱导酶必须在相应酶的底物或相应的诱导物诱导下才能产生，当底物或诱导物被移走后，酶的产生就会停止。大肠埃希菌分解乳糖的 β - 半乳糖苷酶、金黄色葡萄球菌产生的能抗青霉素的 β - 内酰胺酶等均属于诱导酶。

诱导酶和组成酶的生成都受基因表达的控制，微生物通过对酶生成的诱导和阻遏来控制自身的代谢活动，使其能广泛地适应环境，并有效地利用营养物质。

（三）按专一性分

按专一性可将细菌的酶分为共有酶和特有酶。如参与细菌基础代谢的一些酶，这些酶在细胞内催化的生化反应过程相似，称为共有酶。也有少数酶只存在于某些特殊类型的细菌细胞内，所催化的生化反应往往是该类细菌特有的，称为特有酶，常利用其对细菌进行分类、鉴定和诊断疾病。

二、细菌的产能方式

能量代谢是一切生物代谢的核心。能量代谢的中心任务是如何把外界环境中多种形式的最初能源转换成一切生命活动都能使用的通用能源——ATP。细菌种类不同，其产能方式也不同。其中，化能自养微生物利用无机物作为能源，而化能异养微生物利用有机物作为能源。不论微生物以哪种物质产生能量，其产能反应均为氧化反应，将之称为生物氧化。化能营养型细菌产能的具体形式主要有发酵、呼吸和无机物氧化 3 种类型。

（一）发酵

发酵（fermentation）是以有机物为基质，并以其降解的中间产物为最终电子（或氢）受体的氧化过程。现代发酵的概念是广泛的，泛指一切利用微生物（无论厌氧或需氧）生产有用代谢产物的过程。

发酵是厌氧菌和兼性厌氧菌在无氧条件下产生能量的一种重要方式。例如，在厌氧条件下，乳酸杆菌通过糖酵解途径将葡萄糖氧化分解成 ATP、NADH2 和丙酮酸，丙酮酸是葡萄糖降解的中间产物，同时又作为最终电子受体被还原成乳酸。可见，在发酵过程中，底物未彻底氧化的中间产物充当了最终电子受体，由于发酵过程中有机物不能被彻底氧化，因此发酵结果都有有机物积累，且产能水平低。

（二）呼吸

呼吸（respiration）是微生物分解利用营养基质时通过氧化作用放出的电子经过电子传递链交给外源电子受体，并伴随能量产生的过程。依据生物氧化过程中最终的氢和电子受体的不同，可将细菌的呼吸分为有氧呼吸和无氧呼吸两种类型。

1. 有氧呼吸　有氧呼吸（aerobic respiration）是以分子氢作为最终氢和电子受体的生物氧化形式。需氧菌和兼性厌氧菌在有氧情况下以有氧呼吸获得能量，是细菌获取能量的主要方式。

有氧呼吸过程的重要特征是底物按常规方式脱氢后，需要经过完整的呼吸链进行电子传递，最终将氢和电子传递给分子氧，使之还原为水。呼吸链在传递氢（电子）过程中释放的能量与 ADP 磷酸化相偶联产生 ATP 的过程，称为氧化磷酸化（oxidative phosphorylation），又称电子传递磷酸化（electron transport phosphorylation）。

有氧呼吸的最终产物是 CO_2 和 H_2O，由于 CO_2 是碳的最高氧化形式，因此有氧呼吸达到了能量释放的最大值。1 分子葡萄糖经过有氧呼吸可净合成 38 分子的 ATP，其中一部分 ATP 来自底物水平磷酸化作用，但大部分 ATP 是由电子传递磷酸化作用合成的。

2. 无氧呼吸　无氧呼吸（anaerobic respiration）指以无机氧化物（个别为有机氧化物）作为呼吸链最终氢和电子受体的生物氧化过程，是一种在无氧条件下进行的产能效率较低的特殊呼吸方式。一些厌氧菌和兼性厌氧菌在无氧条件下可进行无氧呼吸获得能量。

在无氧呼吸过程中，也需要细胞色素等电子传递链，并在能量的逐级释放中偶联有 ATP 的生成，但由于部分能量随电子转移传给最终电子受体，因此产生的能量比有氧呼吸少。

（三）无机物氧化

利用无机物氧化产能是化能自养型细菌特有的一种产能方式，其产能途径主要也是借助于经过呼吸链的氧化磷酸化反应。因此，绝大多数化能自养菌是专性需氧性细菌。

化能自养菌氧化的无机物主要有氢、硫、硫化物、铵盐、亚硝酸盐和亚铁离子等。根据它们生长时提供能源的无机物类型不同，可将其分为硝化细菌、硫化细菌、铁细菌和氢细菌4种类型。

三、细菌的代谢

作为原核细胞型微生物，细菌的代谢方式同其他生物甚至高等生物既有相似之处，也有其自身的特点。细菌的代谢类型主要有合成代谢和分解代谢。

（一）合成代谢

细菌利用分解代谢产生的能量、中间产物以及从外界吸收的小分子物质，通过生物合成为复杂细胞结构物质的过程，称为合成代谢。与分解代谢相比，合成代谢是一个消耗能量的过程。合成代谢的三要素是ATP、还原力和小分子前体物质。细菌进行的最重要的合成代谢是细胞物质的合成，主要包括核酸、蛋白质、多糖及脂类的合成。

（二）分解代谢

分解代谢主要为细菌提供能量和用于合成生物大分子的前体物质。细菌的种类不同，对营养物质的利用能力也不同。细菌一般难以直接利用诸如多糖、蛋白质及脂类等分子较大、结构复杂的营养物质，需要通过相应的胞外酶将其降解为小分子物质后再吸收利用；而一些结构简单、营养丰富的有机化合物（如葡萄糖、氨基酸等）则很容易被细菌吸收并利用。

1. 糖的分解 糖是多数细菌良好的碳源和能源。多糖类物质必须在相应的胞外酶作用下水解成单糖，才能被细菌进一步降解利用。最容易被吸收和利用的单糖是葡萄糖，细菌对葡萄糖的分解主要是通过两个阶段完成的。

（1）葡萄糖-丙酮酸代谢途径：在有氧或无氧的条件下，细菌通过以下3条途径完成从葡萄糖到丙酮酸的分解。

1）糖酵解：又称EMP途径（Embden-Meyerhof-Parnas pathway），是大多数细菌共有的基本代谢途径，也是专性厌氧菌产能的唯一途径。其最后受氢体为未被彻底氧化的中间代谢产物，产生的能量比有氧呼吸少得多。在EMP途径中，1分子葡萄糖可生成2分子丙酮酸，净产生2分子ATP和2分子NADH2。

2）己糖磷酸途径（hexose monophosphate pathway，HMP途径）：与EMP途径有着密切的关系，由于HMP途径中的3-磷酸甘油醛可以进入EMP途径，因此该途径又称为磷酸戊糖支路，是EMP途径的分支。HMP途径的主要功能是为生物合成提供前体和还原能，产能效果仅为EMP途径的一半。1分子葡萄糖-6-磷酸经HMP途径可转化为1分子3-磷酸甘油酸、3分子CO_2和6分子NADPH2。

3）ED（Entner-Doudoroff）途径：ED途径是少数细菌所特有的分解葡萄糖的替代途径，可以不依赖于EMP途径和HMP途径而单独存在。1分子葡萄糖经ED途径可生成

2 分子丙酮酸、1 分子 ATP、1 分子 NADPH2 和 1 分子 NADH2。

（2）丙酮酸代谢途径：从丙酮酸开始的进一步分解代谢随细菌的种类和环境条件不同而有所差别。需氧菌和兼性厌氧菌在有氧条件下，先将丙酮酸氧化脱羧生成乙酰－CoA 后，再进入三羧酸循环（tricarboxylic acid cycle，TCA）被彻底氧化生成 H_2O 和 CO_2，同时释放出大量的能量；厌氧菌和兼性厌氧菌在厌氧条件下，则以丙酮酸为底物进行发酵，细菌类型不同，发酵产物也不同。可以根据发酵产物不同将发酵分为不同的类型，常见的有乙醇发酵、乳酸发酵、丙酸发酵、混合酸发酵、丁二醇发酵及丙酮丁醇发酵等。

2. 蛋白质的分解　蛋白质首先经细菌分泌的胞外蛋白酶作用被分解为短肽，吸收入细菌细胞内，在胞内酶的作用下被分解成氨基酸，再进入下一步的代谢过程。

能分解蛋白质的细菌不多，而蛋白酶又具有较强的专一性，因此可以根据细菌对蛋白质的分解能力的差异来鉴别细菌，如明胶液化、牛乳胨化等都是细菌分解蛋白质的现象。能利用和分解氨基酸的细菌较多，但不同细菌对氨基酸的分解能力各不相同。细菌既可直接利用氨基酸来合成蛋白质，也可将氨基酸进一步分解利用。细菌对氨基酸的分解主要通过脱氨、脱羧及转氨等方式实现。

（1）脱氨作用：是细菌分解氨基酸的主要方式。细菌类型、氨基酸种类与环境条件不同，脱氨方式也不同。脱氨作用主要有氧化、还原和水解等方式。

（2）脱羧作用：许多细菌细胞内含有氨基酸脱羧酶，可以催化氨基酸脱羧生成有机胺，有机胺在单胺氧化酶作用下，生成相应的醛并释放出氨，醛再氧化成有机酸，最后通过脂肪酸 β－氧化方式进一步分解。

（3）转氨作用：是氨基酸上的 α－氨基通过相应的转氨酶催化转移到 α－酮酸的酮基位置上，分别生成新的 α－酮酸与 α－氨基酸的过程。该过程是可逆的，生成的 α－酮酸可以进入糖代谢途径。

四、细菌的重要代谢产物及其应用

伴随着代谢的进行，细菌产生大量的代谢产物，其中有些是细菌生长所必需的，有些产物虽然并非细菌所需，但可用于鉴别细菌。此外，有些代谢产物与细菌的致病性及药物生产有关。

（一）分解代谢产物与相关的生物化学反应试验

不同细菌具有的酶不完全相同，对同一营养物质的代谢途径和代谢产物也不相同，因此可以通过检测不同的代谢产物对细菌进行鉴定，其中以细菌分解糖和氨基酸的生物化学反应最具有鉴别意义。

1. 糖发酵试验（carbohydrate fermentation test）　不同种类的细菌具有的酶不同，分解糖的代谢产物也不相同。对某一种糖，有的细菌能分解，有的细菌不能分解；对同种糖分解的途径也不尽相同：有的细菌能分解某些糖类产酸、产气，有的只产酸而不产气，借此可以鉴别细菌，尤其对肠道细菌的鉴定更为常用。例如，大肠埃希菌分解葡萄糖、乳糖等产酸、产气，而伤寒沙门菌、痢疾志贺菌等分解葡萄糖只产酸而不产气，且不能分解乳糖。这是由于大肠埃希菌分解葡萄糖产生的甲酸经甲酸解氢酶的作用生成 H_2 和 CO_2，而伤寒沙门菌和痢疾志贺菌无此酶，分解葡萄糖只产酸而不产气。

2. 甲基红试验（methyl red test，M） 某些细菌（如大肠埃希菌）可分解培养基中的葡萄糖，产生丙酮酸，继而将其分解为甲酸、醋酸、乳酸等，产生的酸较多，使培养基 pH 值降至 4.5 以下，加入甲基红指示剂呈红色，此为甲基红试验阳性；而有的细菌（如产气杆菌）将分解葡萄糖产生的 2 分子丙酮酸脱羧转变成 1 分子近中性的乙酰甲基甲醇，培养液最终 pH 值在 5.4 以上，加入甲基红指示剂呈黄色，为甲基红试验阴性。

3. V－P 试验（Voges － Proskauer test，Vi） 某些细菌（如产气杆菌）在含有葡萄糖的培养基中可分解葡萄糖，产生丙酮酸，丙酮酸进一步脱羧生成近中性的乙酰甲基甲醇，该化合物在碱性溶液中能被空气中的氧氧化为二乙酰，二乙酰可与蛋白胨中精氨酸的胍基发生反应，生成红色的化合物，此为 V － P 试验阳性；而大肠埃希菌分解葡萄糖不能产生乙酰甲基甲醇，培养液的颜色最终不能变红，故其 V － P 试验为阴性。

4. 柠檬酸盐利用试验（citrate utilization test，C） 某些细菌（如产气杆菌）能在以柠檬酸盐作为唯一碳源的培养基上生长，分解柠檬酸盐，产生 CO_2，再转变为碳酸盐，并分解培养基中的铵盐生成氨，使培养基由中性变为碱性，导致含有指示剂溴麝香草酚蓝（BTB）的培养基由绿色变成深蓝色，此为柠檬酸盐利用试验阳性；而大肠埃希菌因不能将柠檬酸盐作为唯一的碳源，故在该类培养基上无法生长，为柠檬酸盐利用试验阴性。

5. 吲哚试验（indolent test，I） 吲哚试验又称靛基质试验。某些细菌，如大肠埃希菌、普通变形杆菌、霍乱弧菌等，其细胞内具有色氨基酸酶，能分解培养基中色氨基酸生成无色的吲哚（又称靛基质），当培养液中加入柯式试剂（对 － 二甲基氨基苯甲醛溶解于戊醇）时，可生成红色的玫瑰吲哚，称为吲哚试验阳性。产气杆菌、伤寒沙门菌等的吲哚试验则为阴性。

6. 硫化氢试验（hydrogen sulfide test） 某些细菌如变形杆菌、沙门菌等能分解培养基中的胱氨酸、半胱氨酸等含硫氨基酸，产生 H_2S，如遇培养基中的铅盐或亚铁盐，就会生成黑色的硫化铅或硫化亚铁，为硫化氢试验阳性。

细菌的生化反应还有其他一些重要类型，上述六项是实验室常用的。细菌的生化反应是鉴别细菌的重要手段，尤其对形态、革兰氏染色反应和培养特性相同或相似的细菌更为重要。其中吲哚试验（I）、甲基红试验（M）、V － P 试验（Vi）和柠檬酸盐利用实验（C），简称为 IMViC 试验，常用于肠道杆菌（特别是大肠埃希菌）的鉴定。典型大肠埃希菌的 IMViC 试验结果是"＋＋－－"，而产气杆菌则是"－－＋＋"。

（二）合成代谢产物及其应用

细菌在合成代谢中，除能合成细胞结构物质外，还能合成一些相关的代谢产物，存在于菌体细胞中或分泌到细菌细胞外。其中，有些产物与细菌的致病性有关，有些可用于细菌的鉴定，有的合成代谢产物在医学及制药工业中有重要的应用价值。

1. 热原质 热原质（pyrogen）泛指能引起机体发热的物质，依据其来源不同，可分为内源性热原质（endogenous pyrogen）和外源性热原质（exogenous pyrogen）。内源性热原质来源于机体自身，如伴随感染及其他炎症反应所产生的白细胞介素－1（interleukin－1，IL－1）；外源性热原质是细菌在合成代谢中产生的能导致感染机体发热的物质，主要成分是革兰氏阴性细菌细胞壁的脂多糖（LPS），一些革兰氏阳性菌分泌的外毒素及革兰氏阴性菌的外膜成分，也具有致热活性。

热原质能耐高温，采用高压蒸汽灭菌（121℃，20分钟）不被破坏，一般需经250℃高温30分钟或干烤180℃处理4小时，才能破坏热原质，如果用强酸、强碱或强氧化剂煮沸30分钟也能使热原质的致热效应丧失。注射液、生物制品、抗生素以及输液用均不能含有热原质。因此，在制备和使用注射制剂的过程中，需要严格的无菌操作，以防止细菌污染。

在制药工业中，对液体中可能存在的热原质可用吸附剂吸附、特殊石棉滤板过滤或通过蒸馏方法除去，其中蒸馏法效果最好。输液用的玻璃容器可在250℃高温下作用2小时，以彻底破坏热原质。

2. **毒素与侵袭性酶** 许多病原性细菌能合成对人和动物有毒性的物质，称为毒素（toxin）。细菌的毒素主要有两种：内毒素和外毒素。外毒素（exotoxin）是多数革兰氏阳性菌和少数革兰氏阴性菌在生长繁殖过程中产生并分泌到胞外的毒素，其化学成分为蛋白质，毒性强，如白喉毒素、破伤风毒素、炭疽毒素及肉毒素等；内毒素（endotoxin）是革兰氏阴性菌细胞壁的脂多糖组分，只有当细菌死亡裂解后才能大量释放到细菌细胞外，内毒素的毒性较弱。

某些病原性细菌还能产生具有侵袭性的酶，能损伤机体组织，促使细菌或毒素从入侵部位向周围侵袭扩散，是细菌重要的致病物质，如链球菌产生的透明质酸酶、产气荚膜梭菌产生的卵磷脂酶等。

3. **细菌素** 细菌素（bacteriocin）是某些细菌合成的一类具有杀菌作用的蛋白类物质，与细菌产生的抗生素具有相似性，由于细菌素抗菌作用的发挥需要与敏感菌表面相应受体结合，因此，其抗菌作用谱狭窄，仅对与产生菌亲缘关系较近的细菌有杀伤作用。其作用主要是抑制菌体蛋白合成。

细菌素的产生主要受细胞内质粒的控制，并按产生菌来命名，如大肠埃希菌产生的大肠菌素（colicin）、铜绿假单胞菌产生的绿脓菌素（pyocin）等。细菌素一般不用于抗菌治疗，但由于其作用的特异性，可用于细菌的分型和流行病学调查。

4. **色素（pigment）** 细菌产生的色素有脂溶性和水溶性两种类型，脂溶性色素不溶于水，只存在于菌体，只能使菌落显色而培养基的颜色不会改变，如金黄色葡萄球菌产生的金黄色色素；水溶性色素可以向菌落周围的培养基扩散，使培养基带有一定的颜色，如铜绿假单胞菌的色素可使培养基或浓汁呈绿色。细菌色素的产生需要一定的条件，如营养丰富、氧气充足、温度适宜等。细菌产生的色素颜色是固定的，可用于细菌的分类与鉴定。

5. **抗生素** 抗生素（antibiotics）是指某些微生物在代谢过程中产生的一类选择性抑制或杀死其他生物或肿瘤细胞的物质。多数抗生素由放线菌和真菌产生，细菌产生的抗生素较少，如多黏菌素（polymyxin）、短杆菌肽（tyrothricin）等。

6. 维生素(vitamin) 多数细菌能利用周围环境中的碳源和氮源合成自身生长所需的维生素,其中某些类型的细菌还能将合成的维生素分泌到菌体外,如作为人体正常菌群之一的大肠埃希菌在肠道中能合成 B 族维生素和维生素 K,供给人以吸收利用,对维持肠道的生理环境起着重要作用。

第六节 细菌的人工培养

根据细菌的生理需要和繁殖规律,可用人工方法为细菌提供营养物质和适宜的环境条件,使细菌在短时间内大量繁殖,称为细菌的人工培养。人工培养细菌需供给细菌生长适宜的培养基和选择合适的培养条件和方法。

一、培养基

培养基(medium)是由适合细菌等微生物生长繁殖的各种营养物质按一定比例配制而成的营养基质,可供微生物生长繁殖。培养基本身必须无菌,并且也应适合微生物生长。细菌培养基的 pH 值一般为 7.2～7.6,对少数细菌按其生长要求调整 pH 为偏酸或偏碱。

(一)按培养基的用途分类

培养基按用途不同,可分为以下几类。

1. 基础培养基 基础培养基(basal medium)含有一般细菌生长繁殖所需的最基本营养物质,如肉浸液、肉膏汤,其组成为肉膏、蛋白胨、氯化钠和水。

2. 营养培养基 营养培养基(nutrient medium)是在基础培养基中添加某些特殊的营养物质(如血液、血清、动物腹腔液、酵母浸膏、生长因子等),以满足营养要求较高的微生物生长。培养细菌最常用的营养培养基是血琼脂平板。

3. 选择培养基 选择培养基(selective medium)利用微生物对某些化学物质的敏感性不同,在培养基中加入该化学物质,以抑制不需要的微生物,筛选出目的菌。选择培养基主要用来分离微生物,如分离肠道病原菌所用的 SS 培养基含胆盐,可抑制革兰氏阳性菌的生长,枸橼酸盐和煌绿能抑制大肠埃希菌,从而有利于肠道病原菌(沙门菌属、志贺菌属)的分离。

4. 鉴别培养基 鉴别培养基(differential medium)是指给培养基中加入某种底物和指示剂,使细菌等微生物培养后出现某种肉眼可见的变化,用以鉴别微生物,如在无糖基础培养基(蛋白胨水)中加入糖类和指示剂,可观察细菌对糖类的分解能力,以鉴别细菌;醋酸铅培养基可用于检查细菌能否分解含硫氨基酸。

5. 厌氧培养基 厌氧培养基(anaerobic medium)专供厌氧菌的分离和培养,因为专性厌氧菌须在无氧环境中才能生长。厌氧培养法主要有:①将普通培养基置于无氧环境中(专性厌氧缸或真空干燥缸内)培养。②在培养基中加入还原剂,以降低培养基的氧化还原电势,并将培养基表面用凡士林或石蜡封闭以隔绝空气,造成无氧环境,这就是厌氧培养基。常用的厌氧培养基有疱肉培养基等。

(二)按培养基的物理性状分类

培养基根据物理性状的不同,可分为液体培养基、固体培养基、半固体培养基。三种培养基的成分可完全相同,只要在液体培养基中加入不同浓度的凝固剂(琼脂)即可制成固体培养基(2% ~3%琼脂)和半固体培养基(0.2% ~0.5%琼脂)。液体培养基常用于大量繁殖细菌和观察细菌的生化反应;固体培养基常用于分离纯化细菌;半固体培养基常用于观察细菌的动力。

二、培养方法

一般情况下,根据不同细菌的营养需求,选择合适的培养基接种细菌,置于培养箱内,在37℃下培养18 ~24 小时即可。对有特殊要求或生长速度缓慢的细菌可适当调整培养条件和培养时间。

三、细菌在培养基中的生长现象

细菌在培养基中的生长现象,因细菌种类和培养基性质不同而异,故依据细菌的某些特征有助于鉴定细菌。

(一)细菌在液体培养基中的生长现象

将细菌接种在液体培养基中,经37℃培养18 ~24 小时,在液体中可出现:①均匀浑浊生长,多数细菌呈此现象,如大肠埃希菌。②表面生长,形成菌膜,如枯草杆菌。③沉淀生长,细菌沉积于管底,底层以上液体透明,如链球菌。

(二)细菌在半固体培养基中的生长现象

用穿刺接种法将细菌接种在半固体培养基中,因其琼脂含量少,硬度低,有鞭毛的细菌能运动,可由穿刺线向四周扩散呈放射状或云雾状生长;无鞭毛的细菌则沿着穿刺线生长。半固体培养基主要用于检查细菌的动力。

(三)细菌在固体培养基上的生长现象

细菌画线接种在固体培养基表面,经37℃培养18 ~24 小时,由单个细菌繁殖而成的肉眼可见的细菌集团称为菌落(colony)。挑取一个菌落转种到另一个新鲜培养基中则可获得该菌的纯种,称为纯培养(pure culture)。不同细菌菌落的大小、颜色、透明度、表面与边缘情况、光滑或粗糙、湿润或干燥、有无溶血性等表现各不相同,有助于识别和鉴定细菌。在一般情况下,1 个菌落是由 1 个细菌繁殖的后代堆积而成,是同种的纯菌,故常用于纯化菌种。不同细菌形成的菌落,其大小、形状、色泽、边缘、透明度、湿润度及在血板上的溶血情况等都有不同,可以依据菌落特征对细菌进行初步分类、鉴定。

如果多个菌落融合成片,则称为菌苔(lawn)。菌苔常用于菌种的保藏。

四、细菌培养在医药学中的意义

1. 用于药物生产和药物的抗菌作用研究   获得细菌的纯培养,可以进行药物抗菌作用的实验研究；同时，发酵工业通过培养微生物以获得药物。

2. 研究和鉴定细菌　研究细菌的形态、代谢活动、生化反应、抗原性、致病性、耐药性等生物学性状以及鉴定细菌，都离不开细菌的分离和培养。

3. 诊断与防治传染性疾病　临床上要确定传染性疾病的病原菌，需从患者体内分离出细菌并予以培养，经过鉴定，才能明确诊断；同时对细菌作药物敏感性试验也离不开对细菌的培养。

4. 制备生物制品　用分离培养所得的纯种细菌制备诊断菌液、细菌疫苗、类毒素等，用于感染性疾病的诊断和预防。用培养的细菌或类毒素（由细菌外毒素脱毒而成）免疫动物，制备免疫血清或抗毒素，可供临床治疗和紧急预防相关感染性疾病。

5. 在基因工程中的应用　由于细菌结构简单，繁殖快，易培养，故在基因工程中常被作为工程菌。将带有外源性基因的重组 DNA 转化给受体菌，并使其接受目的基因后通过大量培养生产基因工程产品，如胰岛素、干扰素、乙型肝炎疫苗等。

6. 在其他方面的应用　细菌经过培养和发酵，可获得许多产品，如抗生素、维生素、氨基酸、酒精、味精、酱油、醋、有机溶剂、菌体制剂、酶制剂等，还可制造菌肥和杀虫剂，同时也可用于处理废水和垃圾等。

第七节　细菌的遗传和变异

遗传性（heredity）是指生物的子代与亲代之间各种性状的稳定性。变异（variation）是指生物的子代与亲代之间生物性状的差异。遗传与变异是生物的普遍特征，细菌等微生物也是如此。

一、细菌遗传和变异的物质基础

细菌遗传和变异的物质基础是菌体内的染色体和质粒 DNA。

（一）细菌染色体

细菌染色体是单一的环状双螺旋 DNA 长链，附着在横隔中介体上或细胞膜上。细菌染色体缺乏组蛋白，外无核膜包绕。细菌的染色体 DNA 包含了细菌生存不可缺少的全部遗传基因。以大肠埃希菌为例，染色体长约 $1000 \sim 1400\mu m$，相当于菌体长度的 1000 倍。染色体 DNA 的分子量约为 3×10^9，约含 $3.2 \times 10^6 bp$（碱基对）。若以 600bp 构成一个基因，则一个大肠埃希菌含有 5000 个基因。

（二）质粒

质粒（plasmid）是细菌染色体以外的遗传物质，是环状闭合的双链 DNA。质粒基因可编码很多重要的生物学性状，具体如下。①致育质粒（F 质粒，fertility plasmid）：能编码性菌毛。②R 质粒又称耐药性质粒（resistance plasmid）：能编码细菌对抗菌药物或重金属盐类药物的耐药性。③毒力质粒（Vi 质粒，virulence plasmid）：编码与该菌致病性有关的毒力因子，如致病性大肠埃希菌产生的耐热性肠毒素是由毒力质粒编码的。

④细菌素质粒：编码各种细菌产生细菌素，如 Col 质粒编码大肠埃希菌产生大肠菌素。
⑤代谢质粒：编码产生相关的代谢酶。

质粒 DNA 的基本特征：①质粒具有自我复制的能力，一个质粒是一个复制子。②质粒 DNA 所编码的基因产物赋予细菌某些性状特征，如致育性、耐药性、致病性、某些生化特性等。③质粒可自行丢失与消除，质粒并非是细菌生长繁殖不可缺少的遗传物质，可自行丢失或经紫外线、高温等因素作用后消除，随着质粒的丢失和消除，其编码的性状也随着消失。④质粒可以从一个细菌转移至另一个细菌，其携带的性状也随之转移，这种转移可发生在同一种属内，也可发生在不同种属间。⑤质粒可分为相容性与不相容性，几种不同的质粒同时共存于一个细菌内称相容性（compatibility），否则称不相容性（incompatibility）。

（三）转位因子

转位因子（又称为转座因子）是存在于细菌染色体或质粒 DNA 分子上的一段特异性核苷酸序列片段，它能在 DNA 分子中移动，不断改变它们在基因组的位置，能从一个基因组转移到另一个基因组中。由于转座因子的转座行为，DNA 分子发生遗传学上的分子重排，在促使生物变异及进化上具有重大意义。具有这种转位活性的核苷酸序列片段主要有三类：①插入序列（insertion sequence，IS）。②转座子（transposon Tn）。③转座噬菌体或前噬菌体（prophage），是具有转座功能的溶原性噬菌体。

二、细菌变异类型及发生机制

细菌的变异有非遗传性变异和遗传性变异两种类型。非遗传性变异是细菌在环境因素等影响下出现的变化，是可逆的。遗传性变异是由基因结构发生改变所致，基因结构的改变主要通过基因突变、基因损伤后的修复、基因的转移与重组等来实现的。

（一）基因突变

1. 突变　突变（mutation）是细菌遗传物质的结构发生稳定而可遗传的改变，导致细菌性状的遗传性变异。突变可以是自发产生的，也可由射线或化学诱变剂诱导而产生。

若细菌的 DNA 上核苷酸序列的改变仅为一个或几个碱基的置换、插入或丢失，出现的突变只影响到一个或几个基因，引起较少的性状变异，称为小突变或点突变（point mutation）；若涉及大段的 DNA 发生改变，称为大突变或染色体畸变（chromosome aberration）。

2. 基因突变规律　具体如下。

（1）突变率：在细菌生长繁殖过程中，突变经常自发发生，但自发突变率极低，突变率一般为 $10^{-9} \sim 10^{-6}$，如果用高温、紫外线、X 射线、烷化剂、亚硝酸盐等理化因素去诱导细菌突变，可使突变发生率提高 10～1000 倍。

（2）突变与选择：突变是随机的，不定向的。发生突变的细菌只是大量菌群中的个别菌，要从大量细菌中找出该突变菌，必须将菌群放在一个有利于突变菌生长而不利于其他菌生长的环境中，才能将其选择出来，如耐药性突变是细菌在未接触药物之前就已发生，并非是细菌在药物环境中逐渐适应而成为耐药菌。要想从中选择出耐药突变菌株，必须将敏感性细菌接种在含有药物的培养基中，凡对药物敏感的细菌均被药物杀灭或抑制而不能生长，只有耐药突变菌株才能长出菌落来。药物在此过程中起筛选作用。

3. 回复突变　细菌 DNA 的突变产生性状的变异，也可再经一次突变使变异的性状又恢复成原先的表型，这种再一次的突变称为回复突变。

（二）基因的转移与重组

与内在基因发生突变不同，外源性的遗传物质由供体菌转入某受体菌细胞内的过程称为基因转移（gene transfer）。但仅有基因的转移还不够，受体菌必须能接纳外源性基因。转移的基因与受体菌 DNA 整合在一起称为重组（recombination），通过重组可使受体菌获得供体菌某些特性。外源性遗传物质包括供体菌染色体 DNA 片段，质粒 DNA 及噬菌体基因等。细菌的基因转移和重组可通过转化、接合、转导、溶原性转换和细胞融合等方式进行。

1. 转化　转化（transformation）是受体菌直接摄取供体菌游离的 DNA 片段，并将其整合到自己的基因组中，使受体菌获得供体菌的某些遗传性状。1928 年，Griffith 用肺炎链球菌进行试验，有荚膜有毒力的肺炎链球菌为ⅢS（光滑型）；无荚膜无毒力的肺炎链球菌为ⅡR（粗糙型）。分别用ⅡR 型菌和ⅢS 型菌注射给小鼠，前者存活，后者死亡，如将从死鼠体内分离到的ⅢS 型菌杀死后再注射小鼠，则小鼠存活。若将杀死的ⅢS型菌与活的ⅡR 菌混合在一起给小鼠注射，则小鼠死亡，并从死鼠体内能分离出活的ⅢS 型菌。这表明活的ⅡR 型菌从死的ⅢS 型菌中获得了产生ⅢS 型菌荚膜的遗传物质，使活的ⅡR 型菌转化为ⅢS 菌。

2. 接合　供体菌和受体菌通过性菌毛而直接接触，遗传物质自供体菌转入受体菌，使后者获得供体菌的部分遗传性状，这种基因转移方式称为接合（conjugation）。细菌的接合作用与供体菌中所含的接合质粒有关。能通过接合方式转移的质粒称为接合性质粒，主要包括 F 质粒、R 质粒、Col 质粒和毒力质粒等。接合不是细菌的一种固有功能，当接合质粒丢失后细菌间就不能进行接合。过去一直认为接合只是革兰氏阴性菌中质粒的特征，近年来发现革兰氏阳性菌也存在接合系统。

（1）F 质粒的接合：带有 F 质粒的细菌有性菌毛，相当于雄性菌（F$^+$）；无性菌毛的细菌无 F 质粒，相当于雌性菌（F$^-$）。当 F$^+$菌与 F$^-$菌杂交时，F$^+$菌性菌毛末端与 F$^-$菌表面受体接合，性菌毛逐渐缩短使两菌之间靠近并形成通道，F$^+$菌的质粒 DNA 中的一条链断开并通过性菌毛通道进入 F$^-$菌内。两细菌细胞内的单股 DNA 链以滚环式进行复制，各自形成完整的 F 质粒。在此过程中，供体菌并不失去 F 质粒，而受体菌获得 F 质粒后即长出性菌毛，成为 F$^+$菌。

（2）R 质粒的接合：细菌的耐药性和耐药性基因的突变与 R 质粒的接合转移有关。R 质粒由耐药传递因子和耐药决定因子组成，R 质粒的危害性在于它们能赋予宿主菌耐药性，并通过它们的自主复制，将耐药性传给下一代，还可因其致育性，使耐药性在相同或不同种属间转移，从而导致耐药菌株的大量增加，给临床治疗工作带来困难。

3. 转导 转导(transduction)是以温和噬菌体为载体,将供体菌的一段 DNA 转移到受体菌内,使受体菌获得供体菌的部分遗传性状。转导可分为普遍性转导和局限性转导。

(1)普遍性转导(general transduction):毒性噬菌体和温和噬菌体均可介导。在噬菌体增殖末期,DNA 从溶原菌染色体上脱离,装入外壳蛋白组成新的噬菌体时,发生装配错误,误将供体菌的 DNA 片段装入噬菌体的头部,成为一个转导噬菌体。转导噬菌体能以正常方式感染另一宿主菌,并将其所携带的供体菌 DNA 转入受体菌。因供体菌染色体任何一个基因或质粒都有机会被转导,故称为普遍性转导。

(2)局限性转导(restricted transduction):由温和噬菌体介导。前噬菌体 DNA 从细菌染色体上分离时,发生偏差,噬菌体将其本身 DNA 上的一段留在细菌染色体上,却带走了细菌 DNA 上的基因。这种转导噬菌体再感染受体菌时,可将供体菌基因带入,使受体菌获得供体菌的某些遗传性状。

4. 溶原性转换 溶原性转换(lysogenic conversion)是指温和噬菌体感染宿主细菌时,以前噬菌体形式整合入宿主菌,使宿主菌获得了噬菌体基因编码的某些遗传性状,如 β - 棒状噬菌体感染白喉棒状杆菌后,由于噬菌体携带编码毒素的基因,使无毒的白喉棒状杆菌获得产生白喉毒素的能力。

三、细菌遗传变异在医药学中的应用

(一)在疾病的诊断、治疗及预防中的应用

由于细菌的变异可发生在形态、结构、染色性、生化反应、抗原性及毒力等方面,故在进行细菌学检查时不仅要熟悉细菌的典型性状,而且还需了解细菌的变异规律,才能较全面地做出正确的诊断。例如,细菌失去细胞壁形成的 L 型细菌,用常规方法分离培养阴性,必须采用含血清的高渗培养基培养 L 型细菌。又如从伤寒患者体内分离到的伤寒沙门菌中约10%的菌株出现鞭毛消失,检查时无动力;又如金黄色葡萄球菌随着耐药性菌株的增加,绝大多数菌株所产生的色素也由金黄色变为灰白色,这不仅给识别该菌带来困难,而且以金黄色色素作为判定致病性的指标也已不再适用了。

由于抗生素的广泛使用,临床分离的细菌中耐药菌株日益增多,并有同时对多种抗生素耐药的菌株;而且有些耐药质粒还带有毒力基因,使其致病性增强,为提高抗菌药物的疗效,用药敏试验选择敏感药物是常用的方法。

多数细菌变异后的表现型改变很大,难以识别,但其基因型的改变不会太大,可采用 DNA 分子杂交和细菌核酸探针来测定菌株 DNA 上的特异性片段,以助诊断。

为预防感染性疾病的发生,根据细菌的毒力变异,用人工的方法使细菌诱变成保留原有抗原性的减毒株或无毒株,制备成预防感染性疾病的疫苗,如卡介苗(BCG)等。

(二)在测定致癌物质方面的应用

肿瘤的发生被认为是细胞内遗传物质发生了改变。因此,凡是能诱导细菌基因突变的物质,都可能是致癌物。Ames 试验就是根据能导致细菌基因突变的物质均为可疑致癌物的原理设计的。用几株鼠伤寒沙门菌的组氨酸营养缺陷型(his^-)作为试验菌,

用被检测的化学物质作为诱变剂。因 his¯菌在组氨酸缺乏的培养基上不能生长，若发生突变成为 his⁺菌，则能在组氨酸缺乏而带有待检测化学物质的培养基上生长，如果待检测物处理后在无组氨酸的培养基上生长的 his⁺菌落数远多于对照组自发突变后产生的 his⁺菌落数，则可判断其为诱变剂，有致癌可能性。

（三）在基因工程方面的应用

基因工程是根据遗传变异中细菌基因可转移和重组而获得新性状的原理来设计的。基因工程的主要步骤是：①从供体细胞（细菌或其他生物细胞）的 DNA 上切取一段需要表达的基因，即所谓目的基因。②将目的基因结合在合适的载体（质粒或噬菌体）上。③通过载体将目的基因转移到受体菌内，随着细菌的大量生长繁殖，可表达出大量所需要的基因产物。目前采用基因工程技术已能大量生产胰岛素、生长激素、干扰素、白细胞介素和乙肝疫苗等制品。今后，基因工程在医药学领域中必将得到更加广泛的应用。

（四）获得药物高产菌株

传统的赖氨酸生产菌株是通过微生物突变筛选得到的，而新的赖氨酸高产菌株的选育方法是采用基因重组技术，改变微生物的代谢途径，从而提高赖氨酸产量。

第八节　细菌的致病性和抗菌免疫

一、细菌的致病性

细菌侵入宿主机体后，进行生长繁殖、释放毒性物质，引起机体不同程度的病理过程，称为细菌的感染（bacterial infection）或传染。能使宿主致病的细菌称为致病菌（pathogenic bacterium）或病原菌（pathogen）。有些细菌在正常情况下并不致病，但在某种特定条件下可致病，这类细菌称为条件致病菌（conditioned pathogen），又称机会致病菌（opportunistic bacterium）。

（一）细菌的毒力

细菌引起感染的性能称为致病性或病原性（pathogenicity）。致病菌致病性的强弱程度用毒力（virulence）表示。不同细菌的致病力不同。细菌的毒力常用半数致死量（median lethal dose，LD_{50}）或半数感染量（median infective dose，ID_{50}）表示。即在规定时间内，通过指定的感染途径，能使一定体重或年龄的某种动物半数死亡或感染需要的最小细菌数或毒素量。

致病菌的致病性与细菌的毒力、侵入的数量，以及侵入部位及机体的免疫力等有密切关系。细菌的毒力包括侵袭力和毒素。

1. 侵袭力　致病菌能突破宿主皮肤、黏膜生理屏障，进入机体并在体内定植、繁殖和扩散的能力，称为侵袭力（invasiveness）。侵袭力包括荚膜、黏附素和侵袭性物质等。

（1）荚膜：具有抗吞噬和阻碍体液中杀菌物质的作用，使致病菌能在宿主体内大量繁殖，产生病变。例如将无荚膜的肺炎链球菌注射至小鼠腹腔，细菌易被小鼠的吞噬细胞吞噬、杀灭；但若接种有荚膜的菌株，则细菌大量繁殖，小鼠常于注射后 24 小时内死亡。

（2）黏附素：细菌黏附于宿主体表或黏膜上皮细胞是引起感染的首要条件。具有黏附作用的细菌结构，称为黏附因子或黏附素。革兰氏阴性菌的黏附因子通常为菌毛，如肠道中产毒性大肠埃希菌、痢疾志贺菌、霍乱弧菌等的菌毛。革兰氏阳性菌的黏附因子是菌体表面的毛发样突出物，如金黄色葡萄球菌的脂磷壁酸。

（3）侵袭性酶：属胞外酶，具有溶解细胞、破坏组织等作用。在感染过程中可以协助致病菌抗吞噬或向四周扩散，如 A 群链球菌产生的透明质酸酶、链激酶和链道酶等。

2. 毒素　细菌毒素（toxin）按其来源、性质和作用等不同，可分为外毒素（exotoxin）和内毒素（endotoxin）两种。

（1）外毒素：由革兰氏阳性菌和部分革兰氏阴性菌产生，大多数外毒素是在细菌细胞内合成后分泌至细胞外；少数存在于菌体内，待细菌裂解后释放出来，如痢疾志贺菌和肠产毒型大肠埃希菌的外毒素。

外毒素的化学成分是蛋白质，不耐热，一般加热 58～60℃经 1 小时可被破坏。外毒素具有良好的抗原性，可经 0.3%～0.4% 甲醛液脱毒，成为具有免疫原性而无毒性的类毒素（toxoid）。类毒素注入机体后，可刺激机体产生具有中和外毒素作用的抗毒素。外毒素的毒性强，1mg 精制肉毒毒素能杀死 2 亿只小鼠，毒性比 KCN 强 1 万倍。不同细菌产生的外毒素，对机体的组织器官具有选择作用，引起特殊的临床症状。例如，破伤风痉挛毒素作用于神经细胞可引起肌肉痉挛；肉毒毒素能抑制神经末梢释放乙酰胆碱，引起肌肉松弛麻痹，特别是呼吸肌麻痹。

外毒素的分子结构是由 A 和 B 两种亚单位组成。A 亚单位是外毒素活性部分，决定其毒性效应；B 亚单位无毒性，能与宿主靶细胞表面的特殊受体结合，介导 A 亚单位进入靶细胞。A 或 B 亚单位单独对宿主无致病作用，只有完整外毒素分子才能致病。利用 B 亚单位无毒性而具有抗原性，将 B 亚单位提纯制成疫苗，可预防相关的外毒素性疾病。

根据外毒素对宿主细胞的亲和性及作用方式等，可分成神经毒素、细胞毒素和肠毒素三大类。

（2）内毒素：是革兰氏阴性菌细胞壁中的脂多糖（lipopolysaccharide，LPS），当细菌死亡裂解或用人工方法破坏菌体后才释放出来。螺旋体、衣原体、支原体、立克次体亦有类似的 LPS，有内毒素活性。内毒素的分子量大于 10 万，其分子结构由 O - 特异性多糖、核心多糖和脂质 A 三部分组成。

内毒素耐热，加热 160℃经 2～4 小时，才被灭活；抗原性弱，不能用甲醛液脱毒成类毒素；若将内毒素注入机体，可产生相应抗体，但中和作用较弱。

脂质 A 是内毒素的主要毒性组分。不同的革兰氏阴性菌的脂质 A 结构虽有差异，但由内毒素对机体引起的毒性作用大致类同。①发热反应：其机制是内毒素作用于巨噬细胞等，使之产生 IL－1、IL－6 和 TNF－α，这些具有内源性致热原(endogenous pyrogens)的细胞因子，作用于体温调节中枢，引起机体发热。②白细胞反应：注射内毒素后，血循环中的中性粒细胞数减少，与其移动并黏附至组织毛细血管壁有关。1~2 小时后，LPS 诱生的中性粒细胞释放因子刺激骨髓释放中性粒细胞进入血流，使其数量显著增加，且有核左移现象。但伤寒沙门菌内毒素例外，始终使血循环中的白细胞总数减少，机制尚不清楚。③中毒性休克：当大量 LPS 入血，可导致内毒素血症。内毒素及所诱生的细胞因子 TNF－α、IL－1、IL－6 等能损伤血管内皮细胞，刺激白细胞和血小板释放生物活性物质，活化补体系统和凝血系统等，使小血管功能紊乱而造成微循环障碍，出现内毒素休克。④弥散性血管内凝血(DIC)：为革兰氏阴性菌感染的严重表现。大量的 LPS 直接活化凝血系统，也可通过损伤血管内皮细胞间接活化凝血系统。

细菌外毒素与内毒素的主要区别见表 2－4。

表 2－4　细菌外毒素与内毒素的主要区别

区别要点	外毒素	内毒素
来源	革兰氏阳性菌及部分革兰氏阴性菌产生	革兰氏阴性菌
存在部位及释放方式	革兰氏阳性菌分泌，革兰氏阴性菌崩裂后释放	细胞壁裂解后释放
化学成分	蛋白质	脂多糖
对热稳定性	不稳定，加热 60℃以上迅速被破坏	稳定，160℃ 2~4 小时才被破坏
抗原性	强，刺激机体产生高浓度抗毒素；可经甲醛脱毒制成类毒素	较弱，不能经甲醛脱毒制成类毒素
毒性作用	强，对组织器官有选择性毒害作用，引起特殊的临床表现	较弱，各种细菌内毒素的毒性作用大致相同，作用大致相同，引起发热、白细胞变化、休克、DIC 等

(二)细菌的侵入数量及侵入部位

1. 细菌侵入的数量　感染的发生除致病菌必须具有一定的毒力外，还需有足够的数量。一般是细菌毒力愈强，引起感染所需的菌量愈小；反之则菌量愈大。例如毒力强的鼠疫耶氏菌，在无特异性免疫力的机体中，有数个细菌侵入就可发生感染；而毒力弱的某些引起食物中毒的沙门菌，常需摄入数亿个细菌才引起急性胃肠炎。

2. 细菌侵入的部位　各种细菌通过特定的侵入(部位)途径，才能到达特定器官和细胞而致病。一般一种细菌只有一种侵入途径，如伤寒沙门菌必须经口进入；破伤风梭菌的芽孢进入深部创伤，在厌氧环境中才能致病等。也有一些致病菌可有多种侵入途径，如结核分枝杆菌，可经呼吸道、消化道、皮肤创伤等多个部位侵入引起感染。

(三)细菌感染的途径和类型

1. 感染的来源　具体如下。

（1）外源性感染：①患者。患者在疾病潜伏期一直到病后一段恢复期内，都可作为传染源。②带菌者。带菌者虽无临床症状，但体内带有某种致病菌并不断排出体外传染健康人群，称为健康带菌者，有些传染病患者，恢复后可在一定时间内继续排菌称为恢复期带菌者。③病畜和带菌动物。有些细菌是人畜共患病的致病菌，因而病畜或带菌动物的致病菌也可传播给人类，如鼠疫耶氏菌、炭疽芽孢杆菌等。

（2）内源性感染：这类感染的致病菌来自于人体内，多为条件致病菌感染。

2. 传播方式与途径　具体如下。

（1）呼吸道感染：通过吸入含致病菌的飞沫和尘埃等而被感染。例如肺结核、白喉、百日咳等。

（2）消化道感染：大多是摄入被粪便污染的饮食物所致，如伤寒、菌痢、霍乱、食物中毒等胃肠道传染病，水、手指和苍蝇等昆虫是消化道传染病传播的重要媒介。

（3）创伤感染：皮肤、黏膜的细小破损，可引起各种化脓菌直接或间接感染。深部创伤混有泥土，有可能引起破伤风梭菌等厌氧菌感染。

（4）接触感染：通过人－人或动物－人的密切接触而感染。其方式可为直接接触，或通过用具等间接感染，如淋病奈瑟菌、麻风分枝杆菌等。

（5）节肢动物叮咬感染：有些传染病是通过吸血昆虫传播的。例如人类鼠疫由鼠蚤传播。

（6）多途径感染：有些致病菌的传播可经呼吸道、消化道、皮肤创伤等多种途径感染，如结核分枝杆菌、炭疽芽孢杆菌等。

3. 感染的类型　具体如下。

（1）隐性感染：当宿主的抗感染免疫力较强，或侵入的病原菌数量不多、毒力较弱，感染后对机体损害较轻，不出现或出现不明显的临床症状，称隐性感染。隐性感染后，机体常可获得特异性免疫力，亦可携带病原体作为重要的传染源。

（2）潜伏感染：当宿主与致病菌在相互作用过程中暂时处于平衡状态时，致病菌潜伏在病灶内或某些特殊组织中。一旦机体免疫力下降，则潜伏的致病菌大量繁殖而致病。例如结核分枝杆菌有潜伏感染。

（3）显性感染：指宿主抗感染的免疫力较弱，或侵入的致病菌数量较多、毒力强，致机体的组织细胞受到不同程度的损害，发生病理改变，出现临床表现，也称感染性疾病。

临床上按病情急缓不同，分为急性感染和慢性感染；按感染的部位不同，分为局部感染和全身感染。

全身感染指感染发生后，致病菌或其毒性代谢产物向全身播散，引起全身性症状。临床上常见的有下列几种情况。①毒血症（toxemia）：致病菌侵入宿主后，只在机体局部生长繁殖，病原菌不进入血循环，产生的外毒素入血。外毒素经血循环到达易感的组织和细胞，引起特殊的毒性症状，如白喉、破伤风等。②内毒素血症（endotoxemia）：革兰氏阴性菌侵入血流，并在其中大量繁殖，崩解后释放出大量的内毒素；也可由病灶内大量的革兰氏阴性菌死亡，释放的内毒素入血所致。在严重革兰氏阴性菌感染时，常发生内毒素血症。③菌血症（bacteremia）：致病菌由局部侵入血流，但未在血流中生长繁殖，只是短暂通过血循环到达体内适宜部位后再进行繁殖而致病。例如伤寒早期有菌血症期。④败血症（septicemia）：致病菌侵入血流后，在血中大量繁殖并产生毒性产物，引起严重的全身性中毒症状，如高热、皮肤和黏膜瘀斑、肝脾肿大等。鼠疫耶氏菌、炭疽芽孢杆菌等可引起败血症。⑤脓毒血症（pyemia）：指化脓性病菌侵入血流后，在血中大量繁殖，并通过血流扩散至宿主的其他组织或器官，产生新的化脓性病灶。例如金黄色葡萄球菌引起的脓毒血症，常导致多发性肝脓肿、皮下脓肿和肾脓肿等。

（4）带菌状态：有时致病菌在显性或隐性感染后并未立即消失，在体内继续存留一定时间，与机体免疫力处于相对平衡状态，称为带菌状态，该宿主称为带菌者（carrier）。例如伤寒、白喉等病后常可出现带菌状态。带菌者经常或间歇排出病菌，成为重要的传染源。

4. 医院获得性感染　医院获得性感染（hospital acquired infection）是指患者在住院期间发生的感染。根据感染来源不同，有下列几种情况。

（1）交叉感染：由医院内患者或医务人员直接或间接传播引起的感染。

（2）内源性感染：或称自身感染，由患者自己体内正常菌群引起的感染。

（3）医源性感染：在治疗、诊断或预防过程中，因所用器械等消毒不严格而造成的感染。

易发生医院获得性感染的患者主要有：①免疫力较低的婴幼儿和老年人。②糖尿病等慢性疾病的患者。③免疫抑制剂治疗或脾切除等所致的免疫低下者。④接受手术、导管或内窥镜等医疗器械检查者。

二、机体的抗菌免疫

机体的抗菌免疫是指机体对入侵致病菌的防御能力。机体抵御细菌感染的功能包括固有免疫和适应性免疫两个方面。

（一）固有免疫

机体抗细菌的固有免疫主要由生理屏障、吞噬细胞、体液中抗微生物物质等成分组成。

1. 屏障结构　屏障结构包括皮肤与黏膜屏障、血脑屏障和胎盘屏障，能阻挡细菌等微生物进入人体。

2. 吞噬细胞　人体对细菌有吞噬和杀菌作用的细胞主要有单核吞噬细胞系统和外周血中的中性粒细胞。

3. 体液因素　正常体液和组织中含有多种杀菌或抑菌物质，主要有补体、溶菌酶、防御素及乙型溶素、干扰素、吞噬细胞杀菌素、白细胞素、正常调理素等抗菌物质。

（二）适应性免疫

机体抗细菌的适应性免疫包括体液免疫和细胞免疫。体液免疫是指由特异性抗体起主要作用的免疫应答，细胞免疫是以效应性 T 细胞为主的免疫应答。

三、中药抗菌作用的特点及机制

(一)中药抗菌作用的特点

1. 抗菌谱(范围)广　以清热解毒药物为例，在常用的清热解毒药中，就有不少对大多数革兰氏阳性菌和革兰氏阴性菌均具有抗菌作用的药物，如金银花、连翘、大青叶、板蓝根、黄连、黄柏、黄芩、蟛蜞菊、虎杖、鱼腥草、地丁、败酱草、蒲公英、野菊花、地锦草、千里光、马齿苋、夏枯草、百蕊草、龙胆草、肿节风、山豆根等。其中黄连抗菌范围更广。

中药抗菌谱广的主要原因在于其所含的化学成分复杂。一种中药可含有多种抗菌物质，对不同细菌发挥抗菌作用，如虎杖抗金黄色葡萄球菌的成分有大黄素、大黄素葡萄糖苷和白藜芦醇苷，而白藜芦醇苷还对导致皮肤癣的红色毛癣菌、趾间毛癣菌有很强的抗菌作用；连翘的连翘酚对金黄色葡萄球菌和痢疾志贺菌作用强，而连翘种子挥发油乳剂除对多种革兰氏阴性菌和革兰氏阳性菌有抗菌活性外，还能抗真菌和抑制流感病毒的增殖。在临床上，常用中药复方治疗疾病，而复方的化学成分更为复杂，其抗菌谱就更广。

2. 毒性低，副作用小　临床所用的抗菌中药尚未发现有明显的毒副作用或毒副作用很小。

3. 可联合用药　中药复方本身就是数种单味中药的组合，甚至单味中药也是多种有效成分的共同作用。另外，中药与化学药物联合应用，还有协同抗菌作用(有的则表现为拮抗作用)，如对铜绿假单胞菌，黄连和 TMP 在 1∶4 稀释度时均不显示抗菌作用，但两者联用后却显示出很强的抗铜绿假单胞菌作用。对金黄色葡萄球菌，黄连与 TMP 有相近的抗菌活性，但两者联用后，抗菌活性较单用黄连增大 16 倍，较单用 TMP 增大 8 倍。小鼠感染耐甲氧西林金黄色葡萄球菌，用万古霉素治疗组在感染 5 天后存活率为 40%，补中益气汤治疗组感染 7 天后存活率 60%，而万古霉素 + 补中益气汤治疗组在感染 7 天后存活率为 80%。

4. 不易使细菌产生耐药性　其主要原因也在于中药成分的复杂性。由于中药成分复杂，细菌对其中一种抗菌成分耐药，对其他成分则不一定表现为耐药。而且，复方中各单味药有效成分可以从不同环节抑制细菌的代谢或生物合成，表现出药效学的累加和互补。通过药效的累加和互补，影响细菌的多个代谢环节，不仅疗效明显，而且可以防止和减少细菌耐药性的发生。另外，中药还可抑制细菌产生分解药物的酶，如补中益气汤、十全大补汤均可抑制耐多种药物菌株的金黄色葡萄球菌、大肠埃希菌等产生的 β - 内酰胺酶。这种抑制活性也是诱导耐药菌对青霉素 G 敏感化的重要因素。

5. 增强机体免疫功能　具体如下。

(1)促进吞噬：金银花、大青叶、鱼腥草、野菊花、一枝黄花、穿心莲、大黄、白毛夏枯草、白英、石榴皮、大蓟、水杨梅等能促进机体白细胞吞噬金黄色葡萄球菌。白凤丸能显著增强小鼠单核吞噬细胞系统的吞噬功能，增加机体的抗感染能力。止痢丸(由鲜红草等 3 味中药组成)不仅具有直接抗菌作用,还能提高实验动物腹腔巨噬细胞的吞噬百分率和吞噬指数。

(2)增强细胞因子等免疫物质的产生:白花蛇舌草用于治疗细菌性感染有显著疗效,但其水煎剂在体外无直接抗菌作用。动物实验证实,白花蛇舌草具有增强豚鼠正常血清杀菌力的作用。黄芪、千佛菌等许多中药和复方(如补中益气汤)可促进 T 细胞产生 IFN - γ、IL - 2 等。

(3)增强溶菌酶活性:三七水煎剂和三七多糖均可增强巨噬细胞活性,使其释放溶菌酶增加。枸杞(包括枸杞子、果柄、叶)和枸杞多糖均能明显提高小鼠血清溶菌酶的活性。老年人口服枸杞子 50g/d,连续 10 天,可使血清溶菌酶的活力明显提高。

(二)中药抗菌作用的机制

中药的抗菌作用机制是多方面的,一方面是药物对细菌及其毒性产物的直接抑杀和解毒作用,另一方面是通过调动机体免疫功能,发挥抗菌作用。

1. 直接抗菌作用　具体如下。

(1)抑制细菌的呼吸或不同代谢环节:黄连、黄柏、大蒜、大黄等清热解毒药主要是抑制细菌的呼吸,影响其代谢中的若干环节。

(2)抑制细菌蛋白质或核酸的合成:某些单味药或复方是通过多途径发挥抗菌作用的。例如,大黄素不仅对金黄色葡萄球菌的呼吸与糖及糖代谢中间产物的氧化有不同程度的抑制作用,而且对核酸和蛋白质的合成也有很强的抑制作用;黄连素不仅能抑制细菌的糖代谢,使丙酮酸的氧化受到强烈抑制,还能与细菌的 DNA 形成复合物,影响 DNA 复制,抑制菌体蛋白质的合成。

(3)抑制细菌致病物质的产生或干扰其作用:黄连、甘草、丹皮、栀子、知母等可抑制金黄色葡萄球菌血浆凝固酶的形成。射干等有抗透明质酸酶的作用,可以阻止细菌在结缔组织中的扩散。黄连解毒汤可抑制幽门螺杆菌脲酶的活性。

(4)拮抗或破坏细菌毒素:玄参、白芍、麦冬、贝母、地锦草有抗白喉毒素的作用;野荞麦、黄连解毒汤可显著降低金黄色葡萄球菌溶血素的效价。龙胆泻肝汤和清胆汤能明显降低实验性小鼠内毒素血症血浆中内毒素的含量。中药复方制剂清解灵和热毒消能直接破坏和降解内毒素的结构,使其失去毒性。热毒消对由内毒素引起家兔的 DIC 效应有拮抗作用。

(5)直接破坏细菌超微结构:大蒜可使金黄色葡萄球菌细胞中隔变形、模糊、断裂、核糖体聚集成块状,核区纹理加粗,有聚集现象;蒲公英可使细菌细胞膨大,细胞壁增厚,细胞核和核糖体均聚集成块状;黄连可使细菌细胞中隔变形,对细胞壁中隔体和核糖体的改变与氨苄西林钾相似。这些药物能导致核糖体和细胞核改变,提示能干扰 RNA,DNA 和蛋白质的合成,从而阻止细菌的生长繁殖。

(6)抑制菌毛产生,抑制细菌黏附细胞:玉屏风散加当归身具有阻断铜绿假单胞菌对大鼠气管黏膜的黏附作用。八正散能抑制尿道致病性大肠埃希菌(UPEC)P 菌毛的表达,影响和阻断细菌对尿道上皮细胞的黏附,电镜下可见 UPEC 的 P 菌毛明显减少,甚至完全消失,无法黏附细胞,因而不能引起感染。黄连解毒汤可抑制幽门螺杆菌对胃壁上皮细胞的附着。

2. **增强机体免疫功能** 许多中药可通过增强机体免疫功能达到抗菌作用。

3. **调节人体的微生态环境** 菌群失调症是由于人体的微生态平衡被打破而发病的。许多中药能通过改善失调的微生态环境，改善或纠正微生态失调从而减轻或消除菌群失调症。

知识拓展

　　中医药拮抗内毒素及防护其诱发损伤的机制包括：中医药对内毒素的清除、消除内毒素诱发的活性因子损伤及对脏器组织细胞的保护作用。

1. **清除内毒素** 内毒素的清除包括3种途径：①被机体解毒机制所解毒，包括单核巨噬细胞所吞噬和血清的解毒机制，但以前者为最重要，药物多集中于补益类。②被药物改变其结构以灭活或降低其毒性，药物多集中在清热解毒类。③被机体排出体外，这些药物多为通腑泻下类。

2. **抗内毒素诱发细胞因子等炎性因子** 一是抑制或减少因子的合成和释放；二是削弱或阻断因子的作用，如清肝泻火汤、热毒清、心脉灵、大黄等。

3. **改善微循环和血液流变学** 内毒素可致微循环障碍和血液流变学异常，这是DIC和休克等危急重症的重要病理生理机制之一。中药对其有明显改善作用，如心脉灵、保元汤、复方丹参注射液、参附青注射液等。另外，艾灸大椎穴也有作用。

4. **保护脏器组织细胞** 内毒素可致心、肝、肾、脑、肺等脏器组织细胞损伤，能使细胞的溶酶体、线粒体及微粒体的结构和功能发生病理改变，并可促进细胞凋亡。而对这些病理改变的防治可能是中药拮抗内毒素损伤的机制之一。人参、心脉灵、热毒清等对上述的病理变化有明显的改善作用。

第九节　细菌感染的微生物学检查

一、病原学检查

(一)标本的采集与送检

标本的采集与送检直接影响病原菌的检出。标本的采集与送检应遵守以下几项原则。

(1)根据不同疾病以及疾病的不同时期，采集不同标本。

(2)严格无菌操作，避免污染。

(3)尽可能在疾病早期及使用抗菌药物之前采集。

(4)采集的标本必须尽快送检。大多数细菌可冷藏运送，但不耐寒冷的脑膜炎奈瑟菌、淋病奈瑟菌等要保暖送检。

(二)病原菌的检查方法

1. **细菌的快速诊断** 具体如下。

（1）直接涂片染色镜检：凡在形态和染色性上具有特征的致病菌直接涂片、染色后镜检有助于初步诊断。例如用抗酸染色法在患者的痰中查见抗酸性细长杆菌，可初步诊断为结核分枝杆菌感染，用革兰氏染色法在脓液中发现革兰氏阳性葡萄串状球菌，可初步诊断为葡萄球菌感染。

（2）抗原的检测：用已知的特异性抗体检测抗原的方法常可有效地检出极微量的细菌抗原。常用的方法有对流免疫电泳、酶联免疫吸附测定（ELISA）、放射免疫测定等方法。此方法对已使用过抗生素的患者，仍能检测出特异性抗原。

2. 细菌的分离、培养与鉴定　具体如下。

（1）分离培养：将所采集的不同标本分别接种在不同的培养基上进行培养，根据培养基上长出的菌落特征进行初步判断。

（2）生化试验：不同细菌具有不同的酶系统，产生不同代谢产物，据此可以对某些病原菌进行鉴别，如根据肠道杆菌对糖和蛋白质的分解能力不同进行鉴定。现已有多种微量、快速、半自动或全自动生化反应试剂盒或检测仪器可供使用。

（3）动物试验：主要用于分离、鉴定致病菌，测定菌株产毒性等。

此外，还可用 ELISA 法测定多数细菌的外毒素；用鲎试验检测细菌热原质。

二、血清学检查

人体受病原菌感染后，其免疫系统被激发而产生特异性抗体。抗体的量（效价）随感染过程而增多，用已知的细菌或抗原检测患者体液中（主要为血清）有无相应抗体及抗体效价的动态变化，可作为某些感染性疾病的辅助诊断。一般采用患者血清进行试验，因此将这种试验称为血清学检查。血清学检查主要适用于抗原性强的病原菌及病程较长的感染性疾病的诊断，亦适用于难以分离培养的病原菌感染的诊断。

常用的血清学检查方法有直接凝集试验（如伤寒、副伤寒的肥达试验，立克次体的外斐反应等）、乳胶凝集试验、沉淀试验（如梅毒的 VDRL 试验）、补体结合试验、中和试验（如风湿病的抗"O"试验）和 ELISA 等。ELISA 技术已广泛使用于多种病原体特异性抗体的检测，其优点是特异、灵敏、快速，且可自动化检测大量标本。

三、其他方法

（一）分子生物学技术

近年来应用核酸杂交和 PCR 技术检测致病微生物核酸是临床诊断学的重大发展。核酸杂交技术可从标本中直接检出病原体，不受标本中的杂质干扰，对尚不能或难分离培养的病原体尤为适用。PCR 技术是一种无细胞的分子克隆技术，具有快速、灵敏和特异性强等特点。

（二）气液相色谱法

气液相色谱法是利用细菌在代谢过程中产生的挥发性脂肪酸谱来鉴定细菌。此法主要用于诊断厌氧菌感染。

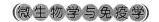

(三)药物敏感试验

用分离培养后的细菌进行药敏试验,对指导临床选择用药、及时控制感染有重要意义。

思 考 题

1. 革兰氏染色的方法及其在医药中的意义有哪些?

2. 如何依据细菌的群生产曲线指导发酵生产药物?

3. 根据微生物的遗传变异特性,如何保藏微生物菌种?

4. 各种培养基在细菌等微生物的培养、分离和鉴别中的意义是什么?

第三章 病原性细菌

第一节 球 菌

对人类有致病性的球菌，根据革兰氏染色性的不同，分为革兰氏阳性球菌（葡萄球菌、链球菌、肺炎球菌等）和革兰氏阴性球菌（脑膜炎奈瑟菌、淋病奈瑟菌等）两类。两类球菌主要引起化脓性炎症，故又称为化脓性球菌。

一、葡萄球菌属

葡萄球菌属（*Staphylococcus*）的细菌因分裂后排列成葡萄串状而得名，为最常见的化脓性球菌，亦是医院内感染最重要的病原体，包括48个种和亚种，大多数为对人体不致病的腐生菌和寄生于人体的正常菌群，对人类致病的主要是金黄色葡萄球菌。

（一）生物学性状

1. 形态与染色　呈球形或椭圆形，直径约1.0 μm，呈葡萄串状排列（图3-1），无鞭毛，无芽孢，体外培养时一般不形成荚膜。革兰氏染色阳性，但衰老、死亡或被中性粒细胞吞噬后可呈革兰氏染色阴性。

2. 培养特性　需氧或兼性厌氧，在18~40℃可生长，最适pH为7.4。营养要求不高，普通培养基上生长良好。在普通琼脂平板上形成圆形、光滑湿润、不透明的菌落，不同菌种可产生金黄色、白色或柠檬色的脂溶性色素而使菌落呈不同颜色。该菌耐盐性强，在含有10%~15%的氯化钠培养基中仍能生长，因此可用高盐培养基分离该菌种。在血琼脂平板上，因金黄色葡萄球菌多产生溶血素，在菌落周围可形成透明溶血环（β溶血）。

3. 生化反应　多数葡萄球菌能分解葡萄糖、麦芽糖和蔗糖，产酸不产气；致病性菌株能分解甘露糖，产酸；触酶阳性，可与链球菌相区别。

4. 分类　具体如下。

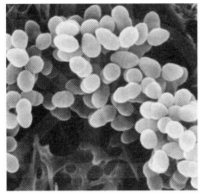 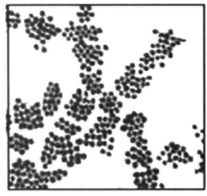

电镜图   光镜图

图 3 - 1   葡萄球菌

（1）传统分类法：根据色素和生化反应的不同，将其分为金黄色葡萄球菌（*S. aureus*）、表皮葡萄球菌（*S. epidermidis*）和腐生葡萄球菌（*S. saprophyticus*）三种。其中金黄色葡萄球菌多为致病菌，表皮葡萄球菌和腐生葡萄球菌为人体皮肤和黏膜表面的正常菌群，属于条件致病菌或非致病菌，三种葡萄球菌的主要生物学性状见表 3 - 1。

（2）根据是否产生凝固酶，可将葡萄球菌分为凝固酶阳性菌株和凝固酶阴性菌株两类。

（3）凝固酶阳性菌株可被噬菌体裂解，又可分为 4 个噬菌体群和 23 个噬菌体型。

（4）根据 16S rRNA 的不同，将葡萄球菌属分为 48 个种和亚种。

表 3 - 1   三种葡萄球菌的主要性状

性状	金黄色葡萄球菌	表皮葡萄球菌	腐生葡萄球菌
菌落色素	金黄色	白色	白色或柠檬色
血浆凝固酶	+	−	−
分解葡萄糖	+	+	−
甘露醇发酵	+	−	−
α溶血素	+	−	−
耐热核酸酶	+	−	−
A 蛋白	+	−	−
致病性	致病菌	条件致病菌	条件致病菌或非致病菌

5. **抗原性**   具体如下。

（1）葡萄球菌 A 蛋白（staphylococcal protein A，SPA）：是存在于葡萄球菌细胞壁表面的一种与胞壁肽聚糖呈共价结合的单链多肽。SPA 可与人类 IgG1、IgG2 和 IgG4 的 Fc 段非特异性结合，可依此原理建立协同凝集（coagglutination）试验，用于抗原的检测。此外，SPA 与 IgG 结合后的复合物还具有抗吞噬、促细胞分裂、引起超敏反应等生物学活性。

（2）多糖抗原：具有群特异性，存在于细胞壁。金黄色葡萄球菌 A 群的多糖抗原，为细胞壁磷壁酸中的 N－乙酰葡糖胺核糖醇残基；表皮葡萄球菌 B 群的多糖抗原，为细胞壁磷壁酸中的 N－乙酰葡糖胺甘油残基。

6. 抵抗力　在不形成芽孢的细菌中，葡萄球菌对理化因子抵抗力最强；加热 80℃ 30 分钟方可杀死；5% 石炭酸经 10～15 分钟才死亡。对碱性染料敏感。由于抗生素的广泛应用，目前金黄色葡萄球菌对青霉素 G 的耐药性菌株高达 90% 以上。

（二）致病性与免疫性

1. 致病物质　具体如下。

（1）凝固酶（coagulase）：指能使含有抗凝剂的人或兔血浆发生凝固的酶类物质。致病性葡萄球菌可产生两种凝固酶，即游离凝固酶（free coagulase）和结合凝固酶（bound coagulase）。游离凝固酶被血浆中协同因子激活为凝血酶样物质，引起血浆凝固；结合凝固酶能直接使纤维蛋白原转变为纤维蛋白而在菌体表面形成纤维蛋白膜，使细菌凝聚，妨碍吞噬细胞的吞噬或胞内消化作用。致病菌株大多数能产生凝固酶，故是鉴定葡萄球菌有无致病性的重要标志。

（2）葡萄球菌溶素（staphylolysin）：为致病性葡萄球菌产生的损伤细胞膜毒素，有 α、β、γ 和 δ 4 种。皆为蛋白质，具有抗原性，可被相应抗体中和。对人类致病的主要是 α 溶素，对红细胞有溶血作用，并可引起白细胞、血小板和肝细胞等损伤。

（3）杀白细胞素（leucocidin）：又称 Panton－Valentine（PV）杀白细胞素（PVL），能杀伤人和动物的中性粒细胞和巨噬细胞。其机制是与细胞膜受体结合，使细胞膜构型改变，膜通透性增高，细胞质内的颗粒排出，细胞死亡。

（4）肠毒素（enterotoxin）：引起急性中毒性胃肠炎，有 A、B、C1、C2、C3、D、E、G 和 H 9 个血清型，A、D 型多见。此类毒素为一组热稳定蛋白，能抵抗胃肠液中蛋白酶的水解作用。产毒菌株污染牛奶、肉食等食物后可产生肠毒素，引起食物中毒，可出现恶心、呕吐、腹泻等胃肠炎症状。

（5）表皮剥脱毒素（exfoliative toxin，exfoliatin）：又称表皮溶解素（epidermolytic toxin），为金黄色葡萄球菌质粒编码的一种蛋白质，有两种血清型，A 型耐热，B 型不耐热。引起烫伤样皮肤综合征（staphylococcal scalded skin syndrome，SSSS）又称剥脱性皮炎。

（6）毒性休克综合征毒素－1（toxic shock syndrome toxin 1，TSST－1）：引起毒性休克综合征（TSS）。可引起机体发热、休克及脱屑性皮疹，并能增加机体对内毒素的敏感性。

2. 所致疾病　具体如下。

（1）化脓性感染：包括局部感染和全身感染。局部感染的化脓灶以脓液黄稠、病灶局限、界限清楚为主要特征，如疖、痈、甲沟炎、睑腺炎、蜂窝织炎、气管炎、肺炎、脓胸等；如果皮肤原发性化脓灶受到外力挤压或机体抵抗力低下，则会发生全身感染，出现败血症、脓毒血症等。

（2）毒素性疾病：葡萄球菌外毒素可引起食物中毒、烫伤样皮肤综合征、毒性休克综合征等。

3. 免疫性　人类对金黄色葡萄球菌有一定的天然免疫力，当皮肤黏膜发生损伤或机体抵抗力降低时才易引起感染。病后可获一定免疫力，但不足以预防再次感染。

（三）病原学检查

不同病型采集不同标本。对于化脓性病灶，可采集脓汁、渗出液；疑为败血症时，可采集血液；对脑膜炎，可采集脑脊液；食物中毒时，则分别采集剩余食物、呕吐物和粪便等。直接涂片，染色，镜检，根据细菌形态、排列和染色性可做出初步诊断；鉴定则需分离培养作生化特性检测如溶血性、金黄色素、耐热核酸酶试验等；肠毒素可以用酶联免疫吸附（ELISA）法检测，或用聚合酶链式反应（polymerase chain reaction，PCR），以及核酸杂交技术来检测病原菌是否为产肠毒素的菌株。

（四）防治原则

保持个人卫生，及时处理皮肤黏膜损伤，做好医院内消毒隔离，加强饮食服务业的卫生管理。鉴于目前耐药菌株增多，宜根据药敏试验结果选择敏感抗菌药物。

二、链球菌属

链球菌属（Streptococcus）是呈链状或成双排列的一大类革兰氏阳性球菌，广泛分布于自然界及人的鼻咽部、消化道和泌尿生殖道中，大多数为正常菌群，对人类致病的主要是 A 群链球菌和肺炎链球菌。链球菌的分类原则如下。

根据溶血现象分类：依链球菌在血琼脂平板上是否溶血和溶血性质，分甲、乙、丙 3 类（表 3 - 2）。

表 3 - 2　链球菌的分类

分类	血琼脂平板上溶血情况	致病特点
甲型溶血性链球菌 （α - hemolytic streptococcus）	不完全溶血现象，呈草绿色溶血环，称甲型溶血或α溶血	多为条件致病菌
乙型溶血性链球菌 （β - hemolytic streptococcus）	完全溶血现象，呈透明溶血环，称乙型溶血或β溶血	致病力强，可引起人类和动物的多种疾病
丙型链球菌 （γ - streptococcus）	不产生溶血	一般不致病

根据抗原结构分类：依细胞壁多糖抗原的不同，分为 A、B、C、D、E、F、G、H、K、L、M、N、O、P、Q、R、S、T、U 和 V 20 群。同一群的链球菌又可分若干型，如 A 群根据 M 抗原的不同可分约 100 个型，B 群分 4 个型，C 群分 13 个型等。对人致病的链球菌菌株，90% 左右属 A 群，该群菌株多数呈乙型溶血。

（一）化脓性链球菌

化脓性链球菌又称 A 群链球菌（group A Streptococcus），对人致病作用最强，主要引起各种化脓性炎症、猩红热等毒素性疾病以及风湿热、肾小球肾炎等超敏反应性疾病。

1. 生物学性状　具体如下。

(1)形态与染色：细菌呈球形或椭圆形，链状排列，无芽孢，无鞭毛。部分菌株在培养早期(2~4小时)可形成透明质酸荚膜。细胞壁外有菌毛样结构，含型特异性M蛋白(图3-2)。化脓性链球菌为革兰氏阳性菌，但衰老、死亡或被吞噬细胞吞噬后，可变为革兰氏阴性菌。

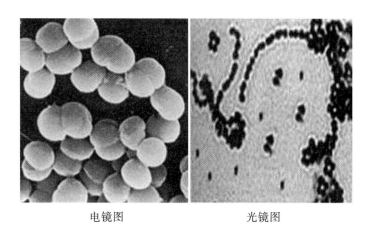

电镜图　　　　　　　　　光镜图

图3-2　链球菌

(2)培养特性：化脓性链球菌为需氧或兼性厌氧菌；营养要求较高，在普通培养基中需补充血液、血清、葡萄糖等才能生长；在固体培养基上形成灰白色、表面光滑、边缘整齐的微小菌落；在血琼脂平板上，因菌株的不同，可形成不同的溶血现象。

(3)生化反应：分解葡萄糖，产酸不产气，一般不分解菊糖，不被胆汁溶解，不产生触酶。

(4)抗原性：主要有多糖抗原、蛋白质抗原和核蛋白抗原3种。多糖抗原亦称C抗原，是细胞壁的多糖组分，有群特异性；蛋白质抗原亦称表面抗原，具有型特异性，与致病性有关的是M抗原；核蛋白抗原也称P抗原，无特异性。

(5)抵抗力：化脓性链球菌对热、消毒剂和抗生素敏感，一般在55℃可被杀死。青霉素是治疗化脓性链球菌感染的首选药物，耐药株少见。

2. 致病性与免疫性　具体如下。

(1)致病物质：包括以下3类。

1)胞壁成分：黏附素包括脂磷壁酸(lipoteichoic acid，LTA)和F蛋白(protein F)，是细菌定植于皮肤和呼吸道黏膜等表面的主要侵袭因素。脂磷壁酸引起感染，F蛋白有利于细菌定植和繁殖。M蛋白(M protein)，是A群链球菌细胞壁中的蛋白质组分，具有抗吞噬和抵抗吞噬细胞内杀菌作用。此外，可引起风湿热、肾小球肾炎等超敏反应性疾病。肽聚糖，具有致热、溶解血小板、提高血管通透性等作用。

2)外毒素：链球菌溶素(streptolysin)，能溶解红细胞、杀伤白细胞和血小板，对心肌有急性毒性作用。据其对O_2的稳定性，分为链球菌溶素O(streptolysin O，SLO)和链球菌溶素S(streptolysin S，SLS)两种。SLO遇O_2时，暂时失去溶血活性。其抗原性强，风湿热患者，尤其在活动期，血清 SLO 抗体增高显著。SLS 是对 O_2 稳定的分子糖肽，无免疫原性，血琼脂平板上菌落周围的 β-溶血环即由其所致。致热外毒素（pyrogenic exotoxin），又称红疹毒素或猩红热毒素，有 A、B、C 三个血清型。抗原性强，并具超抗原作用。引起机体发热和皮肤红斑疹等，是致人类猩红热的主要毒性物质。

3）侵袭性酶类：透明质酸酶，能分解细胞间质的透明质酸，使病菌易在组织中扩散。链激酶（streptokinase，SK），可使血液中纤维蛋白酶原变成纤维蛋白酶，从而溶解血凝块，阻止血浆凝固，有助于病菌在组织中扩散。链道酶（streptodornase，SD），亦称链球菌 DNA 酶，主要由 A、C、G 群链球菌产生，能降解脓液中具有高度黏稠性的 DNA，使脓液稀薄，促进病原菌扩散。

（2）所致疾病：具体如下。①化脓性感染：常见的有局部皮肤和皮下组织感染，如痈、淋巴管炎、扁桃体炎等，此外还可引起产褥感染、中耳炎、败血症等。②猩红热：指由产生致热外毒素的 A 族链球菌所致的急性呼吸道传染病，临床特征为发热、咽峡炎、全身弥漫性皮疹和疹退后的明显脱屑。③超敏反应性疾病：引起风湿热、急性肾小球肾炎等。

（3）免疫性：可引起机体的特异性免疫，产生主要针对 M 蛋白的 IgG 抗体。猩红热病后，仅对具有同型致热外毒素的链球菌再感染有免疫力。

（二）肺炎链球菌

肺炎链球菌（*S. pneumoniae*）俗称肺炎球菌（pneumococcus），常见于正常人的鼻咽腔，仅少数有致病力，是细菌性大叶肺炎、脑膜炎、支气管炎的主要病原菌。

1. 生物学性状　具体如下。

（1）形态与染色：革兰氏阳性球菌，多成双排列。菌体呈矛头状，宽端相对，尖端向外。在机体内或含血清的培养基中能形成荚膜。无鞭毛，无芽孢（图 3-3）。

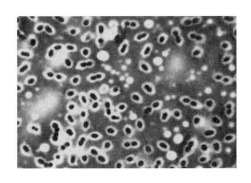

图 3-3　肺炎链球菌光镜图

（2）培养特性：兼性厌氧。营养要求高，须在含有血液或血清的培养基中才能生长。在血平板上生长的菌落呈灰白色、细小、半透明，形成 α 溶血环。该菌孵育时间大于 48 小时，即出现溶菌现象，在血平板上菌落中央下陷呈脐状。

（3）分类：根据荚膜特异性多糖抗原性不同，分为 84 个血清型。

（4）抗原性：菌体抗原有 C 多糖和 M 蛋白两种。①C 多糖可被血清中 C 反应蛋白

（C reactive protein，CRP；为β球蛋白）所沉淀，CRP 在急性炎症时含量剧增，故可用 C 多糖来测定 CRP，协助活动性风湿热等的诊断。②M 蛋白为型特异性蛋白抗原，与细菌毒力无关。

（5）抵抗力：抵抗力较弱，有荚膜株抗干燥能力较强。

2. **致病性与免疫性** 具体如下。

（1）致病物质：包括以下几种。①荚膜：是肺炎链球菌的主要毒力因子，有抗吞噬作用。②肺炎链球菌溶素 O：能溶解人的红细胞，抑制淋巴细胞的增殖和中性粒细胞的趋化作用。③神经氨酸酶：能水解宿主细胞膜糖蛋白和糖蛋白末端的 N－乙酰神经氨酸，与鼻咽部和支气管黏膜上定植、繁殖和扩散有关。④磷壁酸：对黏附到肺上皮细胞或血管内皮细胞表面起重要作用。

（2）所致疾病：肺炎链球菌常存在于正常人口腔及鼻咽部，当机体免疫力下降时可致病，主要引起大叶性肺炎。肺炎后可继发中耳炎、肺脓肿、败血症等。

（3）免疫性：肺炎链球菌感染后，机体可产生荚膜多糖的型特异性抗体，获得同型免疫力。

3. **病原学检查** 根据病种，采集痰液、脓液、血液等标本。可直接涂片、革兰氏染色后镜检，如发现典型的具有荚膜的革兰氏阳性双球菌，即可初步诊断。在分离培养和鉴定时，痰或脓液直接划种于血琼脂平板上，血液或脑脊液则须先经血清肉汤增菌再接种。孵育后挑取α溶血的菌落进行鉴定。鉴定时主要应注意与甲型溶血性链球菌相鉴别，常用胆汁溶菌试验、奥普托辛（Optochin）敏感试验、荚膜肿胀试验等方法鉴别。

4. **防治原则** 目前使用 23 价荚膜多糖疫苗接种。青霉素 G 为治疗常用的药物，但近年来耐药菌株日益增多，因此应根据药敏试验选用抗菌药物。

三、奈瑟菌属

奈瑟菌属（*Neisseria*）是一群革兰氏阴性双球菌，能引起人体疾病的有脑膜炎奈瑟菌（*N. meningitidis*）和淋病奈瑟菌（*N. gonorrhoeae*）。

（一）脑膜炎奈瑟菌

脑膜炎奈瑟菌俗称脑膜炎球菌（meningococcus），是流行性脑膜炎（流脑）的病原菌。

1. **生物学性状** 具体如下。

（1）形态与染色：肾形或豆形，直径 $0.6 \sim 0.8 \mu m$，成双排列，两菌接触面平坦或略向内陷。无鞭毛，无芽孢，新分离菌株大多有荚膜和菌毛。

（2）培养特性：专性需氧，5% CO_2 条件下生长更佳。最适生长温度为 37℃。营养要求较高，常用的培养基是巧克力（色）培养基（血琼脂平板经 80℃以上加温处理呈巧克力色而得名）。经 37℃孵育 24 小时后，在培养基表面可形成直径 $1.0 \sim 1.5mm$ 的无色、圆形、光滑、透明的露滴状菌落。

（3）生化反应：大多可分解葡萄糖和麦芽糖，产酸不产气。

（4）抗原性和分类：主要表层抗原有三种。①荚膜多糖群特异性抗原：根据抗原性不同，将脑膜炎奈瑟菌分成 A、B、C、D、H、I、K、X、Y、Z、29E、W135 和 L 共

13个血清群，其中C群致病力最强，在我国以A群感染为主。②外膜蛋白型特异性抗原：各血清群又可依外膜蛋白抗原不同，分为若干血清型，但A群所有菌株的外膜蛋白相同。③脂寡糖(lipooligosaccharide，LOS)抗原：由外膜的糖脂组成。根据LOS的抗原性，我国把A群分为L9、L10、L11三型。LOS是脑膜炎奈瑟菌的主要致病物质。

（5）抵抗力：对理化因素的抵抗力极弱，对干燥、热力、消毒剂等均敏感，易自溶死亡。

2. 致病性与免疫性　具体如下。

（1）致病物质：LOS是脑膜炎奈瑟菌的主要致病物质，引起坏死、出血，导致皮肤瘀斑和微循环障碍。严重败血症者，可引起肾上腺出血、弥散性血管内凝血（DIC）及中毒性休克。另外，菌毛可黏附于咽部黏膜上皮；脑膜炎奈瑟菌可产生IgA1蛋白酶，破坏黏膜表面的IgA1，有利于病原菌侵入；荚膜具有抗吞噬作用，增强病原菌侵袭力。

（2）所致疾病：引发流行性脑膜炎（流脑）。临床表现为三种类型，即普通型、爆发型和慢性败血症型。

（3）免疫性：机体对脑膜炎球菌的免疫主要是体液免疫。

3. 病原学检查　取患者脑脊液、血液或刺破出血瘀斑取其渗出物直接涂片，革兰氏染色或亚甲蓝染色后镜检。分离培养用巧克力（色）平板，对阳性者应进行生化反应和血清凝集试验鉴定。也可用对流免疫电泳、SPA协同凝集、ELISA等方法对其进行快速检测。

4. 防治原则　应用A群和C群脑膜炎球菌荚膜多糖疫苗进行特异性免疫接种，对患者应早发现、早治疗、早防控。治疗首选青霉素和磺胺类药物。

（二）淋病奈瑟菌

淋病奈瑟菌(*N. gonorrhoeae*)俗称淋球菌(gonococcus)，是人类淋病的病原菌。淋病是我国目前发病率最高的性传播疾病。

1. 生物学性状　具体如下。

（1）形态与染色：革兰氏染色阴性，形态、排列与脑膜炎球菌极相似，有荚膜，致病株有菌毛。脓液标本中，淋病奈瑟菌多位于中性粒细胞内。

（2）培养特性：培养条件与脑膜炎球菌相似，巧克力（色）平板是适宜培养基，孵育48小时后，在培养基表面形成凸起、圆形、灰白色、直径0.5~1.0mm、边缘呈花瓣状的光滑型菌落。

（3）抗原性和分类：表层抗原至少可分三类。菌毛蛋白抗原性变异较大，有利于其逃避机体免疫；LOS与其他革兰氏阴性菌的脂多糖相似；外膜蛋白抗原至少可分18个血清型，在流行病学调查方面有一定意义。

（4）抵抗力：与脑膜炎奈瑟菌相似，对干燥、寒冷、热及常用消毒剂极度敏感。

2. 致病性　具体如下。

（1）致病物质：淋球菌致病性与菌毛、外膜蛋白P、LOS、IgA1蛋白酶等有关。

（2）所致疾病：引起淋病，主要表现为男性和女性泌尿生殖系统的急、慢性化脓性炎症。人类是淋球菌的唯一宿主，主要通过性接触传播。母体患有淋球菌性阴道炎或子宫颈炎，可致新生儿发生淋球菌性结膜炎。

3. 病原学检查　用无菌棉拭子蘸取泌尿生殖道脓性分泌物，直接涂片镜检，如在中性粒细胞内发现有革兰氏阴性双球菌，有诊断价值。分离培养用巧克力（色）平板，菌落涂片染色镜检呈现革兰氏阴性双球菌即可诊断。近年来采用直接免疫荧光法（DFA）、PCR 技术、核酸杂交技术等可做出快速诊断。

4. 防治原则　性病知识宣传教育和健康卫生的性生活是预防淋病的重要环节。对患者尽可能早发现、早用药、彻底治疗。目前常用的药物是大观霉素。

第二节　肠道杆菌

肠道杆菌在分类学上属于肠杆菌科（*Enterobacteriaceae*），是一大群生物学性状近似的革兰氏阴性杆菌，常寄居于人和动物肠道中并随人和动物粪便排出，广泛分布于水、土壤或腐物中。

肠杆菌科细菌种类繁多，其中大多数为正常菌，与医学关系密切的大致可分为 3 类。①致病菌：如沙门菌、志贺菌、鼠疫耶尔森菌等。②条件致病菌：如大肠埃希菌、变形杆菌等。③由正常菌群转变为致病菌：如引起胃肠炎的大场埃希菌等。这些细菌具有下列共同的生物学特性。

（1）形态与结构：均为（0.3～1.0）μm×（1.0～6.0）μm，中等大小、两端钝圆的革兰氏阴性杆菌。无芽孢，多数有鞭毛和菌毛，少数有荚膜。

（2）培养特点：为需氧或兼性厌氧菌，对营养要求不高，在琼脂平板生长良好，形成湿润、光滑、灰白色、中等大小的菌落，有些菌株在血琼脂平板上出现溶血环。

（3）生化反应：活泼，能分解多种糖类和蛋白质，形成不同的代谢产物，常用于做菌属和菌种的鉴别。乳糖发酵试验可初步鉴别肠道致病菌和非致病菌，致病菌一般不分解乳糖，而非致病菌多数分解乳糖。

（4）抗原结构：较为复杂，主要有菌体抗原（O 抗原）、鞭毛抗原（H 抗原）、荚膜抗原（K 抗原）等。

1）菌体抗原：存在于细胞壁脂多糖（LPS）层，具有属、种特异性。耐热，100℃ 30 分钟不被破坏。

2）鞭毛抗原：为鞭毛蛋白，不耐热，加热 60℃ 30 分钟即被破坏。

3）荚膜抗原：存在于 O 抗原外围，可阻止 O 抗原凝集。不耐热，加热 60℃ 30 分钟可灭活。

4）菌毛抗原：为菌毛蛋白，可干扰 O 抗原凝集；因其不耐热，可加热除去。

（5）抵抗力：不强，60℃ 30 分钟即可杀死，对一般化学消毒剂敏感。

（6）变异：易出现变异菌株，可通过转导、接合或溶原性转换等方式转移遗传物质，使受体菌获得新的性状。最常见的是耐药性转移。

一、埃希菌属

埃希菌属（*Escherichia*）有 6 个种，大多数为肠道正常菌群，其中大肠埃希菌（*Esche-*

richia coli)是最常见的临床分离菌，俗称大肠杆菌(*E. coli*)。当宿主抵抗力下降或细菌移居肠道外，可引起机会感染；有些型别的大肠埃希菌为致病菌，可引起肠内感染。

(一)生物学性状

1. 形态与染色　大肠埃希菌呈中等大小，革兰氏阴性杆菌，无芽孢，无荚膜，有菌毛，多数菌株有周鞭毛(图3-4)。

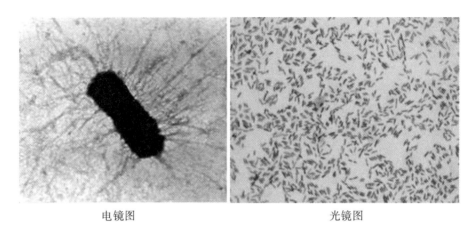

电镜图　　　　　　　　　　　　　　光镜图

图3-4　大肠埃希菌

2. 培养特性　大肠埃希菌在普通琼脂培养基上生长良好，形成圆形、凸起、湿润、灰白色、中等大小的S型菌落。生化反应活泼，能发酵葡萄糖等多种糖类产酸产气。IMViC试验结果为"++--"。

3. 抗原性　大肠埃希菌主要有O、H和K3种抗原，是血清学分型的基础。O抗原有170多种，H抗原有60多种，K抗原有100多种。

4. 抵抗力　大肠埃希菌对热的抵抗力强，对磺胺类、链霉素、氯霉素等敏感，但易耐药。胆盐、煌绿等对该菌有抑制作用。

(二)致病性

1. 致病物质　具体如下。

(1)黏附素(adhesin)：能使细菌黏附于肠道和泌尿道的黏膜细胞上。

(2)外毒素：产生多种外毒素，如志贺毒素Ⅰ、Ⅱ(Shiga toxins，Stx-1、Stx-2)、不耐热肠毒素Ⅰ和Ⅱ(heat labile enterotoxin，LT-Ⅰ、LT-Ⅱ)、耐热肠毒素a、b(heat stable enterotoxin，STa、STb)、溶血素A(hemolysin，HlyA)等。溶血素A在尿路致病性大肠埃希菌的致病过程中有重要作用。

2. 所致疾病　具体如下。

(1)肠道外感染：大肠埃希菌若移位至肠道外组织或器官可引起肠道外感染，以泌尿系感染为主，如尿道炎、膀胱炎、肾盂肾炎等。在婴儿、年老体弱者、慢性消耗性疾病患者、大面积烧伤患者，大肠埃希菌可侵入血流，引起败血症，也可引起新生儿及婴儿的脑膜炎。

（2）肠道感染：大肠埃希菌有些菌株可引起人类胃肠炎，主要表现为腹泻，主要有5种类型（表3-3）。

表3-3 引起腹泻的大肠埃希菌的种类和致病机制

菌株	致病基因来源	致病部位	易感人群	所致疾病	致病机制
肠产毒型大肠埃希菌（ETEC）	质粒	小肠	婴幼儿和旅行者	水样腹泻、恶心、呕吐、低热	致病物质为定植因子及LT-Ⅰ和STa肠毒素。细菌可大量分泌液体和电解质
肠侵袭型大肠埃希菌（EIEC）	质粒	大肠	较大儿童和成人	类似菌痢的胃肠炎	侵袭和破坏结肠黏膜上皮细胞
肠致病型大肠埃希菌（EPEC）	染色体毒力岛	小肠	婴幼儿	严重水样腹泻、恶心、呕吐、发热	黏附和破坏上皮细胞，导致微绒毛结构A/E损伤
肠出血型大肠埃希菌（EHEC）	60-MDa质粒	大肠	5岁以下儿童	出血性结肠炎和溶血性尿毒综合征	志贺毒素，阻断肠绒毛和肾小球内皮细胞的蛋白质合成
肠集聚型大肠埃希菌（EAEC）	60-MDa质粒	小肠	婴幼儿和旅行者	持续性水样便、呕吐、脱水、低热	在肠黏膜表面集聚，呈砖块状排列；促进黏液分泌

1）肠产毒型大肠埃希菌（enterotoxigenic *E. coli*，ETEC）：临床症状可表现为轻度水泻，严重者可呈霍乱样症状。污染的水源和食物在疾病传播中起重要作用。致病物质主要为肠毒素和定植因子。

ETEC的肠毒素主要有不耐热和耐热两种：不耐热肠毒素（LT-Ⅰ和LT-Ⅱ）对热不稳定，65℃30分钟可被灭活。LT-Ⅰ是引起人类胃肠炎的致病物质，在结构和功能上与霍乱肠毒素相似。LT-Ⅰ由1个A亚单位和5个B亚单位组成，A亚单位是毒素的活性部分，B亚单位是与肠黏膜结合的位点。耐热肠毒素（STa和STb）对热稳定，100℃20分钟不被灭活。STa为引起人类胃肠炎的致病物质。

2）肠侵袭型大肠埃希菌（enteroinvasive *E. coli*，EIEC）：在表型和致病性方面与志贺菌密切相关，引起类似菌痢的胃肠炎。表现为发热、腹痛、腹泻、脓血便、里急后重等症状。

3）肠致病型大肠埃希菌（enteropathogenic *E. coli*，EPEC）：是婴幼儿腹泻的主要病原菌，严重者可致死。EPEC不产生肠毒素，亦无侵袭力。细菌侵入肠道后，先黏附于小肠上皮细胞，随后破坏刷状缘，导致微绒毛萎缩、变平，即A/E（attachment/efface-ment）组织病理损伤，造成严重水样腹泻。

4）肠出血型大肠埃希菌（enterohemorrhagic *E. coli*，EHEC）：引起散发性或暴发性出血性结肠炎和溶血性尿毒综合征（hemolytic uremic syndrome，HUS）。症状轻重不一，可为轻度腹泻至伴剧烈腹痛的血便，少数患儿并发急性肾衰竭、血小板减少、溶血性贫血的溶血性尿毒综合征。污染的食品是EHEC的重要传染源。牛可能是重要的储存宿主。

5）肠集聚型大肠埃希菌（enteroaggregative *E.coli*，EAEC）：引起婴儿和旅行者持续性水样腹泻，伴脱水，偶有血便。不侵袭肠上皮细胞，只在细胞表面自动聚集，形成砖块状排列。

（三）病原学检查

1. 临床标本的检查　具体如下。

（1）肠外感染：采集中段尿、血液、脑脊液、脓液等，初步鉴定根据 IMViC（＋＋－－）试验，最后鉴定依据系列生化反应。尿路感染除检测大肠埃希菌外，还应计数细菌总数，当尿液含菌量≥10^5/mL 时，才有诊断价值。

（2）肠内感染：采集粪便标本，直接接种到鉴别培养基分离培养；挑取可疑菌落，涂片染色镜检，并通过生化反应、ELISA、PCR、核酸杂交等鉴定细菌型别、肠毒素、毒力因子等。

2. 卫生学检查　具体如下。

（1）细菌总数：检测每毫升或每克样品中所含细菌数。我国规定的卫生标准是每毫升饮水中细菌总数不得超过 100 个。

（2）大肠菌群数：37℃ 24 小时内培养，可发酵乳糖产酸产气的肠道杆菌，包括埃希菌属、枸橼酸杆菌属、肠杆菌属等。我国的卫生标准是每 1000mL 饮水中大肠菌群数不得超过 3 个；瓶装汽水、果汁等饮品中每 100mL 大肠菌群数不得超过 5 个。

（四）防治原则

应加强饮食卫生检查，改善公共卫生条件，避免食用不清洁的食物或污染的水源。医院严格实施消毒措施，防止医源性感染。在特异性免疫预防研究中，发现肠产毒型大肠杆菌菌毛抗原是一种关键性抗原，家畜用菌毛疫苗防治新生畜仔腹泻获得成功。

二、沙门菌属

沙门菌属（*Salmonella*）是一群寄生于人和动物肠道内，形态结构、生化反应和抗原构造相似的革兰氏阴性杆菌。目前的血清型有 2500 多种，仅少数对人致病，如伤寒沙门菌（*S.typhi*）、甲型副伤寒沙门菌（*S.paratyphi* A）、肖氏沙门菌（*S.schottmuelleri*）和希氏沙门菌（*S.hirschfeldii*），可引起肠热病；鼠伤寒沙门菌、肠炎沙门菌和猪霍乱沙门菌等，可引起胃肠炎（食物中毒）或败血症。

（一）生物学性状

1. 形态与染色　沙门菌为革兰氏阴性杆菌，中等大小，（0.6～1.0）μm×（1.0～3.0）μm，无芽孢，无荚膜，大多数有周身鞭毛及菌毛。

2. 培养特性　沙门菌对营养要求不高，在普通培养基上形成中等大小、圆形、半透明的 S 型菌落。在肠道杆菌选择性培养基上形成无色菌落。发酵葡萄糖、麦芽糖和甘露醇，除伤寒沙门菌产酸不产气外，其他沙门菌均产酸产气，大多可分解含氨基酸产生硫化氢。生化反应对沙门菌属中各菌种和亚种鉴定具有重要意义。

3. 抗原性　沙门菌主要有 O 抗原和 H 抗原，少数菌还有表面抗原（Vi 抗原）。

（1）O抗原：为细胞壁的脂多糖中特异性多糖部分，能耐100℃达数小时，不被乙醇或0.1%石炭酸破坏。依其抗原性不同，用阿拉伯数字顺序排列表示，每个沙门菌血清型含有一种或多种O抗原。凡含有相同O抗原组分的归为一组，用A、B、C等表示，分为A～Z、O51～O63、O65～O67共有42组，我国已发现有26组，引起人类致病的沙门菌大多数在A～E组。O抗原刺激机体主要产生IgM类的抗体，有抗吞噬的作用。

（2）H抗原：为鞭毛蛋白质，对热不稳定，60℃经15分钟或乙醇处理被破坏。H抗原分为第1相和第2相两种。第1相特异性高，又称特异相，用a、b、c等表示；第2相特异性低，为数种沙门菌所共有，也称非特异相，用1、2、3等表示。具有第1相和第2相H抗原的细菌称为双相菌。H抗原刺激机体主要产生IgG抗体。

（3）Vi抗原：不稳定，经60℃加热、石炭酸处理或人工传代培养易破坏或丢失。因与毒力（virulence）有关，故又称毒力抗原。Vi抗原有抗吞噬作用，可阻止O抗原与相应抗体的凝集反应。抗原性弱，当病菌在体内存在时，可产生一定量抗体；病菌被清除后，抗体也随之消失，故检测Vi抗体有助于诊断伤寒带菌者。

4. 抵抗力 沙门菌抵抗力不强，60℃经1小时或65℃经15～20分钟可被杀死。

（二）致病性与免疫性

1. 致病物质 具体如下。

（1）侵袭力：沙门菌有毒株能侵袭小肠黏膜，并且可在吞噬细胞内继续生长繁殖，导致宿主细胞死亡。这种抗吞噬作用与Vi抗原有关，该抗原能抵抗吞噬细胞的吞噬、杀伤作用，并阻挡抗体、补体等对细菌的破坏作用。

（2）内毒素：由沙门菌死亡时释放，引起发热、白细胞减少。大剂量时可导致中毒症状和休克。

（3）肠毒素：个别沙门菌如鼠伤寒沙门菌可产生肠毒素，性质类似肠产毒型大肠埃希菌的肠毒素。

2. 所致疾病 具体如下。

（1）肠热病：是伤寒和副伤寒的总称。伤寒沙门菌引起伤寒；甲型副伤寒沙门菌、肖氏沙门菌、希氏沙门菌引起副伤寒。伤寒和副伤寒的致病机制和临床表现基本相似，均通过粪－口途径传播，但副伤寒症状较轻，病程较短。

沙门菌为胞内寄生菌。细菌被摄入并通过胃后，先被小肠末端的巨噬细胞吞噬，并在其中繁殖，部分通过淋巴液到达肠系膜淋巴结并大量繁殖，经胸导管进入血流，引起第一次菌血症，此期相当于病程的第1周，称为前驱期，患者有发热、乏力，全身酸痛等；细菌随血流至骨髓、肝、脾、肾、胆囊、皮肤等并被脏器中吞噬细胞吞噬并在其中繁殖，细菌再次进入血流，引起第二次菌血症，此期症状明显，相当于病程的第2～3周，患者出现持续高热（39℃以上），相对缓脉，肝脾肿大及全身中毒症状，部分病例胸腹部皮肤出现玫瑰疹；胆囊中细菌随胆汁排至肠道，一部分随粪便排出体外，另一部分可再次侵入肠壁淋巴组织，出现超敏反应，引起局部坏死和溃疡，严重者可发生肠出血和肠穿孔并发症。肾脏中的细菌可随尿液排出；之后进入恢复期，患者逐渐康复。典型伤寒的病程约 3～4 周。病愈后部分患者可自粪便或尿液继续排菌 3 周至 3 个月，称为恢复期带菌者。

（2）胃肠炎（食物中毒）：是最常见的沙门菌感染所致疾病，多为集体食物中毒，主要因摄入鼠伤寒沙门菌、肠炎沙门菌、猪霍乱沙门菌等污染的食物引起。主要症状为发热、恶心、呕吐、腹痛、水样腹泻，偶有黏液或脓性腹泻，严重者可伴有迅速脱水，导致休克、肾衰竭而死亡。

（3）败血症：常由猪霍乱沙门菌、鼠伤寒沙门菌、肠炎沙门菌等引起，细菌从肠道入血，引起高热、寒战、厌食等。10% 的患者经血播散，可引起局部化脓性炎症，如脑膜炎、胆囊炎、心内膜炎等。

（4）无症状带菌者：有 1%～5% 的伤寒或副伤寒患者在症状消失后 1 年或更长的时间仍可在其粪便中检出相应沙门菌，成为无症状带菌者，是重要的传染源。

3. **免疫性** 病后可获得牢固的免疫力，一般很少再感染。由于沙门菌主要在细胞内生长繁殖，因此细胞免疫是主要防御机制。

（三）病原学检查

1. **病原菌检查** 具体如下。

（1）标本：通常第 1 周取血液，第 2 周后采集尿液和粪便，第 1～3 周取骨髓液。急性胃肠炎取可疑食物、粪便、呕吐物。败血症取血液做细菌培养。

（2）分离培养与鉴定：血液和骨髓需先接种于胆汁肉汤增菌；粪便和经离心的尿沉渣可直接接种于肠道杆菌选择性培养基，经 37℃ 18～24 小时培养后，挑选无色半透明的不发酵乳糖的菌落涂片、染色、镜检，并接种于双糖或三糖铁培养基，结合生化反应和玻片凝集试验鉴定。

（3）快速诊断法：近年来应用葡萄球菌 A 蛋白协同凝集试验、对流免疫电泳、酶联免疫吸附试验等方法，检测患者血清或尿液中伤寒杆菌、副伤寒杆菌的可溶性抗原，协助临床早期诊断肠热病。

2. **抗体检测** 肠热病由伤寒杆菌和甲型副伤寒沙门菌、肖氏沙门菌、希氏沙门菌引起，病程较长，特异性抗体检测有协助诊断意义。常用的血清学试验是肥达试验（Widal test）：用已知的伤寒沙门菌 O 抗原和 H 抗原以及甲型副伤寒沙门菌、肖氏沙门菌、希氏沙门菌 H 抗原与患者血清做试管定量凝集实验，检测患者血清中的相应抗体及其效价。试验结果必须结合临床表现、病程、病史等分析判断。

（1）正常人抗体水平：因隐性感染或预防接种，正常人体内有少量抗体。因此，一般伤寒沙门菌 O 抗体效价≥1∶80，H 抗体效价≥1∶160；副伤寒沙门菌 H 抗体效价≥1∶80 时才有诊断价值。

（2）动态观察：双份血清检测比较，即发病初期及其间隔 2 周后分别采血各一次，检测抗体效价，若效价随病程延长而逐渐上升 4 倍以上，有诊断意义。

3. **伤寒带菌者的检查** 最可靠的方法是分离培养病原菌，但检出率不高，一般可先检测可疑者血清中有无 Vi 抗体，当抗体效价≥1∶10 时，再取粪便或尿液多次分离培养，以确定是否为带菌者。

（四）防治原则

预防沙门菌感染，重要的是加强饮水、食品等的卫生监督管理，及早隔离和治疗患者；防止病菌污染饮水、食物等，切断传播途径。肠热病的免疫预防，主要使用伤寒 Vi 多糖疫苗和伤寒沙门菌 Ty 21a 减毒口服活疫苗。目前使用的有效药物主要是环丙沙星等。

三、志贺菌属

志贺菌属（Shigella）是人类细菌性痢疾的病原菌，俗称痢疾杆菌（dysentery bacterium）。

（一）生物学性状

1. 形态与染色 志贺菌为（0.5 ~ 0.7）μm ×（2.0 ~ 3.0）μm 中等大小的革兰氏阴性杆菌。多数有菌毛，无芽孢，无荚膜，无鞭毛。

2. 培养特性 志贺菌在普通培养基上可形成中等大小、圆形、半透明的光滑型菌落。分解葡萄糖，产酸不产气。不发酵乳糖，但宋内志贺菌可迟缓发酵乳糖（3 ~ 4 天）。不产生 H_2S，可与沙门菌、大肠埃希菌等区别。

3. 抗原结构与分类 志贺菌属有 O 和 K 两种抗原。O 抗原有群特异性抗原和型特异性抗原，可借此将志贺菌分为 4 群、48 个血清型及亚型。

（二）致病性与免疫性

1. 致病物质 具体如下。

（1）侵袭力：主要与菌毛和四种蛋白（IpaA、IpaB、IpaC、IpaD）有关。菌毛能黏附于回肠末端和结肠黏膜的上皮细胞表面，诱导细胞膜凹陷、内吞。

（2）内毒素：细菌细胞溶解后释放内毒素，作用于肠壁，使其通透性增高，促进内毒素的吸收，引起发热、神智障碍，甚至中毒性休克等症状。并且能破坏肠黏膜上皮细胞，形成炎症、溃疡、出血，呈现典型的脓血黏液便。还作用于肠壁自主神经系统，导致肠功能紊乱、肠蠕动失调和痉挛，出现腹痛、腹泻，尤其是直肠括约肌痉挛最明显，产生里急后重等症状。

（3）外毒素：可产生志贺毒素（Shiga toxin，Stx）。Stx 有 3 种生物学活性。①神经毒性：可破坏中枢神经系统，引起四肢麻痹、死亡。②细胞毒性：能损伤肝细胞和肠黏膜细胞，使其变性坏死。③肠毒素毒性：类似霍乱肠毒素，在疾病早期导致水样腹泻。

2. 所致疾病 志贺菌可引起细菌性痢疾（简称菌痢），在我国主要为福氏志贺菌和宋内氏志贺菌感染，夏、秋两季发病率高，传染源主要为患者或带菌者，通过粪 – 口途径传播。主要症状为腹痛，腹泻，里急后重和脓血黏液便。

由于被感染菌群和人体反应性差异，临床症状亦不同，一般有 3 种情况。

（1）急性菌痢：分为典型菌痢、非典型菌痢。前者主要有发热、腹痛、腹泻、里急后重及脓血黏液便等典型症状。

（2）慢性菌痢：若急性菌痢治疗不彻底或机体抵抗力低、营养不良或伴有其他慢性病时，易转为慢性，多由福氏志贺菌引起。

（3）中毒性菌痢：多见于小儿，发病急，肠道症状不典型，主要表现为严重的全身中毒症状。由于内毒素迅速吸收入血，出现高热、微循环障碍，可引起 DIC、多器官功能衰竭、脑水肿等，死亡率高。

3. 免疫性　抗感染主要依靠消化道黏膜 SIgA，病后 3 天左右即出现，但维持时间短。

（三）病原学检查

1. 标本采集　在使用抗生素等抗菌药物前取脓血黏液便立即送检。若不能及时送检，则保存于 30% 的甘油缓冲盐水中。中毒性菌痢可取肛拭子检查。

2. 病原学检测　具体如下。

（1）分离培养与鉴定：标本接种于肠道杆菌鉴别培养基，通过生化反应和血清学凝集试验确定菌群和菌型。

（2）毒力试验（Senery 试验）：用于测定志贺菌的侵袭力。将受试菌用生理盐水制成 $9 \times 10^9/mL$ 细菌悬液，接种于豚鼠眼结膜囊内。若发生角膜结膜炎则为 Senery 试验阳性，表明受试菌有侵袭力。

（3）分子生物学检查：用 PCR、核酸杂交技术直接检测产毒基因 StxA、StxB 以及 140MD 大质粒等。

3. 快速诊断　具体如下。

（1）免疫荧光菌球法：将标本接种于含有荧光素标记的志贺菌免疫血清液体培养基中，37℃培养 4～8 小时。若标本中有相应型别的志贺菌存在，繁殖后与荧光素抗体凝集成荧光菌球，在荧光显微镜下易被检出。

（2）协同凝集试验：先将志贺菌的 IgG 抗体与葡萄球菌 A 蛋白结合成诊断试剂，再用于检测粪便标本中有无志贺菌的可溶性抗原。

（3）胶乳凝集试验：用志贺氏菌抗血清致敏胶乳，使之与粪便中志贺菌抗原起凝集反应。

（四）防治原则

人类对志贺菌易感，主要通过粪－口途径传播，故应加强环境卫生、饮食卫生及水源监督管理。对集体单位及托幼机构的炊事员、保育员应定期检查大便，做细菌培养。及时隔离治疗患者和带菌者，控制传染源。特异性预防主要使用口服减毒活疫苗，如链霉素依赖株（streptomycin dependent strain，Sd）多价活疫苗。

志贺菌易出现多重耐药，用药前应做药物敏感试验。治疗可用磺胺类药、氨苄西林、诺氟沙星或黄连素等。中医认为痢疾是因外受湿热、疫毒之气，内伤饮食生冷，损伤脾胃及脏腑而成，宜用清热解毒、化湿利肠之治法，应用芍药汤、白头翁汤合芍药汤等加减治疗。中药黄连、黄柏、白头翁、马齿苋、大蒜等也均有疗效。针灸可选用足三里、天枢、内关、关元等穴位治疗。

第三节　弧菌属

弧菌属（*Vibrio*）细菌是一群菌体短小、弯曲成弧形、氧化酶反应阳性的革兰氏阴性菌。在自然界中分布广泛，水表面最多。目前已知弧菌属有56个种，其中至少有12种与人类感染有关，最重要的是霍乱弧菌和副溶血性弧菌。

一、霍乱弧菌

霍乱弧菌是烈性传染病霍乱的病原体。霍乱死亡率高，属于国际检疫传染病之一。

(一)生物学性状

1. 形态与染色　霍乱弧菌革兰氏染色阴性，弯曲成弧状或逗点状，大小为$(0.5 \sim 1.5)\mu m \times (0.8 \sim 3.0)\mu m$。有菌毛，无芽孢，有些菌株有荚膜，在菌体一端有一根鞭毛，运动非常活泼(图3-5)。若直接用患者的米泔水样便做悬滴观察，可见其呈流星或穿梭样运动。

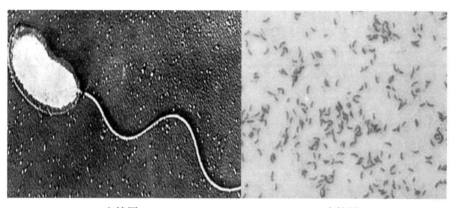

电镜图　　　　　　　　　　　　　　　光镜图

图3-5　霍乱弧菌

2. 培养特性与生化反应　霍乱弧菌耐碱不耐酸，在pH 8.8~9.0碱性蛋白胨水培养基上生长良好。在平板培养基上形成圆形、透明或半透明、无色、扁平的光滑型菌落。过氧化氢酶阳性，氧化酶阳性，能发酵葡萄糖、蔗糖和甘露醇，产酸不产气，能还原硝酸盐，吲哚反应阳性。

3. 抗原结构与分型　霍乱弧菌有耐热的O抗原和不耐热的H抗原。根据O抗原的不同，可将霍乱弧菌分为200个血清群，其中O_1群和O_{139}群可引起霍乱，其余血清群分布于地面水中，可引起人类胃肠炎等疾病。O_1群霍乱弧菌根据其生物学特性不同，又分为古典生物型(Classical biotype)和埃尔托生物型(Eltor biotype)。

4. 抵抗力　埃尔托型和其他非O_1群霍乱弧菌在外环境中的生存力较古典型强，在河水、井水及海水中可存活1~3周，有时还可越冬。此型细菌不耐酸，在正常胃酸中可存活4分钟；对热、干燥、化学消毒剂等敏感，55℃湿热15分钟，100℃煮沸1~2分钟，即可被灭活；对氯敏感，以1:4比例漂白粉处理患者排泄物或呕吐物，经1小时可达到消毒目的。

(二)致病性与免疫性

1. 致病物质　具体如下。

（1）鞭毛、菌毛：霍乱弧菌活泼的鞭毛运动有助于细菌穿过肠黏膜表面的黏液层而接近肠壁上皮细胞，依靠菌毛黏附于肠壁上皮细胞上。

（2）霍乱肠毒素：是目前已知的致泻毒素中最为强烈的肠毒素，为由 1 个 A 亚单位和 5 个 B 亚单位构成的热不稳定性多聚体蛋白。B 亚单位可与小肠黏膜上皮细胞 GMl 神经节苷脂结合，介导 A 亚单位进入细胞；A 亚单位（A1、A2）具有肠毒素的生物活性，A1 作为腺苷二磷酸核糖转移酶，可使辅酶 I（NAD）上的腺苷二磷酸核糖（ADPR）转移到 G 蛋白（Gs）上并使其活化，Gs 活化后可使细胞内 cAMP 升高，抑制内皮细胞对 Na^+、K^+、Cl^- 等的吸收，导致水和电解质的丢失，引起严重的腹泻和呕吐。

2. **所致疾病** 霍乱属于烈性消化道传染病，为我国甲类法定传染病（俗称 2 号病）。传染源为患者和恢复期带菌者。传播途径主要通过污染的水或食物经口摄入。典型病例一般在吞食细菌后 2 ~ 3 天突然出现剧烈腹泻和呕吐，排出如米泔水样腹泻物。在疾病最严重时，每小时失水量可高达 1L。由于大量水和电解质丧失而导致严重脱水，引起代谢性酸中毒、低碱血症、低容量性休克、心律不齐和肾功能衰竭等。感染 O_{139} 群霍乱弧菌比 O_1 群严重，表现为严重脱水，死亡率高。

3. **免疫性** 病后机体可产生对同型菌的牢固免疫力，O_1 群和 O_{139} 群之间无交叉保护作用。

（三）病原学检查

1. **直接涂片** 取患者米泔水样粪便或肛拭以悬滴法观察动力，染色观察形态和排列。

2. **分离培养** 将标本首先接种至碱性蛋白胨水增菌，37℃孵育 6 ~ 8 小时后，直接镜检并作分离培养。

3. **快速诊断** 常用免疫荧光菌球法或 SPA 协同凝集试验，检测标本中有无霍乱弧菌抗原。

（四）防治原则

加强水源管理，改善社区环境，培养良好个人卫生习惯，不生食贝壳类海产品等；加强检疫，发现可疑病例立即报告当地卫生行政部门，对患者及时隔离和治疗，必要时实行疫区封锁，以免疾病扩散蔓延。

特异性预防可通过接种霍乱 B 亚单位 – 全菌灭活口服疫苗、基因工程减毒活疫苗等。

预防大量失水导致的低血容量性休克和酸中毒是治疗霍乱的关键，应给患者及时补充液体和电解质，抗菌治疗选用四环素、氯霉素、强力霉素、复方 SMZ – TMP 等药物。

二、副溶血性弧菌

副溶血性弧菌存在于海水、海底沉积物和鱼类、贝壳等海产品中，是我国沿海地区食物中毒中最常见的病原体。

（一）生物学性状

菌体为弧形或多形性，无芽孢，有单鞭毛，运动活泼。嗜盐，在含 3.5% 的 NaCl

培养基上生长良好。能发酵多种糖类。抵抗力弱，在自然淡水中生存不超过 2 天，但在海水中可生存 47 天。不耐热，56℃ 30 分钟可死亡。不耐酸，1% 醋酸 1 分钟可将其杀死。

（二）致病性与免疫性

副溶血性弧菌引起食物中毒，确切的致病机制目前尚不清楚，KP⁺ 菌株为致病性菌株已基本肯定。现已从 KP⁺ 菌株分离出两种致病因子：①耐热直接溶血素（thermostable direct hemolysin，TDH），动物实验表明 TDH 具有细胞毒和心脏毒作用。②耐热相关溶血素（thermostable related hemolysin，TRH）：生物学作用与 TDH 相似。

人主要因食入未煮熟的海产品如海蜇、海鱼、贝壳等引起食物中毒。可从自限性腹泻至中度霍乱样病症，表现为腹痛、腹泻、呕吐和低热等，粪便为水样，少数呈黏液血便。病后免疫力不强，可重复感染。

（三）病原学检查

取患者排泄物及可疑食物接种于嗜盐选择培养基或 SS 培养基，挑取可疑菌落，进一步做生化反应及血清学试验。

（四）防治原则

预防措施与其他细菌性食物中毒相似，关键是注意饮食卫生，海产品宜用饱和盐水浸渍保藏，食前用冷开水反复冲洗。治疗可选用庆大霉素、诺氟沙星等抗菌药物。

第四节　螺杆菌属与弯曲菌属

螺杆菌属（*Helicobacter*）是一个新的菌属。在人和动物的肠内有螺杆菌存在，称为肠肝内螺杆菌（enterohepatic helicobacter species，EHS），它们与人类及某些动物的胃肠炎、肝炎和肝癌的发生有关。

一、幽门螺杆菌

幽门螺杆菌（Helicobacter pylori，Hp）是螺杆菌属的代表菌种，与胃窦炎、十二指肠溃疡、胃溃疡、胃腺癌和胃黏膜相关 B 细胞淋巴瘤（MALT）的发生关系密切。

（一）生物学性状

1. 形态与染色　幽门螺杆菌为革兰氏阴性菌，菌体细长弯曲呈螺形、S 形或海鸥状，（0.5~1）μm×（2~4）μm。菌体一端或两端可有多根带鞘鞭毛，运动活泼。在胃黏膜黏液层中常呈鱼群样排列，传代培养后可变成杆状或球形（图 3-6）。

2. 培养特性　本菌为微需氧菌，最适生长温度为 35~37℃；对营养要求高，需 10% 脱纤维羊血液或 10% 小牛血清，生长时还需一定湿度（相对湿度 98%）；通常培养 3~6 天可见针尖状无色透明的菌落。

3. 生化反应　生化反应不活泼，不分解糖类。氧化酶和过氧化氢酶均阳性，尿素酶丰富，可迅速分解尿素释放氨，是鉴别该菌的主要依据之一。

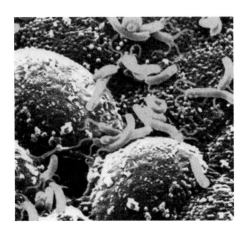

图 3－6　胃黏膜表面的幽门螺杆菌

(二)致病性与免疫性

幽门螺杆菌是一种专性寄生于人胃黏膜的病原菌，可引起胃炎、消化性溃疡，并与胃癌发生相关。传染源主要是人，传播途径主要是粪－口途径。对胃酸敏感。

(三)病原学检查

1. 直接涂片镜检　胃窥镜下取胃黏膜活标本，进行组织学检查，通过革兰氏染色或 Giemsa 染色，可见细长弯曲呈"S"形或海鸥状细菌。

2. 检测尿素酶活性　具体如下。

(1)取临床活检标本或分离培养物，直接检测尿素酶的碱性副产物。

(2)^{13}C 呼气试验：受检者口服标有^{13}C 或^{14}C 的尿素，幽门螺杆菌的尿素酶分解尿素产生氨和 CO_2，通过检测$^{13}CO_2$，即可诊断幽门螺杆菌感染。

(四)防治原则

治疗可用抗菌疗法，多采用以胶体铋剂或质子泵抑制剂为基础，再加两种抗生素的三联疗法。

二、空肠弯曲菌

弯曲菌属(*Campylobacter*)是一类革兰氏阴性杆菌，广泛分布于动物界，主要引起人类的胃肠炎和败血症，为动物源性细菌。对人致病的有空肠弯曲菌空肠亚种(*C. jejuni* subsp. *jejuni*)、大肠弯曲菌(*C. coli*)、胎儿弯曲菌(*C. fetus*)、唾液弯曲菌(*C. sputorum*)等 13 个菌种，其中以空肠弯曲菌空肠亚种最为常见，是引起散发性细菌性胃肠炎最常见的菌种之一。

(一)生物学性状

菌体形态细长，呈弧形、螺旋形、"S"形或海鸥状，革兰氏染色阴性。一端或两端有单鞭毛，运动活泼。无芽孢，无荚膜。微需氧。对营养要求高。不发酵糖类，氧化酶阳性，马尿酸盐水解试验阳性。有菌体(O)抗原、热不稳定抗原和鞭毛(H)抗原。根据 O 抗原不同将空肠弯曲菌空肠亚种分为 42 个血清型。抵抗力较弱，怕干燥、日光和消毒剂。培养物放置于冰箱中很快死亡，56℃ 5 分钟即被杀死。

（二）致病性与免疫性

致病物质主要包括黏附素、细胞毒素性酶类和肠毒素。常引起散发性细菌性肠炎。临床表现为痉挛性腹痛、腹泻、血便或果酱样便，量多；头痛、不适、发热。

感染后机体可产生特异性抗体，能通过调理作用和活化补体等作用杀灭细菌。

（三）病原学检查

可用粪便标本涂片、镜检，查找革兰氏阴性弧形或海鸥状弯曲菌，或用悬滴法观察鱼群样运动或螺旋式运动。

（四）防治原则

预防主要是注意饮水和食品卫生，加强人、畜、禽类的粪便管理。治疗可用红霉素、氨基糖苷类抗生素、氯霉素等。

第五节　厌氧性细菌

厌氧性细菌（anaerobic bacteira）是一群必须在无氧环境下才能生长繁殖的细菌，主要分布于土壤、人和动物肠道内，根据能否形成芽孢，分为厌氧芽孢梭菌属和无芽孢厌氧菌属两大类。

一、厌氧芽孢梭菌属

厌氧芽孢梭菌属（*Clostridum*）的细菌是革兰氏阳性，能形成芽孢的大杆菌。芽孢直径比菌体大，使菌体膨大呈梭状。在适宜条件下，芽孢发芽形成繁殖体，产生强烈的外毒素和酶，致病性强，能引起特定的临床症状，在人类主要引起破伤风、气性坏疽和肉毒毒素食物中毒等疾病。

（一）破伤风梭菌

破伤风梭菌（C. tetani）是破伤风的病原菌。

1. **生物学性状**　破伤风梭菌为革兰氏染色阳性的细长大杆菌，$(0.5 \sim 1.7)\mu m \times (2.1 \sim 18.1)\mu m$，有周鞭毛，无荚膜。芽孢正圆，比菌体粗，位于菌体末端，使细菌呈鼓槌状或杵状，为本菌典型特征（图 3 - 7）。本菌专性厌氧，在血平板上培养 48 小时后可见薄膜状，中央密集，周围疏松，伴 β 溶血的羽毛状菌落。芽孢的抵抗力强，通常需 121℃ 15 ~ 30 分钟或 100℃ 1 小时方可完全被破坏，繁殖体对青霉素敏感。

2. **致病性**　破伤风梭菌可经伤口侵入人体引起破伤风，但在一般表浅伤口，病菌不能生长。引起感染的重要条件是：深而窄的不洁伤口，同时伴有其他需氧菌或兼性厌氧菌混合感染。大面积创伤、坏死组织多、局部组织缺血，同时有需氧菌或兼性厌氧菌混合感染的伤口，易造成厌氧微环境，有利于破伤风梭菌繁殖。其致病物质主要是破伤风痉挛毒素（tetanospasmin）。该毒素属神经毒（neurotoxin）外毒素，能阻止抑制

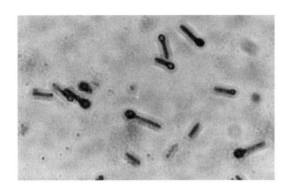

图 3-7　破伤风梭菌光镜图

性神经介质的释放，使肌肉活动的兴奋与抑制失调，导致屈肌和伸肌同时发生强烈收缩，出现强直性痉挛。潜伏期可从几天至几周不等，平均 7~14 天，与创伤的程度及创伤部位至中枢神经系统的距离有关。典型的症状是苦笑面容、牙关紧闭、角弓反张（持续性背肌痉挛）。

3. **病原学检查**　破伤风根据典型的症状和病史即可做出诊断。

4. **防治原则**　具体如下。

（1）特异性预防：包括人工主动免疫（百白破三联制剂）和被动免疫（破伤风抗毒素）。

（2）清创及抗菌治疗：清创扩创，防止厌氧微环境的形成；大剂量使用青霉素治疗，以抑制破伤风梭菌和其他细菌在伤口繁殖。

（3）特异性治疗：对破伤风患者，需用破伤风抗毒素（TAT）治疗，原则是早期、足量、防过敏。

（二）肉毒梭菌

肉毒梭菌（C. botulinum）主要存在于土壤和动物的粪便中，食物被本菌污染后，在厌氧条件下可产生肉毒毒素，引起肉毒中毒。

1. **生物学特性**　肉毒梭菌为革兰氏阳性粗短杆菌，$0.9\mu m \times (4~6)\mu m$；芽孢呈椭圆形，直径大于菌体，位于菌体次极端，使细菌呈汤匙状或网球拍状；有周鞭毛，无荚膜。本菌严格厌氧。肉毒毒素不耐热，100℃ 1 分钟即被破坏。

2. **致病性**　具体如下。

（1）致病物质：主要是肉毒毒素，属于神经毒外毒素，是已知毒性最强的，对人的致死量约为 0.1μg，主要作用于外周胆碱能神经，导致弛缓性麻痹。

（2）所致疾病：具体如下。①食物中毒：该病的临床表现与其他食物中毒不同，胃肠道症状很少见，主要为神经末梢麻痹。先有一般不典型的乏力、头痛等症状，接着出现复视、斜视、眼睑下垂等眼肌麻痹症状；而后出现吞咽、咀嚼困难、口干、口齿不清等咽部肌肉麻痹症状，进而膈肌麻痹、呼吸困难，直至呼吸停止，导致死亡。②婴儿肉毒病：最先引人注意的症状是便闭以及吸乳、啼哭无力。③创伤感染中毒：也有伤口感染后发病的报道。

3. 病原学检查　食物中毒患者可取粪便、剩余食物分离病菌，同时检测粪便、食物和患者血清中毒素活性。毒素检查可将培养物滤液或食物悬液上清分成两份，其中一份与抗毒素混合，分别注入小鼠腹腔，若抗毒素处理标本组小鼠得到保护，表明有毒素存在。

4. 防治原则　加强食品卫生管理和监督，低温保存食品；对患者应尽早根据症状做出诊断，迅速注射 A、B、E 三型多价抗毒素，同时加强护理和对症治疗，特别是维持呼吸功能可以显著降低死亡率。

（三）产气荚膜梭菌

产气荚膜梭菌（C. perfringens）广泛存在于土壤、人和动物肠道中，能引起人和动物多种疾病。

1. 生物学性状　具体如下。

（1）形态与染色：为两端几乎平切的革兰氏阳性粗大杆菌。芽孢位于次极端，呈椭圆形。无鞭毛，在宿主体内有明显的荚膜。

（2）培养特性：厌氧，但不十分严格。在血琼脂平板上，多数菌株形成双层溶血环；在蛋黄琼脂平板上，菌落周围出现乳白色浑浊圈；在庖肉培养基中肉渣不被消化呈粉红色，但可分解肉渣中糖类而产生大量气体；在牛奶培养基中能分解乳糖产酸，使酪蛋白凝固，同时产生大量气体（H_2 和 CO_2），可将凝固的酪蛋白冲成蜂窝状，甚至将液面封固的石蜡层和试管口棉塞冲出，气势凶猛，称"汹涌发酵"（stormy fermentation）。

2. 致病性与免疫性　具体如下。

（1）致病物质：外毒素中的 α 毒素（卵磷脂酶）是最重要的致病物质，能分解细胞膜上磷脂和蛋白形成的复合物，造成血细胞溶解，引起组织坏死，在气性坏疽的形成中起主要作用。胶原酶、透明质酸酶有助于细菌的扩散。此外，很多菌株还能产生肠毒素，引起腹泻。

（2）所致疾病：①气性坏疽。该病多见于战伤、车祸、挤压伤等。患者表现为组织胀痛剧烈，水肿与气肿夹杂，触摸有捻发感，观之呈青褐色坏死，嗅之恶臭。毒素入血可造成毒血症。病情险恶，发展迅速，可导致休克，甚至死亡。②食物中毒。临床表现为腹痛、腹胀、水样腹泻。

3. 病原学检查　具体如下。

（1）直接涂片镜检：从深部创口取材涂片，革兰氏染色，镜检，根据本菌形态染色特点可做初步诊断。

（2）分离培养：取坏死组织制成悬液，接种于血平板或庖肉培养基，厌氧培养，观察生长情况，取培养物涂片镜检，并用汹涌发酵鉴定。

4. 防治原则　对局部感染应尽早施行清创及扩创手术，消除厌氧微环境。切除感染和坏死组织，必要时截肢，以防止病变扩散。大剂量使用青霉素等抗生素以杀灭病原菌。疾病早期可用多价抗毒素血清治疗。

二、无芽孢厌氧菌属

无芽孢厌氧菌属的细菌是一大类寄生于人和动物体内的正常菌群，主要寄生于肠道、皮肤、上呼吸道、泌尿生殖道等部位，在一定条件下，又可导致内源性感染，甚至会危及生命。本菌共有 30 多个属，其中与人类疾病相关的主要有 10 个属(表 3 – 4)。

表 3 – 4　与人类相关的主要无芽孢厌氧菌

类型	革兰氏阴性厌氧菌	革兰氏阳性厌氧菌
杆菌	类杆菌属(*Bacteroides*)	丙酸杆菌属(*Propionibacterium*)
	普雷沃菌属(*Prevotella*)	双歧杆菌属(*Bifidobacterium*)
	紫单胞菌属(*Porphyromonas*)	真杆菌属(*Eubacterium*)
	梭杆菌属(*Fusobacterium*)	放线菌属(*Actinomyces*)
球菌	韦荣菌属(*Veillonella*)	消化链球菌属(*Peptostreptococcus*)

（一）生物学性状

1. 革兰氏阴性厌氧杆菌　类杆菌属中的脆弱类杆菌(*B. fragilis*)最为重要，形态呈多型性，两端浓染，有荚膜，具有典型的细胞壁结构。

2. 革兰氏阴性厌氧球菌　韦荣菌属(*Veillonella*)最重要，成对，呈短链状或成簇排列。

3. 革兰氏阳性厌氧球菌　消化链球菌属(*Peptostreptococcus*)最为重要。

4. 革兰氏阳性厌氧杆菌　具体如下。

（1）丙酸杆菌属：小杆菌，常呈链状或成簇排列，无鞭毛，能发酵糖类产生丙酸。

（2）双歧杆菌属：形态多形性，有分支，无鞭毛，严格厌氧，耐酸。

（3）真杆菌属：形态单一或呈多形性，严格厌氧。

（二）致病性

1. 致病条件　本类细菌是寄生于皮肤和黏膜上的正常菌群，在一定条件下(寄居部位改变、机体免疫力下降、菌群失调、局部组织厌氧微环境的形成等)成为内源性感染的致病菌。

2. 细菌毒力　其毒力主要表现在以下几个方面。

（1）改变其对氧的耐受性，以适应新的致病生态环境。

（2）与混合感染的需氧菌或兼性厌氧菌协同作用。

（3）通过菌毛、荚膜等表面结构吸附和侵入上皮细胞和各种组织。

（4）产生多种毒素、胞外酶和可溶性代谢物。

3. 感染特征　具体如下。

（1）内源性感染，可遍及身体的各个部位，多呈慢性过程。

（2）无特定病型，大多为化脓性感染，形成局部脓肿或组织坏死。

（3）分泌物或脓液黏稠，伴有恶臭。

（4）使用氨基糖苷类抗生素无效。

（5）分泌物直接涂片可见细菌。

4. **所致疾病** 具体如下。

（1）败血症：由于抗生素的广泛运用，目前败血症中厌氧菌培养阳性率只有5%左右，多数为脆弱类杆菌，其次为消化链球菌。

（2）中枢神经系统感染：最常见的为脑脓肿，主要继发于中耳炎、乳突炎、鼻窦炎等邻近感染。分离的细菌种类与原发病灶有关，脆弱类杆菌最为常见。

（3）口腔与牙齿感染：大多起源于牙齿感染，主要包括三大类，即齿槽脓肿、颌面骨髓炎、急性坏死性溃疡性齿龈炎和牙周病，主要由具核梭杆菌（*F. nucleatum*）和普雷沃菌属（*Prevotella*）引起。

（4）呼吸道感染：本菌可感染上、下呼吸道的任何部位。肺部感染发生率仅次于肺炎链球菌性肺炎。呼吸道感染中分离最多的厌氧菌为普雷沃菌属、坏死梭杆菌（*F. Necrophorum*）、消化链球菌和脆弱类杆菌等。

（5）腹部感染：因胃肠道手术、损伤、穿孔等引起的腹膜炎、腹腔脓肿等感染主要由消化道厌氧菌引起。阑尾、结肠相关的感染主要由脆弱类杆菌引起。

（6）女性生殖道感染：引起盆腔脓肿、输卵管卵巢脓肿、子宫内膜炎等。最常见的厌氧菌为消化链球菌属、普雷沃菌属和紫单胞菌等。

（三）病原学检查

1. **标本采取** 无芽孢厌氧菌大多是人体正常菌群，标本应从感染中心处采取，并注意避免正常菌群的污染。最可靠的标本是切取或活检得到的组织标本，亦可从感染深部吸取渗出物或脓液。厌氧菌对氧敏感，标本采取后应立刻放入特制的厌氧标本瓶中，并迅速送检。

2. **直接涂片镜检** 脓液标本可直接涂片染色后观察细菌的形态特征和染色性。

3. **分离培养与鉴定** 标本应立即接种到营养丰富、新鲜且含有还原剂的特殊培养基中，最常用的是以牛心脑浸液为基础的血平板。接种最好在厌氧环境中进行，再经生化反应进行鉴定。

（四）防治原则

注意无菌操作，防止正常菌群侵入非正常寄居部位。清洗伤口，去除坏死组织和异物，维持和重建局部良好的血液循环，预防厌氧微环境产生。正确使用抗生素，95%以上的厌氧菌对氯霉素、亚胺培南、哌拉西林等敏感；万古霉素适用于所有革兰氏阳性厌氧菌感染。由于耐药菌株逐渐增多，因此在治疗前应进行抗生素敏感性试验。

第六节 分枝杆菌属

分枝杆菌属（*Mycobacterium*）细菌是一类细长略弯曲的杆菌，有分枝生长趋势，主要特点是细胞壁脂质含量较高。分枝杆菌一般染色不易着色，能抵抗盐酸乙醇的脱色而呈红色，故又称抗酸杆菌(acid - fast bacilli)。该属菌无鞭毛，无芽孢。分枝杆菌属的致病菌为胞内寄生菌，不产生内、外毒素，其致病性与菌体成分有关，所致疾病均呈慢性化并伴肉芽肿。常见的致病性分枝杆菌主要有结核分枝杆菌和麻风分枝杆菌。

一、结核分枝杆菌

结核分枝杆菌(*M. tuberculosis*)是引起结核病的病原体，可侵犯全身各器官，但以肺结核多见。我国结核病的发病率居传染病之前列。

(一)生物学性状

1. 形态与染色 菌体细长，略带弯曲，呈单个或分枝状排列，无鞭毛，无芽孢。细胞壁外尚有一层荚膜，在制备电镜标本固定前用明胶处理，可防止荚膜脱水浓缩。抗酸染色呈红色(图3 - 8)。

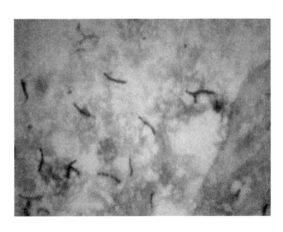

图3 - 8　结核分枝杆菌(抗酸染色)

2. 培养特性 结核分枝杆菌专性需氧，营养要求高，生长缓慢，12～24小时繁殖一代。常用罗氏(Lowenstein - Jensen)固体培养基分离培养，3～4周可见到乳白色或黄色、干燥且坚硬、表面呈颗粒或花菜状的菌落。

3. 生化反应 不发酵糖类，可合成烟酸和还原硝酸盐。大多数触酶试验阳性，而热触酶试验阴性。

4. 抵抗力 细菌的脂类含量高，故对干燥的抵抗力极强，而对湿热、紫外线、乙醇的抵抗力弱。黏附在尘埃上，传染性可保持8～10天；在干燥痰内可存活6～8个月。耐酸碱，可耐酸(3% HCl或6% H_2SO_4)或碱(4% NaOH)30分钟，因此常以酸碱处理含有杂菌的标本，以提高检出率。在液体中加热62～63℃15分钟，或煮沸、直射日光2～3小时，或在75%乙醇中2分钟均可被杀死。

5. 变异性 结核分枝杆菌可发生形态、菌落、毒力、免疫原性和耐药性等变异。卡介苗(BCG)是将牛分枝杆菌培养在含有胆汁、甘油、马铃薯的培养基中，经13年230次传代而获得的毒力变异的减毒活疫苗，已广泛用于预防接种。

(二)致病性与免疫性

1. 致病物质 致病物质主要为菌体成分，尤其是细胞壁中所含的脂质，含量愈高则毒力愈强。

（1）脂质：具体包括以下几种。①磷脂：能促使单核细胞增生，并抑制蛋白酶的分解作用，使病灶组织溶解不完全，形成结核结节和干酪样坏死。②脂肪酸：与分枝杆菌的抗酸性有关。另外，其中的6,6-双分枝菌酸海藻糖(6,6-dimycocyl-a, a-D-trehalose)具有破坏细胞线粒体膜、毒害微粒体酶类、抑制中性粒细胞游走和吞噬、引起慢性肉芽肿的作用。具有该物质的菌株在液体培养基中能紧密连成索状，故也将其称为索状因子(cord factor)。③蜡质D：可刺激机体产生迟发型超敏反应。④硫酸脑苷脂(sulfatides)和硫酸多酰基化海藻糖(multiacylated trehalose sulfates)：能抑制吞噬细胞中吞噬体与溶酶体的结合，使结核分枝杆菌在吞噬细胞中存活。

（2）蛋白质：主要为结核菌素(tuberculin)，能与蜡质D结合，引发较强的迟发型超敏反应，导致局部组织坏死。

（3）多糖：主要有半乳糖、甘露糖、阿拉伯糖等，常与脂质结合存在于细胞壁中，可使中性粒细胞增多，引起病灶局部细胞浸润。

（4）分枝杆菌生长素：可将环境中的铁转运至菌体内。

（5）荚膜：①能与吞噬细胞表面的补体受体(CR3)结合，有助于结核分枝杆菌与宿主细胞黏附，进而侵入机体。②含有多种酶，可分解宿主组织中的大分子物质，为结核分枝杆菌繁殖提供营养。③能防止宿主的有害物质进入菌体内。

2. 所致疾病 细菌可通过呼吸道、消化道或损伤的皮肤侵入易感机体，引起多种组织器官的结核病，但以肺结核较为多见。

（1）肺部感染：①原发感染，多见于儿童。细菌进入肺泡，被巨噬细胞吞噬，但不能被杀灭，在巨噬细胞内大量生长繁殖，最终导致其死亡崩解；释放出的大量细菌在胞外繁殖，或再被吞噬，重复上述过程，如此反复引起渗出性炎症病灶，称为原发灶。原发灶内的病菌可经淋巴管扩散至肺门淋巴结，引起淋巴管炎和肺门淋巴结肿大，X线胸片显示呈哑铃状阴影，称为原发综合征。初次感染，机体尚未建立抗结核免疫和超敏反应，可引起全身粟粒性结核或结核性脑膜炎。随着机体抗结核免疫的建立，原发灶大多可纤维化和钙化而自愈。②原发后感染，多发于成年人，多为复发或再感染，机体已建立了抗结核免疫，再次受到结核分枝杆菌(主要为蛋白质和蜡质D)刺激，则可引起强烈的迟发型超敏反应。主要表现为慢性肉芽肿性炎症，形成结核结节，发生纤维化和干酪样坏死，甚至液化形成空洞。

（2）肺外感染：部分肺结核患者体内的细菌可经淋巴、血液播散到机体的其他部位引起相应器官的结核，如脑、肾、骨、关节、生殖器官等部位结核；免疫功能极度低下者，可造成全身播散性结核；痰菌被咽入消化道也可引起肠结核、结核性腹膜炎等。

3. 免疫性 结核分枝杆菌是胞内寄生菌，其免疫机制主要以细胞免疫为主。效应性T细胞杀伤被感染的细胞而释放结核分枝杆菌，致敏淋巴细胞产生多种淋巴因子，它们不仅趋化NK细胞、T细胞、巨噬细胞等聚集于炎症部位，还能增强这些细胞的杀伤活性。

抗结核免疫有赖于结核分枝杆菌在体内的持续存在，一旦细菌在体内消失，其免疫力也将随之逐渐消退，这种免疫称为有菌免疫或感染性免疫(infection immunity)。

(三)病原学检查

1. 直接涂片镜检　标本直接涂片或集菌后涂片，进行抗酸染色，若找到抗酸染色阳性菌，即可做出初步诊断。

2. 分离培养　取浓缩集菌，经酸或碱处理后，接种于固体培养基，37℃培养4～6周后观察菌落特点。

3. 抗体或核酸检测　PCR技术和核酸杂交技术检测标本中结核分枝杆菌DNA，用ELISA法检测患者血清抗结核分枝杆菌成分抗体。

4. 结核菌素试验　具体如下。

(1)结核菌素试剂：①旧结核菌素(old tuberculin，OT)，将结核分枝杆菌接种于甘油肉汤培养基，培养4～8周后加热浓缩过滤制成。②纯蛋白衍化物(purified protein derivative，PPD)，是OT经三氯醋酸沉淀后的纯化物。PPD有两种，从人型结核分枝杆菌提取的称为PPDC，从卡介苗提取的称为卡介苗纯蛋白衍生物(BCG - PPD)。

(2)试验方法：常规试验分别取2种PPD 5个单位注射于两侧前臂的皮内，48～72小时后，红肿硬结＞5mm者为阳性，≥15mm为强阳性。若注射PPDC侧红肿大于BCG - PPD侧，则为感染。反之，可能系卡介苗接种所致。

(3)结果分析：阳性表明机体已感染过结核分枝杆菌或接种卡介苗成功，对结核分枝杆菌有迟发型超敏反应和特异性免疫力；强阳性提示可能有活动性结核病。阴性表明未感染过结核分枝杆菌，但应考虑以下情况：①感染初期，尚未受刺激而产生迟发型超敏反应。②严重结核患者，如全身粟粒性结核或结核性脑膜炎，机体无反应能力。③患有其他严重性疾病，导致细胞免疫功能低下，如艾滋病或肿瘤等用过免疫抑制剂者。

(4)应用：①辅助诊断婴幼儿结核病。②测定细胞免疫功能。③检测接种卡介苗后的免疫效果。④结核病的流行病学调查。

(四)防治原则

1. 预防　发现和治疗痰菌阳性者；新生儿和婴幼儿接种卡介苗。

2. 治疗　应做到早治、规范、联合、足量、全程治疗。利福平、异烟肼、乙胺丁醇、链霉素等为第一线药物。利福平与异烟肼合用可减少耐药性的产生。对严重感染者，可将吡嗪酰胺、利福平与异烟肼合用。

二、麻风分枝杆菌

麻风分枝杆菌(*M. leprae*)是麻风病的病原菌。

(一)生物学特性

麻风分枝杆菌形态、染色与结核分枝杆菌相似，抗酸染色阳性，至今不能人工培养。常在患者破溃皮肤渗出液的细胞中见到，呈束状排列，为胞内寄生菌。细胞内有大量麻风分枝杆菌存在时，胞质呈泡沫状，称为泡沫细胞或麻风细胞，这是与结核分枝杆菌感染的主要区别。

（二）致病性与免疫性

麻风分枝杆菌只侵害人，患者是唯一传染源，痰、汗、泪、乳汁、精液和阴道分泌物等均有该菌排出，主要通过呼吸道、破损皮肤、黏膜和密切接触等方式传播，故以家庭内传播多见。麻风病潜伏期长（平均 2 ~ 5 年），发病缓慢，病程长。根据机体的免疫状态、病理变化和临床表现，可将大多数患者分为瘤型麻风和结核样型麻风。

1. 瘤型麻风（lepromatous leprosy）　患者体内出现自身抗体与破损组织抗原结合形成的免疫复合物沉淀，常在皮肤或黏膜下形成红斑和结节，称为麻风结节（lepro-ma）。面部结节可融合呈狮面容，是麻风的典型病征。病例镜检可见大量麻风细胞和肉芽肿。若不经有效治疗，病情将逐渐恶化，直至死亡。瘤型麻风为开放性麻风，传染性强。

2. 结核样型麻风（tuberculoid leprosy）　早期病变为小血管周围淋巴细胞浸润，继而出现上皮样细胞核多核巨噬细胞浸润；也可累及外周神经，使受累处皮肤感觉丧失。此型患者体内不易检出麻风分枝杆菌，属闭锁性麻风，传染性小。

机体的抗麻风分枝杆菌感染免疫主要为细胞免疫，其特点与抗结核分枝杆菌免疫相似。

（三）病原学检查

从患者鼻黏膜或皮肤破损处取材，经过抗酸染色后进行镜检。一般瘤型麻风标本若找到抗酸杆菌，即有诊断意义。结核样型麻风则很少能找到抗酸杆菌，用金胺染色后以荧光显微镜检查可提高检查的阳性率。

（四）防治原则

由于麻风分枝杆菌和结核分枝杆菌有共同抗原，因此曾试用卡介苗来预防麻风，取得了一定效果。预防主要依靠早发现、早隔离和早治疗，特别要对与麻风患者密切接触者做定期检查。治疗药物主要有砜类、利福平、氯苯吩嗪及丙硫异烟胺等，目前多采用氨苯砜、利福平和氯苯吩嗪联合治疗。

第七节　动物源性细菌

以动物作为传染源，能引起人和动物发生人畜共患病（zoonosis）的病原菌，称为动物源性细菌。病原菌通常以野生动物或家畜作为储存宿主，通过直接接触、咬伤等途径传染给人类，引起自然疫源性疾病。这些病主要发生于畜牧区或自然疫源地。

一、芽孢杆菌属

芽孢杆菌属（*Bacillus*）是一群需氧、能形成芽孢的革兰氏阳性大杆菌。

（一）炭疽芽孢杆菌

炭疽芽孢杆菌（*B. anthracis*）是人类历史上第一个被发现的病原菌，能引起人和动物发生炭疽病(anthrax)。牛、羊等食草动物的发病率最高，人可通过摄入或接触患炭疽病的动物和畜产品而感染。

1. 生物学性状　具体如下。

(1)形态与染色：炭疽芽孢杆菌为革兰氏阳性粗大杆菌，两端截平。本菌新鲜标本直接涂片时，常呈单个或短链排列；经培养后则形成长链，呈竹节样排列(图3-9)；在氧气充足时形成芽孢，呈椭圆形，位于菌体中央。有毒菌株在体内或含血清的培养基中可形成荚膜。

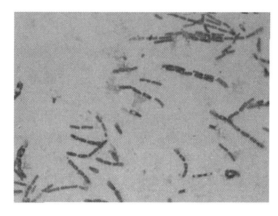

图3-9　炭疽芽孢杆菌光镜图

(2)培养特性：需氧或兼性厌氧，最适温度为30~35℃。在普通琼脂培养基上培养24小时，形成灰白色粗糙型菌落，边缘不整齐，在低倍镜下观察边缘呈卷发状，在肉汤培养基中呈絮状沉淀生长。

2. 致病性与免疫性　具体如下。

(1)致病物质：荚膜有抗吞噬作用，有利于细菌的繁殖扩散；炭疽毒素是造成感染者致病和死亡的主要原因，能直接损伤微血管内皮细胞，增加血管通透性而形成水肿，还能抑制、麻痹呼吸中枢，引起呼吸衰竭，甚至造成死亡。

(2)所致疾病：炭疽芽孢杆菌为主要的食草动物(牛、羊、马等)炭疽病的病原菌，可经皮肤小伤口、食入、吸入等多种传播方式感染人体，引起人类炭疽病。

1)皮肤炭疽：最为多见，因接触患病动物或受染毛皮而引起。局部先出现小疖，继而周围形成水疱、脓疱，最后形成坏死、溃疡和黑色焦痂，故名炭疽。

2)肠炭疽：食入未煮熟的病畜肉类、奶或被污染食物引起。病变表现以全身中毒为主，出现连续性呕吐、肠麻痹及血便。

3)肺炭疽：吸入含有大量病菌芽孢的尘埃而引起。初期出现呼吸道症状，病变发展迅速，后期可引起全身中毒症状而死亡。

上述三型均可并发败血症，偶尔引起炭疽性脑膜炎，死亡率极高。

(3)免疫性：感染炭疽后可获得持久性免疫力。

3. 防治原则　预防重点在于控制家畜感染和牧场污染。病畜应严格隔离，或处死烧毁，或深埋，严禁宰杀。对易感染家畜应进行预防接种。对易感者接种炭疽减毒活疫苗，免疫力可持续 1 年。治疗首选青霉素。

（二）蜡样芽孢杆菌

蜡样芽孢杆菌（*B. cereus*）为革兰氏阳性大杆菌，芽孢多位于菌体中央或次末端。在普通琼脂平板上生长良好，呈表面粗糙、灰白色似熔蜡状的较大菌落，故得名。本菌广泛分布于土壤、水、尘埃、淀粉制品、乳及乳制品中，可引起食物中毒和机会性感染。

食物中毒分两型：①呕吐型，由耐热的肠毒素引起，于进食后出现恶心、呕吐，严重者偶可出现暴发性肝衰竭。②腹泻型，由不耐热的肠毒素引起，进食后出现腹痛、腹泻和里急后重，偶有呕吐和发热。

机会性感染：①有时该菌也是外伤后眼部感染的病原菌，可引起全眼炎，若治疗不及时易造成失明。②免疫功能低下时可引起心内膜炎、菌血症或脑膜炎。

二、布鲁氏菌属

布鲁氏菌属（*Brucella*）是人畜共患传染病的病原菌，使人致病的有羊布鲁氏菌（*B. melitensis*）、牛布鲁氏菌（*B. abortus*）、猪布鲁氏菌（*B. suis*）和犬布鲁氏菌（*B. canis*），在我国流行最多的是羊布鲁氏菌病，其次为牛布鲁氏菌病。

（一）生物学性状

1. 形态与染色　布鲁氏菌为革兰氏阴性短小杆菌，无芽孢，无鞭毛，光滑型菌株，有微荚膜。

2. 培养特性　布鲁氏菌为需氧菌，营养要求较高，在普通培养基上生长缓慢，若加入血清或肝浸液等可促进细菌生长。其最适生长温度为 35～37℃，培养 48 小时可长出微小、透明、无色的光滑型（S）菌落，经人工传代培养后可转变成粗糙型（R）菌落。

（二）致病性与免疫性

1. 致病物质　主要致病物质是内毒素。此外，荚膜与侵袭性酶（透明质酸酶、过氧化氢酶等）增强了该菌的侵袭力。

2. 所致疾病　人类主要通过接触病畜及其分泌物或被污染的畜产品，经皮肤、黏膜、眼结膜、消化道、呼吸道等多途径感染。患者出现菌血症和反复发热，类型为波浪热。感染易转为慢性，在全身各处引起迁徙性病变，伴有发热、关节痛和全身乏力等症状，体征有肝、脾肿大。

3. 免疫性　机体感染布鲁氏菌后可产生免疫力，以细胞免疫为主，各菌种和生物型之间可发生交叉免疫。

（三）防治原则

控制和消灭家畜布鲁氏菌病、切断传播途径和免疫接种是本病主要的预防措施。免疫接种以畜群为主，疫区人群也应接种减毒活疫苗。急性期和亚急性期患者的治疗，WHO 推荐的首选方案是利福平和多西环素联合使用，慢性患者除采用上述方法治疗外，还应采用综合疗法以增强机体免疫力，也需脱敏和对症治疗。

三、耶尔森菌属

耶尔森菌属（Yersinia）属于肠杆菌科，是一类革兰氏阴性小杆菌，对人类致病的有鼠疫耶尔森菌、小肠结肠炎耶尔森菌、小肠结肠炎亚种和结核耶尔森菌假结核亚种。本属菌通常先引起啮齿动物、家畜和鸟类等动物感染，人类通过接触感染动物、被带有病菌的节肢动物叮咬或食入被污染食物而被感染。

鼠疫耶尔森菌（Y. pestis）俗称鼠疫杆菌，是鼠疫的病原菌。鼠疫是一种自然疫源性的烈性传染病，曾发生过三次世界性大流行，每次大流行的菌种在代谢特点方面都有所差别，据此分别命名为古典型、中世纪型和东方型三种生物型。

（一）生物学性状

1. 形态与染色　鼠疫耶尔森菌呈两端钝圆、两极浓染的卵圆形短小杆菌，有荚膜，无鞭毛，无芽孢。

2. 培养特性　鼠疫耶尔森菌兼性厌氧，最适生长温度为 27～30℃。在含血液或组织液的培养基上生长，24～48 小时可形成细小、黏稠的粗糙型菌落。在肉汤培养基中开始出现絮状沉淀物，48 小时后形成表面菌膜，如稍加摇动，菌膜呈"钟乳石"状下沉，此特征有一定鉴别意义。

（二）致病性与免疫性

1. 致病物质　具体如下。

（1）F1（fraction1）抗原：与病菌毒力有关，具有抗吞噬作用。

（2）V/W 抗原：两种抗原总是同时存在，具有抗吞噬作用，使细菌能在细胞内存活。

（3）外膜蛋白（yersinia outer membrane proteins，Yop）：能使细菌突破宿主的防御机制。

（4）内毒素：可致机体发热，产生休克和 DIC 等。

2. 所致疾病　鼠疫是我国法定的甲类烈性传染病。啮齿类动物为储存宿主，鼠蚤为主要的传播媒介。一般先在鼠类间发病和流行，通过鼠蚤的叮咬而感染人类。人患鼠疫后，又可通过人蚤或呼吸道等途径在人群间流行。临床常见腺型、肺型和败血症型鼠疫。

（1）腺鼠疫：以急性淋巴结炎为特点。

（2）肺鼠疫：表现为高热、寒战、咳嗽、胸痛、咯血，多因呼吸困难、心力衰竭而死亡。患者死亡后皮肤常呈黑紫色，故有"黑死病"之称。

（3）败血症型鼠疫：患者体温常升高至 39～40℃，发生休克和 DIC，皮肤黏膜可见出血点及瘀斑，全身中毒和中枢神经症状明显，死亡率高。

3. 免疫性　鼠疫感染后能获得牢固免疫力，再次感染者罕见。

（三）防治原则

灭鼠、灭蚤是消灭鼠疫传染源、切断传播途径的根本措施。治疗必须早期、足量用药，使用磺胺类、链霉素、氯霉素、氨基糖苷类抗生素等均有效。目前，我国使用无毒株 EV 活疫苗，免疫力可持续 8 ~ 10 个月。

第八节　其他细菌

其他重要的病原性细菌见表 3 - 5。

表 3 - 5　其他重要的病原性细菌

菌名	生物学性状		致病性与免疫性	防治原则
	形态结构与染色	培养特性		
白喉棒状杆菌（Corynebacterium diphtheriae）	菌体细长微弯，末端常膨大呈棒状，排列呈不规则的栅栏状或散在的"V""L"等字形。革兰氏阳性菌，用亚甲蓝、阿尔伯特或奈瑟染色时可见着色较深或与菌体颜色不同的异染颗粒	需氧或兼性厌氧菌，最适生长温度为 34 ~ 37℃，pH 值为 7.0 ~ 7.6，常用吕氏培养基培养，在亚碲酸钾琼脂平板上可形成黑色菌落	致病物质为白喉外毒素，能影响细胞蛋白质的合成，导致细胞变性和坏死。引起咽部炎症，在局部形成灰白色膜状物，称为假膜，此为白喉的典型体征。假膜脱落后可致呼吸道阻塞。痊愈后可获得牢固的免疫力，主要为中和毒素的抗体	用白喉类毒素或百白破三联疫苗预防接种。白喉抗毒素用于紧急预防和特异性治疗
百日咳鲍特菌（Bordetella pertussis）	菌体呈短杆状或椭圆形，光滑型菌株有荚膜和菌毛。革兰氏阴性菌	需氧，最适生长温度为 37℃，pH 值为 6.8 ~ 7.0，在鲍金培养基上生长良好	致病物质为百日咳毒素、腺苷酸环化酶毒素、气管细胞毒素等。可引起百日咳。病后可获较持久的免疫力，主要是局部黏膜免疫	接种百日咳疫苗或百白破三联疫苗。治疗首选红霉素等
嗜肺军团菌（Legionella pneumophila）	短杆菌，有菌毛、鞭毛和微荚膜。人工培养后呈多形性。革兰氏阴性菌。常规染色不易着色，用 Dieterle 镀银法可染成棕红色	需氧，最适生长温度为 37℃，pH 值为 6.4 ~ 7.2，在 5% CO_2 环境中生长良好，需要含半胱氨酸和铁的培养基	致病物质主要有微荚膜、菌毛、毒素和多种酶类。可引起军团病，有流感样型、肺炎型和肺外感染型三种。此菌为胞内寄生菌，细胞免疫在抗感染中起主要作用	预防重点为加强水源管理、人工输水管道及其设施的消毒处理，防止军团菌污染。治疗可首选红霉素等

菌名	生物学性状		致病性与免疫性	防治原则
	形态结构与染色	培养特性		
流感嗜血杆菌（*Haemophilus influenzae*）	小杆菌，常呈球杆状、长杆状和丝状等多种形态。多数菌株有菌毛，有毒菌株具有荚膜。革兰氏阴性菌	需氧，最适生长温度为37℃，pH值为7.6～7.8，生长需要X和V因子，在加热血琼脂平板（即巧克力色平板）上生长较佳，与金黄色葡萄球菌共同培养时可呈现卫星现象	致病物质主要有荚膜、菌毛和内毒素，强毒株具有IgA蛋白酶。有荚膜b型菌株为致病菌，主要引起儿童的原发性化脓感染；无荚膜菌株主要引起成年人其他疾病（如流感等）的继发性感染。免疫性以体液免疫为主	有些国家用b型流感嗜血杆菌荚膜多糖疫苗预防接种，保护率可达93%。治疗可用广谱抗生素或磺胺类药物
铜绿假单胞菌（*Pseudomonas aeruginosa*）	菌体为直或微弯的小杆菌，有荚膜、菌毛，单端有1～3根鞭毛，运动活泼。革兰氏阴性菌	需氧，最适生长温度为35℃，4℃不能生长，而42℃可生长是该菌的特点。pH值为7.2～7.6。可产生带荧光的水溶性色素（青脓素和绿脓素），可使培养基变成亮绿色	主要致病物质是内毒素，此外尚有菌毛、荚膜、胞外酶和外毒素等多种致病因子。本菌感染多见于皮肤黏膜受损部位，表现为局部化脓性炎症，也可引起中耳炎、角膜炎、尿道炎等，还可引起菌血症、败血症及婴儿严重的流行性腹泻。感染后可产生特异性抗体（SIgA），发挥黏膜免疫作用	预防接种可用绿脓杆菌内毒素蛋白（OEP）疫苗。治疗可选用庆大霉素、多黏菌素等

第九节　广义细菌学范畴的其他原核细胞型微生物

一、放线菌

放线菌（*Actinomyces*）是一类具有分枝菌丝的原核细胞型微生物，其结构简单，无完整的细胞核，无线粒体。菌丝细长，有分枝，无隔，革兰氏染色阳性。放线菌在分类学上属原核生物，在自然界分布极广，尤以中性或偏碱性、含水量低、有机物丰富的土壤中数量最多。放线菌是抗生素的主要产生菌，大多数不致病，为需氧性腐生菌。土壤特有的泥腥味主要是放线菌的代谢产物。

（一）生物学特性

1. 形态与结构　放线菌为革兰氏阳性的非抗酸性丝状菌，除少数为原始丝状的简单形态外，多数具有发育良好的菌丝体，菌丝细长无隔，有分枝。根据着生部位、形态、功能的不同，将菌丝分为基内菌丝、气中菌丝和孢子丝。

（1）基内菌丝（substrate mycelium）：也叫初级菌丝，是放线菌孢子在固体基质（如人工培养基）上萌发出芽后进一步向固体基质中伸展而形成的。其主要功能是吸收营养，故又称营养菌丝。基内菌丝较细（如链霉菌基内菌丝的直径为 $0.5 \sim 0.8 \mu m$），多分枝，颜色较浅，有的可产生不同种类的水溶性或脂溶性色素。

（2）气中菌丝（aerial mycelium）：也叫二级菌丝，是基内菌丝发育到一定阶段，向空气中长出的菌丝，故又称气生菌丝。气中菌丝较基内菌丝粗（如链霉菌气中菌丝的直径为 $1.0 \sim 1.5 \mu m$），颜色较深。气中菌丝多产生脂溶性色素。不同种类放线菌的气中菌丝发育程度各异，有的发育良好，有的则生长不明显，有的甚至不形成气中菌丝。

（3）孢子丝（sporebearing filament）：气中菌丝生长发育到一定阶段，其顶端分化出可形成孢子的菌丝，也称产孢菌丝或繁殖菌丝。孢子成熟后，从孢子丝中逸出飞散。孢子丝有多种形状，如螺旋形、直型、波曲型等。

菌丝在培养 24 小时后，断裂成链球状或链杆状。放线菌培养比较困难，厌氧或微需氧。在患者病灶组织和瘘管流出的脓样物质中，可找到肉眼可见的黄色硫黄状小颗粒，称为硫黄样颗粒（sulfur granule）。它是放线菌在组织中形成的菌落。将硫黄样颗粒制成压片或组织切片，在显微镜下可见颗粒呈菊花状，革兰氏染色核心部分为阳性，周围部分多为阴性。

2. 菌落特征　放线菌的菌落由菌丝体组成，一般呈圆形、光平或有许多皱褶，光学显微镜下可观察到菌落周围具辐射状放线菌丝。菌落特征介于霉菌与细菌之间，因种类不同可分为两类。

一类是由产生大量分枝和气生菌丝的菌种所形成的菌落。链霉菌的菌落是这一类型的代表。链霉菌菌丝较细，生长缓慢，分枝多而且相互缠绕，故形成的菌落质地致密，表面呈较紧密的绒状，坚实、干燥、多皱，菌落较小而不蔓延；由于营养菌丝长在培养基内，所以菌落与培养基结合紧密，不易挑起或挑起后不易破碎；当气生菌丝分化成孢子丝以前，幼龄菌落与细菌的菌落很相似，光滑或如发状缠结。有时气生菌丝呈同心环状。当孢子丝产生大量孢子并布满整个菌落表面后，才形成絮状、粉状或颗粒状的典型放线菌菌落；有些种类的孢子含有色素，使菌落表面或背面呈现不同颜色；有些可使泥土带有泥腥味（主要由放线菌的代谢产物土腥味素引起）。

另一类菌落由不产生大量菌丝体的种类形成，如诺卡氏放线菌的菌落，黏着力差，结构呈粉质状，用针挑起则易粉碎。若将放线菌接种于液体培养基内静置培养，能在瓶壁液面处形成斑状或膜状菌落，或沉降于瓶底而不使培养基浑浊。如果震荡培养，常形成由短的菌丝体所构成的球状颗粒。

3. 繁殖方式　放线菌主要通过形成无性孢子的方式进行繁殖，也可借菌体分裂片段繁殖。放线菌长到一定阶段，一部分气生菌丝形成孢子丝，孢子丝成熟后便分化形成许多孢子，称为分生孢子。

孢子的产生方式有以下几种。

（1）凝聚分裂形成孢子。其过程是孢子丝孢壁内的原生质围绕核物质，从顶端向基部逐渐凝聚成一串体积相等或大小相似的小段，然后小段收缩，并在每段外面产生新的孢子壁而成为圆形或椭圆形的孢子。孢子成熟后，孢子丝壁破裂释放出孢子。多数放线菌按此方式形成孢子，如链霉菌孢子的形成多属此类型。

（2）横隔分裂形成孢子。其过程是单细胞孢子丝长到一定阶段，首先在其中产生横隔膜，然后在横隔膜处断裂形成孢子，称为横隔孢子，也称节孢子或粉孢子。孢子一般呈圆柱形或杆状，体积基本相等，大小相似，约$(0.7\sim0.8)\mu m\times(1\sim2.5)\mu m$。诺卡氏菌属按此方式形成孢子。

（3）有些放线菌首先在菌丝上形成孢子囊（sporangium），在孢子囊内形成孢子。孢子囊成熟后破裂，释放出大量的孢子囊孢子。孢子囊可在气生菌丝上形成，也可在营养菌丝上形成，或在二者上均可形成。游动放线菌属和链孢囊菌属通过这种方式形成孢子。孢子囊可由孢子丝盘绕形成，也可由孢子囊柄顶端膨大形成。

小单孢菌科中多种孢子形成是在营养菌丝上作单轴分枝，其上再生出直而短（5~10μm）的特殊分枝，分枝还可再分枝杈，每个枝杈顶端形成一个球形、椭圆形或长圆形孢子，它们聚集在一起，很像一串葡萄，这些孢子亦称分生孢子。某些放线菌偶尔也产生厚壁孢子。

放线菌孢子具有较强的耐干燥能力，但不耐高温，60~65℃处理10~15分钟即失活。

放线菌也可借菌丝断裂的片断形成新的菌体，这种繁殖方式常见于液体培养基中。工业化发酵生产抗生素时，放线菌就以此方式大量繁殖，如果静置培养，培养物表面往往形成菌膜，膜上也可产生出孢子。

4. 培养　除致病性放线菌外，放线菌大多为需氧菌。生长最适温度为28~30℃，最适pH值为7.0~7.6。自然环境中的放线菌多属于化能异养型，营养要求不高。多数放线菌分解淀粉能力较强。碳源主要是葡萄糖、麦芽糖、淀粉和糊精，氮源以鱼粉、蛋白胨、玉米浆和一些氨基酸为宜。由于放线菌对无机盐要求较高，因此一般培养基中需要加入无机盐及微量元素。

放线菌的培养一般采用固体培养基和液体培养基。固体培养基一般用于获取大量孢子，液体培养基可获得大量菌丝体。

（二）与药物有关的放线菌

能产生药物的微生物很多，从细菌、真菌、放线菌中都发现过有价值的微生物药物，其中放线菌产生的具有药用价值的活性物质占绝大部分。细菌产生的生物活性物质有1000多种，真菌产生的生物活性物质有3000多种，而放线菌产生的生物活性物质有8000多种。产生活性物质的菌株主要分布在二十多个属，主要如下。

1. 诺卡菌属（*Norcardia*）　诺卡菌又称原放线菌。本菌的特征是气中菌丝发育不好，有的甚至没有气中菌丝。诺卡菌属广泛分布于土壤中，多数为需氧性放线菌，少数为厌氧性寄生菌。诺卡菌属可产生 30 多种抗生素。少数诺卡菌可引起人体感染。

2. 小双孢菌属（*Miccrobispora*） 本属的特征在于在气生菌丝上形成纵对的孢子，有柄或无柄，先形成蕾芽，后膨大，由横隔分开，逐渐形成两个球形或椭圆形的孢子。基内菌丝上无孢子。孢子直径为 1.2~1.8 μm，无柄或在短柄顶端。大多数种的气生菌丝呈粉色。小孢子菌属为革兰氏阳性菌，细胞壁化学组分为 Ⅲ 型；几个种在燕麦粉琼脂等培养基内形成碘色菌素（iodinin）的青铜紫针状结晶；生长需要 B 族维生素，特别是硫胺素；需氧或兼性厌氧；中温和兼性嗜热；正常情况下生活在土壤和湖泥内。小双孢菌属产生的抗生素大部分具有抗肿瘤活性。

3. 小单孢菌属 小单孢菌属（*Micromonospora*）是一类分布广泛、具有多种生物学活性的放线菌，是仅次于链霉菌属的第二大抗生素产生菌。该菌属菌落较小，与培养基结合紧密，呈现橙黄、红、黑色或深褐色。

4. 链霉菌属 链霉菌属（*Streptomyces*）是最高等的放线菌，有发育良好的分枝菌丝；菌丝无横隔，分化为营养菌丝、气生菌丝、孢子丝；营养菌丝色浅，较细，具有吸收营养和排泄代谢废物的功能；气生菌丝是颜色较深，直径较粗的分枝菌丝；气生菌丝成熟分化成孢子丝，孢子丝再形成分生孢子。孢子丝和孢子的形态、颜色因种而异，是种的主要鉴别性状之一。已报道的链霉菌属有千余种，主要分布于土壤中。已知放线菌所产抗生素的 90% 由本属菌产生。

5. 螺孢菌属（*Spirillospora*） 该属菌的气生菌丝除形成分生孢子链外，还形成球形至蠕虫状孢子囊；其中盘绕的孢子丝断裂为杆状至螺旋扭曲的孢子囊孢子；孢子囊孢子生丛毛，能游动；细胞壁化学组分为 Ⅲ 型，细胞水解物以内消旋二氨基庚二酸为唯一特征性组分。

6. 拟无枝酸菌属（*Amycolatopsis*） 其基内菌丝趋于断裂成微方形细胞；有或无气中菌丝；如有气中菌丝，也可能不生孢子，或断裂成微方形或卵圆细胞，或类孢子结构。该菌属产生的抗生素具有抗细菌和抗肿瘤活性，常见的抗生素有万古霉素、利福平等。

（三）致病性与免疫性

放线菌大多存在于正常人口腔等与外界相通的腔道中，属正常菌群，但在机体抵抗力减弱、口腔卫生不良、拔牙或外伤时可引起内源性感染，导致软组织的化脓性炎症。致病性放线菌主要是厌氧放线菌属中的衣氏放线菌和诺卡菌属中的少数放线菌。衣氏放线菌为条件致病菌，存在于正常人口腔、牙龈、扁桃体与咽部。少数诺卡菌（如星形诺卡菌和巴西诺卡菌）可经呼吸道或伤口侵入人体，引起肺部化脓性炎症及坏死、皮下慢性化脓性肉芽肿，尤其在 AIDS、肿瘤及其他免疫力低下患者，易通过血行播散引起脑膜炎、脑脓肿等并发症。星形诺卡菌可以侵入肺部，引起肺炎、肺脓肿，慢性患者症状类似肺结核，被称为分枝菌病。

放线菌与龋齿和牙周炎有关。细菌分解食物中糖类物质产生酸，腐蚀釉质，形成龋齿。预防放线菌性疾病应注意口腔卫生，及时治疗口腔疾病。患者的脓肿和瘘管应充分引流，并进行清创处理，切除坏死组织；也可用磺胺类药物、红霉素或林可霉素等治疗。放线菌病患者血清中可找到多种抗体，但抗体无诊断价值。机体对放线菌的免疫主要依靠细胞免疫。

二、衣原体

衣原体(chlamydia)是一类有独特发育周期、营严格细胞内寄生生活的原核细胞型微生物。体积微小，具有类似革兰氏阴性菌组成的细胞壁，含有 DNA 和 RAN 两类核酸，能通过滤菌器。引起人类疾病的衣原体主要有沙眼衣原体(*C. trachomatis*)、鹦鹉热衣原体(*C. psittaci*)和肺炎衣原体(*C. pneumoniae*)。沙眼衣原体分为 19 个血清型，其中A、B、Ba、C 型可引起沙眼，D ~ K 型可引起泌尿生殖系统感染和包涵体结膜炎，L1、L2、L3 型可引起性病淋巴肉芽肿。鹦鹉热衣原体和肺炎衣原体可引起呼吸道感染。

我国科学家汤飞凡等经过潜心研究，于 1955 年在世界上首先分离出沙眼的病原沙眼衣原体，并找到了沙眼的防治方法。

(一)生物学性状

1. 发育周期与形态染色　衣原体在宿主细胞内以二分裂方式繁殖，有独特的发育周期，可分别形成原体(elementary body)和始体(initial body)两种形态。原体是发育成熟的衣原体，呈球形、椭圆形或梨形，直径为 0.2 ~ 0.4μm，电镜下中央可见类核结构；存在于宿主细胞外，有高度感染性；由内吞方式进入宿主细胞。原体在内吞泡内发育增大，成为始体。始体也称为网状体(reticulate body)，呈圆形或椭圆形，直径为 0.5 ~ 1μm，无细胞壁。始体为繁殖期，呈二分裂法增殖，发育形成多个子代原体，组成受染细胞内的包涵体。包涵体内的原体成熟后，从宿主细胞中释放出来，感染新的易感细胞，开始下一个发育周期，每个发育周期需时 48 ~ 72 小时。

2. 培养　用 6 ~ 8 天龄鸡胚卵黄囊或 Hela 细胞培养。

3. 抵抗力　对热和消毒剂敏感，耐低温，在室温下迅速丧失传染性，60℃ 5 ~ 10分钟，75% 乙醇半分钟或 2% 来苏液 5 分钟即可被灭活，但在 -70℃ 可存活数年。

(二)致病性与免疫性

1. 致病性　衣原体通过创面侵入机体后，吸附于易感的柱状或杯状黏膜上皮细胞并在其中繁殖，也可被单核吞噬细胞并在胞内繁殖。衣原体通过与相应受体结合，吸附并侵入黏膜的柱状或杯状上皮等易感细胞，产生内毒素样毒性物质，抑制细胞代谢并直接破坏细胞。此外，衣原体的主要外膜蛋白可引起超敏反应，导致组织损伤。衣原体广泛寄生于哺乳动物及禽类中，对人致病的主要有沙眼衣原体、肺炎衣原体和鹦鹉热衣原体。

(1)沙眼：由沙眼衣原体引起，主要通过眼—手—眼的途径传播，感染眼结膜上皮细胞引起的局部炎症。沙眼主要表现为流泪、黏液脓性分泌物、结膜充血及滤泡、乳头增殖、血管翳和瘢痕形成。由于疾病反复发作，使瘢痕加剧，角膜损伤变浑浊，最终可引起失明。

(2)包涵体结膜炎：由沙眼衣原体引起，可经性接触、手－眼或间接接触而感染，其分泌物内含大量衣原体。病变类似沙眼，但不出现角膜血管翳，亦无结膜瘢痕形成，一般经数周或数月痊愈，无后遗症。

（3）泌尿生殖道感染：由沙眼衣原体引起，经性接触传播。男性多表现为非淋菌性尿道炎，未经治疗者转变成慢性感染，可合并附睾炎、前列腺炎等。女性能引起尿道炎、宫颈炎、输卵管炎、盆腔炎等，输卵管炎反复发作可引起不孕症或宫外孕等严重并发症。

（4）性病淋巴肉芽肿：由沙眼衣原体 L1、L2、L3 型引起，主要通过性接触传播，表现为化脓性淋巴结炎和慢性淋巴肉芽肿。在男性主要侵犯腹股沟淋巴结，引起化脓性淋巴结炎和慢性淋巴肉芽肿，常形成瘘管。女性可被侵犯会阴、肛门、直肠，形成肠皮瘘管，亦可引起会阴 - 肛门 - 直肠狭窄或梗阻。

（5）呼吸道感染：主要由肺炎衣原体和鹦鹉热衣原体引起。鹦鹉热衣原体可引起上呼吸道感染，人多因接触禽类而感染。肺炎衣原体可引起青少年急性呼吸道感染，以肺炎多见。此外，沙眼衣原体还可引起婴幼儿肺炎。近年来发现，肺炎衣原体慢性感染可能是冠心病的致病因素之一。

2. 免疫性　衣原体感染后能诱导机体产生特异性细胞免疫和体液免疫，但保护性较弱，易发生持续感染和反复感染。目前预防衣原体引起的疾病以切断传播途径为主，尚无有效的特异性免疫方法。

（三）防治原则

衣原体对多种抗生素敏感，治疗可选用红霉素、诺氟沙星和磺胺类药物。预防沙眼关键在于做好个人卫生和服务行业的卫生管理，不使用公共毛巾和脸盆，避免直接或间接接触传染源。泌尿生殖道感染的预防应加强性病知识宣传，避免不洁性行为，积极治愈带菌者。鹦鹉热衣原体感染的预防主要应避免与病鸟的接触。

三、支原体

支原体（mycoplasma）是一类没有细胞壁的原核细胞型微生物，也是目前人们所知的能在无生命培养基中生长繁殖的最小微生物。支原体于 1962 年被人工培养成功，因其呈多形态，能形成有分支的长丝而得名。与人类有关的支原体有肺炎支原体（*M. pneumoniae*）、穿透支原体（*M. penetraus*）、人型支原体（*M. hominis*）、生殖器支原体（*M. genitalium*）和溶脲脲原体（*Ureaplasma urealyticum*）等。

（一）生物学性状

1. 形态与染色　支原体大小一般为 0.2～0.3μm，形态多样，呈球形、球杆状或丝状，可通过滤菌器。支原体最外层细胞膜由双层蛋白质夹脂质（其中胆固醇含量约占36%）构成，能作用于胆固醇的物质（如二性霉素 B、皂素等）可引起支原体细胞膜的破坏；有的种类可有含多糖或肽聚糖的荚膜。基因组为双链环状 DNA，胞质含 RNA 和核糖体。普通染色（革兰氏染色为阴性、Giemsa 染色很浅）标本难以查到支原体。外层蛋白质是特异性抗原，对鉴定支原体有重要意义。

2. 培养特性　支原体主要以二分裂方式繁殖，大多数兼性厌氧，营养要求比一般细菌高，培养基中须加入 10% ~20% 的人或动物血清，经 2~3 天可形成油煎蛋样微小菌落(宜用低倍镜观察)，即核心较厚，向下长入培养基，周边为一层薄的透明颗粒区。在液体培养基中，支原体增殖一般不易见到浑浊。大多数支原体能够利用葡萄糖或精氨酸作为能源；溶脲脲原体不能利用葡萄糖与精氨酸，但可利用尿素作为能源。

3. 抵抗力 支原体对去污剂、乙醇等化学消毒剂敏感，但对结晶紫、醋酸铊、亚碲酸钾有抵抗力，对热、渗透压和消毒剂敏感，55℃经 15 分钟，以及重金属盐、石炭酸和来苏水等消毒剂均可将其灭活。支原体对影响细菌细胞壁合成的抗生素(如青霉素)有抵抗力。

(二)致病性

对人致病的支原体主要是肺炎支原体，其他为条件致病。支原体多不侵入人体组织与血液，而是黏附于宿主细胞表面，获取细胞膜上的脂质与胆固醇为营养，并可释放神经毒素、过氧化氢、超氧离子和氨等毒性代谢产物，造成损伤。人体呼吸道黏膜表面产生的 SIgA 可阻止支原体的吸附，巨噬细胞对支原体有一定的杀伤作用。

1. 肺炎支原体 从正常人呼吸道黏膜可以分离到多种支原体，其中确认能引起人类疾病的只有肺炎支原体。肺炎支原体能分解葡萄糖产酸，不能利用精氨酸及尿素，在液体或者双相培养基中可形成圆形体。肺炎支原体以引起间质性肺炎为主，有时可合并支气管肺炎，称为原发性非典型肺炎。此型肺炎症状较轻，表现为头痛、发热、咳嗽、淋巴结肿大等，多数仅表现为上呼吸道感染，偶可有呼吸道以外的并发症，如心包炎、心肌炎等心血管症状和脑膜炎、多发性神经根炎等神经症状，与免疫复合物和自身抗体的形成有关。支原体肺炎主要经呼吸道传播，多发生于秋冬季，青少年多见。

2. 泌尿生殖道感染支原体 此类支原体有溶脲脲原体、人型支原体和生殖器支原体。溶脲脲原体能分解尿素，不能分解精氨酸和葡萄糖，菌落微小，直径仅 15~30μm，表面有粗糙颗粒。溶脲脲原体是引起非淋菌性尿道炎及宫颈炎的仅次于衣原体的第二大致病菌，在性生活紊乱的妇女生殖道中有较高的分离率，而婴儿或无性接触的女性生殖道内则未见，因此被列为性传播疾病的病原体。除引起泌尿生殖道感染外，溶脲脲原体也可通过胎盘感染胎儿而导致早产、死胎；也可在分娩时感染新生儿，引起新生儿呼吸道感染；亦可损伤精子而引起不育。

人型支原体能分解精氨酸，不能分解葡萄糖和尿素，菌落较大，直径为 300~1000μm，常有"油煎蛋"样外观。其可引起尿道炎、盆腔炎、卵巢脓肿和产褥热。其感染率主要与性活动有关。

生殖器支原体能分解葡萄糖，不能分解精氨酸和尿素。其在正常人泌尿生殖道常有存在，但在衣原体阳性者的尿中检出率明显升高。现认为生殖器支原体与非淋菌性尿道炎的发生有关。

3. 穿透支原体 1990 年首次从艾滋病患者尿中分离出，形态为杆状或长烧瓶状，一端是尖形结构，在含血清的培养基中能缓慢生长，可分解葡萄糖和精氨酸。穿透支原体可借其尖形结构黏附和穿入人或动物红细胞、淋巴细胞和单核吞噬细胞内，引起细胞损伤，并对人类免疫缺陷病毒和肿瘤病毒的复制有促进作用，被认为是艾滋病的辅助致病因素。

(三)防治原则

肺炎支原体可以通过接种疫苗进行预防。泌尿生殖道支原体感染的预防以加强宣传教育、注意性卫生、切断传播途径为主。支原体感染者可选用左氧氟沙星、氯霉素、红霉素、螺旋霉素、链霉素、四环素等药物治疗。

四、螺旋体

螺旋体(spirochaeta)是一类呈螺旋状弯曲、细长、能运动(其体内有类似细菌鞭毛的亚显微纵行结构，称内鞭毛)的原核细胞型微生物，以二分裂法繁殖，革兰氏染色阴性(但不易着色)，常用 Fontana 镀银染色；对抗生素敏感。螺旋体有 7 属，对人致病的有疏螺旋体属、密螺旋体属和钩端螺旋体属。疏螺旋体属(Borrelia)螺旋稀疏，不规则，呈波纹状，有 5~10 个螺旋，对人致病的主要有回归热螺旋体、伯氏螺旋体和奋森螺旋体。密螺旋体属(Treponema)两端尖，有 8~14 个细密规则的螺旋，对人致病的主要有梅毒螺旋体和雅司螺旋体等。钩端螺旋体属(Leptospira)螺旋比密螺旋体属更细密、规则，数目更多，其菌体一端或两端弯曲成钩状；本属中多数能引起人及动物的钩端螺旋体病。

(一)钩端螺旋体

钩端螺旋体简称钩体，对人致病的主要是问号钩端螺旋体(L. interrogans)，引起钩体病。钩体病为人畜共患病。

1. **生物学性状** 具体如下。

(1)形态与染色：长度为 6~20μm，菌体弯曲，呈"S"形、"L"形或"C"形；电镜下呈圆柱形，覆有外膜，有两根内鞭毛穿插其间；在暗视野显微镜下菌体呈串珠状，运动活泼；Fontana 镀银染色法呈棕褐色。

(2)培养特性：需氧，在含血清的培养基，如含 8%~10% 兔血清的柯索夫(Korthof)培养基中，28~30℃ 2 周可形成扁平、透明的圆形菌落。

(3)抵抗力：在水体和潮湿的土壤中可存活数月，对热、干燥、日光和化学消毒剂敏感，56℃ 10 分钟、0.5% 来苏水和 1% 石炭酸 10~30 分钟即被灭活，对青霉素等抗生素敏感。

2. **致病性与免疫性** 具体如下。

(1)致病物质：有内毒素样物质、溶血素和细胞毒因子等。内毒素样物质为脂多糖样物质，耐热，生物学作用与内毒素相似，但活性较低。溶血素不耐热，可被胰蛋白酶破坏，作用类似于磷脂酶，能使红细胞溶解。细胞毒因子在体外试验中对哺乳动物细胞有致细胞病变作用。此外，钩体在宿主体内可产生一些有毒脂类和酶类，损害宿主毛细血管壁。

(2)所致疾病：钩体病为人畜共患病，多种野生动物和家畜是其储存宿主和传染源，其中鼠类和猪最常见。动物多呈隐性感染。钩体可在感染动物的肾小管内长期存在并不断随尿排出，污染水源和土壤，经皮肤黏膜侵入人体。进入人体后，钩体可在血液、淋巴结、肝、脾、肺、肾、心和中枢神经系统等组织器官繁殖，引起全身中毒症状和相应组织器官的损害，临床有流感伤寒型、黄疸出血型、脑膜脑炎型、肺出血型及肾功能衰竭型等类型。流感伤寒型为早期钩体败血症的症状，临床表现类似于流感，一般无内脏损害。黄疸出血型以出血、黄疸及肝肾损害为突出表现。肺出血型则表现为出血性肺炎，患者有胸闷、咳嗽、咯血、发绀等表现，可因大咯血而死亡。钩体也可经胎盘垂直感染胎儿。

（3）免疫性：钩体有属、群、型特异性抗原，可刺激机体产生保护性抗体，调理、凝集和溶解钩体，感染2周后血液及内脏中的钩体可逐渐被清除，病后对同型钩体有持久免疫力。肾小管中的钩体存活时间较长，可持续半年，经尿排出钩体。

3. 病原学检查　发病第1周、第2周分别取血液、尿液标本，有脑膜刺激症状者取脑脊液标本，离心集菌后取沉淀物，以暗视野显微镜观察，或用 Fontana 镀银染色后观察，也可将标本接种于 Korthof 培养基或动物进行分离培养。用同位素或生物素等标记特异性 DNA 探针，结合 PCR 技术，可直接检测钩体，敏感快速，特异性高。在病初及发病2~3周分别取患者血做显微镜凝集试验，血清效价在1∶400以上或血清效价增长4倍以上有诊断价值。

4. 防治原则　消灭鼠类，控制传染源，保护水源，加强个体防护及免疫接种是预防钩体病的主要措施。在我国，目前采用钩体外膜疫苗进行免疫接种，效果良好。治疗首选青霉素，庆大霉素等多种抗生素对钩体病也有良好疗效。需注意部分患者注射青霉素后可出现寒战、高热及低血压等严重反应，与死亡钩体释出大量毒性物质有关。

（二）梅毒螺旋体

梅毒螺旋体又称苍白密螺旋体（T. pallidum），属密螺旋体属，是梅毒的病原体。梅毒是一种性传播疾病。

1. 生物学性状　具体如下。

（1）形态与染色：纤细，长5~15μm，螺旋致密规则，有8~14个螺旋，两端尖直，运动活泼。染色同钩端螺旋体。

（2）培养特性：不能在人工培养基上生长，在棉尾兔单层上皮细胞培养中可生长并保持其毒力。

（3）抵抗力：极弱，对热、冷、干燥、消毒剂和肥皂水敏感。40~60℃2~3分钟，离体后干燥1~2小时，4℃3天，1%~2%石炭酸处理数分钟均可将其杀灭。

2. 致病性　具体如下。

（1）致病物质：尚不完全清楚，其荚膜样物质、外膜蛋白、透明质酸酶与其致病性有关。梅毒螺旋体在宿主细胞内繁殖可直接损伤宿主细胞，并可引起Ⅲ型、Ⅳ型超敏反应。

（2）所致疾病：人是梅毒螺旋体的唯一宿主，主要经性接触感染，也可经胎盘传染给胎儿，引起流产、死胎或先天性梅毒，表现为皮肤梅毒瘤、鞍鼻、间质性角膜炎和神经性耳聋等。

梅毒分为三期，Ⅰ期（初期）主要表现为外生殖器无痛性硬下疳，也可见于直肠、肛门和口腔，多在感染后 3 周左右出现，初为丘疹硬结，随即破溃形成溃疡，溃疡渗出液中含有大量梅毒螺旋体，传染性极强。约 1 个月后，硬下疳自愈，无明显瘢痕形成。Ⅰ期经 2~3 个月无症状潜伏在血液及组织中发育进入梅毒Ⅱ期，主要表现为全身皮肤黏膜出现梅毒疹、淋巴结肿大，伴有骨、关节、眼及其他脏器病变。梅毒疹及淋巴结中含有大量梅毒螺旋体，传染性较强。在 3 周至 3 个月内，症状可自行消退，但常可复发。Ⅲ期（晚期）梅毒多发生于感染 2 年后，也可长达 10~15 年，主要表现为皮肤黏膜溃疡性坏死灶及内脏器官肉芽肿样病变（梅毒瘤），有瘢痕形成，可有心血管和中枢神经系统损害，出现动脉瘤、脊髓结核及全身麻痹，可导致患者死亡。病灶中梅毒螺旋体少见，传染性小。

3. 免疫性　梅毒螺旋体抗原构造复杂，有表面特异性抗原、类属抗原及复合抗原，一般不能诱发有效的保护性免疫。机体的抗梅毒免疫以细胞免疫为主，是带菌免疫，即体内有梅毒螺旋体存在时才对再感染有免疫力。

4. 病原学检查　采集患者硬性下疳、梅毒疹的渗出物及淋巴结抽出液等标本，以暗视野显微镜、Fontana 镀银染色法或直接免疫荧光技术检查螺旋体。

在血清学诊断方面，可用非密螺旋体抗原试验、密螺旋体抗原试验和酶免疫分析法检测梅毒抗体。非密螺旋体抗原试验以牛心类脂为抗原，操作简便，敏感性高，但特异性差。密螺旋体抗原试验以梅毒螺旋体为抗原，常用间接免疫荧光法检测梅毒螺旋体特异性抗体，敏感性和特异性高。

5. 防治原则　性卫生、婚前检查等是预防梅毒的主要措施，目前尚无有效的疫苗预防梅毒螺旋体感染。治疗首选青霉素，四环素、红霉素和砷剂也有效，以血清中抗体阴转为治愈指标。

五、立克次体

立克次体（rickettsia）在活细胞内寄生，呈多形性，革兰氏染色阴性。立克次体是为纪念为研究斑疹伤寒病原体而献身的美国青年医师 Howard Taylor Ricketts 而命名的。我国学者魏曦（1903—1989）在立克次体的分离、培养和鉴定方面，也做出了重要贡献。引起人类疾病的立克次体有立克次体属（*Rickettsia*）、柯克斯体属（*Caxiella*）、东方体属（*Orientia*）、埃立克体属（*Ehrlichia*）和巴通体属（*Bartonella*）五属，约十余种，多数通过节肢动物传播。

（一）生物学性状

1. 形态与染色　多形态，呈球杆状或杆状，有结构与革兰氏阴性菌类似的细胞壁。Gimenza 染色呈红色，Giemsa 染色呈紫色或蓝色。在感染的细胞内，立克次体常集聚成致密团块状，不同种类的立克次体在细胞内的分布不同，如普氏立克次体常散在于胞质中，恙虫病立克次体在胞质近核旁，据此可初步鉴别立克次体。

2. 培养特性　各种立克次体（除巴通体外）只能在活细胞内生长。最常用的培养方法是采用豚鼠、小鼠等动物接种，也可用鸡胚卵黄囊或鸡胚成纤维细胞、L929 细胞等进行培养。

3. 抵抗力　除柯克斯体属的贝纳柯克斯体外，立克次体对热、常用消毒剂以及氯霉素、四环素等抗生素敏感，56℃ 30 分钟，次氯酸盐、过氧化氢、75% 乙醇等数分钟均可将其灭活，对低温和干燥抵抗力较强。磺胺类药物对立克次体的生长繁殖有促进作用。

（二）致病性

1. 致病物质　致病物质主要有脂多糖和磷脂酶 A。脂多糖具有与革兰氏阴性菌内毒素相似的多种生物学活性，磷脂酶 A 可破坏红细胞引起溶血，并帮助吞噬泡内的立克次体释入胞质中增殖。

2. 所致疾病　在我国发生的立克次体病主要有斑疹伤寒和恙虫病。

（1）斑疹伤寒：由普氏立克次体（R. prowazekii）和莫氏立克次体（R. mooseri）引起。普氏立克次体是流行性斑疹伤寒的病原体，在世界各地分布较为广泛，患者是传染源，通过人虱粪便污染破损的皮肤伤口感染人体。在人体内，可引起毒血症和血管损害，患者出现高热、头痛、肌痛、皮疹以及神经、心血管系统和其他器官损害的表现。莫氏立克次体是地方性斑疹伤寒（鼠型斑疹伤寒）的病原体，多呈地方性流行，鼠是其天然贮存宿主，由鼠蚤或鼠虱在鼠间传播。当鼠蚤叮咬人时，莫氏立克次体即可被传染给人，而人群中有人虱寄生时，莫氏立克次体即可通过人虱在人群中传播。其所致地方性斑疹伤寒的发病机制及临床表现与流行性斑疹伤寒相似，但发病慢，病情轻，中枢神经系统和心血管系统很少受累。

（2）恙虫病：由东方立克次体（R. orientalis）〔传统称恙虫病立克次体（R. tsutsugamushi）〕引起，主要在啮齿动物间传播。在我国，恙虫病主要见于东南和西南地区的林区和乡村。恙螨是恙虫病立克次体的传播媒介和储存宿主，恙虫病立克次体可寄居于其体内，并可经卵传代。借助于恙螨的叮咬，恙虫病立克次体在鼠间传播并可感染人体。在叮咬处，先出现红色丘疹，继而形成水疱并破裂，溃疡处覆以黑色焦痂。患者突发高热，全身淋巴结肿大，可有各脏器受损的症状。

立克次体所致的重要疾病还有 Q 热、猫抓病等。Q 热由贝纳柯克斯体（C. burnetti）引起，主要表现为发热、头痛、腰痛和心内膜炎，多在动物间流行，蜱为传播媒介。猫抓病的病原体是汉赛巴通体（B. henselae），传染源主要为猫，通过被猫、狗抓伤或咬伤的部位进入人体。感染后，在抓伤处皮肤出现丘疹或脓疱，局部淋巴结肿大，并有发热、厌食、肌痛和脾肿大等表现，常并发结膜炎，伴有耳前淋巴结肿大。此外，埃立克体属的一些种类也偶然感染人。

（三）免疫性

立克次体有两种主要抗原，一种为可溶性抗原，耐热，与细胞壁表层的脂多糖成分有关，为群特异性抗原；另一种为颗粒性抗原，不耐热，与外膜蛋白有关，为种特异性抗原。人体感染立克次体后可产生相应群和种特异性抗体，但抗感染以细胞免疫为主，病后可获得较持久的免疫力。

（四）病原学检查

病原学检查应于病初或急性发热期使用抗生素之前采集标本进行分离培养，可将标本接种于小鼠、豚鼠等动物腹腔内，如动物出现体温升高、阴囊红肿等表现，则提示动物有立克次体感染，可进一步用鸡胚或成纤维细胞进行分离培养，并以免疫荧光法进行鉴定。

血清学检查方面，可用 ELISA 法、免疫荧光法或补体结合试验检测群、种特异性抗体，也可以血清标本做外斐反应（Weil - Felix reaction），即以易于制备的普通变形杆菌菌株抗原代替立克次体抗原进行凝集试验，检测患者血清中有无立克次体抗体。其原理是立克次体与变形杆菌的某些菌株（如立克次体属与 OX19，东方体属与 OXk）有共同的耐热多糖抗原。反应时，如滴度 ≥ 1∶160，或随病程延长，滴度增长到或超过 4 倍为阳性反应，斑疹伤寒、恙虫病患者可出现阳性反应；也可应用 PCR 或基因探针检测。

（五）防治原则

预防立克次体病的主要措施是杀灭虱、蚤、螨、鼠等立克次体的传播媒介和储存宿主，并做好个人防护及个人卫生，接种鼠肺疫苗、鸡胚疫苗等灭活疫苗有一定预防斑疹伤寒感染的作用，免疫力可持续 1 年。氯霉素、四环素类抗生素对各种立克次体有良好的抑制作用，但病原体的完全清除有赖于人体的免疫功能。

✹ 思 考 题

1.《中国药典》规定，外用药品等不得检出金黄色葡萄球菌。试说明该菌的主要生物学特性，并根据其致病物质分析该菌引起的侵袭性疾病和毒素性疾病各有哪些。

2. 破伤风梭菌的主要形态学特征和致病物质各是什么？试分析构成破伤风发病条件的因素。

3.《中国药典》规定，口服药品不得检出大肠埃希菌。试分析大肠埃希菌的卫生学意义及鉴定依据有哪些。

4. 根据所学过的知识，区分肠道杆菌中的大肠埃希菌、伤寒沙门菌和志贺菌。

5. 结核菌素试验的原理和意义是什么？如何判断结核菌素试验的结果？卡介苗有哪些用途？

第四章 病毒学概论

学习要求

掌握：病毒的结构、化学组成及功能，病毒的感染类型和致病机制。

熟悉：病毒的主要特征，病毒的复制周期，病毒的培养方法。

了解：理化因素对病毒的影响，机体的抗病毒免疫机制，病毒感染的检查方法和防治原则。

病毒(virus)在自然界中分布非常广泛，可在人和各种动物、植物、昆虫、微生物等体内寄生、增殖，引发感染。病毒传染性极强，传播迅速，流行广泛。在微生物所引发的人类感染性疾病中，病毒性疾病可占到80%，且缺乏特效药物。此外，一些非感染性疾病，如肿瘤、自身免疫病、先天性畸形、心肌病等多种疾病的发生也与病毒的感染有密切关系。

病毒的主要特性有以下几点。①个体极小：能通过除菌滤器，必须用电子显微镜才能看见。②结构简单：无细胞结构，一种病毒只含一种类型的核酸(DNA或RNA)。③专性活细胞内寄生：缺乏完整的酶系统，只能在活的易感细胞内增殖。④以复制的方式繁殖。⑤抵抗力弱：一般耐冷不耐热，对常用抗生素不敏感，对干扰素敏感。

第一节 病毒的大小、形态、结构及分类

一、病毒的大小和形态

1. **病毒的大小** 通常所说的病毒是指具有感染性、完整成熟的病毒颗粒，即病毒体(virion)。常用的病毒测量单位为纳米(nm)。病毒的大小介于30～300nm，大多数在100nm左右。最大的病毒(如痘病毒)可达300nm，而最小的(如脊髓灰质炎病毒)直径只有27～30nm。利用电子显微镜、超速离心机、分级超过滤术和X线衍射分析等可研究其大小和结构。

2. **病毒的形态** 病毒的形态多样(图4-1)。多数感染人类的病毒呈球形或近似球形，少数为杆状、丝状、子弹状(狂犬病病毒)或砖块状(痘病毒)，感染细菌的病毒(噬菌体)则大多呈蝌蚪形。

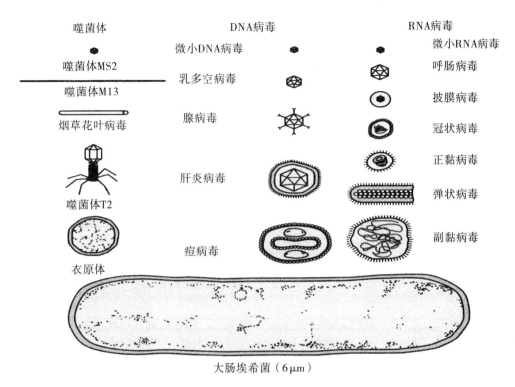

图 4-1 病毒及微生物大小、形状比较示意图

二、病毒的结构、化学组成与功能

病毒的基本结构是由核心（core）和包绕在周围的衣壳（capsid）组成，亦称核衣壳（necleocapsid）。有些病毒在核衣壳的外表面有一层包膜（envelop）（图 4-2），无包膜病毒的核衣壳就是病毒体。

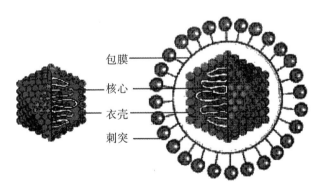

图 4-2 病毒结构模式图

1. 核心（core） 病毒的核心主要为核酸，构成病毒的基因组。病毒体的核心除由一种核酸 DNA 或 RNA 组成外，还有少量的非结构、功能性蛋白质参与，如病毒编码的酶类，位于病毒的核心，其化学组成分为 DNA 或 RNA。核酸具有多样性，呈线状或环状（闭合环或缺口环），可为双链 DNA（dsDNA）、单链 DNA（ssDNA）、双链 RNA

（dsRNA）、单链RNA（ssRNA）或分节段RNA。动物和人类病毒以线状dsDNA和ssRNA多见。病毒核酸携带有病毒的全部遗传信息，是决定病毒的增殖、遗传与变异以及病毒的感染性等的物质基础。

2. 衣壳（capsid）　包绕在病毒核心外的蛋白质外壳称为衣壳，由一定数量的壳粒（capsomere）组成。每个壳粒由1个或几个多肽分子组成。衣壳可保护病毒核酸免受环境中核酸酶或其他因素的破坏，并能介导病毒进入宿主细胞。

病毒衣壳的主要成分是蛋白质，由病毒基因组编码，具有病毒的特异性。蛋白质也是病毒包膜和基质的主要成分。

衣壳的主要功能：①保护病毒的核心，以免核酸受到核酸酶以及其他理化因素的破坏。②与易感细胞受体结合，介导病毒感染宿主细胞。③具有抗原性，能引起特异性体液免疫和细胞免疫，不仅可调动机体的免疫防御作用，有时也可引起免疫病理损伤。

在电镜下可以观察到壳粒包绕着核酸呈对称排列。不同病毒衣壳壳粒的数目和排列方式不尽相同，可作为病毒鉴别和分类的依据之一。根据壳粒的数目和排列方式不同，病毒结构可分为以下几种对称型（图4-3）。

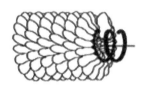　　

螺旋对称型　　　　　二十面体对称型　　　　　复合对称型

图4-3　病毒的对称型结构

（1）螺旋对称型（helical symmetry）：壳粒沿着螺旋形的病毒核酸链对称排列，见于大多数杆状病毒、弹状病毒、正黏病毒和副黏病毒。

（2）二十面体对称型（icosahedral symmetry，or cubin symmetry）：病毒衣壳包绕在浓集成球形或近似球形结构的病毒核酸表面，壳粒呈有规则的立体对称排列，通常构成一个具有12个顶、30个棱和20个等边三角形的正二十面体，如流行性乙型脑炎病毒及脊髓灰质炎病毒等。

（3）复合对称型（complex symmetry）：指壳粒排列既有立体对称，又有螺旋对称排列的病毒，如噬菌体的头部呈立体对称，尾部呈螺旋对称。

3. 包膜（envelop）　又称囊膜，指包裹在核衣壳外的结构。它是某些病毒在成熟后以出芽方式从感染细胞释放过程中获得的一层膜样结构。其主要成分——脂类和多糖源于宿主细胞膜或核膜，而蛋白质几乎都是由病毒基因组编码的。有些病毒包膜表面有呈放射状排列的钉状突起的糖蛋白，称为包膜子粒（peplomeres）或刺突（spike）。有包膜的病毒称为包膜病毒（enveloped virus），无包膜病毒的病毒称为裸露病毒（naked virus）。感染人和其他动物的病毒多数属于包膜病毒。包膜构成病毒体的表面抗原，与致病性和免疫性有关（如流感病毒包膜上有血凝素与神经氨酸酶两种刺突，血凝素对呼吸道黏膜上皮细胞和红细胞具有特殊的亲和力，而神经氨酸酶可破坏细胞表面受体，利于子代病毒从宿主细胞膜上解离释放）。此外，脂溶性溶剂可除去包膜，使病毒失去感染性。

包膜病毒的成分为脂类和糖，主要存在于包膜中，大多数来自宿主细胞膜。其主要功能是：①维护病毒体结构的完整性，保护病毒核衣壳。②病毒体包膜上的脂类来源于细胞膜，与细胞膜易于亲和与融合，有助于病毒的感染。③具有抗原性，病毒包膜上的糖蛋白和脂蛋白具有病毒种和型特异性，是病毒鉴定与分型的依据之一。

三、病毒的分类

国际病毒分类委员会已将病毒分为 3 个目、60 余个科。按照寄生的宿主范围不同，病毒可分为动物病毒、植物病毒和细菌病毒（噬菌体）。与人类疾病密切相关的是动物病毒，主要涉及 20 个科的一些种属（表 4 - 1）和朊粒（prion）。在临床传染性疾病中，75% 由病毒感染引起。许多病毒感染性疾病传染性强，如流感、病毒性肝炎、艾滋病等可引起世界性大流行；有的则病情严重、病死率高，如病毒性脑炎、狂犬病和出血热等。朊粒（prion）是 1982 年由美国学者 Prusiner 从患羊瘙痒病的羊体内分离到的蛋白质感染因子。Prusiner 对朊粒进行了大量的研究。

表 4 - 1　与人类相关病毒的分类

种类	分类（科）	外形（核酸类型）	致病种举例
DNA 病毒	小 DNA 病毒（parvoviridae）	（ - ss）	B19 病毒
	腺病毒（adenoviridae）	（ds）	腺病毒
	痘病毒（poxviridae）	（ds）	传染性软疣病毒
	乳多空病毒（papovaviridae）	（ds）	乳头状瘤病毒
	疱疹病毒（herpesviridae）	（ds）	单纯疱疹病毒
逆转录病毒	肝 DNA 病毒（hepadnaviridae）	（ds）	乙型肝炎病毒
	逆转录病毒（retroviridae）	（ + ss，2）	HIV、HTLV - 1

续表

种类	分类(科)	外形(核酸类型)	致病种举例
RNA病毒	小RNA病毒(piconaviridae)	(+ss)	脊髓灰质炎病毒
	星状病毒(astroviridae)	(+ss)	人星状病毒
	黄病毒(flaviviridae)	(+ss)	登革热病毒、乙型脑炎病毒
	弹状病毒(rhabdoviridae)	(−ss)	狂犬病病毒
	布尼亚病毒(bunyaviridae)	(−ss,节)	汉坦病毒
	副黏病毒(paramyxoviridae)	(−ss)	副流感病毒、麻疹病毒
	呼肠孤病毒(reoviridae)	(ds,节)	轮状病毒
	嵌杯病毒(caliciviridae)	(+ss)	诺沃克病毒
	冠状病毒(coronaviridae)	(+ss)	人冠状病毒、SARS冠状病毒
	披膜病毒(togaviridae)	(+ss)	风疹病毒
	丝状病毒(filoviridae)	(−ss)	埃博拉病毒
	砂粒病毒(arenaviridae)	(−ss,节)	拉撒病毒
	正黏病毒(orthomyxoviridae)	(−ss,节)	流感病毒

注：ss表示单股；ds表示双股；+表示正意义链；−表示负意义链；节表示分节段；2表示二倍体。

知识拓展

亚病毒(subvirus)是一类比病毒更小、结构更简单的微生物，包括类病毒和卫星病毒。

类病毒(viroid)是仅由250～400个核苷酸组成棒状二级结构的单链环状RNA分子，无包膜和衣壳，不编码蛋白质，均为植物病毒，不需要辅助病毒参与复制。

卫星病毒(satellite virus)是一类基因组缺损、需要依赖辅助病毒基因才能复制和表达，以及完成增殖的亚病毒。卫星病毒不单独存在，常伴随着其他病毒一起出现。其可分为两类，一类可编码自身的衣壳蛋白，另一类为卫星病毒RNA分子，曾被称为拟病毒。其基因组是由200～5000个核苷酸构成的单链RNA，复制必须依靠辅助病毒。例如：大肠杆菌噬菌体PE4，缺乏编码衣壳蛋白的基因，需辅助病毒大肠杆菌噬菌体P2同时感染，且依赖P2合成的壳体蛋白装配成含P2壳体1/3左右的P4壳体，与较小的P4 DNA组装成完整的P4颗粒，完成增殖过程；丁型肝炎病毒(HDV)必须利用乙型肝炎病毒的包膜蛋白才能完成复制周期。常见的卫星病毒还有腺联病毒(AAV)、卫星烟草花叶病毒(STMV)、卫星玉米白线花叶病毒(SMWLMV)、卫星樱子花叶病毒(SPMV)等。目前认为人类的丁型肝炎病毒具有部分卫星病毒和类病毒的特征，是一种特殊的嵌合RNA分子。

朊粒(prion)曾被译为朊病毒，具有可滤过性，增殖非常缓慢，与已知病毒特征明显不同。朊粒不具有病毒结构，不能检出核酸，是由一种耐蛋白酶K的蛋白酶抗性蛋白(prion protein，PrP)组成的。朊粒具有传染性，与动物和人类的中枢神经系统慢性进行性疾病有关，如疯牛病、羊瘙痒病，以及人的库鲁病、克雅病等。

第二节 病毒的增殖和培养

一、病毒的培养

由于病毒结构简单，酶系统不完整，必须借助于宿主细胞提供酶系统、原料及能量等，在病毒核酸的控制下完成复制，并且病毒只对带有相应受体的细胞(称易感细胞)才有亲嗜性，因此病毒须在活的易感细胞中方能进行增殖。目前，病毒的培养有以下三种方法。

(一)动物接种

动物接种是最原始的病毒培养方法，目前对某些病毒分离仍然应用。动物接种要选用敏感动物，接种途径有鼻内、皮下、皮内、脑内、腹腔、静脉等。根据病毒种类不同，选择敏感的动物及适宜接种部位，如嗜神经病毒(乙型脑炎病毒、狂犬病病毒)可选取小鼠脑内接种，以使病毒增殖，并根据动物出现的症状特征辅助诊断。目前动物接种仅限于用来研究病毒或毒株的致病性，或为确切诊断某种病毒为病原体。

(二)鸡胚接种

鸡胚接种是一种经济简便的方法，一般采用孵化9～12天的鸡胚，根据病毒的特性将病毒标本接种于鸡胚的不同部位。个别病毒（如流感病毒）必须在鸡胚中进行分离培养，如疱疹病毒接种于绒毛尿囊上，流感病毒初次分离接种于羊膜腔，传代培养接种于尿囊腔。

（三）组织（细胞）培养

组织（细胞）培养是目前分离培养和鉴定病毒的主要方法，通常用人胚肾细胞、人胎盘羊膜细胞、人胚二倍体细胞、鸡胚等原代细胞以及传代细胞等制备单层细胞培养标本。病毒感染细胞后，大多数能引起细胞病变，无须染色即可直接在普通光学显微镜下观察。有的细胞不产生病变，但能改变培养液的 pH 值，或出现红细胞吸附及血凝现象（流感病毒），有时还可用免疫荧光技术检查细胞中的病毒和细胞变化。组织培养多用于病毒分离培养和检测中和抗体，制备疫苗等。由于组织培养及以后发展的单层或悬浮细胞培养技术具有便于纯化病毒、可直接观察细胞变化（包括细胞出现病变或转化）、可对病毒的复制过程进行基础性研究、可进行空斑纯化病毒克隆以及可滴定病毒含量等优点，因此至今细胞培养仍是分离病毒及了解病毒生物学特性和病毒疫苗生产的重要方法。例如，当今为消灭小儿麻痹症所应用的脊髓灰质炎病毒疫苗就是用细胞培养法所生产与制备的。

培养病毒所用的细胞有原代细胞、传代细胞及二倍体细胞等不同种类。

原代细胞培养是指自动物、人或鸡胚的组织细胞。原代细胞对病毒的易感性高，主要作为自标本中分离病毒的工具。传代细胞分为二倍体细胞株和传代细胞系。可连续传代的细胞系或来自肿瘤组织（如 HeLa 细胞），或来自发生自发转化的原代细胞系（如中国地鼠卵巢细胞系，CHO）。这些细胞系的染色体为多倍体，与正常细胞不同。二倍体细胞则为在体外连续 50～60 代后仍保持其二倍染色体数目的细胞，经再连续传代，则二倍体细胞逐渐衰老而死亡。这种细胞株多数用人胚肺组织建立，既可用于分离病毒，也是人用疫苗生产中首选的细胞株，在用真核表达基因工程产品时则常用CHO 细胞。

在病毒的复制过程中，感染细胞常伴有一定的形态学与生化的变化。溶细胞型病毒感染细胞后，可出现细胞团缩、裂解，细胞肿大，以及数个细胞融合成多核巨细胞或细胞聚集成葡萄串等。将病毒原液做 10 倍系列稀释后，可对病毒的量进行滴定，常用的表达方式为 TCID50（半数组织培养感染剂量），即能在半数细胞培养板孔或试管内引起致细胞病变（cytopathic effect，CPE）的病毒量。例如：在判定减毒活疫苗的质量时，常需用所含病毒量作为重要标准。此外，还可利用在细胞培养的表面覆盖一层半固体物质的方法使致细胞病变形成空斑，用来纯化毒株。

二、病毒的增殖

病毒属于非细胞微生物，结构简单，缺乏完整的酶系统和细胞器，不能独立进行代谢，只能借助易感活细胞的代谢系统提供病毒复制所需的核苷酸、氨基酸、能量和酶类完成增殖。病毒利用宿主细胞的细胞器和酶系统，以病毒核酸为模板进行基因组复制和病毒蛋白的合成，装配成子代病毒体并释放。病毒的这种增殖方式称为自我复制（self replication）。

（一）病毒的复制周期

病毒从进入宿主细胞到子代病毒生成并释放的这一过程，称为病毒的一个复制周期（replication cycle）。病毒的复制周期依次分为吸附、穿入、脱壳、生物合成、装配和释放 5 个步骤。下面以双链 DNA 病毒（dsDNA）为例进行介绍（图 4 - 4）。

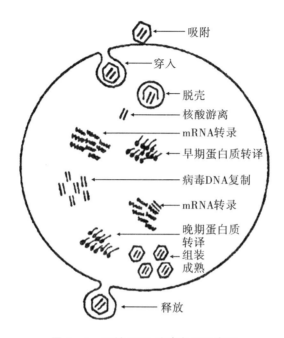

吸附

穿入

脱壳

核酸游离

mRNA转录

早期蛋白质转译

病毒DNA复制

mRNA转录

晚期蛋白质转译

组装成熟

释放

图 4 - 4　双链 DNA 病毒复制示意图

1. 吸附（adsorption）　病毒感染宿主细胞的第一步是吸附。首先，在有 Na^+、Mg^{2+}、Ca^{2+} 存在的条件下，病毒与细胞发生非特异性的、可逆性结合，称为非特异性吸附。之后，病毒表面的相应配体与细胞表面的特异性受体发生特异性的、非可逆性结合，开始病毒的感染。病毒的组织亲嗜性主要取决于细胞膜上是否存在与病毒选择性结合的受体。例如，HIV 表面 gp120 的受体是细胞表面的 CD4 分子，EB 病毒的 gp350 的受体是细胞表面的 CD21 分子，流感病毒血凝素的受体是细胞表面的唾液酸残基。一个病毒易感细胞表面大约有 10 万个受体，病毒能在几分钟到十几分钟内完成吸附过程。

2. 穿入（penetration）　病毒吸附于易感细胞膜后，穿入方式随病毒种类而异。无包膜病毒多以吞饮形式进入易感细胞，即病毒与细胞表面受体结合后，细胞膜内陷，病毒被细胞内吞而进入细胞质；包膜病毒则大多数通过包膜与宿主细胞膜发生融合而进入细胞质。

3. 脱壳（uncoating）　病毒穿入细胞后，需要脱去蛋白衣壳，核酸才能进行复制等过程。多数病毒穿入细胞后，在细胞溶酶体酶的作用下，衣壳蛋白被水解，基因组核酸释放出来。但痘病毒的脱壳分为两步。痘病毒先在细胞溶酶体酶作用下脱去外层衣壳蛋白，再通过脱壳酶脱去内层衣壳。

4. 生物合成（biosynthesis） 病毒基因组在脱壳后，利用宿主细胞提供的条件合成子代病毒的核酸和结构蛋白质。在这一阶段，用血清学方法和电镜都无法在细胞内发现病毒颗粒，故称其为隐蔽期（eclipse period）。各种病毒的隐蔽期从几小时到十几小时不等。在易感细胞内，病毒核酸复制的位置不同。DNA 病毒一般在细胞核内复制，但痘病毒除外；RNA 病毒一般在细胞质内复制，但正黏病毒和逆转录病毒除外。病毒首先合成病毒早期蛋白。病毒早期蛋白主要是功能蛋白，包括病毒生物合成过程中必需的酶类和抑制或阻断宿主细胞代谢的酶类，后者使细胞代谢转向有利于病毒的增殖。其后在早期蛋白参与下，复制子代病毒核酸和晚期蛋白。病毒晚期蛋白主要是病毒衣壳和包膜子粒的结构蛋白。病毒生物合成过程中所需的酶类包括两类：其一为病毒来源的酶类，有些病毒本身携带酶类，如逆转录病毒、嗜肝 DNA 病毒的逆转录酶；另有病毒早期蛋白中的酶类，如正链 RNA 病毒的 RNA 依赖的 RNA 聚合酶。其二为宿主细胞提供的酶类。病毒的生物合成简要过程见图 4 - 5。

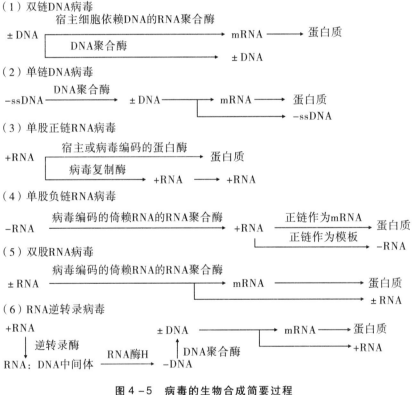

图 4 - 5　病毒的生物合成简要过程

5. 装配（assembly）和释放（release） 病毒核酸和结构蛋白质合成之后，在细胞核或细胞质中组装形成成熟的病毒颗粒，称为病毒的装配。DNA 病毒（除痘病毒外）在易感细胞核内装配，RNA 病毒和痘病毒在细胞质中装配。

成熟的病毒体的释放方式不同。一般来说，有包膜病毒以出芽的方式释放，不引起细胞死亡；无包膜病毒在组装完成后，引起细胞破裂而释放；有些病毒如巨细胞病毒，通过细胞间桥或细胞融合在细胞间传播；有些肿瘤病毒的基因组与宿主细胞基因组整合，随宿主细胞分裂而进入子代细胞。

（二）病毒的异常增殖

病毒在宿主细胞内复制时，由于宿主细胞或病毒自身的原因阻碍了病毒的正常增殖，病毒没有组装出完整的病毒体，称为病毒的异常增殖。病毒自身和宿主细胞两方面的原因导致的异常增殖分为以下两类。

1. 顿挫感染　病毒进入宿主细胞后，如细胞不能为病毒增殖提供必需的酶、能量和必要的成分，使病毒的生物合成或组装释放不能正常进行，不能形成有感染性的完整的病毒颗粒，称为顿挫感染（abortive infection）。这类不能为病毒复制提供必要条件的细胞，称为非容纳细胞或非容许性细胞（non‐permissive cell）；能为病毒提供条件，使病毒正常增殖的细胞，称为容纳细胞或容许性细胞（permissive cell）。

2. 缺陷病毒　病毒基因组不完整或基因位点发生改变，病毒不能复制出完整的具有感染性的子代病毒，称为缺陷病毒（defective virus）。缺陷病毒虽不能单独复制，但却能干扰同种成熟病毒进入细胞，故又称为缺陷干扰颗粒（defective interfering particle，DIP）。缺陷病毒是带有不完整基因组的病毒体，它们单独不能正常复制，需要在另一种病毒辅助下方可增殖，故后者称为辅助病毒（helper virus）。丁型肝炎病毒是一种缺陷病毒，乙型肝炎病毒是它的辅助病毒。腺病毒伴随病毒需要腺病毒的存在才能正常增殖，常被利用作为向人体细胞导入外源基因的载体。

三、病毒的干扰现象

当两种病毒同时或先后感染同一细胞时，可发生一种病毒抑制另一种病毒增殖的现象，称为病毒的干扰现象。干扰现象可以发生于异种病毒、同种病毒、同型病毒或同株病毒之间，还可以发生于正常病毒与灭活病毒或缺陷病毒之间。发挥干扰作用的缺陷病毒称为缺陷干扰颗粒。

干扰现象产生的机制是：①一种病毒感染宿主细胞后可诱生细胞产生干扰素（interferon，IFN）抑制另一种病毒的感染，这是产生干扰现象的最主要原因。②一种病毒的感染可改变宿主细胞代谢，阻止另一种病毒的吸附或穿入。③一种病毒的感染改变了宿主细胞代谢，阻止了第二种病毒 mRNA 的翻译。因此，在使用疫苗预防病毒感染时，应注意疫苗间的合理搭配，避免由于干扰而影响疫苗的免疫效果。

第三节　理化因素对病毒的影响

从宿主细胞中释放的病毒受到外界环境和理化因素作用后失去感染性，称为灭活（inactivation）。灭活的病毒仍保留其抗原性、红细胞吸附、血细胞凝集和细胞融合等特性。不同病毒对理化因素的敏感性不同，理化因素对病毒灭活的作用机制包括：①破坏有包膜病毒的包膜（冻融或脂溶剂）。②使病毒的蛋白质组分变性失活（酸、碱、温度等）。③使病毒核酸损伤（变性剂、射线等）。

一、物理因素

1. 温度 大多数病毒耐冷不耐热，50～60℃ 30 分钟或 100℃ 数秒钟可被灭活，但乙型肝炎病毒需 100℃ 10 分钟才能灭活。有包膜病毒 37℃ 以上可迅速灭活。低温可长期保持病毒的感染性。

2. pH 不同病毒对 pH 的耐受性差异很大，多数病毒在 pH5～9 范围内比较稳定，如常用 50% 中性甘油盐水保存含病毒的组织块。肠道病毒在 pH3～5 时稳定，甚至在 pH2 时可存活 24 小时，但鼻病毒很快会被灭活。

3. 射线 紫外线、X 射线和 γ 射线都可破坏病毒的核酸而灭活病毒。但有些病毒（如脊髓灰质炎病毒）经紫外线灭活后，若再用可见光照射除去双聚体，则可使病毒复活（光复活），故不宜用紫外线来制备灭活病毒疫苗。

二、化学因素

1. 脂溶剂 有包膜病毒对乙醚、氯仿、丙酮、去氧胆酸盐、阴离子去污剂等脂溶剂敏感。

2. 化学消毒剂 病毒对强酸、强碱、氧化剂（如高锰酸钾）、卤素及其化合物（如次氯酸盐）等敏感，但消毒剂灭活病毒的效果不如细菌，可能是因为病毒缺乏酶类。醛类消毒剂能破坏病毒的感染性，但可保持病毒的抗原性，故常被用来制备灭活病毒疫苗。酚及其衍生物可使蛋白质变性，因此也可作为病毒的消毒剂。

另外，许多中草药也具有抗病毒作用。

病毒对常用抗生素不敏感，对干扰素敏感。

第四节 病毒的感染及抗病毒免疫

病毒通过多种传播途径侵入机体并在细胞中增殖的过程，称为病毒感染（viral infection）。病毒感染的实质是病毒与机体、病毒与易感细胞相互作用的过程，病毒的毒力和机体抵抗力的平衡关系被打破，则可导致病毒性疾病的发生。

一、病毒感染的传播方式

1. 水平传播 水平传播（horizontal transmission）指病毒在人群中不同个体之间的传播，也包括人和动物间的传播；主要通过皮肤和黏膜（呼吸道、消化道和泌尿生殖道）等途径侵入机体，也可通过注射、输血、昆虫叮咬等特定途径直接进入血液循环。

2. 垂直传播 垂直传播（vertical transmission）指病毒从宿主的亲代向子代的传播方式，主要通过胎盘、产道或乳汁传播。现已发现十几种病毒可通过垂直传播的方式感染胎儿和新生儿，如风疹病毒、乙型肝炎病毒、人类免疫缺陷病毒和巨细胞病毒等。垂直传播可以导致死胎、流产、早产或先天畸形等。

病毒侵入机体的方式和途径常影响病毒感染的发生和发展。病毒可通过不同途径感染宿主，如经呼吸道、消化道、生殖道或输血、蚊虫叮咬等（表 4-2）。

表4-2 常见人类病毒的感染途径及传播方式

感染途径	传播方式	病毒种类
呼吸道	空气、飞沫、痰、唾液或皮屑	正黏病毒、副黏病毒、鼻病毒、腺病毒、风疹病毒、水痘病毒、冠状病毒等
消化道	粪－口途径，如污染的水和食物	脊髓灰质炎病毒、肠道病毒、轮状病毒、HAV、HEV等
眼及泌尿生殖道	直接或间接接触，如毛巾、浴盆、游泳池、性交	腺病毒、肠道病毒70型、单纯疱疹病毒、巨细胞病毒、人乳头瘤病毒、HIV等
破损皮肤	昆虫叮咬、狂犬咬伤、鼠类咬伤	脑炎病毒、狂犬病毒、出血热病毒等
血液	注射、输血或血液制品、器官移植等	HBV、HCV、HIV等
胎盘或产道	孕期经胎盘、分娩时经产道、哺乳期经乳汁	风疹病毒、巨细胞病毒、HBV、HIV等

二、病毒感染的类型

(一)局部感染与全身感染

1. 局部感染 病毒侵入机体后，如果只在入侵部位感染细胞，称为局部感染(local infection)或浅表感染(superficial infection)。

2. 全身感染 病毒如果在入侵部位细胞内增殖后，通过血流(称病毒血症，viremia)、淋巴系统或神经系统并向全身播散，就会造成全身感染。

病毒感染后，由于病毒的生物学特性和机体的免疫力不同，可表现出不同的临床类型。

(二)隐性感染与显性感染

1. 隐性感染 病毒隐性感染(inapparent viral infection)十分常见，可因机体获得免疫力而终止感染。但有些隐性病毒感染者不引起机体的获得性免疫应答，病毒不能被清除，成为病毒携带者(viral carrier)。有些病毒感染(如脊髓灰质炎病毒、流行性乙型脑炎病毒等)时，大多数感染者为隐性感染，此时病毒在体内增殖并可向外界播散，是重要的传染源，在流行病学上具有重要意义。

2. 显性感染(apparent viral infection) 病毒感染后出现临床症状，也称为临床感染(clinical infection)。

(1)急性病毒感染：指病毒进入机体后，经数日至数周的潜伏期后使宿主发病。从潜伏期起，宿主的免疫系统就已开始清除病毒。除死亡病例外，一般都会在发病的一段时间内清除病毒而进入恢复期。急性病毒感染的特点是潜伏期短、发病急、病程数日或几周，如普通感冒和流行性感冒。

(2)持续性病毒感染：指病毒在机体内持续存在数月、数年，甚至数十年。患者可出现症状，或不出现症状，体内病毒长期存在，成为重要的传染源。

形成持续性病毒感染的原因有：①机体免疫功能低下，不能有效清除病毒。②病毒的抗原性变异或免疫原性弱，不能有效刺激感染机体的免疫应答。③一些病毒在复制过程中产生缺损干扰颗粒，使病毒不能正常增殖，改变感染过程。④有些病毒的基因组与宿主细胞的基因组整合，与宿主细胞长期共存。

持续性病毒感染因临床症状或发病机制的不同又可分为四类。①慢性感染(chronic viral infection)：病毒感染(显性感染或隐性感染)机体后，没有完全清除病毒，病毒持续存在于血液或组织中，并不断排出体外，也可经输血、注射等途径传播，如乙型肝炎病毒、巨细胞病毒或 EB 病毒等常形成慢性感染。②潜伏感染(latent viral infection)：如儿童初次感染水痘–带状疱疹病毒时引起水痘，但临床症状消失后，病毒仍然可以长期潜伏在脊髓后根神经节或颅神经的感觉神经节内。当各种诱因导致局部或全身的免疫力降低时，潜伏的病毒被激活，经神经扩散至皮肤，增殖后引起带状疱疹。③慢发病毒感染(slow viral infection)：又称慢病毒感染。病毒感染后有很长的潜伏期，可达数月、数年至数十年，一旦出现临床症状，病程呈亚急性、进行性发展，直至死亡，如 HIV 感染。一些病因尚不清楚的疾病(因发现病变组织中存在某些病毒基因片段)被认为与慢病毒感染有关，如多发性硬化症(multiple sclerosis)、动脉硬化症等。还有一些非寻常病毒或待定生物因子(如朊粒)也可引起慢发感染。④急性病毒感染的迟发并发症(delayed complication after acute viral infection)：是急性感染一年、数年或更长时间以后发生的致死性并发症，如亚急性硬化性全脑炎(subacute sclerosing panencephalitis, SSPE)是个别儿童感染麻疹病毒后，经过十几年的潜伏期，在青春期才发作，出现中枢神经系统疾病。

知识拓展

亚急性硬化性全脑炎是由缺陷型麻疹病毒慢性持续性感染所致的一种罕见的致命性中枢神经系统退变性疾病。其根据病情演变可分为四期：第 1 期为行为与精神障碍期，以健忘、学习成绩下降、情绪不稳定、人格改变及行为异常为主；第 2 期为运动障碍期，主要表现为严重的进行性智力减退、广泛的肌阵挛、共济失调、癫痫发作等；第 3 期为昏迷、角弓反张期，出现肢体肌强直、腱反射亢进、去皮质或去大脑强直、角弓反张，最后逐渐出现昏迷；第 4 期为终末期，大脑皮质功能完全丧失、肌张力下降，患者最终死于合并感染或循环衰竭。

三、病毒感染的致病机制

病毒对宿主的致病机制主要表现在两个方面：病毒侵入机体易感细胞中增殖直接引起的细胞损伤和机体针对病毒产生的免疫应答造成组织的免疫病理损伤。

1. **病毒感染对宿主细胞的影响**　病毒是严格的细胞内寄生性微生物，病毒与宿主细胞的相互作用可引起多种细胞内病变。

(1)杀细胞效应(cytocidal effect)：病毒在宿主细胞内增殖后，一次大量释放出子代病毒，引起细胞裂解死亡，称为杀细胞性感染(cytocidal infection)，主要见于无包膜、杀伤性强的病毒，如脊髓灰质炎病毒等。其主要机制在于：①病毒在复制过程中干扰细胞核酸和蛋白质的合成，影响细胞的新陈代谢。②细胞膜或溶酶体膜的通透性增高或被破坏后，其中的水解酶释放引起细胞自溶。③病毒抗原成分表达于细胞膜上，发生自身免疫性细胞损伤。④病毒的毒性蛋白对细胞的毒性作用，如腺病毒的刺突。⑤病毒感染对细胞核、内质网、线粒体等细胞器可造成损伤，常使细胞出现浑浊、肿胀、团缩等改变。在体外试验中，用光学显微镜可观察到病毒感染的培养细胞出现变圆、聚集、融合、裂解或从培养瓶壁上脱落等现象，称病毒的致细胞病变作用（cytopathic effect，CPE）。

（2）稳定状态感染（steady-state infection）：某些病毒（主要是有包膜病毒）在细胞内复制增殖过程中对细胞的影响不大，细胞病变较轻，在短时间内不溶解死亡，这种感染称为稳定状态感染。这些病毒在成熟后常以出芽的方式从细胞内释放并感染其他细胞。有些病毒使细胞膜成分变化，造成邻近细胞融合，形成多核巨细胞。病毒抗原出现在细胞膜上，可被机体的特异性抗体或杀伤性 T 细胞（CTL）所识别。

（3）形成包涵体（inclusion body）：细胞被某些病毒感染后，在普通显微镜下可见细胞核或细胞质内有嗜酸性或/和嗜碱性的圆形或椭圆形斑块状结构，称为包涵体。包涵体的本质是：①病毒合成的场所。②聚集在一起的病毒颗粒。③未装配的病毒成分。④病毒在细胞内增殖造成的细胞反应物。包涵体出现的部位、染色性等特征有助于病毒感染的诊断，如被狂犬病病毒感染的脑细胞的细胞质中出现嗜酸性包涵体，称为内氏小体（Negri body）。

（4）引起细胞凋亡（apoptosis）：有些病毒侵入细胞可以作用于凋亡过程的某一个环节，引起宿主细胞凋亡。有些病毒能编码细胞凋亡抑制蛋白，如腺病毒编码产物可干扰 TNF 诱导的细胞凋亡。有效的细胞凋亡对控制病毒增殖、防止病毒在体内扩散有积极意义。

（5）病毒基因与细胞基因整合，导致细胞转化：DNA 病毒或逆转录病毒的核酸与细胞染色质基因组结合在一起，称为整合。病毒基因组的整合有两种方式。①全基因组整合：逆转录病毒以 RNA 为模板，在逆转录酶作用下逆转录合成 cDNA，再以 cDNA 为模板合成双链 DNA，后者全部整合于细胞基因组中。②失常性整合：DNA 病毒复制时，将部分 DNA 随机整合于细胞染色质中。两种整合方式的病毒 DNA 可随细胞分裂而分裂到子代细胞中。病毒整合可使细胞增殖加速，失去细胞间接触抑制，导致细胞转化。体外细胞培养证实，有些病毒，如单纯疱疹病毒、巨细胞病毒、EB 病毒和某些型别的人类乳头瘤病毒均能使细胞发生转化。

病毒通过基因整合或其他形式引起的细胞转化与病毒的致肿瘤有关。由于免疫系统能够识别和破坏转化细胞，因此并非所有病毒感染引起的细胞转化均能诱生肿瘤。到目前为止，已知与人类肿瘤密切相关的病毒有 EB 病毒、人乳头瘤病毒和乙型肝炎病毒等（表 4-3）。

表 4 - 3　与肿瘤密切相关的人类病毒

病毒	相关肿瘤
单纯疱疹病毒	宫颈癌
EB 病毒	鼻咽癌、Burkitt 淋巴瘤
巨细胞病毒	宫颈癌
人类疱疹病毒 8 型	Kaposi 肉瘤
人乳头瘤病毒	宫颈癌等生殖道肿瘤、口腔癌
乙型肝炎病毒	肝癌
人类 T 细胞白血病病毒	成人 T 细胞白血病

2. 病毒感染引起宿主的免疫病理损伤　病毒侵入机体后，病毒感染细胞表面除表达病毒本身的抗原外，还会出现自身抗原，从而诱导机体的免疫应答，造成宿主的免疫病理损伤。

（1）免疫系统的损伤：许多病毒感染机体后会侵入免疫细胞，影响细胞的正常功能，引起病毒感染后的免疫应答低下，如麻疹病毒、人类免疫缺陷病毒（HIV）、风疹病毒、巨细胞病毒、EB 病毒等。HIV 能够感染 CD4$^+$ T 细胞和巨噬细胞，严重损伤宿主的免疫功能，引起机会性感染和肿瘤。

（2）超敏反应：某些病毒抗原与抗体形成的免疫复合物沉积于血管壁，可引起Ⅲ型超敏反应，如肾小球肾炎。

（3）自身免疫病：病毒感染细胞后，可改变宿主细胞膜的抗原性，使细胞内隐蔽的抗原暴露或释放出来，诱发自身免疫病，如部分慢性乙型肝炎患者在肝细胞表面出现肝特异性脂蛋白抗原（liver specific protein，LSP），从而引发机体免疫系统对改变了的肝细胞发生应答，最终导致肝细胞损伤。

四、机体的抗病毒免疫

机体的抗病毒免疫包括非特异性的固有免疫和特异性的适应性免疫。固有免疫在病毒感染早期能够限制病毒的增殖与扩散，但将病毒从体内彻底清除则主要依赖于适应性免疫。

（一）固有免疫

机体的固有免疫构成了抗病毒感染的第一道防线。固有免疫的屏障结构、吞噬细胞和补体等非特异性免疫机制在抗病毒感染中均起作用，但以干扰素和 NK 细胞最为重要。

1. 干扰素（IFN）　1957 年 Isaacs 在研究灭活病毒对活病毒的干扰现象时发现，病毒感染细胞会产生一种具有干扰活病毒增殖的可溶性物质，故称干扰素。干扰素是小分子量的糖蛋白，对蛋白酶敏感，50℃可被灭活，但在 4℃下活性可保存较长时间，－20℃可长期保存活性。

人体的正常细胞通常不合成 IFN，当受到相应诱生剂，如病毒、细胞内寄生物（如原虫）、细菌内毒素和人工合成的双链 RNA 等作用时，可使干扰素基因活化，产生 IFN。人类细胞诱生的干扰素有 IFN－α、IFN－β、IFN－γ 三种，具有抗病毒作用的主要是前两种类型。IFN 与邻近细胞上的干扰素受体结合，经信号转导等一系列生化反应，使细胞合成多种抗病毒蛋白，其中主要包括：①2′～5′腺嘌呤核苷合成酶（2～5A 合成酶），是一种依赖双链 RNA（dsRNA）的酶，被激活后使 ATP 多聚化，形成 2～5A。②核糖核酸酶，被 2～5A 激活后可切断病毒 mRNA。③蛋白激酶，是依赖 dsRNA 的酶，可使蛋白合成起始因子的 α 亚基磷酸化，从而抑制病毒蛋白质的合成。

IFN 抗病毒活性具有以下特点。①广谱性：IFN 几乎抑制所有病毒的繁殖，但不同病毒和个体对其敏感性不同。②选择性：IFN 只作用于受感染细胞，而对正常细胞无作用或作用微弱。③间接性：其抗病毒作用是通过诱导产生酶类等效应蛋白而间接发挥作用。④高活性：大约 50 个 IFN 分子就足以诱导一个细胞产生抗病毒状态。⑤种属特异性：IFN 具有种属特异性，在同种细胞中生物学活性最高。

2. NK 细胞　NK 细胞可以识别表达于某些病毒感染细胞表面，而不表达于正常细胞的非 HLA Ⅰ 分子，一般机体被病毒感染 4 小时后即可出现杀伤效应，3 天时达高峰。当 CTL 开始发挥作用时，NK 细胞的作用逐渐降低。NK 细胞的作用迅速，但其作用强度不如 CTL，因此常在机体抗病毒感染早期发挥重要作用。在病毒特异性抗体出现后，NK 细胞可通过 IgG Fc 受体介导杀伤病毒感染的靶细胞（ADCC 作用）。

（二）适应性免疫

在病毒感染局部有单个核细胞和淋巴细胞的浸润。病毒抗原一般具有较强的免疫原性，可诱导机体产生有效的体液免疫和细胞免疫。

1. 体液免疫　体液免疫虽难以达到清除病毒的目的，但可以保护宿主抵抗同种病毒的二次感染。

（1）抗体对游离病毒的作用：中和抗体是针对病毒表面的与病毒入侵有关的抗原产生的抗体，具有保护作用。中和抗体与病毒表面蛋白质抗原结合后，可以导致：①阻止病毒与宿主细胞受体结合。②稳定病毒，使其不能正常脱壳，终止病毒的复制过程。③发挥调理作用，使其易于被巨噬细胞吞噬和清除。④通过激活补体使病毒裂解。

病毒抗原刺激机体产生的非中和抗体不能保护机体免受病毒感染，常用于辅助诊断病毒感染。

（2）抗体对病毒感染细胞的作用：病毒在细胞内增殖，使细胞包膜表面表达病毒基因编码的抗原。抗体与其结合后，在补体的参与下，可使细胞裂解或起调理作用，促进巨噬细胞吞噬病毒感染的细胞。抗体与病毒感染的细胞表面抗原的结合可以引发 NK 细胞、巨噬细胞及中性粒细胞的 ADCC 作用。

2. 细胞免疫　机体对细胞内病毒的清除主要依赖于 CTL 和 Th 细胞在病毒感染的局部发挥作用。

（1）CD8⁺CTL 的作用：杀伤病毒感染细胞的机制有以下几点。①释放穿孔素：在病毒感染细胞表面打孔，导致细胞溶解死亡。②释放颗粒酶：使病毒感染细胞内一些酶类被激活，引起细胞凋亡。③激活 Fas 抗原：引发病毒感染细胞的细胞凋亡。

（2）Th 细胞的作用：在抗病毒免疫中，活化的 Th 细胞可释放多种细胞因子，刺激 B 细胞增殖分化，活化 CTL 和巨噬细胞。Th1 细胞可分泌 IL - 2 和 IFN - γ，激发细胞免疫应答；Th2 细胞可产生 IL - 4 和 IL - 5，诱导体液免疫应答。

第五节　病毒感染的检测及防治原则

一、病毒感染的检测

（一）标本的采集与送检

病毒标本的采集与送检直接影响病毒感染的检查结果，标本采集过程中应注意下列原则。

1. **标本采集**　根据临床诊断及病期采集合适的标本，如呼吸道感染一般采集鼻咽洗漱液或痰液，肠道感染采集粪便，神经系统感染取脑脊液，脑内感染取脑脊液，病毒血症时取血液。做病毒分离或病毒抗原的标本，应在发病初期或急性期采集，因此时病毒在体内大量增殖，检出率高。病毒标本的采取最好在发病 1 ~ 2 天内进行，并应严格进行无菌操作。用于血清学诊断的标本，也能够在急性期和恢复期各取一份血清，恢复期血清效价比急性期增高 4 倍或以上有诊断意义。

2. **标本处理**　标本采集必须严格进行无菌操作。对于本身带有杂菌的标本，如粪便、咽嗽液、痰液等，应加入高浓度青霉素、链霉素、庆大霉素等处理。大多数病毒对甘油有抵抗力，送检组织、粪便标本等置于含抗生素的 50% 甘油缓冲盐水中，低温保存并尽快送检。

3. **标本送检与保存**　因病毒在室温下很快会灭活，故标本采集后应立即送到病毒实验室，如实验室距离较远或一时无法立即送检时，应将标本放入装有冰块的冰壶内，最好在 1 ~ 2 小时内送到实验室，立即进行检查或分离培养。暂时不能检查或分离培养时，应将标本存放在 -70℃ 低温冰箱内保存。

（二）病毒的分离与鉴定

病毒的分离与鉴定是病原学诊断的金标准，但方法复杂，要求严格且耗时较长，一般不符合临床诊断。病毒分离鉴定用于下列情况：①需要对疾病进行病原学鉴别诊断。②发现新的病毒或再发性病毒性疾病。③病毒性疾病的流行病学调查。④监测病毒活疫苗效果。⑤病毒生物学性状研究。

病毒在细胞内增殖，会引起细胞形态学改变，即细胞病变效应（CPE）。常见的变化有细胞变圆、聚集、坏死、溶解或脱落等，是病毒增殖的重要指标；其次可见细胞融合成多核巨细胞，如麻疹、巨细胞病毒等；还有些病毒（如狂犬病病毒、麻疹病毒等）可在培养细胞的细胞质或细胞核内形成包涵体。有些病毒增殖后可使宿主细胞膜抗原改变，使之与红细胞结合，这时若向培养瓶内加入红细胞，可见红细胞吸附于感染细胞膜上，称为红细胞吸附，常用作含有血凝素的黏病毒与副黏病毒等的增殖指标。

病毒的增殖可进行感染性和感染剂量测定。在单位体积中测定感染型病毒的数量称为滴定。常用的滴定方法包括半数组织培养感染剂量（50% tissue culture infectious dose，TCID50）测定、红细胞凝聚试验及空斑形成试验。

1. **半数组织培养感染剂量测定**　将待病毒进行 10 倍系列稀释，分别接种于单层细胞中，培养后观察 CPE 等病毒增殖指标，以感染 50% 细胞的最高病毒稀释为判断终点，经统计学处理后计算出 TCID50，此方法以 CPE 作为指标，判断病毒的感染性和毒力。

2. **红细胞凝集试验**　亦称血凝试验，将含血凝素的病毒接种于鸡胚或感染组织细胞中，收集其鸡胚羊膜液、尿囊液或红细胞培养液，加入动物红细胞后可见红细胞凝集，如将病毒悬液系列稀释，以血凝反应的最高稀释度作为血凝效价，可定量检测病毒的含量。

3. **空斑形成试验**（plaque forming cell – assay，PFC）　将适当稀释的病毒悬液定量接种于敏感单层细胞中，经一定时间培养，覆盖薄层未凝固的琼脂于细胞上，待其凝固使病毒固定后继续培养，由于病毒增殖感染使感染的单层细胞脱落，可形成肉眼可见的空斑。一个空斑即一个空斑形成单位（PFU），通常由一个感染病毒增殖所致，计数平板中空斑数可推算出样品中的活病毒数量，通常以"PFU/mL"表示。

（三）病毒的形态学检查

1. **光学显微镜检查**　用光学显微镜可直接观察被某些病毒感染的组织细胞中的包涵体，根据包涵体的特点，做出辅助诊断。

2. **电子显微镜检查**　具体如下。

（1）电镜直接检查法：用于从疱疹液、粪便或血清标本中直接检查疱疹病毒、甲型肝炎病毒、乙型肝炎病毒颗粒等。

（2）免疫电镜检查法：将病毒标本制成悬液，加入特异性抗体混合，可使标本中的病毒颗粒凝聚成团，再用电镜检查，可提高病毒的检出率。

（四）病毒感染的血清学诊断

近年来，免疫标记技术已广泛应用于病毒特异性抗原或抗体的血清学检测，该方法具有特异性强、灵敏度高、检测快速等诸多优点。应用血清学方法诊断病毒感染或进行流行病学调查就是利用抗原与抗体特异性结合的原理，用已知的病毒和特异性抗体检测患者标本新分离的病毒株制备的抗原，或用已知的病毒抗原检查患者血清中有无相应抗体。患者恢复期血清的抗体效价必须比急性期增高 4 倍以上才有诊断意义。

常用的方法有中和试验、补体结合试验、血凝抑制试验、免疫扩散，以及荧光素、酶、放射性核素标记技术等。

1. **病毒抗原标志物的检测**　此即采用标记抗体（酶、荧光素、同位素等）检测标本中病毒抗原，进行病毒感染的早期诊断。

2. **特异性 IgM 抗体的检测**　指用特异的抗原检测病毒感染者血清中的 IgM 抗体，

以快速早期诊断疾病。所用抗原可以根据编码基因推导的合成肽抗原，也可以利用基因工程表达的重组抗原，一般多用 ELISA 检测。

（五）病毒核酸检测

实验诊断正在由生化诊断、免疫诊断向基因诊断的新时代迈进。由于检测病毒核酸可做出快速诊断，因此在诊断中应用越来越广。

1. 核酸杂交技术　此技术是一种敏感性高、特异性强、应用面广的诊断技术和研究手段。其原理是根据双股 DNA 具有解离和重新组合的特性，用一条已知的单链 DNA 标记上放射性核素作探针，与固定在硝酸纤维素膜上的待测单股 DNA 进行杂交，再用放射自显影技术检测，以确定有无病毒存在。用于病毒检测的有斑点杂交、细胞内原位杂交、DNA 印迹杂交、RNA 印迹杂交等。

2. 核酸扩增法　此技术是一种快速体外扩增特异性 DNA 片段的技术，能在一至数小时内通过简单的酶促反应使待测的 DNA 扩增至数百万倍，然后取反应产物进行琼脂糖凝胶电泳，即可观察到核酸条带，不需放射性核素标记。该技术可用于病毒、细菌等微生物疾病的诊断。核酸扩增法包括聚合酶链反应（PCR）、反转录 PCR（RT - PCR）及基因芯片等技术。

二、病毒感染的防治原则

（一）病毒感染的预防

1. 人工自动免疫　具体如下。

（1）灭活疫苗：指应用物理或化学方法使病毒完全灭活而制成的疫苗。目前常用的有狂犬病疫苗、乙型脑炎疫苗、流感疫苗等。灭活疫苗只有免疫反应性，而无免疫原性，故须多次注射。

（2）减毒活疫苗：指用自然或人工方法筛选的对人低毒或无毒的变异株制成的疫苗，目前常用的有卡介苗、脊髓灰质炎活疫苗、流感活疫苗、麻疹活疫苗等。

（3）亚单位疫苗：是用化学方法裂解病毒，提取包膜或衣壳上的蛋白亚单位制成的疫苗，如提取具有免疫原性的血凝素和神经氨酸酶制备的流感亚单位疫苗。

（4）基因工程疫苗：又称重组疫苗，它是利用基因工程技术分离、重组、转化和表达基因，制备出能引起人体免疫应答的疫苗。

（5）DNA 疫苗：又称核酸疫苗，是用病原体的免疫原基因的重组质粒直接接种，使体内表达蛋白抗原，从而诱发机体产生免疫应答。DNA 疫苗可在体内持续表达，维持时间长，是疫苗的发展方向之一。

2. 人工被动免疫　人工被动免疫的制剂有免疫血清和丙种球蛋白，或与细胞免疫有关的因子等。大多数人受过不同种类的病毒感染，从正常血清中提取免疫球蛋白可用于紧急预防。注射免疫球蛋白可用于甲型肝炎、麻疹、水痘等感染的紧急预防，使接触者不出现症状或症状轻微，如近年来用高效价的乙肝免疫球蛋白预防乙型肝炎的母婴传播有一定效果。

（二）病毒感染的治疗

病毒为严格细胞内寄生微生物，抗病毒药物必须对病毒有选择性抑制作用而又不损伤宿主细胞或机体。尽管近年来分子病毒学的发展促进了许多抗病毒药物的研制，但大多具有一定的限制，抗病毒的特异性药物治疗一直是医学上的重要问题。

1. 干扰素及其诱生剂 干扰素主要用于甲、乙、丙型肝炎，HSV，乳头瘤病毒等感染的治疗。常用的干扰素诱生剂有多聚肌苷酸和多聚胞嘧啶等。

2. 化学药物 由于病毒只能在活细胞内增殖，因此对病毒有效的化学治疗剂多对机体细胞有一定损伤作用。目前疗效好、毒性小的药物有盐酸金刚烷胺、阿糖腺苷、无环鸟苷、丙氧鸟苷及疱疹净等。盐酸金刚烷胺对甲型流感病毒感染有预防和治疗效果；其他几种药物对疱疹病毒有一定疗效。核苷类药物是早期用于临床的抗病毒药物，其主要是用异常嘧啶替代病毒 DNA 前体的胸腺嘧啶，在病毒复制过程中，这种异常嘧啶分子掺入子代 DNA 中，从而抑制病毒复制或导致复制的病毒为缺陷病毒。核苷类药物除可作用于病毒的 DNA 外，同时也可掺入细胞的 DNA，阻抑细胞 DNA 的合成，具有一定的抑制病毒的作用。

3. 病毒蛋白酶抑制剂 病毒可编码复制或转录后剪接、加工酶。根据病毒蛋白酶的结构进行设计并研制病毒蛋白酶的抑制剂，有利于减少药物的副作用，增加药物的特异性和疗效。赛科瓦内是第一个研制成功的蛋白酶抑制剂，可抑制 HIV 复制周期的蛋白酶活性，影响病毒结构蛋白的合成。英迪纳瓦、瑞托纳瓦也是病毒蛋白酶抑制剂，可用于 HIV 感染的治疗。

4. 中药 许多中药制剂及其有效成分有抗病毒作用，如红景天的景天多糖、黄芪及黄芪总皂苷、苦参碱及氧化苦参碱、参冬心宝口服液(由北沙参、麦冬、黄芪、生地黄、炒枣仁等组成)、清心饮(含生晒参、麦冬、牡丹皮、金银花等)有抗柯萨奇病毒作用；人参皂苷和西洋参茎叶皂苷、石榴皮鞣质、甘草甜素、大豆总苷、芒果苷、芦荟、大黄、大蒜、冬虫夏草等对疱疹病毒有抑制和杀灭作用；儿茶酸、苍术、艾叶、藿香黄酮、黄芩根的异黄芩素－8－甲醚、板蓝根、大青叶、白虎汤、桂枝汤、玉屏风散等能抗呼吸道病毒；甘草甜素、水芹、叶下珠、苦味叶下珠、柴胡、半枝莲、五味子等能抗乙型肝炎病毒；甘草甜素和甘草黄酮、绿茶多酚类化合物、姜黄素、天花粉蛋白、淫羊藿多糖、藻类多糖、雷公藤萨拉子酸、倒捻子果皮的乙醇提取物、苦瓜、黄芩、虎杖、田基黄、小柴胡汤、人参汤等能抗艾滋病病毒。值得一提的是，许多中药不仅能直接抑制和杀灭病毒等病原体，而且可以通过提高机体免疫功能发挥其抗病毒感染的作用。

思考题

1. 结合病毒的结构特点，说明病毒为什么对常用抗生素不敏感，而对干扰素敏感。
2. 与其他微生物相比，病毒具有什么特点？

3. 分离病毒有哪些要求？

4. 病毒在组织细胞中增殖的标志是什么？

5. 什么是干扰素和干扰素诱生剂？病毒是干扰素诱生剂吗？为什么？

第五章　引起人类疾病的常见病毒

学习要求

掌握：流感病毒的分型、变异及其流行病学意义，各型肝炎病毒的传播途径，人类免疫缺陷病毒的传播途径和致病机制，常见病毒的鉴定方法。

熟悉：乙型肝炎病毒的抗原－抗体系统及其意义，人类免疫缺陷病毒的生物学性状和致病性，狂犬病病毒的致病性和防治原则。

了解：其他主要病毒的传播途径和所致主要疾病。

第一节　呼吸道感染病毒

呼吸道感染病毒指通过呼吸道感染，并在呼吸道黏膜增殖引起疾病，或以呼吸道黏膜为原发病灶，通过淋巴或血流扩散至其他器官，引起疾病的病毒。多数呼吸道病毒具有传播快、传染性强、潜伏期短等特点。据统计，90%以上的急性呼吸道感染由病毒引起。呼吸道病毒包括正黏病毒科（orthomyxoviridae）中的流感病毒，副黏病毒科（paramyxoviridae）中的副流感病毒、呼吸道合胞病毒、麻疹病毒、腮腺炎病毒，以及其他病毒科中的一些病毒，如腺病毒、风疹病毒、冠状病毒等。

一、流行性感冒病毒

流行性感冒病毒（influenza virus）简称流感病毒，属正黏病毒科。甲型流感病毒除引起人流行性感冒外，还可引起动物感染，且易发生变异，曾多次引起流感世界大流行。乙型流感病毒仅感染人，且致病性较低。丙型流感病毒只引起人类不明显的或轻微的上呼吸道感染。

（一）生物学性状

1. **形态结构**　病毒体多呈球形，直径 80～120nm，有时呈丝状，长短不一，由核衣壳和包膜构成。核衣壳由病毒 RNA、RNA 多聚酶和核蛋白（NP）组成。核蛋白盘旋包绕病毒 RNA，呈螺旋对称排列，称为核糖核蛋白（ribonucleoprotein，RNP）；包膜由基质蛋白、双层类脂膜和糖蛋白突起组成。基质蛋白又称内膜蛋白（M 蛋白），介于核衣壳和双层类脂膜之间。糖蛋白突起（刺突）有两种，镶嵌于双层类脂膜中并突出于其表面，一种呈三棱柱状，称血凝素（hemagglutinin，HA）；另一种呈蘑菇状，称神经氨酸酶（neuraminidase，NA）（图 5 - 1）。

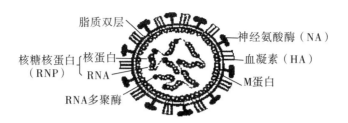

图 5 - 1　流感病毒结构示意图

流感病毒的 RNA 为分节段的负单链，由 8 个节段组成（丙型流感病毒只有 7 个节段）。每一节段即为一个基因，可编码相应的病毒蛋白。基因容易发生重组，使病毒遗传特性出现变异。HA 与 NA 由病毒基因编码。HA 由 HA_1 和 HA_2 两个亚单位组成。HA_1 氨基酸序列若发生改变，可导致其抗原性发生变异。HA_2 具有膜融合活性，与病毒侵入宿主细胞有关。HA 能与鸡等多种动物和人的红细胞表面的糖蛋白受体结合，引起红细胞凝集，称为红细胞凝集现象。NA 具有酶活性，能水解宿主细胞表面的糖蛋白受体末端的 N - 乙酰神经氨酸，破坏受体结构，使宿主细胞与病毒颗粒解离，有利于成熟病毒的释放。

2. 抗原性与分型　具体如下。

（1）内部抗原：包括内膜蛋白、核蛋白（NP）和 3 种具有 RNA 聚合酶活性的蛋白（PB_1、PB_2、PA），是可溶性抗原。抗原性稳定，具有型特异性，用补体结合试验可将流感病毒分为甲（A）、乙（B）、丙（C）三型。

（2）表面抗原：有血凝素（HA）和神经氨酸酶（NA）。甲型流感病毒表面抗原不稳定，容易发生变异，尤其是 HA，易引起大流行。根据表面抗原不同，甲型流感病毒又可分为若干亚型（HA 有 15 种，NA 有 9 种），已在人群中流行的主要是 H1～H3 和 N1～N2，但已有 H5N1、H9N2 禽流感病毒感染人的情况出现。

3. 变异性与流感流行的关系　病毒表面抗原变异幅度的大小直接影响到流感流行的规模。若变异幅度小，属于量变，称为抗原性漂移（antigen drift），产生病毒的新株可引起中小型流行；如果抗原变异幅度大，属于质变，称为抗原性转变（antigen shift），形成新的亚型，此时若人群普遍缺乏对它的免疫力，往往引起较大的流行，甚至世界性流行。

世界卫生组织（WHO）规定，根据流感病毒的 HA 与 NA 的抗原性来确定其亚型，命名法为型别/宿主/分离地点/毒株序号/分离年代（H. N）。根据上述规定，通过对过去流行的甲型流感病毒 HA 与 NA 的抗原性测定，认为甲型流感病毒经历了以下几次亚型的转变（质变）（表 5 - 1）。

流行病学资料显示，自 1977 年起世界范围内，除 H3N2 继续流行外，同时出现了 1957 年以前流行的 H1N1 型的流行。1998 年由于 H3N2 国际代表株发生变异，人群普遍对该株缺乏免疫力，造成该株在亚洲部分地区和次年在西欧等地区的暴发流行。因此有人提出，甲型流感病毒的流行除了自然变异产生的新亚型引起外，也可能由动物中流行的毒株再次感染人引起流行，动物是该病毒的储存宿主。

表 5 - 1　甲型流感病毒抗原转变与流行时间

亚型（别名）	流行时间	代表株
H0N1（原甲型）	1932—1946 年	A/PR8/34
H1N1（亚甲型）	1947—1957 年	A/FM1/47
H2N2（亚洲甲型）	1957—1968 年	A/新加坡 1/57、A/贵防 1/57
H3N2（香港甲型）	1968 年至今	A/香港 1/68
H1N1（新甲 1 型）	1977 年至今	A/苏联 90/77、A/英格兰 333/80

4. 培养特性　流感病毒培养最常用的是在鸡胚羊膜腔或尿囊腔接种，也可在人胚肾或猴肾细胞培养中增殖，但细胞病变不明显，可用红细胞吸附试验测定。多种动物均可用来接种病毒，如将流感病毒在小鼠中连续传代可提高毒力，使小鼠发生肺炎而死亡。

5. 抵抗力　流感病毒抵抗力较弱，不耐热，56℃ 30 分钟即被灭活，室温下传染性很快丧失，对干燥、日光、紫外线以及乙醚、甲醛等化学药物均比较敏感。

（二）致病性与免疫性

流感患者为流感病毒的主要传染源，发病后 2 ~ 3 天呼吸道分泌物中含有大量病毒。病毒通过飞沫或污染的手、用具等传播，侵入易感者呼吸道，在局部黏膜细胞内增殖，经过 1 ~ 2 天潜伏期，引起细胞变性、坏死、脱落等上呼吸道局部炎症。病毒一般不入血，但可产生内毒素样物质，该物质和局部坏死细胞产物可进入血流，引起发热、头痛、肌肉酸痛等全身症状。对少数患者，病毒可侵犯下呼吸道，甚至引起肺炎。由于流感病毒能抑制机体 T 细胞和巨噬细胞的功能，尤其对抵抗力较差的年老体弱者，常继发严重细菌性感染，致死率较高。

人类对流感病毒普遍易感，感染后可获得对同型病毒的免疫力。其特异性免疫主要是由呼吸道局部的 SIgA 发挥作用。其中，抗 HA 抗体能影响病毒的吸附和穿入，抗 NA 抗体能限制病毒释放和扩散，血液中出现的 IgM 和 IgG 能抑制病毒蛋白的转录过程，起到中和作用。细胞免疫中主要靠 Tc 细胞对感染病毒的靶细胞进行杀伤。同时，在感染的过程中，细胞可产生干扰素，阻止病毒的增殖和扩散。

（三）病原学检查

1. 分离病毒　取患者鼻咽分泌物，经抗生素处理，接种于鸡胚或细胞培养管中，经培养后，取鸡胚尿囊腔液或羊水做血凝试验，或取培养管做血球吸附试验，检测有无病毒。若为阳性，用已知免疫血清做血凝抑制试验，以确定型别。

2. 测定抗体　取患者双份先后血清，测定其血凝抑制抗体效价，如恢复期抗体效价较急性期增高 4 倍或以上，即有诊断价值。

3. 快速诊断　采用单克隆抗体间接免疫荧光法，直接检查呼吸道脱落上皮细胞内抗原。

（四）防治原则

1. 加强流感监测　及时发现与隔离患者，流行期间应尽量避免人群聚集，公共场所每 100m³ 空间可用 2～4mL 乳酸加 10 倍水混匀，加热熏蒸，能灭活空气中的流感病毒。

2. 预防接种　接种流感病毒疫苗，用同型的毒株所制备的疫苗效果好，目前有灭活和减毒活疫苗两种。

3. 中药与化学制剂防治　实验与临床研究报道，连翘、黄芪、黄芩等中草药以及桑菊饮、银翘散、玉屏风散等对流感有防治作用。化学药物（如金刚烷胺）是目前防治流感的常用药物。

二、麻疹病毒

麻疹病毒（measles virus）属副黏病毒科，可引起麻疹。

（一）生物学性状

麻疹病毒呈球形，直径约为 140nm。其核心为单负股 RNA，不分节段；衣壳包绕核酸，呈螺旋对称。其外有脂蛋白的包膜，包膜上有能凝集猴红细胞的血凝素（H）以及具有溶血和促细胞融合的"融合因子 F"（又称 F 蛋白）。麻疹病毒能在人胚肾细胞、人羊膜细胞或猴肾细胞中增殖，并有致细胞病变效应，可使细胞互相融合形成多核巨细胞，在核内和胞质内形成嗜酸性包涵体，这种现象也可发生在患者鼻黏膜等组织细胞中。麻疹病毒抗原性较稳定，只有一个血清型，对外界的抵抗力较弱，对热、紫外线和一般消毒剂均敏感，但耐低温。

（二）致病性与免疫性

人是麻疹病毒的自然宿主。麻疹从潜伏期到出疹期都有传染性。麻疹病毒存在于患者鼻咽和眼的分泌物中，主要通过含有病毒的飞沫进入易感者呼吸道，也可通过眼结膜侵入机体，先在局部上皮细胞中增殖，随后进入血液循环，引发病毒血症。麻疹病毒侵犯机体皮肤、黏膜和呼吸系统，有时可侵犯中枢神经系统。麻疹的潜伏期为 9～12 天，患病初期有发热、流涕、咳嗽、眼结膜充血、流泪、畏光等，2～3 天后大多数患者口腔颊黏膜上出现灰白色、外绕红晕的黏膜斑，称 Koplik 斑，有助于早期诊断。发热 3～5 天后，从耳后开始，全身皮肤相继出现皮疹。皮疹为红色针尖大小的斑丘疹，皮疹出齐后按出疹顺序消退，并可留下暂时的棕褐色斑。若无并发感染，则患者高热渐退而愈，但在患病过程中，由于机体抵抗力降低，因此易继发细菌性感染，如并发支气管炎、肺炎、中耳炎等。约有 0.1% 的患者可因超敏反应发生麻疹后脑炎。极个别患者，麻疹病毒长期存在于中枢神经系统内，呈慢病毒感染，引起亚急性硬化性全脑炎（SSPE），患者多于发病后 1～3 年内死亡。

麻疹病毒有较强的免疫原性，感染后第 2 周体内特异性免疫已经形成。细胞内病毒可被 NK 细胞和 Tc 细胞的细胞毒作用破坏，这有利于患者的康复和防止病毒的再感染。麻疹病愈后患者可获得牢固免疫力，一般很少再感染。婴儿从母体获得的被动免疫可维持 6～12 个月。

（三）防治原则

除隔离患者等一般预防措施外，主要采用麻疹减毒活疫苗进行计划免疫，接种对象为 6 个月以上易感儿童。初次免疫成功者即可获得至少 15 年的免疫力。对易感者，尤其是体弱易感者，在密切接触麻疹患者后 5 天内采用肌内注射丙种球蛋白，可阻止发病或减轻症状，减少并发症的发生。中医防治麻疹，常用竹叶柳蒡汤、紫草甘草汤等。

三、冠状病毒、SARS 冠状病毒

（一）冠状病毒

冠状病毒（coronavirus，CoV）属于冠状病毒属，该属包括引起人类以及其他动物疾病的冠状病毒。这些病毒在致病性上有一定的动物种属特异性。

1. 生物学性状　冠状病毒呈球形，大小为 120～160nm，单股 RNA，核衣壳螺旋对称，包膜上有排列间隔较宽的梨状突起。有 3 个血清型。

2. 致病性　冠状病毒经呼吸道传播，仅侵犯上呼吸道，引起普通感冒，也可使原有呼吸道感染加重，甚至引起肺炎。另外，冠状病毒与人类腹泻和胃肠炎有关。

（二）SARS 冠状病毒

该病毒是引起严重急性呼吸综合征（severe acute respiratory syndrome，SARS，俗称传染性非典型肺炎）的病原体，属变异的冠状病毒。2003 年 4 月 16 日，WHO 正式宣布 SARS 的病原体是一种新的冠状病毒，称为 SARS - CoV。

1. 生物学性状　SARS 冠状病毒的形态类似普通冠状病毒，呈多形性，直径60～220nm，有包膜和突出于包膜外的棒状小粒，形状如花冠（图 5 - 2）。核心为单正链 RNA，编码主要结构蛋白（N、S、M、E 蛋白等）。病毒粒子外包着脂肪膜，膜表面有 3 种糖蛋白。①刺突糖蛋白（S，spike protein）：是受体结合位点、溶细胞作用和主要抗原位点。②小包膜糖蛋白（E，envelope protein）：较小，与包膜结合的蛋白。③膜糖蛋白（M，membrane protein）：负责营养物质的跨膜运输、新生病毒出芽释放与病毒外包膜的形成。该病毒对脂溶剂敏感，不耐热和酸，可用 0.2%～0.5% 过氧乙酸或 10% 次氯酸钠对其进行消毒，普通消毒剂也可使其灭活。

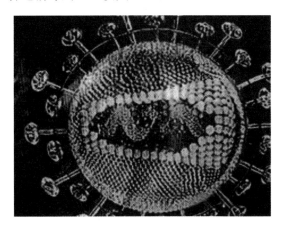

图 5 - 2　SARS 冠状病毒结构示意图

2. 致病性与免疫性　SARS 的传染源主要是患者和隐性感染者。病毒以飞沫传播为主，也可通过手接触呼吸道分泌物经口、鼻、眼传播，还存在粪－口传播的可能。病毒能侵犯多种脏器，导致严重的多脏器损伤。SARS 冠状病毒引起的 SARS 起病急，潜伏期一般为 4～5 天，发病后患者表现为发热、乏力、肌肉关节酸痛等全身症状和干咳、胸闷、呼吸困难等呼吸道症状，部分病例可有腹泻等消化道症状；胸部 X 线检查可见肺部炎性浸润影；抗菌药物治疗无效。重症病例表现为明显的呼吸困难，并可迅速发展成为急性呼吸窘迫综合征（ARDS）。部分病例还可出现弥散性血管内凝血（DIC）、休克、心律失常等表现，此种患者传染性极强，且死亡率很高。

人体感染此病毒后，可产生抗该病毒的特异性抗体，也可出现细胞免疫防御反应，但反应过度可造成免疫病理损伤。

3. 病原学检查　具体如下。

（1）SARS－CoV 血清特异性抗体检测：患者发病 10 天后采用免疫荧光试验（IFA），在患者血清内可以检测到 SARS－CoV 的特异性抗体（若采用酶联免疫吸附试验，则在发病 21 天后可检测到）。疾病从进展期到恢复期，抗体阳转或抗体滴度呈 4 倍及以上升高，具有病原学诊断意义。首份血清标本需尽早采集。

（2）SARS－CoV RNA 检测：准确的 SARS－CoV RNA 检测具有早期诊断意义。采用 RT－PCR 方法，从患者呼吸道分泌物、血液或粪便等标本中检出 SARS－CoV 的 RNA，尤其是多次、多种标本和多种试剂盒检测 SARS－CoV RNA 阳性，对病原学诊断有重要支持意义。

（3）其他早期诊断方法：免疫荧光抗体试验检测鼻咽或气道脱落细胞中 SARS－CoV 特异性结构蛋白，基因芯片技术等检测方法尚待进一步研究。

4. 防治原则　SARS 的预防措施主要是隔离患者、切断传播途径和提高机体免疫力。SARS 的治疗主要采用支持疗法，给予临床营养支持，进行氧疗，必要时应用糖皮质激素；抗病毒类药物和大剂量抗生素可防止病情发展及并发症的发生。目前已研究出 SARS 冠状病毒的灭活疫苗、基因工程疫苗。

四、其他呼吸道感染病毒

常见的其他常见呼吸道感染病毒见表 5－2。

表 5－2　其他呼吸道感染病毒

病毒名称	主要生物学性状	致病性	检查	防治
腮腺炎病毒（mumps virus）	球形，100～200nm，单股 RNA，核衣壳螺旋对称，包膜上有 HA 等刺突。只有 1 个血清型	病毒在呼吸道细胞增殖，可侵入腮腺和其他器官；约 70% 感染者出现流行性腮腺炎；青春期男女感染者可合并睾丸炎或卵巢炎，有人可见脑炎	分离病毒，血清学检查	防止飞沫传播，预防用减毒活疫苗

病毒名称	主要生物学性状	致病性	检查	防治
呼吸道合胞病毒（respiratory syscytiai virus）	球形，90～130nm，单股RNA，核衣壳螺旋对称，包膜上有刺突，但无HA。只有1个血清型	通过手、污染物品和呼吸道传播。引起婴幼儿支气管肺炎，较大儿童和成年人则表现为上呼吸道感染	病毒分离，免疫荧光法检查	减毒活疫苗和灭活疫苗正在试用
腺病毒（adenovirus）	球形，70～90nm，双股DNA，核衣壳呈二十面体对称，无包膜。37个血清型与人有关	主要通过呼吸道、胃肠道，也可通过手将病毒传播到眼而引起感染。主要引起3岁以下小儿急性咽炎、肺炎、胃肠炎、滤泡性结膜炎，是婴幼儿肺炎主要病原之一	病毒分离，血清学诊断，免疫荧光法检查	甲醛灭活疫苗、减毒活疫苗、壳体疫苗
副流感病毒（parainfluenza virus）	球形，100～200nm，单股RNA，核衣壳螺旋对称，包膜上有HA等刺突。有4个血清型	经呼吸道传播，引起小儿哮喘、支气管炎、肺炎，以及成人上呼吸道感染	病毒分离，免疫荧光法检查	多价疫苗正在研制
风疹病毒（rubella virus）	球形，50～70nm，单股RNA，核衣壳螺旋对称，有包膜及短刺突。有1个血清型	经呼吸道传播引起儿童风疹，也可由孕妇垂直感染给胎儿引起先天性畸形	病毒分离，血清学诊断，免疫荧光法检查	减毒活疫苗、与患者接触的孕妇注射大剂量丙种球蛋白
鼻病毒（rhinovirus）	球形，15～30nm，单股RNA，核衣壳呈二十面体对称，无包膜。有113个血清型	通过接触和飞沫经口、鼻、眼传播，引起普通感冒（最重要的病原体）。婴幼儿和慢性呼吸道疾病患者常表现为支气管炎和支气管肺炎	病毒分离。因病程短，意义不大	型别多，制备疫苗有困难
呼肠病毒（reovirus）	球形，60～80nm，双股RNA，核衣壳呈二十面体对称，无包膜。有3个血清型	多数人在儿童期被感染，且多呈亚临床状态。显性感染包括轻度上呼吸道疾病和胃肠道疾病	病毒分离及血清学诊断	尚无特效防治药物

第二节　消化道感染病毒

消化道感染病毒即肠道病毒（enterovirus），在分类上属于小RNA病毒科中的肠道病毒属。人类肠道病毒包括脊髓灰质炎病毒、柯萨奇病毒、埃可病毒和新型肠道病毒

68～71型。肠道病毒具有以下共同特性：①病毒体积微小，直径为20～30nm；核酸为正单链RNA，衣壳呈二十面体对称，无包膜。②耐乙醚等脂溶剂和酸，在pH3～5时稳定；在污水和粪便中能存活4～6个月；对热、干燥、紫外线敏感。③在宿主细胞质内增殖，以破胞方式释放。④主要经粪－口途径传播，并可经血流侵犯多种脏器，使临床表现多样化。

90％以上的肠道病毒感染为隐性感染或只出现轻微的上呼吸道感染症状。其感染特征是病毒在肠道中增殖却很少引起肠道疾病；不同肠道病毒可引起相同的临床症状，同一种病毒可引起几种不同的临床疾病。

一、脊髓灰质炎病毒

脊髓灰质炎病毒(poliovirus)是脊髓灰质炎的病原体。病毒主要损害脊髓前角运动神经细胞，导致肢体肌肉弛缓性麻痹，多见于儿童，故脊髓灰质炎又称小儿麻痹症。

(一)生物学性状

1. 形态与结构　病毒呈球形，直径27nm；核酸为正单链RNA；衣壳为二十面体对称，主要由VP1～VP4四种蛋白成分组成。VP1～VP3均暴露于病毒颗粒表面，是病毒蛋白与抗体的结合点，VP1还是病毒与易感细胞表面受体结合的部位；VP4位于衣壳内部，对维持病毒的三维构型起重要作用。在病毒RNA的5′末端，共价结合一种小分子蛋白质(VPg)，具有启动病毒RNA复制的作用。

2. 血清型　脊髓灰质炎病毒根据抗原性不同，用中和试验可将其分为Ⅰ、Ⅱ、Ⅲ三个血清型。三型之间无交叉免疫力，但有共同的补体结合抗原。同型异株亦有抗原差异。我国流行以Ⅰ型为主。

3. 培养特性　脊髓灰质炎病毒可在猴肾、人胚肾、人羊膜等灵长类来源的细胞培养中增殖，形成典型溶细胞性病变；猴、猩猩等灵长类动物对该病毒敏感，感染后可发生肢体麻痹。

4. 抵抗力　脊髓灰质炎病毒对理化因素抵抗力较强，在污水和粪便中可生存数月；耐酸，不易被胃酸和胆汁灭活；56℃30分钟和氧化剂(如高锰酸钾、双氧水、漂白粉等)可将其灭活。

(二)致病性与免疫性

脊髓灰质炎的传染源是患者和无症状的带毒者。病毒主要随粪便排出，患者鼻咽分泌物也可短时间排出病毒。其传播方式主要是通过被病毒污染的食物、饮水、玩具等经口感染。病毒侵入机体后，先在咽部、扁桃体、小肠及肠系膜淋巴结中增殖，约有90％以上感染者为隐性或轻症感染，病毒只局限于肠道；多数人不出现症状，或仅有轻微发热、咽痛、腹部不适等。少数人感染后，肠道局部的病毒经淋巴系统进入血流，形成第一次病毒血症，引起发热、头痛、恶心等全身症状。患者除有上述非特异性症状外，还有项背强直、肌痉挛等表现，但一般可在10天内迅速恢复。当病毒随血流播散至全身淋巴组织和其他易感的非神经组织而进一步增殖后，再次侵入血流，可形成第二次病毒血症，如机体的免疫力能阻止病毒，则病程终止。极少数感染者由于免疫力低下或其他原因，病毒侵入中枢神经系统，主要在脊髓前角运动神经细胞内增殖，导致细胞变性坏死，轻者引起暂时性肢体麻痹，只有 0.1% 的儿童或 2% 的成年人可造成肢体永久弛缓性麻痹；极个别患者可发展为延髓麻痹，导致呼吸、循环衰竭而死亡；如病毒侵犯脑膜，则可引起无菌性脑膜炎。脊髓灰质炎病毒感染的严重程度与多种因素有关，如病毒的毒力、数量以及机体的免疫功能状态等。

体液免疫对机体有重要保护作用。感染病毒后不久肠道局部出现 SIgA，血流中出现中和抗体。SIgA 能清除肠道内的病毒，并阻止其进入血流；血流中的中和抗体可阻止病毒向中枢神经系统扩散，并将其清除。由于中和抗体在体内维持时间长，故感染后可获得对同型病毒较牢固的免疫力。

（三）病原学检查

1. 病毒分离与鉴定　取患者粪便等标本经抗生素处理，接种于猴肾或人胚肾细胞中培养，之后分离出病毒，再用中和试验鉴定。

2. 血清学检查　取病程初期及恢复期双份血清检测抗体，如恢复期抗体效价比发病初期增高 4 倍或 4 倍以上，有诊断意义。

（四）防治原则

1. 人工主动免疫　我国现采用口服 3 价脊髓灰质炎减毒活疫苗糖丸进行计划免疫。儿童从 2 月龄开始，连服 3 次，每次间隔 1 个月，4 岁时加强 1 次。

2. 人工被动免疫　在脊髓灰质炎流行期间，与患者有过密切接触的易感者，应注射丙种球蛋白做紧急被动免疫，可阻止发病或减轻症状。

二、柯萨奇病毒和埃可病毒

柯萨奇病毒（Coxsackie virus）可根据其引起乳鼠病理变化特点分为 A、B 两组，A 组有 23 个血清型（A1～A22、A24），B 组有 6 个血清型（B1～B6）。该病毒分布广、型别多，人类感染的机会较多。其传播途径及致病机制与脊髓灰质炎病毒相似，主要经消化道传播，但偶可经呼吸道侵入机体，大多为隐性或轻症感染，少数为显性感染。因其可侵犯胃肠道、呼吸道、皮肤、肌肉、心脏和中枢神经等不同靶器官，故临床表现多样，并且与血清型别有关，引起的疾病主要有类脊髓灰质炎、无菌性脑膜炎和脑炎、出疹性疾病等（表 5-3）。B 组中某些型病毒还可经胎盘传给胎儿，影响胎儿心脏发育，引起先天性心脏病。

埃可病毒即人肠道细胞病变孤儿病毒（Enteric cytopathogenic human orphan virus, ECHO virus），有 31 个血清型（1～9、11～27、29～33），均能在人胚肾和猴肾细胞内增殖并引起细胞病变。某些型别的病毒能与人 O 型红细胞发生凝集反应。埃可病毒主要经消化道感染人体，致病机制与柯萨奇病毒相似，可侵犯多种脏器，引起无菌性脑膜炎、类脊髓灰质炎、出疹性疾病、呼吸道感染及婴儿腹泻等多种病症（表 5-3）。

感染柯萨奇病毒或埃可病毒后，人体可获得对同型病毒持久的免疫力。

表 5-3　柯萨奇病毒和埃可病毒各血清型所致的疾病

疾病	柯萨奇病毒 A 组	柯萨奇病毒 B 组	埃可病毒
类脊髓灰质炎	7、9	1、5	2、6、9、11、
无菌性脑膜炎	2、4、7、9	2、3、4、5	4、6、9、11、16、30
出疹性发热病	9、19	1、3、5	4、6、9、14、16
疱疹性咽峡炎	2~6、8、10、16	—	—
普通感冒	21、24	2、3	6、8、11、20、22
心肌炎、心包炎	—	1~5	—
流行性肌痛	—	1~6	—
手足口病	16	—	—
婴幼儿腹泻	—	—	6、7、11、14、18

三、轮状病毒

轮状病毒是 1973 年澳大利亚学者 Bishop 等在急性非细菌性胃肠炎儿童的十二指肠黏膜超薄切片中首次发现的，是引起人类、其他哺乳动物和鸟类腹泻的重要病原体，因外形呈车轮状而得名。

轮状病毒呈球形，直径 60~80nm，双层衣壳，双链 RNA，含 11 个基因片段，编码 6 个结构蛋白（VP1~VP4、VP6、VP7）和 5 个非结构蛋白（NSP1~NSP5）。VP6 位于内衣壳，为组和亚组特异性抗原，据此可将轮状病毒分为 7 个组（A~G）及亚组，仅 A 组及部分 B、C 组病毒感染人；VP7 和 VP4 位于外衣壳，决定病毒血清型，对应抗体仅能中和对应型病毒的感染。

A 组轮状病毒是儿童腹泻的主要病原，主要在深秋和初冬流行，在 6 个月至 2 岁婴幼儿病毒性胃肠炎中占 80% 以上。病毒的潜伏期为 24~48 小时，患儿常突然发病，出现发热、水样腹泻、呕吐等症状，一般为自限性；少数患儿可因脱水、酸中毒而死亡。成年人与大龄儿童多为隐性感染，主要经粪－口途径传播，也可通过呼吸道传播。有报道称，B 组病毒可在年长儿童和成年人中产生暴发流行，C 组病毒感染发病率很低。

取患者粪便标本处理后，用电镜或免疫电镜直接检查病毒颗粒，诊断率达 90%~95%；抗原检测、电泳技术或 RT－PCR 法也用于诊断或流行病学调研。

本病的预防主要是控制传染源，切断传播途径；治疗主要是采取及时输液、纠正电解质失衡等支持疗法。

四、杯状病毒

杯状病毒（calicivirus）因衣壳上有放射状突起使其表面呈现杯状凹陷而得名。引起人类急性病毒性胃肠炎的人杯状病毒（human calicivirus，HuCV）主要有诺如病毒和沙坡病毒。

诺如病毒（Norovirus，NV）又称小圆结构病毒，是一组形态相似、抗原性略有不同的病毒颗粒。该病毒引起的感染性腹泻在全世界范围内均有流行，全年均可发生感染，感染对象主要是成年人和学龄儿童，寒冷季节呈现高发。在我国 5 岁以下腹泻儿童中，诺如病毒检出率为 15% 左右。该病毒感染性强，以肠道传播为主，可通过污染的水源、食物、物品、空气等传播，常在社区、学校、餐馆、医院等处引起集体暴发，病程为自限性，一般 2 ~ 3 天即可恢复。

沙坡病毒（Sapovirus，SV）以往称典型杯状病毒，形态特点为表面有典型的杯状凹陷，主要引起 5 岁以下小儿腹泻，症状类似轻型轮状病毒感染，但发病率很低。

五、其他肠道病毒

肠道腺病毒（entericadenovirus，EAd）40、41、42 三型主要侵犯 5 岁以下小儿，是引起婴儿病毒性腹泻的第二位病原体，主要经粪 - 口途径传播，四季均可发病，以夏季多见。

星状病毒（astrovirus）是具有星形外观的小球形病毒，包括人、哺乳动物和鸟类星状病毒。人星状病毒经粪 - 口途径传播，可引起 5 岁以下感染婴幼儿及免疫力低下者出现腹泻与呕吐，伴随发热、头痛等症状，主要发生在温带地区的冬季，临床处理主要为支持疗法，诊断可通过电镜、抗原检测或 RT - PCR 技术。

第三节　肝炎病毒

肝炎病毒（hapatitis virus）是引起病毒性肝炎的病原体，目前已公认的有五种，包括甲型肝炎病毒（HAV）、乙型肝炎病毒（HBV）、丙型肝炎病毒（HCV）、丁型肝炎病毒（HDV）、戊型肝炎病毒（HEV），此外，尚有一些新发现的病毒，如庚型肝炎病毒（HGV）和 TT 型肝炎病毒（TTV）等，因致病性尚不明确，是否为肝炎病毒还需进一步证实。

一、甲型肝炎病毒

甲型肝炎病毒（hapatitis A virus，HAV）是甲型肝炎的病原体，1973 年 Feinstone 首先采用免疫电镜技术在急性期患者的粪便中发现其存在，属微小 RNA 病毒科。

(一)生物学性状

1. 形态与结构　病毒直径为 27 ~ 32nm，衣壳呈二十面体对称，有 HAV 的特异性抗原（HAV Ag）；核心为单股正链 RNA，长约 7.4kb（兼具信使 RNA 的功能，并有传染性），在 5′末端以共价形式连接一个由病毒基因编码的细小蛋白质（称病毒基因组蛋白）。

2. 培养特性　HAV 已在原狨猴肝细胞或恒河猴胚肾细胞 FPhK6 株中培养成功，我国学者也成功地使 HAV 在肝癌细胞株中增殖。病毒在组织培养细胞中虽可增殖，但不引起细胞病变，且增殖与细胞释放均甚缓慢。黑猩猩和狨猴、猕猴等对 HAV 易感，经口或静脉注射可发生肝炎。

3. **抵抗力** HAV 抵抗力较强，对乙醚、氯仿均有抵抗力，60℃可存活4小时，耐酸，在 pH1.0 条件下可存活2~8 小时而保持感染性，在水和泥沙中可存活数天至数月，但加热100℃5分钟或用甲醛溶液、紫外线等处理，可使之灭活。

（二）致病性与免疫性

HAV 主要通过粪–口途径传播，主要侵犯儿童及青年，多为隐性感染。40岁以上的成年人中，80%左右均有抗 HAV 抗体。HAV 侵入人体后，先在肠黏膜和局部淋巴结增殖，继而进入血流，形成病毒血症，最终在肝细胞内增殖。甲型肝炎的潜伏期为15~45 天，病毒常在患者转氨酸升高前的5~6 天就存在于患者的血液和粪便中；通过污染水源、食物、食具等的传播可造成散发性流行或大流行。发病2~3 周后，随着血清中特异性抗体的产生，血液和粪便的传染性也逐渐消失，一般不形成慢性持续感染和带毒状态。

在甲型肝炎的显性感染或隐性感染过程中，机体都可产生 IgM 和 IgG。前者在急性期和恢复期出现，后者在恢复后期出现，并可维持多年，对同型病毒的再感染有免疫力。

（三）病原学检查

目前甲型肝炎的病原学检查以 HAV 的抗原和抗体为主。前者应用的方法包括免疫电镜、PCR 和探针杂交技术等；查抗体常用固相放射免疫和酶联免疫吸附试验；抗 HAV–IgM 具有出现早、短期达高峰与消失快的特点，是甲型肝炎新近感染的标志；抗 HAV–IgG 的检测有助于流行病学调查。

（四）防治原则

甲型肝炎的防治原则包括做好卫生宣教工作，注意饮食卫生，保护水源，加强粪便管理。此外，注射丙种球蛋白及胎盘球蛋白对紧急预防甲型肝炎有一定效果，接种甲肝疫苗可进行特异性预防。

二、乙型肝炎病毒

1963 年，Blurberg 发现澳大利亚土著人的血清中有一种异常抗原（称澳抗），后明确其为乙型肝炎病毒（hepatitis B virus，HBV）的表面抗原。HBV 是一种 DNA 病毒，1986 年被列入嗜肝 DNA 病毒科。HBV 是乙型肝炎的病原体。据统计，全世界乙型肝炎患者和 HBV 携带者达3.7 亿人。我国是乙型肝炎的高流行区，人群 HBV 携带率为8%~9%，携带者超过1.2 亿人。HBV 不仅人群感染率高，而且除可引起急性肝炎外，还可引起重症肝炎、慢性肝炎，并与肝硬化及肝癌的发生密切相关。

（一）生物学性状

1. **形态与结构** 用免疫电镜可在乙型肝炎患者的血清中见到三种不同形态的病毒颗粒（图5–3）。

（1）大球形颗粒（图5–3a）：为完整的 HBV，因1970年 Dane 首先在乙型肝炎患者血清中发现，故又称 Dane 颗粒。HBV 为球形，直径约42nm，具双层衣壳。外衣壳由 HBV 表面抗原（hepatitis B surface antigen，HBsAg）和脂质双层构成（相当于包膜），内衣

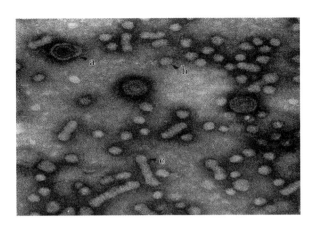

图 5 - 3 电镜下乙型肝炎病毒的三种形态

壳为由 HBV 核心抗原(hepatitis B core antigen，HBcAg)构成的直径约 27nm 的二十面体对称结构，HBcAg 经酶或去垢剂作用后，可暴露出 HBV e 抗原(hepatitis B e antigen，HBeAg)。内衣壳内含有双股有缺口的 DNA 链和 HBV 逆转录酶(图 5 - 4)。

（2）小球形颗粒(图 5 - 3b)：为直径约 22nm 的中空球形颗粒，是 HBV 在肝细胞内合成过剩的 HBsAg 而游离于血循环中所形成的。

（3）管形颗粒(图 5 - 3c)：直径约 22nm，长度为 100~700nm，是一串聚合起来的小颗粒，同样具有 HBsAg 的抗原性。

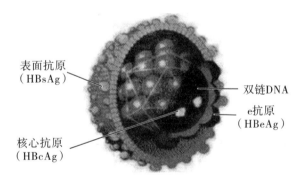

图 5 - 4 乙型肝炎病毒模式图

2. 基因组及其复制 HBV 基因组由完全的负股和不完全的正股构成，约 3.2kb，编码 4 个基因，其中逆转录酶基因编码区与其他三个基因发生重叠(图 5 - 5)。HBV 基因组在宿主细胞内首先形成完整双链 DNA，然后以负股为模版转录两种 RNA，即 mR-NA 和较长的前病毒基因组 RNA。负链上的 4 个阅读框转录 4 段 mRNA，分别表达对应产物：结构蛋白(S、C 编码)、逆转录酶和调节蛋白(X 编码，可激活有关基因，与 HBV 诱发肝癌有关)。增殖后期前病毒基因组 RNA 进入病毒内衣壳，由逆转录酶合成全长负链 DNA，并进一步合成正链 DNA(此过程不完整，故其正链均较短并有缺口)。

3. 抗原组成 具体如下。

（1）表面抗原(HBsAg)：HBsAg 主要存在于感染者的血液中，是 HBV 感染的标志，

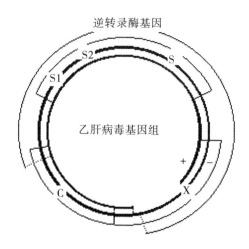

图 5-5　乙肝病毒基因组简化模式示意图

具有抗原性，可诱导机体产生特异保护性抗-HBs，是制备疫苗的最主要成分。

（2）核心抗原（HBcAg）：为内衣壳的成分，因其被 HBsAg 覆盖，故在血液中不易被检出。其抗原性强，能刺激机体产生抗-HBc。其中，抗-HBc IgG 在血中持续时间较长，为非保护性抗体；抗-HBc IgM 的存在常提示 HBV 处于复制状态。

（3）e 抗原（HBeAg）：为可溶性蛋白质，游离于血液中。其消长与病毒体及 DNA 多聚酶的消长基本一致，故可作为 HBV 复制及具有感染性的指标之一。

（4）x 抗原（HBxAg）：存在于感染的细胞内，在慢性肝病晚期患者中阳性检出率较高，能影响细胞周期和细胞生长因子基因以及原癌基因的表达，促进细胞转化，与原发性肝细胞癌的发生有一定关系。

4. 细胞培养　黑猩猩是 HBV 的易感动物，目前采用病毒 DNA 转染的细胞培养系统，可在细胞中表达 HBsAg 和 HBcAg，并分泌 HBeAg，有的细胞还可以持续产生 Dane 颗粒。

5. 抵抗力　HBV 对外界的抵抗力较强，对低温、干燥、紫外线和一般化学消毒剂均耐受；100℃加热 10 分钟可使 HBV 失去传染性，但仍可保持表面抗原活性。HBV 对 0.5%过氧乙酸、5%次氯酸钠和 3%漂白粉溶液敏感。

（二）致病性与免疫性

1. 传染源与传播途径　乙型肝炎的主要传染源是乙肝患者和 HBV 抗原携带者。乙肝的潜伏期（2~6 个月）患者和 HBV 抗原携带者无任何临床症状，作为传染源的危害性更大。HBV 的传染性很强，主要传播途径是：①血液传播（输出、注射、手术、输液、针刺、共用剃须刀、刷牙等）是最重要的传播途径。②两性接触及密切接触传播。③母婴传播（垂直传播）。母亲若为乙肝患者或 HBV 携带者，孕期可经血液导致胎儿感染，分娩时可经产道感染新生儿；也可经哺乳传播。

2. 致病机制与免疫性　具体如下。

（1）特异性抗体：被 HBV 感染后，机体可产生三种抗体，即抗-HBs、抗-HBc 及

抗 – HBe。①抗 – HBs：有保护作用，但仅能作用于细胞外的 HBV，在预防感染上较重要，而在疾病恢复时尚需细胞免疫协同作用。②抗 – HBc：慢性肝炎活动期、肝硬化及肝癌患者血中含量较高，其滴度波动与病情呈平行关系；在肝炎恢复期也可存在；一般认为它与保护无关，而与病毒增殖和肝细胞损害有关。③抗 – HBe：能使病毒活力降低，对机体有保护作用，一般患者预后良好。

（2）免疫复合物的损伤作用：在乙肝患者血循环中常可测出 HBsAg – 抗 HBs 免疫复合物，可引起Ⅲ型超敏反应，其中以关节炎和肾炎最为常见。在急性重型肝炎患者血中有时也可同时检测出 HBsAg – 抗 HBs，这种患者预后不良，死亡率高。

（3）细胞介导的免疫反应：HBV 是非溶细胞性的，机体清除它主要依赖 T 细胞或通过抗体介导 NK 细胞来杀伤靶细胞，将病毒释放于体液中，以后再经抗体作用清除。一般认为乙型肝炎患者 T 细胞功能强弱可能与临床过程的轻重和转归有关：当 T 细胞免疫功能正常时，HBV 很快被细胞免疫配合体液免疫予以清除，这时，由细胞免疫所造成的急性肝细胞损伤可完全恢复；如 T 细胞免疫功能低下，免疫反应不足以完全破坏被病毒感染的肝细胞，或亦不能产生有效的抗 – HBs，持续存在于肝细胞内的病毒可引起免疫病理反应而导致慢性肝炎；如机体对病毒完全缺乏细胞免疫反应，既不能有效地清除病毒，亦不导致免疫病理反应，结果会出现 HBsAg 无症状携带者；如果病毒感染的细胞过多，细胞免疫反应过强，可迅速引起大量肝细胞坏死，临床上表现为急性重型肝炎。

（4）自身免疫反应：HBV 感染肝细胞后，可引起肝细胞表面抗原的改变，暴露出膜上的肝特异蛋白抗原（liver specific protein，LSP），从而诱导机体产生自身免疫反应。

（5）乙型肝炎与原发性肝癌：资料显示，肝炎患者的肝癌发病率比自然人群高，肝癌患者有 HBV 感染的也高于自然人群。

（三）病原学检查

1. HBV 抗原与抗体的检查　目前已建立了对 HBsAg、HBcAg、HBeAg 及其抗体系统的检测法，常用放射免疫法或酶联免疫法。由于 HBV 感染的临床表现多种多样，各项检查结果也呈动态变化，因此必须对几项指标同时分析，才能进行正确判断（表 5 – 4）。

表 5 – 4　HBV 抗原与抗体检测结果的临床意义

HbsAg	HbeAg	抗 – HBs	抗 – HBe	抗 – HBc	结果分析
+	–	–	–	–	感染 HBV 或无症状携带者
+	+	–	–	–	急性乙肝、慢性乙肝或无症状携带者
+	+	–	–	+	急性乙肝或慢性乙肝（俗称"大三阳"），传染性强
+	–	–	+	+	急性感染趋向恢复（俗称"小三阳"）
–	–	+	+	+	乙肝恢复期
–	–	+	+	–	乙肝恢复期
–	–	–	–	+	既往感染或"窗口期"
–	–	+	–	–	接种过乙肝疫苗或感染过 HBV 并已恢复

（1）抗原：血清中检测到 HBsAg，表示 HBV 持续感染；HBcAg 在患者血清中难以检测到；HBeAg 在血清中与病毒及病毒 DNA 聚合酶的消长一致，在急性和慢性活动性肝炎患者血清中多数可被检出，故 HBeAg 是患者具有强传染性的指标之一。

（2）抗体：抗－HBs 阳性表明对 HBV 形成免疫力，提示患者病情好转；抗－HBc 为非保护性抗体，阳性反映体内有 HBV 或新近有过 HBV 感染，其中抗－HBc IgM 阳性表明病毒复制，提示患者血液有强传染性；抗－HBe 对机体有保护作用，阳性通常是疾病预后良好的一种征象（HBV 出现变异者除外）。

2. 血清 HBV DNA 检测　应用核酸杂交、PCR 法检测血清中有无 HBV DNA，可以进行疾病诊断和作为药物疗效的指标。

3. pre S1、pre S2 和抗 pre S2 检测　由于 pre S1、pre S2 早于 HBV DNA 出现，并与 HBsAg、HBeAg、HBV DNA 和 HBV DNA 多聚酶呈正相关，因此可以作为 HBV 新近感染的标志，表示有 HBV 复制，血液有传染性。

（四）防治原则

接种乙肝疫苗是有效的乙肝预防措施，目前应用的主要为基因工程疫苗（酵母重组 HBsAg）。治疗乙肝患者可采用抗病毒药和免疫调节剂同时应用，疗效比较肯定的药物有拉米夫定、α 干扰素等，中草药也有一定疗效。

三、丙型肝炎病毒

1974 年，Golafield 首先报道了输血后非甲非乙型肝炎。1989 年，Choc 等应用分子克隆技术获得了本病毒部分基因克隆，并命名本病及其病毒为丙型肝炎和丙型肝炎病毒（hepatitis C virus，HCV）。由于 HCV 基因组在结构和表型特征上与黄病毒类似，因此将其归为黄病毒科。

（一）生物学性状

丙型肝炎病毒呈球形，直径 40～60nm，为单股正链 RNA 病毒，表面有包膜和刺突。HCV 体外培养尚未找到敏感有效的细胞培养系统，但黑猩猩对 HCV 很敏感。

根据 HCV 基因组序列的差异，可将 HCV 分为 6 个基因型，我国以 HCV1 和 HCV2 为多见。

（二）致病性与免疫性

HCV 感染呈全球分布。HCV 主要经血源传播，国外 30%～90% 输血后肝炎为丙型肝炎，我国输血后肝炎中丙型肝炎占 1/3。此外，HCV 还可通过其他方式传播，如母婴垂直传播、家庭日常接触和性传播等。

HCV 感染后，一般经 6～7 周潜伏期发病，患者可有一般消化系统症状及黄疸，伴谷丙转氨酶升高，抗－HCV 抗体阳性。约半数患者为自限性，可自动康复；但约 50% 的患者可发展为慢性肝炎，甚至部分患者会最终出现肝硬化及肝细胞癌。丙型肝炎的发病机制尚不十分清楚，目前认为 HCV 直接损害肝脏虽然在发病中有一定作用，但细胞免疫的病理反应可能起更重要的作用。

人感染 HCV 后所产生的保护性免疫力不强，能再感染不同株 HCV，甚至同株 HCV。

（三）病原学检查

1. 检测血清中抗 – HCV 抗体　利用重组酵母表达的病毒抗原，进行放射免疫诊断（RIA）或酶联免疫试验（ELISA）检查，可用于丙型肝炎的诊断、筛查献血员和流行病学调查，也可用免疫印迹试验（Western Blot）检测。

2. 测定肝和血清中病毒 RNA　基本方法为 RT – PCR，是将 HDV 的 RNA 逆转录为 cDNA，选用高度保守的 5′非编码区引物扩增放大后做电泳观察结果，此法不仅可以进行丙型肝炎的早期诊断，也可作为丙型肝炎预后的一个指标。

（四）防治原则

丙型肝炎的预防方法基本与乙型肝炎相同。目前，预防的重点为对献血员的管理，加强消毒隔离制度，防止医源性传播。丙型肝炎尚缺乏特效治疗药物，IFN 有一定疗效。

四、丁型肝炎病毒

丁型肝炎病毒（hepatitis D virus，HDV）是一种缺陷病毒，必须在 HBV 或其他嗜肝 DNA 病毒的辅助下才能复制增殖。1977 年，意大利学者 Rizzetto 用免疫荧光法在慢性乙型肝炎患者的肝细胞核内发现一种新的抗原，并证明其有传染性，称其为 δ 因子（delta agent），1984 年被正式命名为丁型肝炎病毒。

（一）生物学性状

完整的 HDV 为球形，直径 35～37nm，核衣壳为二十面体对称，有包膜。核心为单负链环状 RNA，仅 1.7kb，是已知动物病毒中最小的基因组，不能独立复制，需在嗜肝 DNA 病毒（如 HBV 等）的辅助下才能增殖；衣壳上有 HDV 抗原（HDAg）；包膜蛋白为 HBV 的 HBsAg。HDV 只有一个血清型。HDAg 不易被检测到，产生的抗 – HDV 抗体无保护作用。

HDV 的易感动物为黑猩猩、东方土拨鼠、美洲旱獭等。

（二）致病性与免疫性

HDV 感染需同时或先有 HBV 或其他嗜肝 DNA 病毒感染的基础，主要引起急性肝炎和慢性肝炎。HDV 的感染方式有两种：一种是 HDV 与 HBV 同时感染的联合感染（coinfection）；另一种是 HBV 感染后 HDV 再感染的重叠感染（superinfection）。许多临床研究表明，HDV 感染常可导致 HBV 感染者的症状加重与病情恶化，因此在急性重型肝炎的发生中起着重要的作用。例如，HBsAg 携带者重叠 HDV 感染后，常可表现为急性发作，病情加重，且病死率高。

HDV 感染呈世界性分布。丁型肝炎的传染源为 HBV/HDV 的患者，传播途径与 HBV 相同。

HDV 的致病机制与免疫性还不清楚，一般认为是病毒对肝细胞的直接损伤和免疫机制的共同作用。

（三）病原学检查

HDAg 检测是诊断 HDV 感染的直接证据，但 HDAg 在血清中持续时间短（平均仅 21 天），因此标本采集时间是决定检出率的主要因素。用 RIA、ELISA 法检测血清抗 – HDV 抗体是目前诊断 HDV 感染的常规方法。感染后 2 周产生抗 – HD IgM，4 ~ 5 周检出率高；抗 – HD IgG 产生较晚，在慢性感染或恢复期才可出现。

（四）防治原则

HDV 感染的防治与 HBV 基本相同。

五、戊型肝炎病毒

戊型肝炎（Hepatitis E）是一种经粪 – 口传播的急性传染病，其病原体戊型肝炎病毒（Hepatitis E virus，HEV）在分类学上属于嵌杯病毒科。

HEV 是单股正链 RNA 病毒，呈球形，直径 27 ~ 34nm，无囊膜，核衣壳呈二十面体对称，目前尚不能在体外组织培养，但黑猩猩、食蟹猴、恒河猴、非洲绿猴、须狨猴对 HEV 敏感，可用于分离病毒。HEV 在碱性环境中稳定，有镁、锰离子存在的情况下可保持其完整性，对高热敏感，煮沸可将其灭活。

HEV 在肝细胞内复制，释出进入胆汁，随患者粪便排出，通过污染食物、水源引起散发或暴发流行。戊型肝炎的潜伏期为 2 ~ 11 周，有部分人（尤其是儿童）感染无症状，临床患者多为轻、中型肝炎，常为自限性，不发展为慢性。HEV 主要侵犯青壮年，戊型肝炎的成年人病死率高于甲型肝炎；孕妇患戊型肝炎病情严重，在妊娠后三个月发生感染常导致流产或死胎，病死率可达 20%。HEV 感染后可产生保护性免疫。

戊型肝炎的诊断和预防方法同甲肝，目前尚无特异性疫苗和治疗药物。

第四节　黄病毒和出血热病毒

黄病毒属（*Flavivirus*）是黄病毒科的一组病毒，因它们通过吸血的节肢动物（蚊、蜱、白蛉等）传播，故曾归类在虫媒病毒（arbovirus）中。在我国，黄病毒感染的重要病原有流行性乙型脑炎病毒、森林脑炎病毒和登革病毒，分别引起脑炎和出血热。

许多病毒可引起出血热（以发热，皮肤、黏膜、脏器瘀斑或出血以及低血压和休克为临床特征）综合征，分属于多个病毒科。在我国，除登革病毒外，引起出血热综合征的病毒种类还有汉坦病毒（肾综合征出血热病毒）、新疆出血热病毒等。

一、流行性乙型脑炎病毒

流行性乙型脑炎病毒（epidemic typy B encephalitis virus）是流行性乙型脑炎（简称乙脑）的病原体，因首先由日本从患者脑组织中分离获得，故亦称日本脑炎病毒（Japanese encephalitis virus，JEV）。乙脑多在夏秋季流行，主要侵犯中枢神经系统。

（一）生物学性状

乙脑病毒为球形，直径 40nm，基因组为单股正链 RNA；衣壳立体对称，外被包膜，膜内有内膜蛋白，表面有病毒血凝素刺突。乙脑病毒抗原性稳定，只有 1 个血清型。

(二)致病性与免疫性

1. 致病性 乙脑病毒由蚊叮咬传播，在我国主要的传播媒介为三带喙库蚊。在流行季节，家畜和家禽常隐性感染并为乙脑病毒的临时性储存宿主，特别是当年出生的仔猪，其对乙脑病毒易感，并成为人类感染的重要传染源。

当带毒雌蚊叮咬人时，病毒进入血流，形成病毒血症，引起发热、寒战及全身不适等症状，一般数日后可自愈；但少数患者(0.1%)体内的病毒可通过血脑屏障进入脑内增殖，引起炎症，临床表现为高热、意识障碍、抽搐、颅内压升高以及脑膜刺激症状，严重者可遗留失语、强直性痉挛、精神失常等后遗症，甚至可导致死亡。

2. 免疫性 人受流行性乙型脑炎病毒感染后，大多数为隐性感染，或仅有较轻临床症状而获得持久免疫力，流行区成年人大多数都有一定免疫力。

(三)防治原则

防蚊灭蚊是预防本病的有效措施，特异预防采用乙脑灭活疫苗。流行区当年饲养的仔猪接种乙脑疫苗也有助于控制乙脑病毒的传播。

二、寨卡病毒

寨卡病毒(Zikavirus)属黄病毒科黄病毒属，最早于 1947 年偶然通过黄热病监测网络在乌干达寨卡丛林的恒河猴中发现。

该病毒是一种通过蚊虫进行传播的虫媒病毒，典型的症状包括急性起病的低热、斑丘疹、关节疼痛、结膜炎，其他症状包括肌痛、头痛、无力等。有报道称，寨卡病毒还可能会造成神经和自身免疫系统并发症。2015 年在巴西的寨卡病毒暴发流行中发现了很多小头畸形的新生儿，提示该病毒能使周围和中枢神经系统受累。

寨卡病毒病目前无有效疫苗预防。减少感染来源(去除和改造蚊虫滋生地)以及减少蚊虫与人的接触可减少感染的发生。对症退热治疗可以使用对乙酰氨基酚等。

三、其他黄病毒

在我国，较重要的其他黄病毒见表 5-5。

表 5-5 其他黄病毒

病毒名称	主要生物学性状	致病性	检查	防治
登革病毒 (Dengue virus)	形态结构与流行性乙型脑炎病毒相似，直径 17~25nm；有 4 个血清型；经蚊传播；感染人与其他灵长类动物	病毒感染引起登革热，表现为发热、头痛、乏力，以及肌肉、骨骼和关节痛等；部分患者可于发热后症状突然加重，发生出血和休克	利用 C6/36 细胞分离培养病毒；检测血清中特异性抗体	目前本病尚无特异防治办法

病毒名称	主要生物学性状	致病性	检查	防治
森林脑炎病毒（forest encephalitis virus）	类似流行性乙型脑炎病毒，嗜神经性强。蜱是森林脑炎病毒的传播媒介，可经卵传代；病毒在野生动物中传播	类似流行性乙型脑炎病毒，多数感染者为隐性感染或症状轻微，少数感染者出现中枢神经系统炎症，重者可常遗留精神异常、肌肉麻痹等后遗症，甚至导致死亡	同流行性乙型脑炎病毒	接种灭活疫苗；防止蜱叮咬

四、汉坦病毒

汉坦病毒（Hantaviruses）属布尼亚病毒科，在多种动物（主要是啮齿动物）体内持续感染，可引起汉坦病毒肾综合征出血热（Hantavirus fever with renal syndrome，HFRS）和汉坦病毒肺综合征（Hantavirus pulmonary syndrome，HPS）。

（一）生物学性状

病毒呈圆形或卵圆形，直径约 120nm，有包膜和刺突。病毒核酸为单股负链 RNA，可区分为 10 余种型别，在我国分布的有引起严重 HFRS 的汉坦病毒和引起略轻 HFRS 的汉城病毒两型。多种传代、原代及二倍体细胞均对汉坦病毒敏感，实验室常用非洲绿猴肾细胞（Vero - E6）、人肺癌传代细胞（A549）等来分离培养该病毒。

（二）致病性与免疫性

我国是 HFRS 疫情较严重的国家，多个省、市、自治区发现有本病存在。HFRS 有明显的地区性和季节性，与鼠类的分布及活动有关。汉坦病毒型的 HFRS 发病多集中于秋冬之间，汉城病毒型的 HFRS 则多集中于春夏之间。其可能的传播途径有 3 类：动物源性传播（包括通过呼吸道、消化道和伤口进入人体）、虫媒（螨类）传播和垂直传播。其中，动物源性传播是主要的传播途径，即携带病毒的动物通过唾液、尿、粪排出病毒污染环境，人或动物通过呼吸道、消化道摄入或直接接触感染动物受到感染。

HFRS 的潜伏期一般为 2 周左右，典型病例具有三大主要症状，即发热、出血和肾脏损害。人感染 HFRS 病毒后，多数呈隐性感染状态（特别是汉城病毒型），仅有部分人发病，病后可获持久免疫力，一般不发生再次感染，但隐性感染产生的免疫力多不能持久。

（三）病原学检查

取患者急性期血液、尸检组织接种非洲绿猴肾细胞（Vero - E6）分离病毒，也可取检材接种小鼠乳鼠等。

（四）防治原则

灭鼠、防鼠、灭虫、消毒和个人防护等是 HFRS 重要的预防措施。目前我国已应用 HFRS 疫苗在疫区进行人群接种。HFRS 的治疗应坚持早发现、早休息、早治疗。

五、其他出血热病毒

引起出血热的病毒种类很多，除黄病毒科和布尼亚病毒科的有关病毒外，还有砂粒病毒科和丝状病毒科的一些病毒。属于前者的如拉撒热病毒、胡宁病毒、马丘泼病毒等；属于后者的都是致死率极高的出血热病毒，如马堡病毒和埃博拉病毒。这里仅简介新疆出血热病毒和埃博拉病毒(表5-6)。

表5-6　其他重要的出血热病毒

病毒名称	主要生物学性状	致病性	检查	防治
新疆出血热病毒 (Crimean - Corgo hemorrhagic fever virus)	属于布尼亚病毒科内罗病毒属；形态结构与汉坦病毒相似；经硬蜱传播；感染家畜和野生动物	因被带毒蜱叮咬而感染，引起新疆出血热，患者表现为发热、头痛、困倦乏力等症状，口腔黏膜及其他部位皮肤有出血点，严重患者可出现呕血、血尿、蛋白尿，甚至休克等	检测血清中特异性抗体	接种新疆出血热疫苗
埃博拉病毒 (Ebola virus)	属于丝状病毒科；为负单链RNA，核衣壳螺旋对称，外有包膜	接触患者呕吐物、排泄物或血液感染，病毒导致血管损伤；早期表现为恶心、呕吐和腹泻、皮疹；接着会出现多部位出血，死亡率极高	检测血清中病毒核酸、抗原或抗体	预防为主；可试用干扰素

第五节　疱疹病毒

疱疹病毒(herpes virus)是一群中等大小的双股DNA包膜病毒，宿主范围广泛，已知能感染人类的有8种，称为人类疱疹病毒(human herpes virus, HHV)。

疱疹病毒的衣壳为162个壳微粒组成的立体对称二十面体(直径约为100nm)，球形或近球形，内含双股线形DNA，有包膜和刺突。病毒直径为120～300nm(图5-6)。

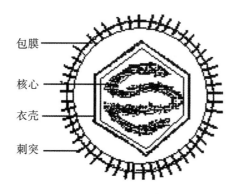

包膜

核心

衣壳

刺突

图5-6　疱疹病毒结构模式示意图

一、单纯疱疹病毒

单纯疱疹病毒(herpes simplex virus，HSV)因在感染急性期引发水疱性皮疹而得名。HSV 有两个血清型，即 HSV－1 和 HSV－2。

(一)致病性与免疫性

患者和健康携带者是单纯疱疹的传染源，主要通过直接密切接触和性接触传播。HSV 可经口腔、呼吸道、生殖道黏膜等多种途径侵入机体。单纯疱疹常见的临床表现是黏膜或皮肤局部出现集聚的疱疹，偶尔也可发生严重的全身性疾病，累及内脏。

1. 原发感染　6 个月以内婴儿多从母体通过胎盘获得抗体，初次感染时约 90% 的患儿无临床症状，为隐性感染。HSV－1 原发感染常发生于 1～15 岁，常见的有龈口炎，系在口颊黏膜和齿龈处发生成群疱疹，破裂后，多盖一层坏死组织；此外可引起唇疱疹、疱疹性角膜炎、疱疹性脑炎等。生殖器疱疹多见于 14 岁以后，由 HSV－2 引起，比较严重，局部常有剧痛，伴有发热、全身不适及淋巴结炎。

2. 潜伏感染和复发　HSV 原发感染产生免疫力后，可将大部分病毒清除，部分病毒可沿神经髓鞘到达三叉神经节(HSV－1)和脊神经节(HSV－2)细胞中或周围星形神经胶质细胞内，以潜伏状态持续存在，不引起临床症状。当机体受到刺激时，潜伏的病毒激活增殖，引起复发性局部疱疹。其特点是每次复发病变往往发生于同一部位，最常见的是在唇鼻间皮肤与黏膜交界处出现成群的小疱疹。HSV 原发感染后 1 周左右血中可出现中和抗体。在机体抗 HSV 感染的免疫中，细胞免疫起更重要的作用，干扰素在抗 HSV 感染中也有重要作用。

3. 其他疾病　HSV 通过胎盘导致先天性感染，易发生流产，造成胎儿畸形、智力低下等先天性疾病。

(二)防治原则

由于 HSV 有致癌的可能性，因此应用其亚单位疫苗及早预防。孕妇产道 HSV－2 感染，分娩后可给新生儿注射丙种球蛋白做紧急预防。应用疱疹净、阿糖胞苷、溴乙烯尿苷等治疗疱疹性角膜炎有效，与干扰素合用可提高效力。无环鸟苷是对疱疹病毒选择性很强的药物，目前主要用于治疗生殖器疱疹。

二、水痘－带状疱疹病毒

水痘－带状疱疹病毒(varicella－zoster virus，VZV)即 HHV－3，因在儿童初次感染时只引起水痘，而潜伏体内的病毒多年后受到某些刺激后复发可引起带状疱疹而得名。

(一)致病性与免疫性

人是 VZV 的唯一自然宿主。患者是水痘－带状疱疹的主要传染源。患者皮疹内及呼吸道分泌物中含大量病毒，经呼吸道、结膜、皮肤等处侵入而感染人体。病毒先在局部淋巴结增殖后再进入血液散布到各个内脏继续大量增殖；经 2～3 周潜伏期，全身皮肤广泛发生丘疹、水疱疹和脓疱疹，皮疹分布呈向心性，以躯干较多。水痘消失后不遗留瘢痕，病情一般较轻；偶有肺炎和脑炎并发症。细胞免疫缺陷、白血病、肾脏病或使用皮质激素及抗代谢药物的儿童，病情较严重。成人患水痘也较重，孕妇患水痘可引起胎儿畸形、流产等。

带状疱疹由潜伏在体内的 VZV 引起。水痘愈后病毒未被完全清除，潜伏在脊髓后根神经节或脑感觉神经节中，当机体受到刺激时，可激活潜伏病毒，在皮肤上沿感觉神经的通路发生串联的水疱疹，形似带状，故名。带状疱疹多发生于胸、腹、头颈部，疼痛剧烈。

患水痘后，机体产生特异性体液免疫和细胞免疫，有助于病情康复，但长期潜伏于神经节中的病毒不能被清除，故不能阻止病毒被激活而发生带状疱疹。

(二)防治原则

水痘－带状疱疹病毒减毒活疫苗已用于预防水痘感染，治疗的首选药物是阿昔洛韦。

三、其他疱疹病毒

其他疱疹病毒与前面几类疱疹病毒有所不同，在增殖速度和感染的靶细胞等方面有自己的特点，目前已把它们划入不同的亚科，如单纯疱疹病毒、水痘－带状疱疹病毒被归为 α 疱疹病毒亚科，巨细胞病毒、HHV－6 和 HHV－7 因增殖慢并形成巨大细胞而归为 β 疱疹病毒亚科，感染的靶细胞是淋巴细胞的 EB 病毒和 HHV－8 则为 γ 疱疹病毒亚科。其他疱疹病毒的有关病毒特性及致病性等情况见表5－7。

表5－7　其他疱疹病毒

病毒名称	主要生物学性状	致病性	检查	防治
EB 病毒（Epstein－Barr virus，EBV），HHV－4	γ 疱疹病毒亚科；EB 病毒仅能在 B 淋巴细胞中增殖	EBV 在人群中广泛易感，青春期初次感染，常可引起传染性单核细胞增多症，腺性发热；与 Burkitt 淋巴瘤、鼻咽癌密切相关	PCR 等方法检测 EBV 基因组	接种疫苗；治疗可应用无环鸟苷和丙氧鸟苷等
巨细胞病毒（cytomega-lovirus，CMV），HHV－5	β 疱疹病毒亚科；只能感染人；细胞培养中增殖缓慢；受染的细胞肿大，并具有巨大的核内包涵体	CMV 在人群中感染非常广泛，通常呈隐性感染，可引起巨细胞包涵体病、单核细胞增多症、肝炎、间质性肺炎及先天性感染等	检查巨大细胞及其内嗜酸性包涵体；检测 CMV 核酸，或抗原、抗体	接种疫苗；治疗可应用丙氧鸟苷等
人类疱疹病毒6型（HHV－6）	β 疱疹病毒亚科	HHV－6 在人群中广泛易感，可引起婴儿热疹	检测病毒核酸或抗原、抗体	对症处理

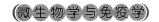

续表

病毒名称	主要生物学性状	致病性	检查	防治
人类疱疹病毒7型（HHV-7）	β疱疹病毒亚科	HHV-7在人群中感染常见，可引起婴儿热疹	检测病毒核酸或抗原、抗体	对症处理
人类疱疹病毒8型（HHV-8）	γ疱疹病毒亚科	HHV-8在人群中感染较常见，与Kaposi瘤密切相关	检测病毒核酸或抗原、抗体	对症处理

第六节　逆转录病毒

逆转录病毒（retrovirus）也称反转录病毒，是一类含逆转录酶（reverse transcriptase）的 RNA 病毒。每个核衣壳均含两条相同的线性单股正链 RNA，能够把自己的 RNA 基因组逆转录为双股 DNA 的前病毒（provirus），并整合于宿主细胞基因组中。传统上将逆转录病毒分为 3 个亚科，即肿瘤病毒亚科（oncovirinae）、泡沫病毒亚科（spumavirinae）和慢病毒亚科（lentiviridae），能感染人类的成员分别为人类嗜 T 细胞病毒、人类泡沫病毒（未发现致病）及人类免疫缺陷病毒，其中人类免疫缺陷病毒感染可引起艾滋病，对人类健康危害甚大。

一、人类免疫缺陷病毒

1983 年，科学工作者首次从一例慢性淋巴腺病患者的淋巴结中分离到一株新逆转录病毒，它在感染人体较长时间后，引起以机会性感染和肿瘤为特征的获得性免疫缺陷综合征（acquired immunodeficiency syndrome，AIDS），即艾滋病。1986 年，国际病毒分类委员会将它命名为人类免疫缺陷病毒（human immunodeficiency virus，HIV）。

（一）生物学性状

HIV 是慢病毒属成员。感染人类的 HIV 有 HIV-1 和 HIV-2 两型，世界各地主要流行的是 HIV-1。

1. **形态与结构**　病毒呈球形，直径为 100~120nm（图 5-7）。病毒体外层为脂蛋白包膜，其中嵌有 gp120 和 gp41 两种病毒特异的糖蛋白，前者构成包膜表面的刺突，后者为跨膜蛋白。内膜（基质）蛋白 P17 衬在包膜内侧。病毒体内部有一柱状的病毒核心，外包被由衣壳蛋白 P24 构成的外层，核心内含有两个完全一样的病毒 RNA 和核衣壳蛋白（P7），还包裹着一些病毒蛋白，如逆转录酶（reverse transcriptase）、整合酶（integrase）等。

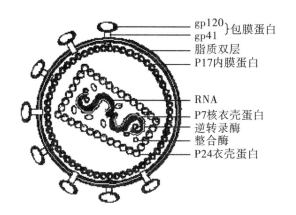

图 5 - 7　人类免疫缺陷病毒结构示意图

2. 基因组　HIV 颗粒内含两条完全相同的 RNA 分子，它们在 5′端通过氢键互相连接在一起形成二聚体。每个 RNA 基因组含 9 个基因，其中 3 个为其复制必需的基因，即 *gag*(group - specific antigen)、*pol*(polymerase)和 *env*(envelope glycoprotein)，分别编码衣壳蛋白、聚合酶和包膜糖蛋白(表 5 - 8)。

表 5 - 8　HIV 复制必需的基因及其编码蛋白

基因	编码蛋白	蛋白主要功能
gag	P24	衣壳蛋白；形成六聚体或五聚体组成病毒核心的衣壳，将 RNA 导入病毒
	P7 和 P9	核衣壳蛋白；促进 RNA 二聚体"成熟"；促进 tRNA 与 HIV RNA 的结合
	P17	基质蛋白；与包膜结合，引导装配和出芽释放
pol	反转录酶	具有多种酶活性；催化 RNA 基因组反转录为双股 DNA 的前病毒
	整合酶	催化前病毒整合入宿主 DNA 中
	蛋白酶	裂解 Gag 和 Gag - Pol 融合蛋白，促使病毒颗粒成熟
env	gp120	使病毒结合靶细胞表面的 CD4 和 CXCR4/CCR5
	gp41	促进病毒包膜与细胞膜的融合

3. **病毒的感染与复制**　HIV 表面的 gp120 与靶细胞膜上的特异受体 CD4 分子结合，发生构象改变，进一步与其共受体 CCR5 或 CXCR4 结合，使 gp41 暴露，后者介导病毒包膜与细胞膜发生融合，病毒核心进入细胞质。逆转录酶利用细胞内的条件，借助宿主细胞的 tRNA 作引物，以病毒 RNA 为模板反转录形成 RNA - DNA 中间体，在其降解了亲代 RNA 后，再以负链 DNA 为模板产生正链 DNA；该双链 DNA 在一些病毒蛋白协助下，穿过核膜上的核孔进入细胞核，在整合酶的作用下整合入细胞染色体中，被称为前病毒(provirus)。当细胞内的活化信号分子激活后，可与前病毒的调控单位相作用，开始转录病毒 RNA。HIV 只转录一种全长的病毒 RNA，该 RNA 有两种命运：①全长病毒 RNA 成为病毒基因组 RNA，并用于合成 Gag 和 Gag/Pol 蛋白，这些蛋白在病毒蛋白酶作用下形成除包膜蛋白外的各种结构蛋白，并进行病毒核心颗粒的组装。②被剪接成除 Gag 和 Gag/Pol 外的各种病毒蛋白 mRNA，用于合成包膜蛋白及其他蛋白，包膜蛋

白在宿主酶作用下形成 gp120 和 gp41，并被转运、集结于细胞膜。在 P17 的引导下，病毒核心颗粒在 gp120 和 gp41 集结处的细胞膜部位出芽（budding），脱离细胞，成为成熟的病毒颗粒。

HIV 的逆转录酶催化的 DNA 合成有着很高的突变率，所产生的突变包括替代、缺失和添加等，使得病毒产生了多种型、组、亚型、株、准株，可帮助病毒逃避机体的免疫并形成持续感染，也给疫苗研制及药物治疗造成困难。

4. 培养特性　在体外，HIV 能感染 CD4$^+$T 细胞和巨噬细胞。实验室中常用新鲜分离的正常人 T 细胞或用患者自身分离的 T 细胞培养 HIV。恒河猴及黑猩猩可作为 HIV 感染的动物模型，但其感染过程与产生的症状与人类不同。

5. 抵抗力　HIV 对理化因素的抵抗力较弱，含病毒的液体或血清 56℃ 加热 10 分钟即可被灭活。0.2% 次氯酸钠、0.1% 漂白粉、70% 乙醇、0.3% H_2O_2 或 0.5% 来苏水溶液处理 5 分钟，对 HIV 病毒均有灭活作用。冻干的血制品需 68℃ 加热 72 小时才能保证污染病毒的灭活。

(二)致病性与免疫性

1. 传染源与传播途径　艾滋病的传染源是 HIV 无症状携带者和艾滋病患者，其血液、精液、阴道分泌物、乳汁、唾液、脑脊髓液等样本中均含病毒。HIV 的主要传播方式有三种：①性接触传播；②接触污染的血液及血制品传播，包括输血及共用注射器；③母婴传播。

2. 所致免疫损害　HIV 感染对机体损害最重要的是免疫系统，尤其是对细胞免疫系统的进行性破坏，最主要的是破坏 CD4$^+$T 淋巴细胞。其可能的机制如下：①病毒的直接作用，除寄生破坏外，病毒蛋白还可诱导细胞凋亡；②病毒感染所致的间接损伤；③抑制 CD4$^+$ T 淋巴细胞的产生。

3. 感染过程　HIV 感染是一种慢发病毒感染（slow virus infection），如未经治疗，临床潜伏期可长达 10 年以上。典型的病程演变分为 3 期，即急性期、无症状期和发病期。

（1）急性期：在 HIV 感染后的 2～4 周，感染者可表现出类似单核细胞增多症的症状，如发热、头痛、咽炎、淋巴结肿大、腹泻、皮疹和黏膜溃疡，血液循环中 CD4T 细胞显著减少。

（2）无症状期或潜伏期：经过 3～4 个月后，机体对 HIV 的免疫已形成，但不能彻底清除病毒。此期可持续 6～8 年。

（3）发病期或艾滋病期　当 CD4$^+$T 细胞下降到 500～600/mL 后，HIV 特异的 CTL 也开始下降，到后期 B 细胞的功能亦受影响，抗 HIV 抗体滴度下降。此时患者血液中病毒的数量大幅增加，抗感染能力显著下降，一些对正常人无明显致病作用的病毒（如巨细胞病毒）、细菌（如鸟型结核分枝杆菌）、真菌（如肺孢子菌）等，常可造成致死性感染。部分患者还可并发 Kaposi 肉瘤（与 HHV－8 感染有关）和恶性淋巴瘤等恶性肿瘤。神经系统疾病包括无菌性脑膜炎、肌肉萎缩、运动失调以及艾滋病痴呆综合征（AIDS dementia complex）。

(三)病原学检查

HIV 的微生物学检查方法有两大类：一类是测定抗体，是目前常用的方法；另一类是测定病毒及其组分。

1. 检测抗体 主要的方法有 ELISA、蛋白质印迹试验、RIA。ELISA 法用于 HIV 感染的常规初筛检测及献血员筛选。

2. 检测病毒及其组分 具体如下。

(1)测定病毒抗原：常用 ELISA 夹心法检测 HIV 的核心蛋白 P24，这种抗原通常出现于病毒的急性感染期。

(2)测定病毒核酸：应用反转录聚合酶链反应(RT – PCR)定量检测血浆中的 HIV RNA，用于监测 HIV 慢性感染者的病情发展及评价抗 HIV 药物治疗效果。

(3)病毒分离：取新鲜分离的正常人淋巴细胞或脐血淋巴细胞，用聚羟基脂肪酸酯(PHA)刺激并培养 3 ~ 4 天后，用以接种患者的血液单个核细胞、骨髓细胞、血浆或脑脊液等样本。经培养 2 ~ 4 周后，如有病毒生长，可出现由细胞融合而产生的多核巨细胞，进一步用间接免疫荧光法检测培养细胞中的病毒抗原，或用生化方法检测培养液中的反转录酶活性，以确定 HIV 的存在。

(四)防治原则

健康教育及必要的控制措施是预防艾滋病的关键，主要是避免性滥交、吸毒，严格筛查献血员和血制品，HIV 感染的母亲应避免母乳喂养。

目前已有多种抗 HIV 的药物被开发出来，这些药物作用的靶位点是反转录酶和蛋白酶。反转录酶抑制剂有两类：一类是核苷类似物，如叠氮胸苷；另一类是非核苷类似物，如奈韦拉平。蛋白酶抑制剂包括沙奎那韦、英地那韦、奈非那韦等。联合使用一种蛋白酶抑制剂加两种反转录酶抑制剂的确能有效地抑制病毒的复制。

中医药治疗艾滋病有一定效果。

二、人类嗜 T 细胞病毒

人类嗜 T 细胞病毒(human T – cell leukemia viruses，HTLV)属肿瘤病毒亚科，可引起人类 T 淋巴细胞白血病，现已发现 3 种型别，分别为 HTLV – 1、HTLV – 2 和 HTLV – 5，其中前两种与疾病的关系已明确：HTLV – 1 感染主要引起成人 T 淋巴细胞白血病(adult T – cell leukemia，ATL)，HTLV – 2 感染与毛细胞白血病(hairy – cell leukemia)、皮肤 T 淋巴瘤白血病(cutaneous T – cell lymphoma – leukemia)有关。

HTLV 感染以 HTLV – 1 为主，主要通过性交、输入污染的血以及共用注射器等方式传播，哺乳也是母亲将病毒传给婴儿的主要途径。

第七节 其他病毒

一、狂犬病病毒

狂犬病病毒(rabies virus)是狂犬病的病原体。狂犬病是引起中枢神经系统损伤的致死性传染病，人主要通过患狂犬病的动物(犬、猫、蝙蝠等)咬伤、抓伤或从黏膜感染。

（一）生物学性状

狂犬病病毒为有包膜的单负股 RNA 病毒，呈弹状，直径为 65～80nm，长 130～240nm，由螺旋对称的核衣壳和包膜组成。糖蛋白形成包膜表面的刺突，与病毒的传染性和毒力有关。狂犬病病毒只有一个血清型，在易感动物或人的中枢神经细胞中增殖时，可在胞质内形成嗜酸性、圆形或椭圆形包涵体，称内氏小体（Negri body），有诊断价值。狂犬病病毒对热、紫外线、日光、干燥抵抗力弱，加热至 60℃ 30 分钟可被灭活，对强酸、强碱、甲醛等敏感。

（二）致病性与免疫性

人患狂犬病主要是被患病动物咬伤所致，亦可因破损皮肤黏膜接触含病毒材料而感染。狂犬病病毒是一种嗜神经性病毒，患者发病时神经兴奋性增高，并伴有恐水、呼吸困难、吞咽困难等症状，随后患者转入麻痹期，出现全身弛缓性瘫痪，并可因呼吸、循环衰竭而死亡。狂犬病一旦发作，病死率几乎为 100%。

狂犬病的潜伏期为数天至数年，一般为 3～8 周，潜伏期的长短与年龄、入侵病毒的数量及毒力等因素有关。机体感染狂犬病病毒后能产生细胞免疫和中和抗体。

（三）病原学检查

狂犬病病毒的微生物学检查法包括分离狂犬病病毒，检查抗原、抗体和病毒 RNA，以死者脑组织或咬人动物脑组织做病理切片或压片，用姬姆萨染色及直接荧光法检查内基小体。对狂犬病患者的生前诊断可取唾液沉渣涂片，用免疫荧光抗体法检查病毒抗原，也可用 RT - PCR 检测病毒 RNA。

（四）防治原则

捕杀野犬，对饲养的各类犬进行登记，做好预防接种，是预防狂犬病的主要措施。人被动物咬伤后，立即用 20% 肥皂水、0.1% 苯扎溴铵或清水反复冲洗伤口，再用 70% 乙醇及碘酒涂擦，及时注射高效价抗狂犬病病毒血清于伤口周围与底部，与狂犬病疫苗联合应用效果更佳。一些有接触病毒危险的人员，如兽医、动物管理员和野外工作者等，亦应使用疫苗预防感染。我国目前主要使用原代地鼠肾细胞组织制备的灭活病毒疫苗。

二、人乳头瘤病毒

人乳头瘤病毒（human papillomavirus，HPV）为球形无包膜的双链 DNA 病毒，直径为 52～55nm。HPV 主要引起生殖器尖锐湿疣。

HPV 对皮肤和黏膜上皮细胞有高度亲嗜性，其复制能诱导上皮增殖，表皮变厚，伴有棘层增生和某些程度表皮角化，在颗粒层常出现嗜碱性核内包涵体。上皮增殖形成乳头状瘤，也称为疣。HPV 有 100 多个型别，不同型别可引起不同部位的乳头瘤（表 5－9）。

表 5 – 9　HPV 型别与人类疾病的关系

HPV 型别	相关疾病
1, 4	跖疣
2, 4, 26, 27, 29	寻常疣
3, 10, 28, 41	扁平疣
5, 7 ~ 9, 12, 14, 15, 17, 19 ~ 25, 36, 46, 47	疣状表皮增生
37	角质棘状疣
6, 11	黏膜尖锐湿疣，喉乳头瘤
16, 18, 30, 31, 33, 35, 39, 42 ~ 45, 51 ~ 56, 58, 59, 61, 62, 64, 66 ~ 69	黏膜上皮肉瘤；有些与生殖器癌(宫颈癌)和口腔癌密切有关

细胞免疫因素能使一些疣自行消退，但 HPV 感染是局部的，易形成持续感染。皮肤疣一般是良性的，高危型的人乳头瘤病毒与生殖器癌前病变及恶性肿瘤密切相关。

HPV 主要通过接触感染部位或污染的物品传播，生殖器感染主要由性交传播，新生儿可经产道感染。一般通过临床表现可对 HPV 感染做出诊断。HPV 引起的疣可用冷冻、电灼、激光及药物等方法治疗。

三、马尔堡病毒

马尔堡病毒又称绿猴病病毒，是一种致命性病毒，为马尔堡出血热的病原体。

(一)生物学性状

马尔堡病毒的结构为典型的丝状病毒，形似丝线，直径 800 ~ 14000nm，通常感染力最强时长度约为 790nm。病毒基因组为单股负链 RNA。该病毒对热有中度抵抗力，但 60℃ 1 小时可使病毒感染性丧失。一定剂量的紫外线、γ 射线、脂溶剂等均可将病毒灭活。

(二)致病性与免疫性

感染病毒的灵长类动物和患者是马尔堡出血热的主要传染源。本病毒主要经密切接触传播，即接触病死动物和患者的尸体，以及感染动物和患者的血液、分泌物、排泄物等，经黏膜和破损的皮肤传播。

由该病毒引起的马尔堡出血热，发病特征是突然出现的发热、头痛、肌肉痛。一周内，患者皮肤出现红疹，然后有呕吐、胸痛及腹痛、腹泻等，之后可能出现黄疸、神志不清、肝衰竭或各种出血，严重者可发生休克。

(三)防治原则

目前对马尔堡出血热尚无特效治疗药物，主要依靠早期发现、早期隔离、对症治疗以及积极的支持治疗。

四、噬菌体

噬菌体(bacteriophage)指感染细菌、真菌、放线菌等微生物的病毒，又称细菌病毒(bacterial virus)。

(一)形态与抵抗力

噬菌体有三种基本形态，即蝌蚪形、微球形和细杆形。大多数噬菌体呈蝌蚪形，由头部和尾部组成(图5－8)，其化学本质为蛋白质与核酸(核酸类型为 DNA 或 RNA，大多数噬菌体的 DNA 为线状双链)。

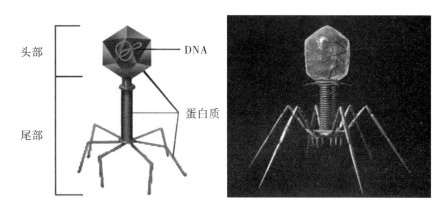

图5－8　噬菌体结构图

(二)生长增殖和溶原性

据噬菌体与宿主细胞的关系可将噬菌体分为两类：一类为毒性噬菌体(virulent phage)或烈性噬菌体，能在宿主菌内复制增殖，产生许多子代噬菌体，并最终裂解细菌致其死亡。毒性噬菌体在宿主菌内的增殖过程包括吸附、穿入、生物合成、成熟与释放四个阶段。另一类是温和噬菌体(temperate phage)或溶原性噬菌体，噬菌体基因组整合于宿主菌染色体中，不产生子代噬菌体，也不引起细菌裂解，但噬菌体 DNA 随细菌基因组的复制而复制，并随细菌的分裂而分配至子代细菌的基因组中。温和噬菌体有三种存在状态：游离的具有感染性的噬菌体颗粒、宿主菌细胞质内类似质粒形式的噬菌体核酸和前噬菌体。温和噬菌体进入细菌后，其 DNA 能与细菌 DNA 整合，而带有前噬菌体 DNA 的细菌称为溶原性细菌。前噬菌体随着细菌的分裂周期而复制，这种溶原状态通常十分稳定，能够保持数代，但可受某些理化因素(如紫外线、X 线、突变剂等)影响而终止，最终裂解宿主菌。

溶原性是指温和噬菌体具有的这种产生成熟子代噬菌体颗粒和裂解宿主菌的潜在能力。某些前噬菌体可导致细菌基因型和性状发生改变，称为溶原性转换。例如，白喉棒状杆菌被 β 棒状杆菌噬菌体感染后，后者所带的毒素蛋白结构基因可使白喉棒状杆菌产生白喉毒素。温和噬菌体有溶原性周期和溶菌性周期，而毒性噬菌体只有一个溶菌性周期。

（三）应用

1. 细菌的鉴定与分型　噬菌体感染宿主菌具有高度专一性，即一种噬菌体只能感染一种或和他相应的细菌，故对未知细菌可以进行鉴定和分型。其检测方法为：在细菌标本中加入已知的相应噬菌体，于 37℃ 培养 6 ~ 8 小时，再对其噬菌体效价进行测定。其效价有明显增长，表明标本中有与之相对应的细菌存在。另一方面，若在标本中检测出某种噬菌体，且数量较多，也表明相应细菌的存在。例如，用噬菌体可将金黄色葡萄球菌分为 26 型。噬菌体生物扩增法在临床快速检测痰标本中的结核分枝杆菌也有了进一步的应用。这对于流行病学调查、追查传染源等具有重要意义。

2. 分子生物学研究　噬菌体基因数量少，结构简单，容易获得大量的突变体，故成为研究基因复制、转录、重组等的重要工具，如在基因工程中，λ 噬菌体已成为一种十分有用的分子克隆载体。

3. 细菌感染的治疗　在有些局部感染中，可用毒性噬菌体进行辅助治疗，如应用噬菌体治疗创口铜绿假单胞菌感染以及以大肠埃希菌为主的医院获得性感染。

4. 在发酵工业中的意义　在发酵工业中（如用微生物生产药物），应防止噬菌体污染。在选育菌种时，应注意选用抗噬体的菌株。

五、亚病毒

亚病毒（subvirus）是一类比病毒更小、结构更简单的微生物，包括类病毒和卫星病毒。

（一）类病毒

类病毒（viroid）是仅由 250 ~ 400 个核苷酸组成棒状二级结构的单链环状 RNA 分子，无包膜和衣壳，不编码蛋白质。

（二）卫星病毒

卫星病毒（satellite virus）是一类基因组缺损，需要依赖辅助病毒基因才能复制和表达以及完成增殖的亚病毒，不单独存在，常伴随着其他病毒一起出现。卫星病毒可分为两类：一类可编码自身的衣壳蛋白；另一类为卫星病毒 RNA 分子，曾被称为拟病毒。目前认为，人类的丁型肝炎病毒具有部分卫星病毒和类病毒的特征，是一种特殊的嵌合 RNA 分子。

六、朊粒

朊粒（prion）曾被译为朊病毒，即传染性蛋白粒子，是 1982 年由美国学者 Prusiner命名的一组不含核酸的病原体，由一种耐蛋白酶 K 的蛋白酶抗性蛋白组成。朊粒具有可滤过性，增殖非常缓慢；不具有病毒结构，未检出核酸，但具有传染性，与动物和人类的中枢神经系统慢性进行性疾病有关。朊粒可在人和哺乳动物中引起以传染性海绵状脑病（transmissible spongiform encephalopathy，TSE）为特征的致死性中枢神经系统慢性进行性疾病，如疯牛病，人的库鲁病、克雅病等。

1. 生物学性状　朊粒的化学本质是构象异常的朊蛋白（prion protein，PrP）。由宿主细胞基因组编码的朊蛋白称为细胞朊蛋白（celluar prion protein，PrPc），是神经元普遍显著表达的糖蛋白，其α螺旋占优势，无β片层结构，常被甘油磷脂酰肌醇锚定在神经细胞表面，与神经细胞突触功能有关，对蛋白酶敏感。在某些情况下，PrPc发生一种构象永久改变的错误折叠，形成不溶性的、对蛋白酶K有抗性的PrP，即朊粒。朊粒具有传染性，在神经细胞和非神经细胞都能诱导出错误折叠的PrP，因此在外周出现的PrP可能最终会蔓延到脑。朊粒对煮沸、冷冻、乙醇等的抵抗力强，在土壤中可存活20年，使用≥132℃高压蒸汽灭菌至少2小时才可有效降低朊粒的传染性。

2. 致病性与免疫性　朊粒感染人主要是获得性感染，即通过摄入含有传染性因素的食物以及医疗过程感染。朊粒致病通常有较长时间的潜伏期，发病后出现慢性进行性神经系统病变，患者表现为丧失自主控制、痴呆、麻痹、消瘦并最终死亡，病理表现为大脑皮质和小脑出现空泡变性、淀粉样斑块、星形胶质细胞增生。

现在已知的人朊粒病主要有以下几种。

（1）克雅病（Creutzfecdt - Jacob disease，CJD）：潜伏期可长达十几年，发病后存活期很少超过1年，临床症状包括肌阵挛、共济失调、广泛的大脑功能障碍与痴呆。

（2）格斯特曼综合征（Gerstmann - Straussler - Scheinker syndrome，GSS）：潜伏期为40～50年，表现为进行性小脑共济失调，较晚出现痴呆。病理特征为在小脑可出现多中心PrP阳性淀粉样斑块。

（3）致死性家族失眠症（fatal familial insomnia，FFI）：症状为进行性失眠、不自主的神经（多汗、心动过速）和运动失调（共济失调、肌阵挛）、知觉障碍等。病理特征为丘脑严重萎缩，神经胶质增生。

（4）库鲁（Kuru）病：潜伏期为5～30年，一旦发病，患者就会出现小脑共济失调、震颤，并发展成语音障碍、失语，完全不能运动，1年内死亡。病理特征为星形胶质细胞显著增生，灰质海绵状变性，神经元广泛退化。

（5）克雅病变种（variant CJD，vCJD）：症状为进行性小脑功能紊乱、痴呆、肌阵挛，甚至死亡。病理特征为小脑空泡变性、神经元丢失、淀粉样斑块等。

（6）Alpers综合征：特指婴儿朊粒病。

3. 防治原则　严格处理患者的脑组织、血液和体液，患者接触过的器械敷料和其他物品要焚毁。

思考题

1. 试述流感病毒的变异与流感流行的关系。

2. 试述HBV抗原 - 抗体系统及其检测的临床意义。

3. 试述HIV的传播途径和发病机制。

第六章 真菌学

学习要求

掌握：真菌的形态、结构、菌落、培养和繁殖方式。

熟悉：真菌与药物的相关性，真菌的抵抗力特点。

了解：真菌的致病性和机体的免疫性，具有抗真菌作用的中药。

第一节 真菌学概论

真菌(fungus)是一类真核细胞型微生物，具有细胞壁和典型的细胞核，细胞结构较完善，可产生孢子，不含叶绿体，无根、茎、叶分化，以寄生或腐生方式吸取养料，能进行有性和/或无性繁殖，具有纤维素或几丁质的微纤维或两者兼有的细胞壁。真菌种类繁多，分布广泛，有10余万种，绝大多数对人有益无害。许多真菌已广泛地应用于医药、食品、酿造和农业生产之中，带来了很高的经济价值。能引起人类疾病的真菌仅有300余种，这些真菌可引起人类感染性、中毒性及超敏反应性疾病。

一、真菌的生物学特征

(一)真菌的形态

真菌的形态差异极大，大型真菌肉眼可见，蘑菇、灵芝等真菌以克、厘米等为计量单位；微型真菌须借助光学显微镜观察。真菌按形态可分为单细胞真菌和多细胞真菌两大类。

1. 单细胞真菌 单细胞真菌多数呈圆形或椭圆形，如酵母型真菌和类酵母型真菌。酵母型真菌不产生菌丝，由母细胞以芽生方式繁殖，其菌落与细菌菌落相似；类酵母型真菌以芽生方式繁殖，其延长的芽体上可再生长出芽体而不脱离母细胞，称为假菌丝(pseudohypha)，其菌落与酵母型真菌菌落相似，但培养基内可见由假菌丝联结形成的假菌丝体，称为类酵母型菌落。

2. 多细胞真菌 多细胞真菌基本上均由菌丝和孢子组成(图6-1)。

(1)菌丝(hypha)：孢子生出嫩芽(称芽管)，逐渐延伸呈丝状，故称菌丝。菌丝有分支的菌丝和不分支的菌丝。有的菌丝上长出孢子，交织成团，称为丝状真菌(filamentous fungus)或霉(mold)。

菌丝依有无横隔分为有隔菌丝和无隔菌丝。①有隔菌丝(septate hypha)：菌丝内形

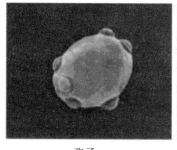
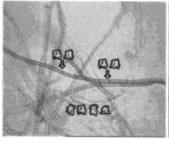
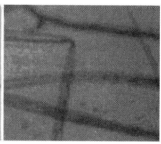

| 孢子 | 有隔菌丝 | 无隔菌丝 |

图 6 - 1　真菌的形态

成横隔，称为隔膜（septum），一般以隔膜为界，将一条菌丝分隔为多个细胞，隔膜中有小孔，允许细胞质流通。②无隔菌丝（nonseptate hypha）：菌丝内没有横隔，整条菌丝为一个细胞，但其内具有多个细胞核。

菌丝依生长部位和功能可分为气生菌丝、营养菌丝和生殖菌丝。①气生菌丝：向上生长，为远离寄生物体或培养基的菌丝。②营养菌丝：深入寄生物体或培养基摄取和利用营养物质的菌丝。③生殖菌丝：菌丝生长到一定的时期可形成孢子的菌丝，也称孢子丝。

真菌菌丝有多种形态，如螺旋状、球拍状、结节状、鹿角状和梳状等，各种丝状菌长出的菌丝和孢子形态不同，是鉴别真菌的重要标志。

（2）孢子（spore）：孢子是真菌的繁殖体，可分为无性孢子和有性孢子。

1）无性孢子：真菌孢子不经过有性繁殖，由菌丝上的细胞分化或出芽生成。无性孢子根据形态（图 6 - 2）大体可分为以下 3 种。

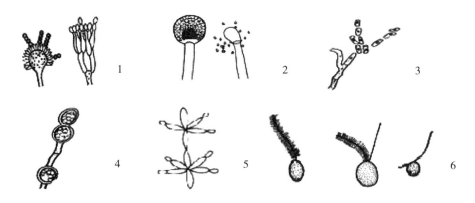

1—分生孢子；2—孢子囊孢子；3—关节孢子；4—厚膜孢子；5—芽生孢子；6—游动孢子。

图 6 - 2　真菌的无性孢子

叶状孢子（thallospore）：是由菌丝细胞直接形成的生殖孢子。叶状孢子有 3 种类型。①芽生孢子（blastospore）：是通过细胞发芽方式形成的圆形或椭圆形孢子。芽生孢子长到一定大小即与母细胞脱离，若不脱离而相互连接成链，则被称为假菌丝。②关节孢子（arthrospore）：由菌丝细胞分化出隔膜，并断裂成几个长方形节段而成，胞壁稍有增厚,多见于陈旧培养基中。③厚膜孢子(chlamydospore):又称厚壁孢子,由菌丝顶端或中间部分变圆、胞质浓缩、胞壁增厚而形成。厚膜孢子是真菌的一种休眠细胞,在适宜条件下可再发芽繁殖。

分生孢子(conidium):是最常见的真菌无性孢子,形态多种多样,常根据其形状、大小、结构、颜色和着生情况作为分类、鉴定真菌的依据。分生孢子生长在分生孢子梗(菌丝或其分支分化的一种特殊结构)的顶端或侧面,根据其大小分为以下几种。①大分生孢子(macroconidium):体积较大,多细胞性,孢子呈梭形或棍棒状。②小分生孢子(microconidium):体积较小,单细胞,壁薄,有球形、卵形、梨形、棍棒形等不同形状。

孢子囊孢子(sporangiospore):由菌丝末端膨大而形成孢子囊,囊内含许多孢子,孢子成熟后破囊而出,如毛霉、根霉等。

2)有性孢子:是由细胞间配合(质配和核配)后产生的孢子,由同一菌体或不同菌体上的2个细胞融合并减数分裂而形成,如接合孢子、卵孢子、子囊孢子、担孢子等。产生有性孢子的绝大多数为非致病性真菌。

(二)真菌的细胞结构

真菌的基本细胞结构包括细胞壁、细胞膜、细胞质和细胞核。

1. 细胞壁　真菌细胞壁主要由多糖(75%)和蛋白质(25%)构成。典型真菌细胞壁多糖主要是几丁质(壳多糖),不含肽聚糖,故不受青霉素或头孢菌素的作用,而对几丁质酶敏感。

2. 细胞膜　真菌的细胞膜同其他生物的细胞膜相似,为双层磷脂膜镶嵌的蛋白质结构。真菌的细胞膜较细菌的特殊之处是其含有固醇(sterol),这种扁平分子使膜的硬度增强,使真菌细胞更加稳定。真菌细胞膜是物质进出细胞的门户。同时,真菌细胞膜还参与细胞间的识别过程,并参与细胞在固体表面的黏附作用。

3. 细胞质　细胞质是蛋白质、糖类及盐类等的稀溶液,其中水占70%～85%,悬浮着所有的细胞器,有内质网、高尔基复合体、线粒体等结构。

4. 细胞核　细胞核有完整的核形态和典型的核膜、核仁结构。不同种属的真菌染色体数目不等,一般不止一条染色体。大多数真菌细胞是单倍体。

(三)真菌的繁殖

真菌的繁殖方式通常分为有性繁殖和无性繁殖两类。有性繁殖以细胞核的结合为特征,无性繁殖是指不经过两性细胞的配合便能产生新的个体。大部分真菌能进行无性繁殖与有性繁殖,并且以无性繁殖为主。有的菌种缺少无性繁殖阶段,而有的菌种缺少有性繁殖阶段。

真菌依靠菌丝和孢子繁殖。孢子繁殖包括形成有性孢子和无性孢子。

1. 无性繁殖　无性繁殖是真菌的主要繁殖方式,其特点为简单、快速、产生的新个体多。

真菌无性繁殖的方式可概括为4种。①菌丝体的断裂片段可以产生新个体。大多数真菌能进行这种无性繁殖。实验室"转管"接种便是利用这一特点来繁殖菌种的。②裂殖：营养细胞分裂产生子细胞，如裂殖酵母菌无性繁殖就像细菌一样，为母细胞一分为二的繁殖。③出芽繁殖：母细胞出"芽"，每个"芽"成为一个新个体。酵母菌属的无性繁殖就是这种类型的繁殖。④产生无性孢子，每个孢子可萌发为新个体。

2. 有性繁殖　有性繁殖以细胞核的结合为特征，这种核的结合是通过能动或不能动的配子、配偶囊、菌体之间的结合来实现的。有性繁殖过程一般包括下列3个阶段。①质配：是两个细胞的原生质进行配合。②核配：两个细胞的核进行配合。真菌从质配到核配的时间有长有短，这段时间称为双核期，即每个细胞里有两个没有结合的核，这是真菌特有的现象。③减数分裂：核配后或迟或早将继之以减数分裂，减数分裂使染色体数目减为单倍。真菌的有性生殖一般是通过性细胞的结合，产生一定形态的有性孢子来实现的。真菌形成有性孢子有两种不同方式。第一种方式是真菌经过核配以后，含有双倍体细胞核的细胞直接发育而形成有性孢子，这种孢子的细胞核处于双倍体阶段，在它萌发时才进行减数分裂，如卵菌和接合菌的有性孢子就是这种情况，处于双倍体阶段。第二种方式是在核配以后，双倍体的细胞核进行减数分裂，然后再形成有性孢子，所以这种有性孢子的细胞核是处于单倍体阶段，如子囊菌和担子菌的有性孢子属于这种情况。

有性繁殖主要有以下几种方式。①接合孢子：指接合菌的有性孢子由两个配子囊结合后融合成一个细胞，并在细胞中进行质配和核配形成的厚壁孢子。②卵孢子：指卵菌的有性孢子，是由两个异性配子囊——雄器和藏卵器接触后，雄器的细胞质和细胞核经授精管进入藏卵器，与卵球核配，最后受精的卵球发育成厚壁的、双倍的卵孢子。③子囊孢子：子囊菌的有性孢子通常是由两个异型配子囊——雄器和产囊体相结合，经质配、核配和减数分裂而形成的单配体孢子。④担孢子：指在担子状的菌丝上形成的有性孢子。例如，灵芝等高等真菌可形成此类孢子。

（四）真菌的培养

真菌对营养的需求不高，在普通细菌培养基上即能生长，常用沙保培养基（Sabouraud medium）培养真菌。真菌生长的最适 pH 为 4.0～6.0，最适温度为 22～28℃，某些深部感染真菌一般在37℃下生长最佳。真菌培养需要较高的湿度和氧气条件。大多数真菌生长速度较慢，一般需要 1～4 周才能形成典型的菌落。由于真菌在不同的培养基上形成的菌落差别很大，故鉴定真菌时以沙保培养基上形成的菌落形态为准。真菌的菌落有酵母型菌落、类酵母型菌落和丝状菌落三类。

1. 酵母型菌落　酵母型菌落（yeast type colony）是单细胞真菌形成的菌落，其形态与细菌菌落类似，表面光滑湿润，柔软而致密，如隐球菌菌落。

2. 类酵母型菌落　类酵母型菌落亦称酵母样菌落（yeast - like type colony）。某些单细胞真菌在以出芽方式繁殖后，芽管不与母细胞脱离，形成假菌丝，假菌丝由菌落向下延伸到培养基中，这种菌落又称为类酵母菌落。

3. 丝状菌落　丝状菌落（filamentous type colony）是多细胞真菌的菌落形态，由大量疏松的菌丝体组成，菌落外观呈棉絮状、绒毛状或粉末状等，菌落正面和背面呈不同的颜色。<u>丝状菌落的形态、结构和颜色常作为鉴别真菌的重要依据</u>。

（五）真菌的抵抗力和变异

1. **真菌的抵抗力** 真菌对干燥、阳光、紫外线及一般化学消毒剂的耐受力较强，但充分暴露于阳光、紫外线及干燥情况下，大多数真菌可被杀死。真菌对 2.5% 碘酒、10% 甲醛敏感，一般可用甲醛熏蒸被真菌污染的房间进行消毒；对热敏感，一般 60℃ 1 小时可杀死真菌菌丝和孢子。真菌对常用的抗细菌药物均不敏感。灰黄霉素、制霉菌素、二性霉素 B、克霉唑、酮康唑、伊曲康唑等对多种真菌有抑制和杀灭作用。

2. **真菌的变异** 真菌容易发生变异，在人工培养基上多次传代或培养过久，可出现形态、结构、菌落、色素、毒力等变异。用不同成分培养基和不同温度培养的真菌，其性状也有所差异。

✎ 知识拓展

英国研究人员宣布发现 4.4 亿年前的古老真菌化石，它很可能是陆地上最早的有机体，并强有力地加速了腐烂的过程，对地表进行改造，让它支持更复杂的生命体。4.4 亿年前，Tortotubus（一种类似现代真菌的有机体）成功抵达陆地，开始分解物质，改造地球土壤，为更复杂的生命体（如动、植物）打下基础。尽管很难说 Tortotubus 到底是不是最早的陆地有机体，但它确实是有史以来发现的最古老的化石。在该有机体存在的年代里，生命几乎被完全限制在海洋中，没有任何比苔藓和地衣状的简单植物更复杂的生命体演化至陆地上。不过，在出现花卉植物、树木或依赖它们的动物之前，先需要建立腐烂过程并形成土壤。

第二节 真菌的致病性和抗真菌免疫

真菌是自然界分布最广的微生物类群，与人类生活环境、疾病和健康的关系密切。真菌在机会感染中占有重要的地位。此外，真菌毒素在致病中也具有重要作用。

一、真菌的致病性

（一）真菌致病的机制

真菌能够引起人类多种疾病。一般认为在浅表真菌感染中，致病真菌具有一定的亲嗜性，能选择相应的组织寄生。表皮寄生真菌的角蛋白酶可分解皮肤角蛋白以获取营养。致病真菌的大量繁殖可引起机体局部免疫机制的活化，形成炎症反应。这种炎症反应是真菌感染的主要致病机制。真菌的致病还可源于真菌毒素的摄入及真菌抗原诱发的超敏反应。

（二）真菌感染的类型

不同真菌的致病性及感染特点各不相同，引起机体感染同样需要具备一定的毒力。真菌引起的感染主要表现为以下几个方面。

1. 致病性真菌感染 目前发现的致病性真菌有近百种，主要是一些外源性真菌感染，表现出临床症状者称为真菌病。表浅真菌（如皮肤癣菌）因其嗜角质性，并能产生角蛋白酶水解角蛋白，在皮肤局部大量繁殖后通过机械刺激和代谢产物的作用，引起皮肤、皮下局部炎症和病变。真菌感染多为继发性感染，特别是深部真菌感染由各种诱因使机体免疫功能下降时发生。深部致病性真菌感染机体后不被杀死，能在吞噬细胞中生存、繁殖，引起慢性肉芽肿或组织溃疡坏死。

2. 条件致病性真菌感染 此种真菌感染主要是由一些内源性真菌引起的。这些真菌有假丝酵母菌、曲霉、毛霉等，是人体正常菌群，致病力弱，只有在机体免疫力降低时才发生（如肿瘤、糖尿病、免疫缺陷等）。长期应用广谱抗生素、皮质激素、放射治疗或在应用导管、手术等过程中易继发真菌感染，增添了治疗上的困难。

3. 真菌超敏反应性疾病 临床超敏反应性疾病部分是由真菌引起的。这些真菌中可以是致病性真菌。但更多的是非致病性真菌，敏感患者当吸入或食入某些菌丝或孢子时，可引起各种类型的超敏反应，如荨麻疹、变应性皮炎与哮喘等。

4. 真菌性中毒症 产毒真菌在粮食、食物或中药材上生长繁殖后，产生的真菌毒素被人、畜食入后，可导致急性或慢性中毒，称为真菌性中毒症。真菌性中毒症的临床表现因毒素不同而异，可引起肝肾损害、血液系统变化，还有的作用于神经系统，引起抽搐、昏迷等症状。

5. 真菌毒素与肿瘤的关系 近年来，研究发现有些真菌产物与肿瘤发生有密切关系。目前已知近二十种真菌毒素可引起实验动物的恶性肿瘤，其中以黄曲霉和寄生曲霉产生的黄曲霉毒素 B 致癌性最强，可导致大鼠肝癌、肾癌和肺癌。例如，大鼠试验饲料中含 0.015mg/L 黄曲霉毒素即可诱发肝癌。根据黄曲霉毒素荧光分析，它有 20 多种衍化物，其中 B1 致癌作用最强，B2 次之，大鼠口服 B1 后易被吸收，在肝脏迅速达到高峰。在肝癌高发区的花生、玉米、油料作物中，黄曲霉污染率很高。

除黄曲霉和寄生曲霉外，黑曲霉、红曲霉、温特曲霉等也可产生类似黄曲霉毒素的致癌物质。

二、抗真菌免疫

抗真菌免疫与其他病原体的免疫既有相似性，也有其特殊性。抗真菌免疫包括固有免疫和适应性免疫。其中，固有免疫在阻止真菌感染的过程中起重要的作用，而适应性免疫与真菌感染的恢复密切相关。

（一）固有免疫

正常情况下，由于菌群间的相互拮抗，真菌不能大量生长而引起疾病，但长期应用广谱抗生素破坏菌群间的比例，或因长期服用免疫抑制剂后使机体免疫力降低，也会引起继发性真菌感染。此外，某些内分泌功能失调也是促使某种真菌感染的一种因素，如肾上腺皮质功能低下、糖尿病、甲状腺功能低下等患者，常并发皮肤黏膜白假丝酵母菌病。

真菌进入机体后易被单核巨噬细胞等吞噬，但其不易被杀死，可在细胞内繁殖。

近年来发现，tuftsin(吞噬增强素)可结合到中性粒细胞外膜上，以提高其吞噬和杀菌活性，并有促趋化作用。中性粒细胞与巨噬细胞在抗真菌中起重要作用，被真菌激活后释放 H_2O_2、次氯酸和防御素(defensin)，能杀灭假丝酵母菌、烟曲霉等真菌。

许多真菌致病受宿主生理状态影响，如学龄前儿童皮脂腺发育不完善，头皮分泌的不饱和脂肪酸较成年人少，因而易感染引起头癣；成年人的趾间和足底无皮脂腺，是容易发生足癣的原因之一。低浓度不饱和转铁蛋白和高浓度血清铁可诱发白假丝酵母菌感染。血浆中的转铁蛋白(transferrin)经皮下小血管或汗腺扩散至皮肤角质层内，可抑制多种真菌生长。

(二)适应性免疫

真菌侵入机体后可刺激机体的免疫系统，产生适应性免疫应答。

抗真菌免疫以细胞免疫应答为主，T 细胞介导的迟发型超敏反应在抗真菌感染中发挥重要作用。活化的 Th1 细胞通过分泌细胞因子，可激活巨噬细胞，显著增强其吞噬杀伤作用，并可清除体内真菌，终止真菌感染；活化的 T 细胞分泌的多种细胞因子可加速表皮角化和皮屑形成，随皮屑脱落，促进真菌排除。

体液免疫应答对部分真菌感染有一定保护作用，如特异性抗体可阻止真菌转为菌丝相，以提高吞噬细胞的吞噬率；抗白假丝酵母黏附素抗体能阻止白假丝酵母黏附于宿主细胞，对阻止白假丝酵母感染具有一定作用。

真菌细胞壁较厚，即使机体有抗体和补体，也不能完全被杀灭。

第三节　真菌与药物

一、真菌类中药

作为中药的真菌大约有 50 多种，其中最常见的有猴头菇、冬虫夏草、灵芝、银耳、猪苓、茯苓、香菇、木耳、白僵蚕等。药用真菌的来源有野生采集、人工栽培和发酵培养这三种途径。野生资源不仅稀少，也不易采集，且受生态环境及季节等自然条件的限制。

常用的真菌类中药有以下几种。

1. 猴头菇　猴头菇又称猴头菌，因外形酷似猴头而得名。这种齿菌科的菌类，菌伞表面长有毛茸状肉刺，长 1~3cm，它的子实体圆而厚，新鲜时呈白色，干后变为浅黄色至浅褐色，基部狭窄或略有短柄，上部膨大，直径 3.5~10cm，远远望去似金丝猴头，故称"猴头菇"，又像刺猬，故又有"刺猬菌"之称。猴头菌是鲜美无比的山珍，菌肉鲜嫩，香醇可口，有"素中荤"之称。同时，猴头菇也是药材，用猴头菇制成的猴菇片，具有养胃和中的功效，可用于胃、十二指肠溃疡及慢性胃炎的防治。另外，研究证实猴头菇多糖有提高免疫力、抗肿瘤、抗衰老、降血脂等多种功效。

2. 冬虫夏草　冬虫夏草简称虫草，可入药，也可食用。冬虫夏草可以增强机体的免疫力，滋补肺肾，对肺癌、肝癌等有较明显的抑制作用，对肺虚久咳、气喘、肺结核咯血、盗汗、肾虚腰膝酸痛、阳痿遗精、神经衰弱、化疗及放疗后的红细胞数量减少都有疗效。

3. 灵芝　灵芝又称林中灵，以林中生长的为最佳。灵芝有抗肿瘤和免疫调节作用，并对神经衰弱、高脂血症、冠心病、心绞痛、心律失常、克山病、高原不适症、肝炎、出血热、消化不良、气管炎等有不同程度的疗效。现在灵芝孢子粉已用于临床。

4. 银耳　银耳又称白木耳、雪耳、银耳子等，有"菌中之冠"的美称。银耳味甘、淡，性平，无毒，既有补脾开胃的功效，又有益气清肠、滋阴润肺的作用；既能增强人体免疫力，又可增强肿瘤患者对放、化疗毒副作用的耐受性。银耳富有天然植物性胶质，加之具有滋阴作用，是可以长期服用的良好润肤食品。

5. 猪苓　猪苓菌体生长在桦树、栎树等的根间。子实体呈块状或不规则球形，稍扁，表面灰黑色，凹凸不平。从地下的菌丝体长出，菌管口呈圆形至多角形，担子呈短棒状，顶生4个孢子，呈卵子形。猪苓有利水渗湿作用，用于治疗肾炎、尿路感染等。

6. 茯苓　茯苓生长在砂土、干燥、气候凉爽、向阳山坡上松树的根间。菌丝沿树根蔓移，在适当地方菌丝体集结成茯苓。茯苓呈球形、卵圆形或不规则，大小不一，表面深褐色多皱（茯苓皮），下面淡红色（赤茯苓），中间部分呈白色。子实体平伏在菌丝表面。菌管内的担子孢子呈长方形至圆柱状，透明无色。茯苓有利尿、健脾、安神的功效，并对金黄色葡萄球菌、大肠埃希菌、变形杆菌有抑制作用。

7. 香菇　香菇有"山珍之王"的美誉。其所含的香菇多糖能增强细胞免疫力，抑制肿瘤细胞生长。香菇含有六大酶类的40多种酶，可以纠正人体酶缺乏症；香菇中的脂肪酸对人体降低血脂有益。香菇中的麦角甾醇含量很高，对防治佝偻病有效。

8. 木耳　木耳味甘，性平，具有多种药用功效，能活血益气强身，并可防治缺铁性贫血等；可养血驻颜，令人肌肤红润，容光焕发；能够疏通肠胃、润滑肠道，并对高血压也有一定辅助疗效。

9. 白僵蚕　白僵蚕略呈圆柱形，多弯曲皱缩，长 2～5cm，直径为 0.5～0.7cm。其表面呈灰黄色，被有白色粉霜状的气生菌丝和分生孢子。白僵蚕具有息风止痉、祛风止痛、化痰散结之功效，常用于肝风夹痰、惊痫抽搐、小儿急惊风、破伤风、中风口㖞、风热头痛、目赤咽痛、风疹瘙痒、发颐疳腮等的治疗。

10. 金耳　金耳因其颜色金黄，故又称黄木耳；因其形似人脑，故又称脑耳。金耳含有丰富的脂肪、蛋白质以及磷、硫、锰、铁、镁、钙、钾等矿质元素，是一种营养滋补品，并可作为药用。金耳的滋补营养价值优于银耳、黑木耳等胶质菌类，是一种理想的高级筵宴佳肴和保健佳品。

二、真菌的代谢产物与药物

真菌是一类种类繁多、生物活性多样的生物类群。自20世纪以来，真菌在提高人类生活质量方面扮演着不可替代的角色。来源于真菌的抗生素、抗病原真菌制剂、免疫抑制剂以及降胆固醇制剂在过去的50多年已经用于临床。据不完全统计，从真菌中分离出的活性代谢产物数量已经达到 8600 多种，可归属于多种结构类型。而这些数量庞大、结构类型多样的真菌代谢产物仅仅来自于几种基础代谢途径，主要包括多酮类、非核糖体多肽类、萜类等。

与初级代谢产物相比，次生代谢产物无论在数量上还是在产物的类型上都要比初级代谢产物多得多和复杂得多。根据其结构特征与生理作用，次生代谢产物可大致分为抗生素、激素、生物碱等不同类型。

真菌代谢产物种类繁多，药理活性各异，特别是在抗癌、抗微生物、抗氧化、抗病毒及免疫抑制等生物活性方面尤为重要。真菌及其产生的各种代谢产物常直接作为药物或用于药物生产。真菌所产生的抗菌物质用以制成抗生素，如青霉素、头孢菌素等；真菌所产生的酶用于制成各种酶制剂，如蛋白酶、淀粉酶、脂肪酶等；真菌还可以产生维生素 B_2 和一些酶抑制剂。此外，真菌在甾体化合物和枸橼酸的产生中也起作用。临床常用的酵母片由酵母菌的菌体制成，还可以从酵母菌中提取生产核酸类衍生物、辅酶 A、细胞色素 C、谷胱甘肽和多种氨基酸的原料。子囊菌纲麦角菌核中提取的麦角碱也是临床常用药物。

三、真菌与药物霉变

霉变是指药材受到潮湿后，霉菌等微生物在其表面或内部滋生、繁殖，使药材变质。一般在雨量较多、气温较暖时很多药材容易霉变，为保证药品质量，做好药材霉变的防治工作具有十分重要的意义。

真菌与药物霉变的关系十分密切，中草药的生药药材、各种中药制剂都容易被真菌污染而变质。中草药表面有大量真菌和其他微生物，根茎类药材带有来自土壤的真菌、放线菌和其他微生物，叶、花、果类药材也带有真菌、细菌等。由于许多中草药中含有蛋白质、糖类、油脂等营养物质，因此当夏秋季气温在 20 ~ 35℃、雨量较多、相对湿度大于 70% 时，药材吸收水分而含水量超过 10% ~ 15%，容易发生霉变，首先在药材表面形成不同颜色的霉点，之后霉变逐渐扩大，可见绒毛状、丝状、粉状斑点或斑块。成捆堆放的生药可霉烂、发热、发臭。

引起中草药霉变的常见真菌有以下几种。

1. 毛霉属　毛霉属（*Mucor*）隶属于毛霉目，其菌丝呈白色，腐生，极少寄生。毛霉的生活史有无性生殖和有性生殖两个阶段。毛霉分解蛋白质能力强，常用于制作腐乳和豆豉，有的种可用于生产柠檬酸和转化甾体物质。毛霉的菌丝和孢子见图 6 - 3。

2. 根霉属（*Rhizopus*）　根霉能产生高活性的淀粉酶，是酿造等工业中常用的糖化菌。根霉亦可引起药物和食品霉变，导致实验室污染。致病的根霉有葡枝根霉（R. stolonifer）、小孢根霉（R. microsporus）、少根根霉（R. arrhizus）和米根霉（R. oryzae）等。根霉可引起蜂窝织炎、脑病变等。根霉菌是真核生物，其核有核膜包围，具有各种细胞器，基因结构中编码区不连续，有内含子。根霉菌的菌丝体类型为单细胞多核（无隔），以孢子囊孢子繁殖。在显微镜下，根霉菌顶部的孢子囊呈蘑菇状，内含孢子，即孢子囊孢子。根霉菌体细长，根部一般有假根。根霉的菌丝和孢子见图 6 - 4。

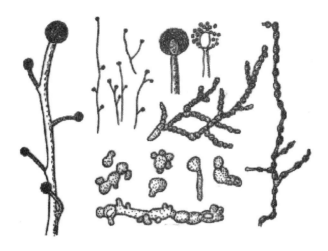

图 6 - 3　毛霉的菌丝和孢子

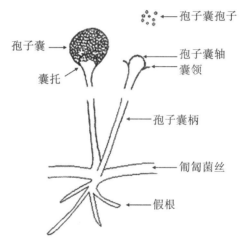

图 6 - 4　根霉的菌丝和孢子

3. **犁头霉属(*Absidia*)**　犁头霉菌丝体与根霉相似,有匍匐枝和假根,但孢子囊梗在匍匐枝中间,不与假根对生。孢子囊梗大多2~5个成簇,常呈轮状或不规则分枝。孢子囊基部有明显的囊托,囊轴呈锥形或半球形。接合孢子着生在匍匐菌丝上。此属菌广泛分布于土壤、酒曲和各种动物粪便中,是制酒生产的污染菌,有些能在37℃生长的种类是人、畜的病原菌,有些菌株为转化甾族化合物的重要菌株。犁头霉的菌丝和孢子见图6-5。

4. **曲霉属(*Aspergillus*)**　曲霉的分生孢子梗由一根直立的菌丝形成,菌丝的末端形成球状膨胀(顶囊)。在一些种中,顶囊的部分或全部为瓶梗(初生小梗)融合层所覆盖,而在大部分种中,顶囊由小梗(初生小梗或梗茎)融合层和瓶梗的融合重叠层所覆盖。每个瓶梗向外产生一条球形、有色、不分隔的分生孢子链。根据种的不同,分生孢子可以是黄色、绿色或黑色等。曲霉产生的毒素具有致癌作用。曲霉的菌丝和孢子见图 6 - 6。

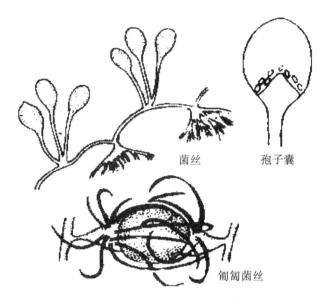

菌丝   孢子囊

匍匐菌丝

图 6-5　犁头霉的菌丝和孢子

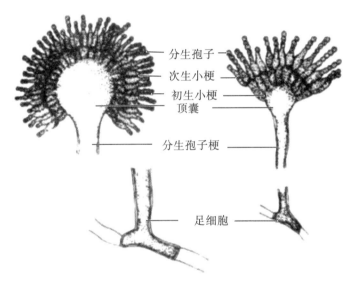

分生孢子

次生小梗

初生小梗
顶囊

分生孢子梗

足细胞

图 6-6　曲霉的菌丝和孢子

5. **青霉属**(*Penicillium*)　青霉营腐生生活，生长在腐烂的水果、蔬菜、肉类和各种潮湿的有机物上。青霉菌丝体生长在植物的表面或深入植物内部。它由多细胞分枝很多的菌丝组成，细胞壁薄，内含一个或多个细胞核。青霉是青霉素的产生菌。青霉的菌丝和孢子见图 6-7。

6. **木霉属**(*Trichoderma*)　木霉菌落通常生长迅速，但是不同的种类生长速度不同。菌丝多数为基内生菌丝，有些菌株最终可以形成毡状、柔毛状、羊绒状或者蛛网状的气生菌丝。菌落反面颜色从无色到浅黄色、黄色、琥珀色、浅红色或者黄绿色。木霉的菌丝和孢子见图 6-8。

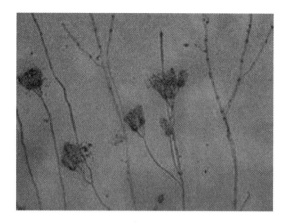

图 6-7　青霉的菌丝和孢子

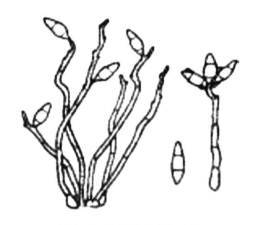

图 6-8　木霉的菌丝和孢子

知识链接

　　红豆杉这类植物近年来备受关注。因为它可提炼紫杉醇，所以它是国际上公认的防癌抗癌药剂，同时又是国家一类保护树种。紫杉醇最早是从短叶红豆杉的树皮中分离出来的抗肿瘤活性成分，是治疗转移性卵巢癌和乳腺癌的首选药物，同时对肺癌、食管癌也有显著疗效，对肾炎及细小病毒炎症有明显抑制作用。紫杉醇的抗癌机制是：紫杉醇能与微量蛋白结合，并促进其聚合，抑制癌细胞的有丝分裂，能有效阻止癌细胞的增殖。正因如此，我国的野生红豆杉在短短的十几年中遭到了史无前例的砍伐和破坏，野生存量锐减，有的地区甚至已濒临灭绝。1993 年，Stierle 等从短叶紫杉（taxus brevifolia）的韧皮部位分离到一株内生真菌，该菌能产生抗肿瘤活性物质——紫杉醇，这一发现激发了人们对药用植物内生菌的研究热情，同时也为解决紫杉醇药源危机提供了新途径。

第四节　常见病原性真菌

　　真菌感染引起的疾病称为真菌病（mycoses）。绝大多数真菌对人类是有益的，广泛地应用于食品、酿造、医药等方面，具有极大的价值。少数真菌对人类的生活和健康产生了很大的危害，如腐生性真菌可污染药物原料、制剂、工农业原料及产品、食品、药品等，导致真菌中毒。真菌可以引起表面感染、皮肤感染、皮下组织感染、深部感染和条件致病性感染，而且几种真菌感染可以重叠出现。真菌按侵犯人体的部位和临床表现可分为浅部感染真菌和深部感染真菌。

一、浅部感染真菌

由一群生物学性状相近的真菌侵犯表层皮肤及毛发、指甲，但不侵袭深层组织所引起的疾病，称为浅部真菌病。浅部感染真菌包括皮肤感染真菌和皮下组织感染真菌。皮肤感染真菌是指寄生或腐生于表皮角质层、毛发、甲板等浅表部位的真菌。皮下组织感染真菌是引起皮下组织感染的真菌，主要有孢子丝菌和着色真菌两类，一般由创伤部位感染皮下局部，但也可扩散到周围组织。

(一)皮肤感染真菌

皮肤感染真菌为寄生或腐生于角蛋白组织(包括表皮角质层、毛发、甲板等)并引起浅部感染的一群真菌。皮肤感染真菌主要引起各种癣(tinea)，但一般不侵犯皮下等深部组织和内脏器官，也不引起全身性感染。目前公认对人类有致病作用的皮肤感染真菌有40多种，可分为皮肤癣菌和角层癣菌两大类。人类感染此类真菌多因接触患者或患畜，也可由于接触污染物而被感染。

1. 皮肤癣菌　其有嗜角质蛋白的特性，侵犯部位主要在角化的表皮、毛发和指(趾)甲，可引起多种癣，包括手癣、足癣、甲癣、头癣、体癣和股癣等，病理变化是由真菌的增殖及其代谢产物刺激宿主引起的反应。皮肤癣菌分为毛癣菌属(*Trichophyton*)、表皮癣菌属(*Epidermophyton*)和小孢子癣菌属(*Microsporum*)。3个属的真菌都形成有隔菌丝，在沙保培养基上生长良好，形成丝状菌落，产生大、小分生孢子及厚膜孢子，根据所产生的分生孢子、菌丝和菌落形态、颜色等可进行初步鉴别(表6-1)。

表6-1　皮肤癣菌的种类、侵犯部位及形态特征

癣菌属名	侵犯部位			镜检			肉眼菌落外观
	皮肤	指甲	毛发	大分生孢子	小分生孢子	菌丝	
毛癣菌属	+	+	+	壁薄，细长棒形	多样，可见葡萄状	螺旋状等多种形状	绒絮状、粉粒状或蜡样，多种颜色
表皮癣菌属	+	+	-	壁薄，梨形	无	球拍状	绒絮状、粉粒状；黄绿色
小孢子癣菌属	+	-	+	壁厚，梭形	多样，不呈葡萄状	多种形状	石膏样或其他，灰白、橘红、棕黄色

病原学检查可取皮屑、指(趾)甲屑或毛发，经10% KOH略微加热溶化，然后用低倍镜或高倍镜直接镜检，如在标本中发现菌丝和孢子，即可初步诊断为皮肤癣菌感染；

如果需要确定是哪种皮肤癣菌，常将标本接种到沙保培养基上培养，再根据菌落特征、菌丝和孢子特点等鉴定其种属。

对皮肤癣菌感染的预防主要靠注意清洁卫生，尽量避免与患者接触。对足癣的预防主要应保持鞋袜干燥，防止皮肤癣菌的滋生。在治疗上，头癣患者可选用灰黄霉素，或咪康唑、酮康唑和伊曲康唑等，一般需用药 4~6 周；体癣和股癣患者宜选用伊曲康唑，并应在皮肤损伤消失后继续用药 1~2 周；甲癣的治疗比较困难，可口服灰黄霉素或曲康唑治疗，但容易复发。盐酸特比萘芬片、盐酸特比萘芬凝胶、复方酮康唑软膏、联苯苄唑乳膏等可用于治疗各种皮肤真菌病，如手癣、足癣、体癣、花斑癣。

2. 角层癣菌　角层癣菌指腐生于表皮角质或毛干表面，主要侵犯皮肤或毛干浅表层，不引起组织炎症反应的一类真菌（表 6-2）。

表 6-2　引起人类表皮角质或毛干感染的真菌

种/属名	致病性	诊断与防治
糠秕马拉色癣菌（*Malassezia furfur*）	菌体产生对黑色素细胞有抑制作用的物质，使局部皮肤色素减退，引起花斑癣，俗称"汗斑"，一般只影响外观	镜检可见成簇、壁厚的孢子和粗短、分枝的菌丝；治疗可局部用 1% 克霉唑或酮康唑乳膏外搽
何德毛结节菌（*Piedraia hortai*）、白吉利丝胞酵母（*Trichosporon beigelii*）	主要侵犯头发，在毛干上形成黏附于其上的坚硬砂粒状结节，何德毛结节菌（亦称黑毛结节菌）引起黑色毛结节，白吉利丝胞酵母（亦称白毛结节菌）引起白毛结节	镜检黑毛结节病可见深棕色分枝菌丝，并有孢子囊孢子；镜检白毛结节病可见与毛发垂直的淡绿色菌丝，无孢子囊孢子；治疗均为剃去病毛，外用硫黄软膏或抗真菌药物

（二）皮下组织感染真菌

引起皮下组织感染的真菌一般存在于土壤和植物中，为自然界中的腐生菌，可经创伤部位侵入人体皮下组织。虽然皮下组织感染真菌须经创伤才能侵入人体皮下组织，而且感染一般只限于局部组织，但少数也可经淋巴管或血行缓慢扩散导致周围组织，甚至其他器官和深部感染。皮下感染真菌主要为裴氏着色真菌与申克孢子丝菌（表 6-3）。

表 6-3　重要的皮下感染真菌

种/属名	致病性	诊断与防治
裴氏着色真菌（*Fonsecaea pedrosoi*）	一般由外伤侵入人体，感染多发生于颜面、肢体等暴露部位的皮肤，侵犯皮下组织，形成慢性肉芽肿，表现为疣状皮炎，有溃疡、结痂，皮损有黑点，称为着色真菌病	镜检脓液痂皮、皮损黑点可见单个或成堆的厚壁暗棕色孢子及分隔菌丝；培养生长缓慢，数周后形成暗棕色或黑色菌落。着色真菌病较难治，早期病变皮肤可给予外科手术切除、植皮或局部用药，大面积皮肤损伤者可服用 5-氟胞嘧啶或伊曲康唑治疗

种/属名	致病性	诊断与防治
申克孢子丝菌 （*Sporothrix schenckii*）	引起孢子丝菌病，在人类主要见于皮肤与皮下，引起亚急性或慢性肉芽肿，偶可累及内脏	常规真菌镜检难以发现菌体，用其他染色在脓液、痰液的吞噬细胞中可见梭形或长圆形小体，在体外常规培养可形成丝状菌落（双相菌）。少数患者可见疾病自限，不需做治疗处理。皮损可用碘化钾溶液。其他治疗可选用伊曲康唑、两性霉素 B 等

二、深部感染真菌

深部感染真菌多为外源性真菌，其致病力强，能引起组织慢性肉芽肿炎症、溃疡和坏死。

（一）新生隐球菌

新生隐球菌（*Cryptococcus neoformans*）在土壤中广泛存在，鸽粪中数量多，使其成为重要的传染源。本菌为圆形酵母型真菌，直径为 4 ~ 12μm，外周有一层肥厚的胶质样荚膜，荚膜厚度为 3 ~ 5μm，一般染色法不易着色，因而被称为"隐球菌"。用墨汁做负染后镜检，可见黑色背景中有圆形透明菌体，外包透明荚膜。本菌以出芽方式繁殖，不形成假菌丝，在沙保培养基或血琼脂培养基上，25 ~ 37℃ 数天后可形成酵母型菌落，菌落表面黏稠，由乳白色逐渐变为橘黄色，最后呈棕褐色。

新生隐球菌可经呼吸道吸入，在肺部可引起轻度炎症。当机体免疫力下降时，其可从肺部播散至其他部位，如骨、心脏、皮肤等，但最易侵犯的是中枢神经系统，可引起慢性脑膜炎，表现为剧烈头痛、发热、呕吐和脑膜刺激症状，病程进展缓慢，若不早期进行诊断与治疗，预后较差。

对新生隐球菌感染的预防主要是控制传染源，如减少鸽子数量或用碱处理鸽粪，可减少隐球菌病的发生。对肺部或皮肤隐球菌感染的治疗可用 5 - 氟胞嘧啶、酮康唑等；对中枢神经系统隐球菌感染的治疗则可选用两性霉素 B、氟康唑等，必要时可鞘内注射用药。

（二）条件致病性真菌

条件致病性真菌主要涉及假丝酵母菌属（*Candida*）、肺孢子菌属（*Pneumocystis*）、曲霉菌属（*Aspergillus*）和毛霉菌属（*Mucor*）等。近年来，临床上患真菌病的患者增多主要是由机会致病性真菌发病上升所致。条件致病性真菌感染常引起的疾病包括心内膜炎、肺炎、尿布疹、鹅口疮、阴道炎、脑膜炎及败血症等，若不及时治疗，可危及生命。

1. **假丝酵母菌属**　目前已发现 270 余种，其中 8 个种有致病性，一般以白假丝酵母菌最为常见。

白假丝酵母菌（*C. albicans*）俗称白色念珠菌，常存在于正常人的口腔、上呼吸道、肠道和阴道黏膜等部位，当机体免疫力下降或菌群失调时可致病。

白假丝酵母菌的菌体呈圆形或卵圆形，直径为 $3 \sim 6\mu m$。本菌革兰氏染色呈阳性，但着色不均匀；以出芽方式繁殖，在组织内易形成较长的假菌丝，在普通琼脂、血琼脂与沙保培养基上均生长良好。白假丝酵母菌既可侵犯人体皮肤黏膜浅表部位，也可达深部内脏，甚至中枢神经系统。

（1）皮肤黏膜感染：皮肤感染好发于潮湿、皱褶处，如腋窝、腹股沟、肛门周围、会阴部及指（趾）间，形成有分泌物的糜烂病灶。最常见的黏膜感染是新生儿鹅口疮、口角炎及老年性阴道炎。

（2）内脏感染：主要有肺炎、支气管炎、肠炎、膀胱炎及肾盂肾炎等，也可侵入血液引起败血症。

（3）中枢神经系统感染：多由其他部位白假丝酵母菌感染的原发病灶转移而来。

此外，对白假丝酵母菌过敏者，可发生皮肤假丝酵母菌疹（很像湿疹），可有哮喘的表现。

病原学检查：取病变材料进行真菌（脓、痰等标本可直接涂片，经革兰氏染色后）镜检；镜检必须同时观察到芽生孢子及假菌丝（对黏膜有黏附力及侵袭力）才能说明白假丝酵母菌在组织中定居，必要时可做芽管形成、厚膜孢子及动物试验（将 1% 白假丝酵母菌悬液静脉注入家兔或小鼠体内，$5 \sim 7$ 天后动物死亡，尸检可见肾、肝等处有多个小的白色脓肿）。

目前对白假丝酵母菌所致感染尚无有效的预防措施，对鹅口疮和皮肤黏膜感染的治疗可局部涂敷制霉菌素、龙胆紫、酮康唑和氟康唑等，对全身性白假丝酵母菌所致感染的治疗可用两性霉素 B 和 5－氟胞嘧啶等。

近年来，白假丝酵母菌（对氟康唑较敏感）感染在假丝酵母菌感染中的比例有所减少，在某些地区其他较耐药的假丝酵母菌感染已占优势。苦参栓、红核妇洁洗液可用于治疗真菌性阴道炎。

2. 肺孢子菌（*Pneumocystis*）　本菌曾归属原虫（孢子虫），现根据分子生物学研究划归真菌。其在宿主肺内发育分为以下两个阶段：①滋养体分裂或出芽增殖，接合生殖后形成单核的孢子囊（$4 \sim 6\mu m$）。②成熟的孢子囊内含 8 个孢子，孢子囊破裂释出孢子，孢子又发育为滋养体。肺孢子菌广泛分布于哺乳动物肺内，感染人体的是耶氏肺孢子菌（*P. jiroveri*，与感染鼠类等动物的卡氏肺孢子菌 *P. carinii* 有血清学差异），健康人群常有亚临床感染，但对一些先天免疫缺陷或各种原因受到免疫抑制的患者，可引起肺孢子菌肺炎（pneumosystis pneumonia，PCP）。艾滋病患者容易受其感染，当患者的 $CD4^+$ T 细胞数下降至 $200/mm^3$ 时，80% 以上的患者可受到此菌感染。感染后开始引起间质性肺炎，但病情发展迅速，重症患者可在 $2 \sim 6$ 周内因窒息死亡，是 AIDS 患者的主要致死原因之一。病原学检查时可取患者的痰液或支气管灌洗液，经革兰氏染色或亚甲蓝染色后镜检，发现滋养体或孢子囊可确诊。因大多数正常人曾有过隐性感染，故检测血清抗体的方法一般不用于诊断。肺孢子菌对多种抗真菌感染的药物均不敏感，治疗时首选复方新诺明，戊烷脒气雾吸入也有较好疗效，还可以联合使用克林霉素等药物。

3. 其他条件感染真菌 腐生性真菌广泛分布于自然界，种类众多，一些也可引起人体的机会性感染，比较常见的主要有曲霉（*Aspergillus*）和毛霉（*Mucor*）的一些种类（表6-4）。

表6-4 曲霉和毛霉的致病性及诊断与防治

种/属名	致病性	诊断与防治
烟曲霉 （*A. fumigatus*）	人类曲霉病主要由本菌引起，主要经呼吸道侵入人体，引起哮喘或肺部感染，在呼吸道可形成曲霉栓子或肺曲霉球，类似结核症状。严重病例可扩散到脑、肾和心肌等处	镜检可见有隔菌丝，室温至45℃培养能良好生长，可见分生孢子梗、头、顶囊和分生孢子等。治疗可用两性霉素B，以及其他抗真菌药物
毛霉菌 （*Mucor spp.*）	引起毛霉病（实际致病真菌种类繁多，主要是毛霉属的成员，但也涉及其他接合菌，甚至藻菌），主要发生在机体抵抗力显著降低的患者，如糖尿病酸中毒、大面积严重烧伤、白血病等患者，可累及肺、脑和胃肠道等多个器官，患者常死于毛霉菌性败血症	镜检可见分枝状的无隔菌丝，分离培养后可见到无隔菌丝和孢囊孢子，在一定条件下可形成有性接合孢子。对毛霉菌病目前尚无特效的预防方法，治疗上可早期应用两性霉素B，以及行外科手术切除病灶等

知识链接

足癣，系真菌感染引起，其皮肤损害往往是先单侧（即单脚）发生，数周或数月后才感染到对侧。水疱主要出现在趾腹和趾侧，最常见于第三、四趾间，足底亦可出现，为深在性小水疱，可逐渐融合成大疱。足癣的皮肤损害有一特点，即边界清楚，可逐渐向外扩展，因病情发展或搔抓，可出现糜烂、渗液，甚或细菌感染，出现脓疱等。足癣在全世界广为流行，在热带和亚热带地区更为普遍。在我国，足癣的发病率也相当高。人的足底和趾间没有皮脂腺，从而缺乏抑制皮肤丝状真菌的脂肪酸，生理防御功能较差，而这些部位的皮肤汗腺却很丰富，出汗比较多，加之空气流通性差、局部潮湿温暖，有利于丝状真菌的生长。此外，足底部位皮肤角质层较厚，角质层中的角蛋白是真菌的丰富营养物质，有利于真菌的生长。足癣的发病还与生活习惯有关，有些人不注意足部卫生和鞋袜的清洁，也为真菌提供了较好的滋生环境。

三、中药的抗真菌作用

广藿香精油对新生隐球菌、球毛壳霉、短柄帚霉、申克氏孢子丝菌、白假丝酵母菌和石膏样小孢子癣菌有抑制活性。八角茴香挥发油对白假丝酵母菌、热带念珠菌、近平滑念珠菌、克柔念珠菌和光滑念珠菌都有程度相似的抗菌作用，与氟康唑联用时不仅对氟康唑敏感株具有较好的协同和/或相加作用，而且能明显提高氟康唑耐药株对氟康唑的敏感性。广藿香酮口服和阴道局部给药均可抑制白假丝酵母菌生长，且阴道局部给药的抑菌效果优于伏立康唑。

抗真菌的中药还有陈皮、茵陈、昆布、椰壳、全蝎、冰片、黄芩、黄精、银杏、大蒜、黄连、艾叶、土荆皮、苦参、蛇床子、硼砂、吴茱萸、生姜、补骨脂、百部、硫黄、紫苏、香薷、白芷、藁本、葱白、辛夷、苍耳子、防风、升麻、牛蒡子、金银花、连翘、知母、乌梅、使君子、苦楝皮、槟榔、芜荑、丁香、儿茶、九节茶、土荆皮、川芎、大黄、山茱萸、五皮风、白芍、白术、白果、龙胆草、半边莲、玉竹、打破碗碗花、石菖蒲、地榆、肉桂、红花、老鹳草、血竭、牡丹皮、青蒿、知母、郁金、泽兰、厚朴、姜黄、秦艽、海藻、桉叶、射干、黄柏、黄药子、菊花、地丁、蔓荆子、榧子、薄荷、五灵脂、红粉、明矾、轻粉等。

思 考 题

1. 真菌的菌丝和孢子类型有哪些？

2. 真菌为什么对抗细菌的药物不敏感？

3. 真菌与药物的关系是什么？

4. 真菌对人类的致病性有哪些？

5. 白假丝酵母菌是条件致病菌，为什么其感染却是艾滋病患者的常见死因？

第七章　微生物的分布与控制

第一节　微生物在自然界的分布

微生物在自然界的分布广泛，存在于土壤、水、空气、物体表面以及一些极端环境中。

一、土壤中的微生物

土壤是微生物活动的主要场所，其中富含多种营养物质，再加上适宜的酸碱度、水分、温度等，为微生物提供了良好的生存环境。土壤中的微生物一般以细菌数量最多，大多是有益菌，对土壤的肥力和营养元素的转化起着重要作用，而且对于进入土壤中的农药及其他有机污染物的自净、有毒金属及其化合物在土壤环境中的迁移转化等都起着极为重要的作用。生产抗生素的放线菌菌种也大多来自土壤。少数有害的致病菌多是随着人和动物的排泄物以及动植物尸体等进入土壤，其中带芽孢的细菌（如破伤风梭菌），可以在土壤中长期存活。

二、水中的微生物

自然界的江、河、湖、海中存在着许多微生物，其种类与数量因水源不同而存在差异，一般地面水中的微生物多于地下水，静止水中的微生物多于流动水。

水中的微生物一般来源于土壤、污水、动植物尸体等，主要有细菌、放线菌、螺旋体等。这些微生物在正常情况下，与生存环境间相互保持着依存的关系和相对稳定的状态，即生态平衡，如果某些原因打破了这种平衡，水中的微生物，尤其是致病菌（如霍乱弧菌），则会引起水域的污染，甚至引发传染病的流行。因此，对于水源，特别是处于城镇等人口密集区的地面水和地下水，由于流入了大量排泄物、污水、垃圾等，微生物数量较多，必须经过严格的净化处理才能饮用。

水中微生物的种类对水源的饮用价值影响很大，尤其是病原微生物，其含量是饮用水检测的主要项目。我国规定的饮用水卫生标准是：每毫升饮用水中细菌菌落总数不得超过 100 个，每 100mL 饮用水中不得检出大肠菌群。

三、空气中的微生物

空气中的微生物主要是细菌、病毒和霉菌，其中病原菌主要有结核分枝杆菌、白喉棒状杆菌、溶血性链球菌、脑膜炎奈瑟菌等。

空气中的这些微生物主要分布在人群稠密处，因此在感染性疾病流行期间，应尽量避免去人群拥挤的地方。由于病原菌主要集中在医院及其周围，这些微生物一方面会引发呼吸道疾病，还会污染各种药品、患者的伤口、手术室的器材等，因此要对医院内各场所，尤其是手术室、病房、微生物实验室等定期进行空气的消毒或净化，以避免污染和感染。

第二节　微生物在人体的分布与微生态学

一、微生物在人体的分布

人体的体表以及与外界相通的腔道，如呼吸道、消化道、泌尿道等存在着多种微生物群，在人体免疫功能正常时对宿主无害，且部分是有益的，这些微生物群称为正常菌群(表 7-1)。

表 7-1　人体各部位分布的正常菌群

部位	微生物种类
皮肤	葡萄球菌、丙酸杆菌、类白喉棒状杆菌、分枝杆菌、铜绿假单胞菌、真菌
口腔	葡萄球菌、链球菌、乳杆菌、类白喉棒状杆菌、白假丝酵母菌、衣氏放线菌
鼻咽腔	葡萄球菌、链球菌、奈瑟菌、类杆菌、铜绿假单胞菌、变形杆菌
肠道	大肠埃希菌、产气肠杆菌、变形杆菌、葡萄球菌、双歧杆菌、铜绿假单胞菌、乳酸杆菌、产气荚膜梭菌、破伤风梭菌、类白喉棒状杆菌
尿道	葡萄球菌、类白喉棒状杆菌、分枝杆菌、大肠埃希菌
阴道	葡萄球菌、乳杆菌、大肠埃希菌、类白喉棒状杆菌、类杆菌、双歧杆菌、支原体、白假丝酵母菌
外耳道	葡萄球菌、类白喉棒状杆菌、铜绿假单胞菌、非致病性分枝杆菌
眼结膜	葡萄球菌、干燥棒状杆菌、奈瑟菌

一般情况下，正常菌群与人体之间既相互制约又相互依存，保持着相互有利的平衡关系，如人体肠道中的大肠埃希菌能利用食物残渣生长，并可合成维生素 B、维生素

K 等，供人体利用。但在一定条件下，正常菌群与宿主之间的平衡被打破，则会引发疾病，如手术引起肠道正常菌群移位，进入腹腔或泌尿道即可引起腹膜炎、泌尿道感染、败血症等。

二、微生态学

研究人体正常微生物群中各微生物之间、微生物和人体及与外界环境之间相互关系和相互作用规律的学科，称为微生态学。由正常微生物群所构成的人体内环境，称为微生态系（microbial ecosystem）。人体微生物群因居留部位的差异而形成不同类型的微生态系。①皮肤微生态系：皮肤上的丙酸杆菌和表皮葡萄球菌是最重要的常住菌。皮肤表面正常微生物群形成生物保护屏障，参与皮肤细胞代谢和自净作用。例如，皮脂腺内寄生的丙酸杆菌可将皮脂中三酰甘油分解成游离脂肪酸，对金黄色葡萄球菌、链球菌和白假丝酵母菌有抑制作用。②呼吸道微生态系：健康人呼吸道的微生物群于出生后不久开始出现，主要分布在上呼吸道；气管、支气管黏膜表面没有常住菌，细支气管以下属无菌环境。③消化道微生态系：主要指寄居于肠道的正常微生物群，胃内的微生物群落大部分是外籍菌，如与溃疡病的发病关系密切的幽门螺杆菌不属于正常菌群。肠道正常微生物群是体内寄居的一组最庞大的微生态系，属共生性微生物群，以专性厌氧菌为主，多数具有维护宿主健康的作用，如乳杆菌、大肠埃希菌等；少数能产生毒素或作为条件致病菌而具有致病作用。④阴道微生态系：阴道中的主要常住微生物有乳杆菌、表皮葡萄球菌和白假丝酵母菌等。乳杆菌细胞壁的多糖体或脂蛋白等可黏附在无腺体的阴道黏膜上皮细胞上，拮抗 B 族链球菌、大肠埃希菌、金黄色葡萄球菌等，乳杆菌还有酸化环境和免疫激活作用。

（一）微生态平衡

在正常情况下，分布在消化道、呼吸道、泌尿生殖道及皮肤的正常微生物群在数量及种类比例上维持稳定状态，与宿主和环境相互依赖、相互作用形成平衡，维持机体的健康，称为人体的微生态平衡（microeubiosis）。在维持平衡中，正常菌群的作用包括以下几点。

1. 生物拮抗作用　拮抗机制主要有以下几种。①有机酸作用：专性厌氧菌在代谢过程中产生挥发性脂肪酸和乳酸，可降低环境中的 pH 与氧化还原电势，从而抑制外源致病菌的生长与繁殖。②占位性保护作用：大多数正常微生物群与黏膜上皮细胞紧密接触，形成一个生物层，可阻抑致病菌的黏附和定植。③营养竞争作用：正常微生物群因数量大而在营养的争夺中占优势，不利于外源致病菌的生长与繁殖。④抗菌物质的抑制作用：部分正常微生物群可产生抗菌物质，抑制其他细菌的生长，如大肠埃希菌产生的大肠菌素可抑制志贺菌的生长。

2. 营养作用　正常微生物群参与人体多种物质的代谢，如大肠埃希菌等可合成维生素 K 和 B 族维生素供人体利用。

3. 免疫作用　正常微生物群作为抗原物质，可非特异性地促进机体免疫器官的发育成熟，特异性地刺激机体免疫系统发生免疫应答，产生的免疫物质对病原菌有抑制或杀灭作用，如双歧杆菌能刺激肠黏膜下淋巴细胞增殖，诱生分泌型免疫球蛋白（SIgA），对肠道黏膜抗感染免疫的激活具有重要意义。

4. 抗衰老作用　肠道正常菌群中的双歧杆菌有抗衰老作用。

（二）微生态失调

正常微生物群的数量及种类比例保持自身的稳定状态，与宿主之间也形成了动态平衡，从而维持机体的健康状态。因各种原因使正常微生物群之间以及正常微生物群与其宿主之间的平衡由生理性组合转变为病理性组合的状态，即为微生态失调（microdysbiosis）。

当微生态失调时，原来不致病的正常菌群中的细菌在一定条件下可成为致病菌，称这类细菌为机会性致病菌，也称条件致病菌，引起的感染称为机会性感染，致病条件主要有以下几种。

1. 寄居部位改变　正常菌群离开定植部位向其他部位转移，例如大肠埃希菌从原寄居的肠道进入泌尿道，或手术时通过切口进入腹腔、血流等，可分别引起相应部位的感染。

2. 免疫功能低下　如大面积烧伤，应用大剂量皮质激素、抗肿瘤药物或放射治疗等可造成全身免疫功能降低，致使某些正常菌群引起内源性感染，严重的可导致败血症而死亡。

3. 菌群失调　菌群失调指正常菌群中各菌种间的比例发生较大幅度变化而超出正常范围的状态，由此产生的病症称为菌群失调症。菌群失调多发生于长期使用抗生素或慢性消耗性疾病，如临床上长期大量应用广谱抗生素后，大多数敏感菌和正常菌群被抑制或杀灭，但耐药菌则获得生存优势而大量繁殖致病。菌群失调时，多引起二重感染或重叠感染，即在原发感染的治疗中，发生了另一种新致病菌的感染。

三、微生态平衡的医药学意义

微生态失调时会影响整个机体的健康，引发各类疾病。因此，为有效防治感染，维持微生态平衡至关重要。

1. 合理使用抗菌药物　滥用抗生素是导致微生态失调的重要因素。为了维护和保持微生态平衡，抗菌药物用药要适量，应有针对性地使用窄谱抗菌药物，并根据药敏试验的结果选择合适的抗菌药物。对全身感染或肠道外的局部感染最好选择非消化道给药途径，这样可避免伤害肠道的正常菌群，尤其是厌氧菌，以维护微生态平衡。

2. 使用微生态制剂　微生态制剂是以分离自正常菌群的高含量活菌为主、以口服或黏膜途径投入的生物制剂，能促进正常微生物群生长繁殖及抑制致病菌生长繁殖。使用微生态制剂可调节肠道菌群，快速构建肠道微生态平衡，以达到防病治病的效果。

目前这类制剂主要包括两种，即益生菌和益生元。已明确的益生菌主要是双歧杆菌及乳杆菌，具有预防与治疗腹泻、增强人体免疫力、帮助吸收营养成分等作用。

近年发现某些寡糖，如乳糖、麦芽糖等可增加或促进双歧杆菌、乳杆菌等有益肠道菌群的生长，这些物质被称为益生元。目前，应用比较广泛的益生元包括异麦芽低聚糖、低聚果糖、低聚木糖等。这类物质通过促进益生菌的生长繁殖，以降低各类疾病的发生率。其主要作用为：①增强肠蠕动，减少便秘。②预防肠道感染，抑制腹泻。③促进钙的吸收利用，减少骨质疏松症的发病率。④降低甘油三酯和胆固醇含量，减少动脉粥样硬化和心血管疾病的发病率。⑤缓解胰岛素抵抗，减少肥胖症和 2 型糖尿病的发病率。⑥减少癌症的发病率。

四、中药与肠道微生态平衡

生物体内的微生态系统不但对口服中药的药理作用有着重要影响，同时中药也有助于维持肠道的微生态平衡，二者常相互作用，相互影响。

1. 中药对肠道菌群的调理作用　中药成分复杂，除含有大量活性成分外，还含有蛋白质、多糖、脂类等营养成分，这对肠道微生态系统的平衡具有很好的保护作用，能在一定程度上调整肠道菌群失调。有研究表明，中药调整肠道菌群失调可能与正常菌群代谢产物挥发性脂肪酸增多有关。另外，中药对肠道菌群的数量和种类也有一定的影响。

2. 肠道菌群对中药的代谢作用　近年来，国内外学者对肠道菌群影响中药有效成分代谢进行了大量的研究，结果显示，肠道菌群主要作用于苷类等化合物的代谢，并以水解和还原反应为主。大多数中药常以口服方式给药，最终都会到达胃肠道，多数的中药有效成分都含有水溶性的糖类，以葡萄糖苷类形式存在，这些化合物在肠内难以吸收，生物利用度低，容易被肠内菌群的代谢分解，生成苷元而发挥其药理作用。这类中药成分被认为是"天然前体药物"。含有葡萄糖苷的中药，如甘草、芦荟、番泻叶等都是经过肠道菌群代谢而发挥药效的。肠道菌能产生大量酶系（α-葡萄糖醛酸酶、硝基还原酶、蛋白酶等），对植物类中药中的多种成分进行代谢。苷类作为中药的一类重要的生物活性成分，由糖和非糖部分组成，肠道内细菌酶的苷元水解酶系具有强大的水解苷键的能力，如肠道中真杆菌与双歧杆菌能水解柴胡皂苷，其代谢产物具有抗炎、镇痛和抗肿瘤等各种药理作用。

3. 中药作为微生态调节剂的优势　中药通过直接促进正常菌群的生长以维持微生态平衡和增强机体免疫功能来实现机体健康的目的。相对于益生菌制剂通过补充有益菌而直接维持微生态平衡，中药在增强人体免疫功能方面优势明显。用中药制剂作为微生态调节剂与抗菌药物联合应用，可以达到既杀灭有害菌，又维护微生态平衡的效果；与益生菌制剂联合应用，既可调节微生态平衡，还可以增强机体免疫力。

知识链接

中药内生菌（endophyte）是指存活于植物类中药的健康组织内部，而又不引发宿主中药表现出明显感染症状的微生物类群，主要包括真菌、细菌和放线菌。它们是中药微生态系统的重要组成部分。中药与内生菌呈互利共生关系：中药把光合作用产物、水和矿物质提供给内生菌；同时，内生菌代谢产物能刺激中药生长发育，提高中药对环境胁迫的抵抗力。内生菌与中药的"协同进化"关系决定了某些内生菌具有了产生与宿主中药相同或相似的生物活性物质的能力。另外，内生菌产生的活性物质在生物制药、农业生产、发酵等方面都表现出了良好的应用前景。

第三节　微生物的控制

一、基本概念

1. 消毒　消毒（disinfection）指杀灭或去除物品上病原微生物，从而预防感染的方法。用于消毒的化学制剂称为消毒剂（disinfectant），在常用浓度下通常仅能杀灭细菌的繁殖体或病毒，杀灭芽孢则需要提高浓度或延长作用时间。

2. 灭菌　灭菌（sterilization）指杀灭物品上所有微生物包括芽孢的方法。用于灭菌的化学制剂称为灭菌剂（sterile agent），同时也是优良的消毒剂。所有进入人体血液、无菌组织和无菌体腔的医疗用品，都必须达到灭菌标准。

3. 防腐　防腐（antisepsis）指抑制微生物生长繁殖、防止有机物腐败变质的方法。用于防腐的化学制剂称为防腐剂（antiseptic），有些浓度提高后可成为消毒剂。

4. 抑菌　抑菌（bacteriostasis）指采用抑菌剂（bacteriostatic）抑制体内外微生物生长繁殖的方法。

5. 无菌　无菌（asepsis）指无任何活的微生物存在。

6. 无菌操作　无菌操作（aseptic technique）指防止微生物进入机体或物品的操作方法。进行微生物实验、外科手术和制备无菌制剂时，必须严格进行无菌操作。

二、物理因素对微生物的影响

（一）热力消毒灭菌法

热力灭菌是利用高温杀死微生物的方法。高温可使微生物细胞的蛋白质变性、DNA 结构被破坏，从而导致微生物死亡，已广泛用于消毒灭菌。热力灭菌法主要有干热灭菌法与湿热灭菌法两大类。

1. 干热消毒灭菌法　在无水的状态下，利用高温使微生物细胞脱水、大分子变性的方法，称为干热灭菌法。

（1）焚烧法：直接点燃或在焚烧炉内焚烧，是一种彻底的灭菌方法，但仅适用于废弃物品或动物尸体。

（2）灼烧法：是直接用火焰灭菌的方法，常用于微生物实验中金属性接种工具、试管口、污染物品及实验材料等的灭菌。

（3）干烤法：指利用电热干燥箱中的热空气进行灭菌的方法。加热至 160～170℃，作用 2 小时方可杀死所有微生物，包括细菌芽孢。此法适用于玻璃器皿、瓷器、玻璃注射器等需保持干燥且耐热物品的灭菌。

（4）微波消毒灭菌法：微波是一种波长为 1～1000mm 的电磁波，其中波长为1～300mm 的是高频电磁波，穿透力较强，通过产生热量而杀菌，多用于食品、药品、非金属器械及餐具等的消毒。

（5）红外线灭菌法：红外线是指波长为 $0.7\sim1000\mu m$ 的电磁波，其中 $1\sim10\mu m$ 波长的电磁波热效应最强，但只在照射表面产生。此法多用于不耐高温的医疗器械的灭菌。

2. 湿热消毒灭菌法　在同一温度下，湿热灭菌法效果较干热灭菌法好。因为在湿热状态下，微生物蛋白质更易凝固变性；湿热穿透力更强、潜热大，当蒸汽与被灭菌的物品接触时，可凝结成水而放出潜热，使被灭菌物品温度迅速升高，以加强灭菌效果。

（1）巴氏消毒法：由巴斯德（Louis Pasteur）首创而得名。此法可利用较低的温度杀灭饮品中的一些特定病原体，并且不影响其质量，常用于牛奶和酒类的消毒。巴氏消毒法有两种：一种是 $61.1\sim62.8℃$，30 分钟；另一种是 $72℃$，$15\sim30$ 秒。

（2）煮沸法：在 1 个大气压下，将水煮沸至 100℃，持续 $5\sim10$ 分钟，可杀死细菌的繁殖体，杀灭芽孢则需煮沸 $1\sim2$ 小时。在水中加入 1%～2% $NaHCO_3$，可提高沸点至 105℃，既可促进芽孢的杀灭，又能防止金属器皿生锈。此法多用于外科器械、注射器、餐具等的消毒。

（3）流通蒸汽消毒法：是利用 1 个大气压下 100℃ 的水蒸气进行消毒。此法持续作用 $15\sim30$ 分钟，可杀死细菌繁殖体，但不能杀死全部芽孢，主要用于食品、餐具等无须杀死芽孢的器物的消毒。

（4）间歇灭菌法：是反复、间歇利用流通蒸汽以杀死细菌所有繁殖体和芽孢的灭菌方法。将物品置于流通蒸汽灭菌器中，加热至 100℃，持续 $15\sim30$ 分钟，可杀死细菌繁殖体，然后取出，置于 37℃ 温箱中过夜，使芽孢发育成繁殖体，次日再通过流通蒸汽加热，如此连续 3 次后，可将微生物全部杀灭。该法适用于不耐高温的营养物质的灭菌，如含牛奶的培养基。

（5）高压蒸汽灭菌法：此法是实验室及生产中最常用的灭菌方法，在密闭的高压蒸汽灭菌器内进行。灭菌器内蒸汽压力达 $103.4kPa（1.05kg/cm^2）$，温度达 121.3℃，维持 $15\sim20$ 分钟，可杀灭包括细菌芽孢在内的所有微生物。该法适用于耐高温和不怕潮湿物品的灭菌，如普通培养基、手术器械、医用敷料等。

（二）辐射杀菌法

1. 电离辐射　高能电磁波 X 射线、γ 射线、α 射线和 β 射线等因能将受照射分子逐出电子而使之电离，故称为电离辐射。这些射线具有较强的穿透力和杀菌效果，多用于药物、医疗器材的消毒，尤其适用于一次性使用的医药卫生产品的消毒和灭菌。

2. 紫外线　紫外线为非电离辐射，波长在 $240\sim280nm$ 的具有杀菌作用，其中在 $265\sim266nm$ 的杀菌力最强。其原理是干扰细菌 DNA 的复制，导致细菌死亡或变异。但紫外线穿透力较弱，玻璃、纸张、尘埃等都对其有阻挡作用，因此只适用于医院病房、手术室、无菌车间、实验室等室内空气及物品表面的消毒。因杀菌波长的紫外线对人体皮肤、眼睛均有损伤作用，故使用时应注意防护。

（三）滤过除菌法

滤过除菌是利用滤菌器的筛滤和吸附作用，去除气体或液体中微生物的方法。此法主要用于一些不耐高温，亦不能用化学方法处理的物品，如血清、抗生素、毒素等的除菌，也可用于空气过滤除菌，使之达到无菌效果。

(四)超声波杀菌法

频率在 20 ~ 200kHz/s 的超声波能裂解微生物细胞，以达到消毒目的。目前此法主要用于粉碎细胞，以便提取细胞组分或制备抗原等。

(五)干燥与低温抑菌法

1. 干燥　干燥可使微生物细胞脱水而死亡，如脑膜炎奈瑟菌。此法常用于保存食物、药物，可有效抑制其中微生物的繁殖，防止腐败变质。

2. 低温　除脑膜炎球菌和淋病奈瑟菌等少数细菌外，多数微生物都耐低温，但在低温状态下，细菌的代谢会减慢，故低温可用于保存菌种。冷冻真空干燥法是目前保存菌种的最好方法。

三、化学因素对微生物的影响

化学药剂能杀死微生物或抑制其生长繁殖。常用化学消毒剂、防腐剂的种类、性质与用途见表 7 - 2。

表 7 - 2　常用化学消毒剂、防腐剂的种类、性质与用途

名称	作用范围	用途	注意事项
乙醇	能杀灭细菌、真菌和部分病毒	皮肤、体温计消毒	不适用于黏膜及创面消毒，易挥发
戊二醛	能杀灭各种细菌、病毒、真菌和芽孢	不耐热手术器械、导管、透析器械等的消毒	消毒后物品需用生理盐水冲洗
甲醛	能杀灭各种细菌、病毒、真菌和芽孢	房间熏蒸消毒	10% 的浓度，严禁人员停留房间内
84 消毒液	可杀灭肠道致病菌、化脓性球菌和细菌芽孢	一般物体表面、白色衣物、医院污染物品的消毒	对皮肤有刺激性，使用时应戴手套，避免接触皮肤
新洁尔灭	对球菌、肠道杆菌有较强杀灭作用，对芽孢及乙型肝炎病毒无效	术前洗手，皮肤黏膜及手术器械消毒	遇肥皂及其他洗涤剂作用减弱
过氧乙酸	高效广谱杀菌剂，能杀灭各种细菌、病毒、真菌和芽孢	塑料、玻璃制品及玩具消毒	对皮肤、金属有强腐蚀性
碘酊	能杀大部分细菌、真菌和芽孢	皮肤、脐带断端消毒	对皮肤刺激性强
漂白粉	能杀灭各种致病菌、病毒和芽孢	饮水、果蔬、游泳池、地面、墙壁等的消毒	有效氯易挥发，刺激性强
高锰酸钾	能杀灭细菌、病毒和真菌	皮肤、尿道、阴道及蔬菜瓜果消毒	久置失效，随用随配
苯扎溴铵	能杀灭细菌及某些包膜病毒	黏膜、皮肤及金属器械消毒	对高锰酸钾等阴离子表面活性剂有拮抗作用

四、生物因素对微生物的影响

（一）抗生素对微生物的作用

抗生素（antibiotic）是由一些微生物在生命活动过程中所产生的具有选择性地抑制或杀死其他微生物的代谢产物，是一类最重要的化学治疗剂，主要用于控制和治疗感染性疾病。

抗生素杀菌作用主要机制有：抑制微生物细胞壁的合成、影响细胞膜功能、抑制蛋白质的合成、抑制核酸的转录和复制、抑制生物能作用。

不同的抗生素杀菌范围存在差异，将能抑制和杀灭的微生物范围称为抗菌谱。能够抵抗大部分细菌的抗生素称为广谱抗生素，如氯霉素、土霉素、四环素等不仅能抑制大部分革兰氏阴性菌和革兰氏阳性菌，而且能抑制立克次体、螺旋体和某些原虫。某些抗生素只对少数细菌有抑制作用，如青霉素一般只对革兰氏阳性菌有抗菌作用，这类抗生素称为窄谱抗生素。

（二）噬菌体对微生物的作用

噬菌体（bacteriophage）是感染细菌、真菌、放线菌等微生物的病毒的总称，部分能引起宿主菌的裂解。

噬菌体有时有益，有时有害。益是因为它会裂解某些在人体内的致病菌，可能起到治病的效果，并且有严格的宿主特异性，只寄居在易感宿主菌体内，故可利用其进行细菌的流行病学鉴定与分型，以追查传染源，此外还可用于环境细菌污染的治理或废水的净化等。害是因为它可能会裂解一些有益菌，如大肠杆菌，还能使抗生素效价降低，严重影响其产量。

（三）细菌素对细菌的作用

细菌素是某些细菌在代谢过程中产生的一类具有抑菌活性的蛋白质。因其仅对与产生菌有近缘关系的细菌有杀伤作用，故多用于细菌的分型和流行病学调查。细菌素通常由革兰氏阳性菌产生，并可以抑制与其亲缘关系较近的革兰氏阳性菌，对大多数的革兰氏阴性菌、真菌等则没有抑制作用。虽然其抑菌谱较窄，但能特定作用于致病菌，且不容易产生耐药性，种类多，来源也丰富，因此成为控制微生物的优选生物制剂之一。

（四）干扰素的抗病毒作用

干扰素（IFN）是一类由单核细胞和淋巴细胞产生的细胞因子。其本质是一组具有多种功能的活性蛋白质（主要是糖蛋白），在同种细胞上具有广谱的抗病毒、影响细胞生长，以及分化、调节免疫功能等多种生物活性，具有抑制细胞分裂、调节免疫、抗病毒、抗肿瘤等多种作用。IFN能诱导细胞对病毒感染产生抗性，通过干扰病毒基因转录或病毒蛋白组分的翻译，从而阻止或限制病毒感染，是重要的抗病毒感染和抗肿瘤的生物制品。

五、药物的抗菌作用

（一）化学药物

具有抗病原微生物作用的西药有许多。例如：盐酸特比萘芬片、盐酸特比萘芬凝胶、盐酸特比萘芬溶液、维 A 酸乳膏、复方酮康唑软膏和联苯苄唑乳膏等有抗真菌作用，贝诺酯颗粒、小儿氨酚黄那敏颗粒等能抗病毒，阿奇霉素分散片、盐酸左氧氟沙星片、氟罗沙星片、辛伐他汀片、格列齐特片、氧氟沙星片、盐酸克林霉素胶囊、琥乙红霉素片、氧氟沙星片、小檗碱甲氧苄啶胶囊、氟康唑注射液等有抗菌作用。

（二）中药

1. 单味药　单味中药的抗菌作用具体如下。

（1）抗细菌：如黄连、赤芍、牡丹皮、甘草等。

（2）抗病毒：如高山红景天、黄芪、甘草、大黄、大蒜、冬虫夏草、板蓝根等。

（3）抗真菌：如肉桂、丁香、陈皮、全蝎、黄芩、黄精、茵陈、龙胆草等。

（4）抗原虫：如青蒿、柴胡、黄柏、龙胆草、苍术、百部、蛇床子、苦参等。

2. 中成药　中成药中的参芍片、参芍胶囊、通脉降糖胶囊、前列舒通胶囊、消石利胆胶囊、紫冰油、伤湿止痛搽剂、千柏鼻炎片、消炎利胆片、炎可宁片、苦胆草片、苦参阴道泡腾片、通窍鼻炎片、妇科止带片、小儿清热止咳口服液、强力枇杷露、炎立消胶囊、黄柏胶囊、大败毒胶囊、复方胆通胶囊、抗菌消炎胶囊、康妇炎胶囊、红核妇洁洗液、苦参栓、盆炎清栓、洁身洗液、复方石韦胶囊、咳露口服液、小儿止咳糖浆、小儿咳喘灵口服液、杏仁止咳合剂、远志糖浆、咳喘安口服液、复方麻黄碱糖浆、香菊胶囊、白带丸、消淋败毒丸等有抗菌作用，金前感冒胶囊、肝爽颗粒、穿心莲胶囊、银黄胶囊、一清颗粒、咽炎片、护肝宁片、银翘解毒片、清热解毒口服液、银翘伤风胶囊、板蓝根颗粒、肝康宁片、夏桑菊颗粒、感冒退热颗粒、清热解毒胶囊、乙肝清热解毒胶囊、牛黄解毒片、牛黄上清丸、牛黄解毒丸、黄连上清丸、羚翘解毒丸、感冒解热颗粒、黄疸茵陈颗粒等有抗病毒作用。

六、生物安全

生物安全（biosafety）指为避免危险生物因子（病原体或毒素）对生态环境和人体健康所产生的危害或潜在风险而采取的一系列有效预防和控制措施。生物安全实验室（biosafety laboratory）是通过防护屏障和管理措施，能够避免或控制有害生物因子的危害，达到生物安全要求的实验室。

（一）生物危害程度的分级

进行微生物危险度评估是确保生物安全工作顺利开展的核心任务。根据病原微生物的传染性以及对机体的危害程度，可将其分为四类。

一类：指能够引起人类或者其他动物非常严重疾病，对个体和群体危害程度均高的微生物。例如，天花病毒、埃博拉病毒、马尔堡病毒、新疆出血热病毒等，传染性强，目前尚无疫苗可以预防。

二类：指能够引起人类或者其他动物严重疾病，对个体危害程度高，对群体危害程度较高的微生物。例如，艾滋病病毒、SARS 冠状病毒、口蹄疫病毒、高致病性禽流感病毒、乙型脑炎病毒、炭疽芽孢杆菌、结核分枝杆菌、鼠疫耶尔森菌、霍乱弧菌等，传染性较强，但部分已有疫苗可用。

上述两类病原微生物又被称为高致病性病原微生物。

三类：指能够引起人类或者其他动物疾病，对个体危害程度为中度，对群体危害程度较低的微生物。例如，肠道病毒、流感病毒、疱疹病毒、金黄色葡萄球菌、肠道杆菌、铜绿假单胞菌等，传染性较弱，目前已有可行的预防和治疗措施。

四类：指通常情况下不会引起人类或者其他动物疾病，对个体和群体危害程度低的微生物。

（二）生物安全水平分级

根据所操作的生物因子的危害程度和采取的防护措施，将实验室的生物安全水平（biosafety level，BSL）分为四级，分别以 BSL－1、BSL－2、BSL－3 和 BSL－4 表示。其中，BSL－1 防护水平最低，BSL－4 防护水平最高。

BSL－1：用于实验研究的均是所有特性都已清楚并且已证明不会导致疾病的多种微生物物质。研究通过日常的程序在开放的实验台面上进行，不需要有特殊需求的安全保护措施。操作人员只需经过基本的实验程序培训，并且由相关科研人员指导实验，在这样的环境下并不需要生物安全柜的存在。

BSL－2：用于实验研究的是一些已知的中等程度危险性的并且与人类某些常见疾病相关的物质。操作者必须经过病原处理方面的特殊培训，并且由专业科研人员指导实验。对于易于污染的物质或者可能产生污染的情况须进行预先的处理准备。一些可能涉及或者产生有害生物物质的操作过程都应该在生物安全柜内进行，最好使用二级生物安全柜。

BSL－3：用于实验研究的一般都是能通过呼吸传染而致病或者危及生命的微生物物质。实验人员应接受过处理相关病原微生物的专业训练，并且由对此类病原微生物工作有经验的、有资格的科学工作者监督实验。通常所有相关步骤均在二级或者三级生物安全柜中进行。

BSL－4：用于实验研究的是一些可以通过空气传播，目前无有效疫苗或者治疗方法来处理，危险性极高并且可以致命的有毒物质。操作者必须进行关于处理这种极高危险性物质的培训，熟悉一些相关操作，并且由在此研究领域非常有经验的科研人员指导实验。对于该实验室的进出应严格控制，尤其注意严禁独自在四级实验室工作。实验室一定要单独建造或者建在一栋大楼中与其他任何地方都分离开的独立房间内，并且要求有详细的相关操作手册。进行此类实验研究，三级生物安全柜是必需的。

（三）实验室感染的控制

（1）实验室的设立单位应当指定专门的机构或者人员承担实验室感染控制工作，定期检查实验室的生物安全防护、病原微生物菌（毒）种和样本保存与使用、安全操作、实验室排放的废水和废气以及其他废物处置等规章制度的实施情况。

（2）负责实验室感染控制工作的机构或者人员应当具有与该实验室中的病原微生物有关的传染病防治知识，并定期调查、了解实验室工作人员的健康状况。

（3）实验室工作人员出现与本实验室从事的高致病性病原微生物相关实验活动有关的感染临床症状或者体征时，实验室负责人应当向负责实验室感染控制工作的机构或者人员报告，同时派专人陪同及时就诊；实验室工作人员应当将近期所接触的病原微生物的种类和危险程度如实告知诊治医疗机构。

（4）实验室发生高致病性病原微生物泄漏时，实验室工作人员应当立即采取控制措施，防止其扩散，并同时向负责实验室感染控制工作的机构或者人员报告。

（5）负责实验室感染控制工作的机构或者人员接到上述第（3）条、第（4）条规定的报告后，应当立即启动应急处置预案，并组织人员对该实验室生物安全状况等情况进行调查；确认发生实验室感染或者高致病性病原微生物泄漏的，应当依照相关规定进行报告，并同时采取控制措施，对有关人员进行医学观察或者隔离治疗，封闭实验室，防止扩散。

（6）卫生主管部门或者兽医主管部门接到关于实验室发生工作人员感染事故或者病原微生物泄漏事件的报告，或者发现实验室从事病原微生物相关实验活动造成实验室感染事故的，应当立即组织疾病预防控制机构、动物防疫监督机构、医疗机构以及其他有关机构依法采取下列预防、控制措施：①封闭被病原微生物污染的实验室或者可能造成病原微生物扩散的场所。②开展流行病学调查。③对患者进行隔离治疗，对相关人员进行医学检查。④对密切接触者进行医学观察。⑤进行现场消毒。⑥对染疫或者疑似染疫的动物采取隔离、扑杀等措施。

（7）医疗机构或者兽医医疗机构及其执行职务的医务人员发现由于实验室感染而引起的与高致病性病原微生物相关的传染病患者、疑似传染病患者或者患有疫病、疑似患有疫病的动物，诊治的医疗机构或者兽医医疗机构应当在2小时内报告所在地的县级人民政府卫生主管部门或者兽医主管部门；接到报告的卫生主管部门或者兽医主管部门应当在2小时内通报实验室所在地的县级人民政府卫生主管部门或者兽医主管部门。接到通报的卫生主管部门或者兽医主管部门应当依照相关规定采取预防、控制措施。

（8）发生病原微生物扩散，有可能造成传染病暴发、流行时，县级以上人民政府卫生主管部门或者兽医主管部门应当依照有关法律、行政法规的规定以及实验室感染应急处置预案进行处理。

第四节　微生物的抗药性

抗药性（drug resistance）指微生物或肿瘤细胞等对药物敏感性降低的现象，是对药物所具有的相对抗性。随着抗菌药物在临床上的广泛应用，特别是抗生素的不合理使用，使微生物抗药性问题（肿瘤细胞也出现了抗药性）日趋严重，已对临床抗感染治疗造成了很大困难和威胁，引起了全世界的关注。

一、微生物的抗药性类型

1. **天然抗药性**　天然抗药性（natural resistance）指有些微生物由于具有某些独特的结构或代谢方式，天然对某些药物具有抗性，如链球菌对氨基糖苷类抗生素抗药，肠道革兰氏阴性杆菌对青霉素 G 抗药，铜绿假单胞菌对氨苄西林、阿莫西林、头孢曲松等抗药。这种抗药性是某些微生物固有的特点，其原因可能是此类微生物具有天然屏障，药物无法进入菌体内或由于微生物缺少对药物敏感的靶位所致。

2. **获得抗药性**　获得抗药性（acquired resistance）指有些微生物由于遗传性的改变，对原来敏感的抗生素获得了抗药性，常常是由于不合理用药或长期用药之后表现出的抗药性，是微生物在抗菌药物压力下经过基因突变，或微生物在生长过程中由于抗药移动因子的转移而使受体菌获得的对某种（些）药物的抗性。其中，移动因子包括质粒，转座子、整合子等。整合子是整合在一起的 DNA 片段，包括一个整合酶、一个增强子及一个基因整合位，其特点是可形成抗药基因簇，具有基因捕获及表达能力，是细菌外源性遗传物质的储存场所。整合子缺乏自主传递能力，经常与细菌种内和种间遗传物质的载体〔如质粒和（或）转座子〕连在一起。整合子在革兰氏阴性菌内广泛分布，如金黄色葡萄球菌可产生 β - 内酰胺酶而对 β - 内酰胺类抗生素抗药。

3. **多重抗药性**　多重抗药性（multiple drug resistance，MDR）指同时对多种抗菌药物发生的耐药性，最多见的是耐多药结核分枝杆菌和耐甲氧西林金黄色葡萄球菌，原因是菌株带有多种抗药基因。

4. **交叉抗药性**　交叉抗药性（cross drug resistance）指微生物对结构类似或作用机制类似的抗生素均有抗药现象，主要是由于微生物细胞内单一基因突变导致对两种以上的药物产生抗药性。

5. **赖药性**　赖药性（drug dependence）指一些因为基因突变而致的抗药菌不仅对该药物具有抗性，而且需要该药物作为特殊的营养因素。

6. **耐受性**　耐受性（tolerance）指有些微生物对药物抑菌作用的敏感性未改变，而对药物的杀菌作用具有相对抗性，即该菌在最低抑菌浓度时仍受到抑制，但最低杀菌浓度提高。

二、抗药性产生的机制

1. **遗传学机制**　微生物对药物的抗药性可由染色体或/和质粒介导。大多数抗药性由质粒编码，少数由染色体编码。产生抗药性的原因可能是质粒或染色体上带有与抗药性有关的基因，如目前医院内感染的主要致病菌之一的甲氧西林抗药性金黄色葡萄球菌，其染色体上带有一种与抗药性相关的 *mecA* 基因。有些具多重抗药性的菌株可能含有两个以上的抗药质粒，或其抗药质粒上可能含有多个抗药基因。

2. **生物化学机制**　该机制是指抗药微生物遗传学的改变在生物化学上的表现，主要体现在以下几个方面。

（1）产生使抗菌药物失去生物活性或结构破坏的酶（灭活酶或钝化酶）：如β-内酰胺酶、氨基糖苷类钝化酶、红霉素酯化酶等。其中，β-内酰胺酶可使β-内酰胺类抗菌药的酰胺键断裂而失去抗菌活性；氨基糖苷类钝化酶是细菌对氨基糖苷类抗生素产生耐药性的最常见的机制，许多革兰氏阴性杆菌、金黄色葡萄球菌和肠球菌属等均可产生钝化酶，对氨基糖苷类分子结构中的氨基糖分子的活性基因进行修饰而使之失去抗菌作用；红霉素酯化酶可水解红霉素及大环内酯类抗生素结构中的内酯而使其失去抗菌活性。

（2）抗菌药物作用靶位的修饰或靶酶的结构改变：许多微生物的抗药性是通过修饰抗菌药物作用靶位而发挥作用的。由于基因突变，抗菌药物作用的细菌靶位改变，药物就不能结合，或者即使能与之结合形成复合体，但靶位仍能保持其功能，微生物就会出现抗药性。如链霉素抗药突变株就是由于抗药菌染色体上的 *str* 基因发生突变，使得核糖体 30S 亚基上的 S12 蛋白的构型发生改变，而核糖体的 S12 蛋白与链霉素和核糖体 16S rRNA 复合体的形成有关，致使链霉素不能与核糖体结合，从而不能抑制菌体蛋白质合成而产生抗药性。革兰氏阳性菌可由于其青霉素结合蛋白（PBPs）的改变，使其与β-内酰胺类抗菌药的亲和力降低，导致细菌出现抗药性。例如，肺炎链球菌可以从耐青霉素链球菌属中获得耐药基因片段，与自身基因组合成镶嵌式耐药基因，使之成为抗青霉素肺炎链球菌。金黄色葡萄球菌可诱导产生新的 PBPs，与β-内酰胺类的亲和力明显降低，造成细菌出现抗药性。

（3）细胞膜通透性降低：由于细胞膜的通透性降低，致使药物进入细胞浓度减少，使微生物细胞表现出抗药性。一些与抗生素透入细胞相关的特有蛋白被称为膜孔蛋白，其结构的改变可能降低细胞膜的通透性而使药物的透入浓度降低，如铜绿假单胞菌对β-内酰胺类抗生素具有天然不敏感性，其原因之一就是其细胞膜上缺乏帮助转运这类药物的膜孔蛋白或可利用的膜孔蛋白数量极少，使得抗生素进入较少。此外，四环素抗药菌株的抗药性也属于膜透性的改变类型。

（4）促使药物外排：也称外排泵系统（efflux pump system）或膜泵外排，指有些微生物细胞膜上可能存在一种使药物外排的机制，在降低药物摄入的同时，促使药物的外排，使抗生素达不到抑制浓度，微生物因而产生抗药性，如大肠杆菌和金黄色葡萄球菌等抗性菌株就可通过膜上含有的质子/药物交换蛋白，将质子泵入，药物泵出。

（5）形成生物被膜：细菌生物被膜（bacterial biofilm）是细菌为适应生存环境形成的由细菌和胞外多聚体（extracellular polymeric substances，EPS）组成的膜。EPS 为细菌分泌的胞外多糖蛋白复合物，可将细菌包裹其中形成膜状物。生物被膜的形成也是细菌抗药性机制之一，有时可使细菌耐药性明显增强 10 ~ 1000 倍。生物被膜内的细菌还有抵抗机体免疫系统的能力，使机体的吞噬细胞、杀伤细胞及其所分泌的酶等不能有效地杀伤细菌，从而可以逃逸宿主的免疫杀伤，这也是许多慢性感染性疾病反复发作和难以控制的主要原因。

（6）菌体结构发生改变：由于菌体结构改变，导致某类药物作用失效。如某些细菌在青霉素存在时转变成细胞壁缺失的 L 型，使青霉素无法发挥作用。

（7）药物受体的亲和性或数量下降：如大肠杆菌耐药菌株的 30S 核糖体亚基发生改变，不再与链霉素结合，从而使其失活。

微生物对抗生素的抗药机制不同，大多数细菌对某种抗菌药物或对多种抗菌药物的抗性具有多种抗药机制。当两种抗生素作用于相同的位点时，常常出现交叉抗药性。

三、抗药性的控制

1. 合理使用抗菌药物　①严禁随意将抗生素作为预防用药。②按照抗菌药物的药效学（抗菌谱和抗菌活性）和人体药动学（吸收、分布、代谢和排出过程）特点不同，以及医院内微生物的抗药性和流行趋势等因素，选择合适的抗生素品种，制订正确的给药方案。③联合用药要慎重，应把握指征与原则，根据抗菌药的作用特性和机制合理选择。

2. 研发新的抗菌药物和质粒消除剂　寻找具有新的化学结构的抗生素来改造现有的抗生素。目前，半合成抗生素的使用已成为克服抗药性的主要途径。

绝大多数微生物抗药性都是由质粒所编码的，如能消除抗药质粒，则可恢复菌株对抗生素的敏感性，对于临床治疗由抗药菌株导致的感染和阻断抗药性的传播均有重要意义。

3. 加强抗药机制的研究　针对微生物各种抗药机制，研制对抗药微生物有效的抗菌药物，如开发新的稳定性高的药物及新的酶抑制剂，提高阻遏蛋白水平，调控外排基因的表达，或者设计相应的阻断剂，封闭基因，以及开发对生物被膜有作用的抗菌药物等。

4. 合理使用中药　中药成分复杂，具有多靶点抗菌作用，可防止或减少微生物抗药性的发生。

知识链接

"超级细菌"泛指临床上出现的多种耐药菌，如耐甲氧西林金黄色葡萄球菌（MRSA）、抗万古霉素肠球菌（VRE）、耐多药肺炎链球菌（MDRSP）等。这类病原菌能给人体造成脓疮和毒疮，甚至逐渐让人的肌肉坏死。更可怕的是，抗生素对它们不起作用，患者会因为感染而引起严重的炎症，导致高热、痉挛、昏迷，甚至死亡。世界卫生组织曾表示，感染"超级细菌"患者的死亡率大约是感染不耐药细菌患者的两倍。

近年来，临床医生陆续发现了各种"超级细菌"，最近又出现了对多黏菌素耐药的细菌，被称为"无敌细菌"。两者均属于多重耐药菌，其产生与滥用抗生素密切相关。

思考题

1. 举例说明微生态平衡对机体健康的意义。
2. 如何维持机体微生态的平衡？
3. 试述正常菌群的作用及机会致病菌的致病条件。
4. 试述热力消毒灭菌的常用方法及适用范围。

第八章 药物的微生物生产

学习要求

掌握：抗生素的概念，现代抗生素发酵的一般特点。

熟悉：抗生素发酵生产的一般流程，微生物发酵生产抗生素的生产环节和影响因素，抗生素产生菌的筛选方法。

了解：抗生素的主要作用机制，微生物在其他药物生产中的应用。

第一节 抗生素

抗生素(antibiotics)是由微生物或高等动植物在生活过程中所产生(或以生物、生物化学、化学方法衍生)的，低浓度下可选择性地抗其他生物的化学物质。

1929 年，Fleming 在培养金黄色葡萄球菌时发现青霉菌产生的物质对青霉菌有拮抗作用，并将此物质命名为青霉素(penicillin)。1940 年，Florey 和 Chain 制备了青霉素粗品。1944 年，青霉素首次在美国投入生产。

目前临床常用的抗生素有转基因工程菌培养液中提取物以及用化学方法合成或半合成的化合物。目前已知的天然抗生素超过了 10000 种，但实际用于临床的抗生素只有 100 多种，加上各种半合成抗生素及盐类，共计约 300 种。

抗生素在临床使用中还存在一些问题，如毒性、过敏性及作用对象的抗药性等。另外，如何提高抗生素的产量，开发新的抗生素，特别是抗病毒、抗肿瘤、抗真菌的抗生素，也是需要解决的重要课题。

知识链接

来源于微生物自身或微生物的代谢产物种类很多。许多微生物自身或其代谢产物(包括初级代谢产物或次级代谢产物)不仅广泛应用于工业和农业，也广泛应用于医药领域，如抗生素是微生物的代谢产物，氨基酸、维生素、酶制剂和酶抑制剂、菌体制剂也都是来源于微生物的药物。另外，有些微生物菌体本身和微生物来源的酶在甾体化合物等半合成药物生产以及药物代谢研究、生物检定等方面也显示出广阔的应用前景。

一、抗生素的分类及特点

（一）抗生素的分类

1. **根据抗生素的生物来源分类** 具体如下。

（1）放线菌产生的抗生素：由放线菌产生的抗生素数量最多，如链霉菌属产生的链霉素，小单孢菌产生的庆大霉素、小诺霉素等。

（2）真菌产生的抗生素：如青霉菌属产生的青霉素和灰黄霉素，头孢菌属产生的头孢菌素等。

（3）细菌产生的抗生素：如多黏杆菌产生的多黏菌素。

（4）动、植物产生的抗生素：如大蒜中得到的蒜素，鱼类（动物）脏器中制得的鱼素，从中药材提取的常山碱、小檗碱等。

2. **根据抗生素的作用分类** 具体如下。

（1）广谱抗生素：如氨苄青霉素（半合成青霉素），既能抑制革兰氏阳性菌，又能抑制革兰氏阴性菌。

（2）抗革兰氏阳性细菌抗生素：如青霉素 G。

（3）抗革兰氏阴性细菌抗生素：如链霉素。

（4）抗真菌抗生素：如制霉菌素、灰黄霉素。

（5）抗肿瘤抗生素：如阿霉素。

（6）抗病毒、抗原虫抗生素：如鱼素。

3. **根据化学结构分类** 具体如下。

（1）β－内酰胺类：它们都包含一个四元内酰胺环，如青霉素类、头孢菌素类（先锋霉素类）。

（2）氨基糖苷类（氨基环醇类）：以糖苷键与氨基糖（或戊糖）连接的抗生素，如链霉素、庆大霉素等。

（3）大环内酯类：含有一个大环内酯作为配糖体，以苷键和 1~3 个分子的糖相连，如红霉素、麦迪（加）霉素等。

（4）四环类：以四并苯为母核，如四环素、土霉素、金霉素等。

（5）多肽类：由氨基酸组成的抗生素，如多黏菌素、杆菌肽等。

（6）蒽环类：如柔红霉素、多柔比星等。

（7）其他抗生素：指不属于上述类别的抗生素，如林可霉素、氯霉素、阿霉素等。

（二）医用抗生素应具备的特点

1. **具有差异毒力** 差异毒力指抗生素对微生物或肿瘤细胞等的抑制或杀灭作用与其对人体毒害作用的差异。差异毒力越大，越有利于临床应用，如青霉素可破坏革兰氏阳性细菌的细胞壁，而人和动物没有细胞壁，因此青霉素的差异毒力就非常大。

2. **生物活性强** 各种抗生素一般都在极微量时对微生物即具有抑制或杀灭作用，这也是抗生素区别于其他化学杀菌剂的重要特点。各种抗生素对不同微生物的有效浓度各异，通常以抑制微生物生长的最低浓度作为抗生素的抗菌强度，简称有效浓度。有效浓度越低，表明抗菌作用越强。

3. 有不同的抗菌谱　抗菌谱（antimicrobial spectrum）是指抗生素抑制或杀灭微生物的范围。不同的抗生素的作用机制不同，因而抗菌谱不同，抗菌范围广者称为广谱抗生素，反之则称为窄谱抗生素。抗生素的这一特点不同于无选择性的普通消毒剂或杀菌剂。

同时，医用抗生素还应具有毒副作用小、不易引起超敏反应、吸收快、血药物浓度高且不易与血清蛋白结合等特点。

二、抗生素的作用机制及应用

（一）抗生素的作用机制

1. 阻碍细菌细胞壁的合成　抗生素可导致细菌在低渗透压环境下膨胀破裂死亡，如青霉素、头孢菌素、头霉素、万古霉素等。

2. 影响微生物细胞膜　抗生素可增强细菌细胞膜的通透性，打开膜上的离子通道，让细菌内部的有用物质漏出菌体或因电解质平衡失调而死亡，如多黏菌素、两性霉素B等。

3. 与细菌核糖体（如 tRNA、mRNA）相互所用　抗生素可抑制蛋白质的合成，如链霉素、莫西霉素、莫西罗星等。

4. 阻碍细菌 DNA 的复制和转录　阻碍 DNA 复制将导致细菌细胞分裂繁殖受阻，阻碍 DNA 转录成 mRNA 则导致后续的 mRNA 翻译合成蛋白的过程受阻，如新生霉素、利欧福霉素、博来霉素等。

（二）抗生素的应用

1. 在医疗上的应用　抗生素在临床中应用已有 70 年的历史。抗生素的出现和应用使过去许多不能治疗或很难治疗的感染性疾病（如细菌性心内膜炎、流行性脑膜炎等）得到了有效治疗。

2. 在农牧业中的应用　抗生素在农牧业上的应用主要是防治农作物、禽畜、蚕蜂的病害，有些还有利于动植物的生长。

3. 在食品保藏方面的应用　在食品工业中，抗生素可以用作防腐剂，比冰冻、干燥、盐渍、酸渍等方法简便，抑菌面广，抑制能力强。

4. 在发酵工业上的应用　如在谷氨酸发酵工业中应用青霉素可提高谷氨酸的产酸率。

三、抗生素产生菌的筛选

抗生素产生菌的筛选方法可以分为两种，即生态学方法和遗传学方法。

（一）生态学方法

目前筛选新抗生素的产生菌更多的是从"稀有"菌寻找、分离新的菌种。在英国和意大利，从真菌和稀有放线菌中筛选出的抗生素的产生率分别高达 60% 和 40%。自然界尤其是土壤中栖息着众多的抗生素产生菌，许多种有价值的抗生素产生菌是从土壤中筛选出来的。

筛选的一般程序：①初选，将土壤悬液稀释接种于固体培养基上，培养基中同时接种大量特定病原菌菌体或孢子，具有对特定病原菌有抗生作用的抗生菌可长成菌落，分泌出抗生素，抑制周围病原菌的生长，产生透明的抑菌圈，分离出来作为初选对象。②复选，考查初选菌株对防治特定疾病病原微生物的效果和对于人类、动植物有无药害副作用。③抗生素鉴定，进行抗生素化学鉴定。④抗菌谱测定。

(二)遗传学方法

遗传学方法使得新抗生素的来源从天然微生物扩大到用基因工程、细胞融合等新技术创造出来的微生物。通过改变微生物基因组中的 DNA 序列，使其发生突变，从而改造微生物性能，就可获得理想的高产突变株。通过 DNA 重组技术和细胞融合技术，制备杂种菌株，可产生杂种抗生素。

虽然目前有成百上千的抗生素药物用于治疗各种疾病，但是面对层出不穷的人类和动植物的新疾病和许多致病菌日益增高的抗药性，人类对于新抗生素的寻找未敢丝毫放松，微生物仍然是拯救人类药物的巨大资源宝库。

四、抗生素的制备

(一)抗生素发酵的特点

现代抗生素的发酵具有以下三个特点。

1. 需氧发酵 抗生素发酵生产大多是需氧微生物进行的，所以在发酵过程中必须不断地给发酵液提供氧气并进行搅拌。

2. 液体深层发酵 这是在大型发酵罐内进行的。发酵罐有温度、酸碱度、氧化还原电位、泡沫、液位等参数的传感器，且可连接到微型计算机，以便监测并自动控制发酵过程。

3. 纯种发酵 抗生素生产一般是纯种发酵，发酵过程需防止杂菌污染和噬菌体感染。

(二)抗生素的生产过程

抗生素发酵的一般生产过程包括孢子制备—种子制备—发酵，再进行发酵液预处理—提取及精制—成品检验—成品包装。

1. 菌种 从自然界获得的能产生抗生素的微生物，经过分离、选育和纯化后即成为菌种。菌种可用冷冻干燥法制备后，以超低温〔即在液氮冰箱（－196～－190℃）内〕保存。所谓冷冻干燥，是用脱脂牛奶或葡萄糖液等和孢子混在一起，经真空冷冻、升华干燥后，在真空下保存，如条件不足时，则沿用砂土管在 0℃ 冰箱内保存的老方法，但如需长期保存时不宜用此法。一般生产用的菌株经多次移植往往会发生变异而退化，故必须经常进行菌种选育和纯化，以提高其生产能力。

2. 孢子制备　生产用的菌株须经纯化和生产能力的检验，符合规定者才能用来制备孢子。制备孢子时，将保藏的处于休眠状态的孢子通过无菌方法接种到经灭菌过的固体斜面培养基上，在一定温度下培养 5~7 日或 7 日以上，这样培养出来的孢子数量还是有限的。为获得更多数量的孢子以供生产需要，必要时可进一步用扁瓶在固体培养基（如小米、大米、玉米粒或麸皮）上扩大培养。

3. 种子制备　其目的是使孢子发芽、繁殖以获得足够数量的菌丝，并接种到发酵罐中，种子制备可用摇瓶培养后再接入种子罐逐级扩大培养，或直接将孢子接入种子罐后逐级放大培养。扩大培养级数通常为二级。摇瓶培养是在锥形瓶内装入一定数量的液体培养基，灭菌后以无菌操作接入孢子，放在摇床上恒温培养。在种子罐中培养时，在接种前有关设备和培养基都必须经过灭菌。接种材料为孢子悬浮液或来自摇瓶的菌丝，以微孔差压法或打开接种口在火焰保护下按种。接种量视需要而定，如用菌丝，接种量一般相当于 0.1%~2%（接种量的百分数，系对种子罐内的培养基而言，下同）。从一级种子罐接入二级种子罐接种量一般为 5%~20%，培养温度一般在 25~30℃。如菌种是细菌，则在 32~37℃培养。在罐内培养过程中，需要搅拌和通入无菌空气，控制罐温、罐压，并定时取样做无菌试验，观察菌丝形态，测定种子液中发酵单位和进行生化分析等，并观察杂菌情况。

4. 发酵　发酵过程的目的是使微生物大量分泌抗生素。接种量一般为 10% 或 10% 以上，发酵期视抗生素品种和发酵工艺而定。在整个发酵过程中，需不断通入无菌空气和搅拌，以维持一定罐压或溶氧，在罐的夹层或蛇管中需通入冷却水，以维持一定罐温。此外，还要加入消沫剂以控制泡沫，必要时还需加入酸、碱以调节发酵液的pH。有的品种在发酵过程中还需加入葡萄糖、铵盐或前体，以促进抗生素的产生。对其中一些主要发酵参数，可以用电子计算机进行反馈控制。在发酵期间，每隔一定时间应取样进行生化分析、镜检和无菌试验。需要分析或控制的参数有菌丝形态和浓度、残糖量、氨基氮、抗生素含量、溶解氧、pH、通气量、搅拌转速和液面控制等。

5. 发酵液预处理和过滤　过滤和预处理的目的是分离菌丝，除去杂质。

（1）发酵液预处理：发酵后的发酵液中不仅含有抗生素，而且含有大量的菌体、培养基成分、其他代谢产物等。因此，必须除去这些物质，使滤液中的抗生素便于提取。

1）高价重金属离子的去除：Fe^{3+} 可用黄血盐，形成普鲁士蓝沉淀而被除去；Mg^{2+} 可用草酸和磷酸盐等，使其形成沉淀而被除去；Ca^{2+} 可用草酸钠和草酸，形成在水中溶解度极低的草酸钙而被除去。

2）杂蛋白的去除：①变性沉淀法，加热使蛋白质变性利于除去。②等电点沉淀法，调节 pH 以利于蛋白质沉淀。③添加沉淀剂，如 Fe^{3+} 等，使蛋白质沉淀。另外，也可采用吸附的方法。为了能更有效地去除发酵液中的蛋白质，还可以加入絮凝剂。

（2）发酵液过滤：发酵液过滤常用的设备包括以下几种。①鼓式真空过滤机，必要时可在转鼓表层涂以助滤剂硅藻土。当转鼓旋转时，以刮刀将助滤剂连同菌体薄薄刮去一层，以使过滤面不断更新。②自动出渣离心机，由于排出的菌丝滤渣中尚含有较大量的发酵液，因此如要提高过滤收率，可将此滤渣以水洗后再次用同样型号离心机分离。第一次和第二次离心分离液体合并后进入下一工序。③倾析器(decanter)，既可用于固、液相的分离，也可用于固相、有机溶媒相和水相三者的混合和分离，从而将过滤菌丝和溶媒萃取这两步合并在这一设备中完成，从而简化了发酵液后处理工艺，提高了收率，并缩短了生产周期，节约了成本。

6. 抗生素提取　常用的抗生素提取方法包括溶媒萃取法、离子交换法等。

(1)溶媒萃取法：这是利用抗生素在不同 pH 条件下以不同的化学状态(游离酸、碱或成盐)存在时，在水以及与水互不相溶的溶媒中溶解度不同的特性，使抗生素从一种液相(如发酵滤液)转移到另一种液相(如有机溶媒)中去，以达到浓缩和提纯的目的。目前一些重要的抗生素，如青霉素、红霉素和林可霉素等均采用此法进行提取。

(2)离子交换法：这是利用某些抗生素能解离为阳离子或阴离子的特性，使其与离子交换树脂进行交换，将抗生素吸附在树脂上，然后再以适当的条件将抗生素从树脂上洗脱下来，以达到浓缩和提纯的目的，应选用对抗生素有特殊选择性的树脂，使抗生素的纯度有较大的提高。由于此法成本低、设备简单、操作方便，已成为提取抗生素的重要方法之一，如链霉素、庆大霉素、卡那霉素、多黏菌素等均可采用离子交换法。此法也有其缺点，如生产周期长，对某些产品质量不够理想。此外，此法在生产过程中 pH 变化较大，不适用于在 pH 大幅度变化时稳定性较差的抗生素。

(3)其他提取方法：由于近年来许多抗生素发酵单位已大幅度提高，提取方法亦相应适当简化，如直接沉淀法就是提取抗生素的方法中最简单的一种，四环素类抗生素的提取即可用此法。发酵液在用草酸酸化后，加黄血盐、硫酸锌，过滤后得滤液，然后以脱色树脂脱色后，直接将其 pH 值调至等电点后使其游离碱析出，必要时可将此碱转化成盐酸盐。

7. 抗生素精制　这是抗生素生产的最后工序。对产品进行精制、烘干和包装的阶段要符合药品生产管理规范(GMP)的规定，如其中规定产品质量检验应合格、技术文件应齐全、生产和检验人员应具有一定素质；设备材质不应能与药品起反应，并易清洗，空调应按规定的级别要求，各项原始记录、批报和留样应妥善保存，对注射品应严格按无菌操作的要求等。抗生素精制中可选用的步骤如下。

(1)脱色和去热原质：生产中常用活性炭脱色去除热原质，但须注意脱色时 pH、温度、炭用量及脱色时间等因素，还应考虑它对抗生素的吸附问题。此外，也可用脱色树脂去除色素(如酚醛树脂)。对某些产品，可用超微过滤法去除热原质。此外，还应加强在生产过程中的环境卫生以防止热原。

(2)结晶：抗生素精制常用此法来制得高纯度成品。常用的几种结晶方法如下。①改变温度结晶：指利用抗生素在溶剂中的溶解度随温度变化而显著变化的这一特性来进行结晶。例如，制霉菌素的浓缩液在5℃条件下保持 4 ~ 6 小时后即结晶完全，分离掉母液、洗涤、干燥、磨粉后即可得到制霉菌素成品。②利用等电点结晶：当将某一抗生素溶液的 pH 值调到等电点时，它在水溶液中溶解度最小，则沉淀析出，如 6 -氨基青霉烷酸(6 - APA)水溶液当 pH 值调至等电点(4.3)时，6 - APA 即从水溶液中沉淀析出。③加成盐剂结晶：在抗生素溶液中，加成盐剂（酸、碱或盐类）可使抗生素以盐的形式从溶液中沉淀结晶，如在青霉素 G 或头孢菌素 C 的浓缩液中加入醋酸钾，即可生成钾盐析出。④加入不同溶剂结晶：利用抗生素在不同溶剂中溶解度大小的不同，在抗生素某一溶剂的溶液中加入另一溶剂使抗生素析出，如巴龙霉素具有易溶于水而不溶于乙醇的性质，在其浓缩液中加入 10 ~ 12 倍体积的 95% 乙醇，并将 pH 值调至7.2 ~ 7.3，可使其结晶析出。

（3）重结晶：是进一步精制以获高纯度抗生素的有效方法。

（4）其他精制方法：具体如下。①共沸蒸馏法：如青霉素可用丁醇或醋酸丁酯以共沸蒸馏进行精制。②柱层析法：如丝裂霉素 A、B、C 三种组分可以通过氧化铝层析来分离。③盐析法：如在头孢噻吩水溶液中加入氯化钠使其饱和，其粗品即被析出后进一步精制。④中间盐转移法：如四环素碱与尿素能形成复盐，沉淀后再将其分解，使四环素碱析出，用此足以除去相关异物，以提高四环素质量和纯度。⑤分子筛：如青霉素粗品中常含聚合物等高分子杂质，可用葡聚糖凝胶 G – 25（粒度 20 ~ 80μm）将杂质分离掉，此法仅用于小试验。

五、抗生素的效价

（一）抗生素的效价和单位

抗生素是一种生物活性物质，其应用十分广泛，但其准确含量的表示方法却不相同，常用其对生物作用的强弱来判定抗生素的含量。抗生素的含量通常用效价或单位表示。

效价（potency）指在同一条件下比较抗生素的被检品和标准品的抗菌活性，即效价是被检品的抗菌活性与标准品的抗菌活性的比值，常用百分数表示，也可以表示为被检品的实际单位数与其标示量的比值。

$$效价 = \frac{被检品抗菌活性}{标准品抗菌活性} \times 100\%$$

单位（unit, U）是衡量抗生素有效成分的具体尺度。各种抗生素单位的含义可以各不相同，常见的有以下几种。

1. 重量单位　以抗生素的生物活性部分的重量作为单位，1μg = 1U。用这种表示方法，对于不同盐类的同一抗生素，只要单位相同，即使盐类重量不同，其实际有效含量也是一致的，如土霉素盐酸盐、链霉素硫酸盐、红霉素乳糖酸盐、新生霉素钠（钾）盐等。

2. 类似重量单位　以特定的抗生素盐类纯品的重量为单位，包括非活性部分重量，1μg = 1U，如金霉素盐酸盐及四环素盐酸盐。

3. 重量折算单位　以与原始的生物活性单位相当的抗生素纯品的实际重量为 1U 进行折算。以青霉素为例，最初规定：一个青霉素单位系指在 50mL 肉汤培养基内，完全抑制金黄色葡萄球菌生长的最小量为 1U。青霉素纯化后，这个量相当于青霉素 G 钠盐0.5988μg，因而国际上一致规定：0.5988μg 为 1U，则 1mg = 1670U。

4. 特定单位　以特定的一批抗生素样品的某一重量作为一定单位，经有关的国家机构认可而定，如特定的一批杆菌肽 1mg = 55U，制霉菌素 1mg = 3000U 等。

标准品、国际标准品与国际单位（international unit，IU）：标准品是指与商品同质的、纯度较高的抗生素，每毫克含有一定量的单位，可作为测定效价的标准。每种抗生素都有自己的标准品。国际标准品是经国际协议，每毫克含一定单位的标准品，其单位即为国际单位。抗生素的国际标准品是在世界卫生组织（WHO）的生物检定专家委员会的主持下，委托指定的机构（主要是英国国立生物标准检定所，National Institute for Biological Standards and Control）组织标定、保管和分发。由于国际标准品供应有限，各国通常由国家监制一批同样的标准品，与国际标准品比较，标定效价单位，分发各地使用，作为国家标准品。我国的国家标准品由中国食品药品检定研究院标定和分发。

5. 标示量　标示量指抗生素制剂标签上所标示的抗生素含量。标示量原则上以重量表示，但少数成分不清的抗生素（如制霉菌素）或照顾用药习惯（如青霉素），仍沿用单位（U）表示。

（二）抗生素效价的微生物测定法

抗生素含量测定方法主要分为化学法、生物学法、仪器法。大多数抗生素应用生物学的微生物测定法。微生物测定法可以反映抗生素的抗菌活性，与临床使用有平行关系，且灵敏度高，被检品用量少，但其操作繁杂，出结果时间较长（18 ~ 24 小时），误差较大（±5% ~ 10%）。在《中国药典》（2015 年版）中，几乎所有的抗生素效价测定法均同时收载了管碟法和比浊法两种方法。

1. 管碟法　管碟法（cylinder plate method）是根据抗生素在一定浓度范围内对数剂量与抑菌圈直径（面积）呈直线关系而设计，通过检测抗生素对微生物的抑制作用，比较标准品与供试品产生抑菌圈的大小，计算出供试品的效价。

（1）管碟法的原理：利用抗生素在固体培养基中的平面扩散作用，依据量反应平行线原理并采用交叉实验设计方法，在相同实验条件下通过比较标准品（已知效价）和供试品两者对试验菌产生的抑菌圈（直径或面积）大小，来测定供试品效价。该方法包括制备菌悬液、制备标准品溶液、制备供试品溶液以及制备双碟等步骤，最后通过二剂量法或三剂量法进行检定。

（2）管碟法的基本操作过程：在含有高度敏感性试验菌的琼脂平板上放置小钢管（内径 6.0mm ± 0.1mm，外径 8.0mm ± 0.1mm，高 10.0mm ± 0.1mm），管内放入标准品和被检品的溶液，经过培养，当抗生素扩散至适当范围内就会产生抑菌圈。不同浓度的抗生素，其抑菌圈直径大小不同。比较标准品与被检品的抑菌圈大小，利用不同的计算原理可推算出抗生素的效价。

（3）管碟法的测定方法：具体如下。

1）一剂量法：一剂量法又称为标准曲线法，是用已知效价的标准品溶液先制备出标准曲线，并在同样条件下测出被检品溶液的抑菌圈直径平均值，再求出其与标准品溶液的抑菌圈直径平均值之差，即可在标准曲线上直接查曲线，获得被检品溶液的浓度并换算成效价。由于被检品和标准品都只用一个剂量，故称一剂量法。

2）二剂量法：二剂量法为最常用的方法，又称四点法。二剂量法可抵消斜率和截距的影响，以标准品和被检品分别做出的直线互相平行，所以又称平行线法，是一种相对效价的计算法。本法系将抗生素标准品和被检品各稀释成一定比例(2∶1 或 4∶1)的两种剂量，在同一平板上比较其抗菌活性，再根据抗生素浓度对数和抑菌圈直径呈直线关系的原理计算被检品效价。

3）三剂量法：三剂量法的原理和方法基本同二剂量法，不同之处在于取含菌层双碟 6 个以上，在每一个双碟中间隔的 3 个不锈钢小管中分别滴加高浓度、中浓度及低浓度的标准品溶液，其余 3 个不锈钢小管中分别滴装相应的高、中、低浓度的被检品溶液；三种浓度的剂距为 1∶0.8。在规定条件下培养后，分别测量各个小钢管周围出现的抑菌圈的直径(三剂量法标准品溶液的中心浓度所致的抑菌圈直径在 15～18mm)，并按照生物检定统计法进行可靠性测验及效价计算。

三剂量法不常采用，只用于标定标准品或仲裁被检品等特殊情况。

(4)管碟法的特点：此法试验结果较稳定，样品用量少，灵敏度高，适合大批样品的测定，也适用于多种抗生素。

(5)管碟法的影响因素：凡具有抗菌活性的物质，都会干扰测定结果；试验过程长，且需要第二天才会有结果；操作手工化，操作人员熟练程度会影响结果；同时，影响扩散的因素均可影响结果的准确性(因为管碟法的原理是以抗生素在琼脂平板中的扩散动力学为基础的)，如培养基质量和厚度、琼脂的质量、抑菌圈的直径、扩散系数和扩散时间、钢管中抗生素总量以及抗生素的最小抑菌浓度等。这些因素不仅影响抑菌圈的大小，也影响抑菌圈的清晰度。

2. 浊度法(turbidimetric method)　微生物浊度法是利用抗生素在液体培养基中对试验菌生长的抑制作用，通过测定培养后细菌浊度值的大小，比较抗生素标准品与供试品对试验菌生长抑制的程度。

(1)基本原理：浊度法是将不同浓度的标准品及供试品加到接种有试验菌的液体培养基内，混匀，经过一定时间的培养(通常约为 4 小时)后观察试验菌生长浑浊度，在光电比色计中测定透光率。浊度越大，透光率越小。比浊法不以试验菌有无生长的区分为终点，而是将标准品浓度和试验菌生长所致浑浊度求得一定的比例，再由标准品的试验菌生长浑浊度来推算供试品的效价。

浊度法具有快速、灵敏度高、误差小、易操作、不受扩散因素的影响等优点。因此，凡是能制成均匀悬液的微生物均可应用于浊度法。但此法往往因供试品中含有杂质而影响结果，也不适用于有色或浑浊的供试品。

(2)主要操作步骤：包括制备菌悬液、标准品溶液、供试品溶液以及含试验菌液体培养基等，最后用标准曲线法进行检定。

具体操作方法：取适宜大小、厚度均一的无菌试管，在各品种项下规定的剂量反应线性范围内，以线性浓度范围的中间值作为中间浓度，标准品溶液选择 5 个剂量，剂量间的比例通常为 1∶1.25 或更小，被检品根据估计效价或标示量溶液选择中间剂量，每一个剂量不少于 3 个试管。在各试管中精密加入含试验菌的液体培养基 9.0mL，再分别精密加入各浓度的标准品或供试品溶液各 1.0mL，立即混匀，按随机区组分配将各管在规定条件下培养至适宜测量的浊度值（通常约为 4 小时）；在线测定或取出立即加入甲醛溶液 0.5mL 以终止微生物生长；在 530nm 或 580nm 波长处测定各管的吸光度。同时，另 2 支试管各加入药品稀释剂 1.0mL，再分别加入含试验菌的液体培养基 9.0mL，其中 1 支试管与上述各管同法操作，作为细菌生长情况的阳性对照，另 1 支试管立即加入甲醛溶液 0.5mL，混匀，作为吸光度测定的空白液。按照标准曲线法进行可靠性测验和效价计算。

采用比浊法测定抗生素效价，方法耗时短，操作简单，灵敏度高，不仅解决了管碟法测定抗生素效价误差较大的问题，而且试验结果受人为影响因素较少，有很大的应用前景，为解决多组分抗生素效价测定的困难开拓了新思路。

美国、英国、日本等国的药典均对利用浊度法测定抗生素效价进行了收载，《中国药典》（2005 年版）首次收载此类方法，《中国药典》（2015 年版）则对几乎所有抗生素效价测定同时收载了管碟法和比浊法这两种方法。

六、抗生素的主要作用机制

抗生素一般作用于微生物等作用对象的某一代谢环节或细胞的某个结构，从而抑制或干扰其生长繁殖和代谢，产生抑菌和杀菌效应。由于各种抗生素的作用靶点不同，因此其抗菌谱和抗菌机制也不相同。抗生素的主要作用机制有以下几点。

（一）抑制细胞壁合成

（1）抑制肽聚糖合成的转肽反应使相邻的肽聚糖链不能连接成网状的交联结构，如青霉素、头孢菌素、头霉素等 β - 内酰胺类抗生素。

（2）抑制 UDP - MurNAc（尿嘧啶二磷酸 N - 乙酸胞壁酸）形成，如环丝氨酸，其结构与丙氨酸类似，可作为拮抗剂，抑制 L - Ala 转化为 D - Ala 的消旋酶活性以及 D - Ala - D - Ala 二肽合成酶的作用。

（3）通过与末端为 D - Ala - D - Ala 的多肽形成复合物，阻断双糖五肽与细胞壁受体结合，从而抑制肽聚糖合成，如万古霉素。

（4）通过影响类脂的再生而影响肽聚糖合成，如杆菌肽。

（二）影响细胞膜通透性

微生物的细胞膜具有控制细胞内外的物质交换等多种功能。细胞膜的功能一旦受到损害，细胞就可发生死亡。作用于细胞膜的抗生素通常缺乏专一性，且毒性较大。

多肽类抗生素（如多黏菌素）分子中有碱性亲水性基团（多肽）与亲脂链（脂肪酸），亲水性基团与细胞膜磷脂上的磷酸基形成复合物，而亲脂链可以插入细胞膜的脂肪链之间，因而解聚细胞膜的结构，使细胞膜的通透性增加，导致微生物细胞内的主要成分（如氨基酸、核酸和钾离子等）外漏，从而引起微生物死亡。

多烯类抗生素（如两性霉素 B）的作用机制主要是和真菌细胞膜上的固醇部分结合，

形成复合物而改变膜的通透性，使细胞内钾离子、氨基酸、核苷酸等成分外漏，影响细胞正常代谢，从而抑制真菌生长。两性霉素 B 对新生隐球菌和白假丝酵母菌等具有良好的抗菌作用。哺乳动物细胞膜中含有胆固醇，真菌细胞膜含有麦角固醇，两性霉素 B 对麦角固醇的亲和力高于对胆固醇的亲和力，因此，两性霉素 B 有一定的差异毒力。

多肽类抗生素能将自身插入细胞膜结构中，形成小孔，诱导阳离子从细胞内渗出，如短杆菌肽。

（三）干扰蛋白质合成

氨基糖苷类、四环素类、氯霉素类、大环内酯类、林可霉素类、噁唑烷酮类等的原始作用点都是蛋白质合成系统，根据作用位点不同可分为三类。

1. **影响氨酰 – tRNA 合成**　有些抗生素，如莫匹罗星，可竞争性抑制异亮酰胺 – tRNA 合成酶，主要抑制革兰氏阳性菌。

2. **影响核糖体功能**　氨基糖苷类（如链霉素）、大环内酯类（如红霉素）、四环素类、噁唑烷酮类以及其他一些抗生素可作用于蛋白质合成的不同环节。

3. **抑制核糖体外因子**　莫西霉素（mocimycin，亦称黄色霉素）可与蛋白质合成延长因子之一的 EF – Tu 发生特异结合，形成氨酰 tRNA – EFTuGTP – 莫西霉素的复合物。该复合物结合于核糖体以后，EF – Tu 不再从核糖体游离，以致最后所有核糖体都变成与 EF – Tu 结合的形式，从而失活。此外，夫西地酸可干扰蛋白质合成中延伸因子 EF – G 的功能，从而影响蛋白质合成。

（四）抑制核酸合成

有些抗生素通过抑制核苷的生物合成和干扰核酸（DNA 或 RNA）的合成发挥抗菌或抗肿瘤作用。

1. **博来霉素**　博来霉素对于皮肤癌、头颈部癌、食管癌、肺癌、宫颈癌、阴茎癌、恶性淋巴瘤有效。其主要作用机制是引起 DNA 损伤，能在单链和双链 DNA 上产生多个断点；还可抑制 DNA 连接酶和 DNA 聚合酶，干扰 DNA 的复制。

2. **利福霉素**　利福霉素对原核生物细胞 RNA 合成有选择性抑制作用。此外，利福霉素还可抑制 RNA 指导的 DNA 聚合酶（反转录酶）和 RNA 复制酶。利福霉素类抗生素目前在临床应用的有利福平、利福喷汀及利福布汀等，用于治疗结核病及其他分枝杆菌感染。

3. **多柔比星和柔红霉素**　多柔比星和柔红霉素是有效的抗肿瘤抗生素。其主要作用机制是在 DNA 双螺旋结构中所导致的扭曲阻止了拓扑异构酶Ⅱ的作用，在 DNA 螺旋解链后，双链的完整性无法恢复。

多柔比星抗瘤谱较广，对多种生长周期的肿瘤细胞都有杀伤作用，主要适用于急性白血病。柔红霉素主要用于治疗急性粒细胞性白血病。

4. **新生霉素**　新生霉素是 DNA 回旋酶的抑制剂，阻止该酶的活性可使共价闭合环状 DNA 不能转变为负超螺旋 DNA，从而无法维持细菌体内正常的超螺旋水平。新生霉素主要用于治疗抗药性金黄色葡萄球菌引起的感染，易引起细菌抗药性，常和其他抗菌药物配伍应用。

（五）干扰细胞的能量代谢和电子传递体系

抗霉素 A（antimycin A）是呼吸链电子传递体系的抑制剂，可以使细胞色素 b 变成还原态，细胞色素 c1 变成氧化状态，抑制细胞色素 b 和细胞色素 c1 间的电子传递。

第二节　维生素与氨基酸

一、维生素类药物的生产

维生素是一类对生物生长发育起调节作用的、化学结构不同的小分子有机化合物，人体内不能合成，必须从食物中摄取。人体对维生素需求量很少，但不足时则出现相应的缺乏症。已知的维生素有 13 种，根据溶解性不同，一般分为水溶性维生素和脂溶性维生素两类。下面以维生素 B_2 生产工艺为例进行介绍。

维生素 B_2（vitamin B_2）又称核黄素（riboflavin），目前国内外广泛采用微生物发酵法工业生产维生素 B_2。能够产生维生素 B_2 的微生物有细菌和真菌，工业生产中主要以阿舒假囊酵母（*Eremotherecium ashbyii*）为生产菌种。维生素 B_2 的工业发酵一般为二级发酵，通过发酵液的先沉淀再氧化进行分离提纯。

1. 发酵　发酵培养基中以植物油、葡萄糖、糖蜜或大米等作为主要碳源，植物油中以豆油对维生素 B_2 产量的促进效果最为显著，有机氮源以蛋白胨、骨胶、鱼粉、玉米浆为主，无机盐有 $NaCl$、K_2HPO_4、$MgSO_4$。

种子扩大培养和发酵的通气量要求均比较高，通气比一般为 1.0，罐压为 0.05MPa 左右，搅拌功率要求比较高。阿舒假囊酵母的最适生长温度在 28～30℃，种子培养 34～38 小时后接入发酵罐，发酵培养 40 小时后开始连续流加补糖，发酵液的 pH 值控制在 5.4～6.2，发酵周期为 150～160 小时。维生素 B_2 的产量在 50g/L 左右。

2. 维生素 B_2 的分离提取与纯化　发酵液酸化后加热，然后加入亚铁氰化钾、硫酸锌沉淀蛋白，过滤后滤液调 pH 值为 1.5～2.0 酸化，静置 20～40 小时沉淀，压滤后将沉淀物酸溶，加入硝酸铵，氧化抽提，氧化液经结晶、过滤后，湿晶在 80℃ 以下干燥 20 小时，得到维生素 B_2 成品。

二、氨基酸类药物的生产

发酵法工艺过程：以 L - 异亮氨酸的制备为例（图 8 - 1）。

（1）菌种培养：一级种子培养基组成为葡萄糖 2%，尿素 0.3%，玉米浆 2.5%，豆饼水解液 0.1%，pH6.5。二级种子培养基加菜籽油，其余同一级种子培养基。

一级种子培养：1000mL 三角烧瓶中培养基装量为 200mL，接种牛肉膏斜面 AS1.998 菌种（钝齿棒杆菌），摇床 30℃ 16 小时。

二级种子培养：接种量 3.5%，培养 8 小时，逐级放大。

菌种培养 ↓接种

培养液 —灭菌→ 灭菌培养液 —发酵→ 发酵液 —过滤→

上层液 —酸化→ 滤液 —离子交换→ 洗脱液 —减压蒸馏→

浓缩液 —活性炭脱色→ 滤液 —减压浓缩→ 浓缩液 —氨水中和→

沉淀 —水→ 结晶 —干燥→ L-异亮氨酸成品

图8-1　发酵法制备L-异亮氨酸工艺流程图

(2)灭菌、发酵：培养液的组成包括硫酸铵4.5%，豆饼水解液0.4%，玉米浆2.0%，碳酸钙4.5%，pH7.2，淀粉水解还原糖粗糖浓度11.5%。灭菌，接种1%菌种(v/v)，搅拌，发酵。

(3)除菌体、酸化：发酵结束后，发酵液加热至100℃并维持10分钟，冷却过滤，滤液加工业硫酸和草酸至pH3.5，过滤除沉淀。

(4)离子交换、吸附分离　上述滤液每分钟以树脂量1.5%的流速进H^+型732离子交换柱(40cm×100cm)，以100L去离子水洗柱，再以60℃，0.5mol/L氨水按3L/min的流速进行洗脱，分部收集洗脱液。

(5)浓缩赶氨。

(6)脱色，浓缩，中和。

(7)精制，烘干。

第三节　微生物来源的其他药物

一、酶制剂及酶抑制剂

酶是生物催化剂，生物新陈代谢必不可少。随着某些疾病的发病原因与酶反应的关系逐渐为人们所认识，酶已作为一类新的药物用来治疗某些疾病。对微生物酶的研究能了解微生物代谢规律，从而控制代谢过程，可用来筛选某些新药或新产物。酶也可以用作临床诊断试剂以及药物。另外，一些工具酶已成为基因工程的实验材料。

酶抑制剂(enzyme inhibitor)主要是指能通过中和抑制或竞争抑制作用特异性地抑制某些酶的活性的小分子化合物。酶抑制剂可调节人体内某些代谢，增强机体的免疫能力，从而达到预防和治疗疾病的目的；还可用于某些抗药性细菌感染的治疗；同时也是研究生物功能和疾病过程的有用工具。因此，酶抑制剂的研究已普遍引起微生物学和医药学工作者的关注。

(一)酶制剂

微生物种类繁多，酶源丰富，而且微生物在人工控制条件下比较适合大规模的工业化生产。因此，微生物是酶制剂的主要来源。微生物酶的发酵方法与其他发酵工业类似，首先选择合适的产酶菌种，然后采用适当的培养基和培养条件进行发酵，使微生物生长繁殖并合成、积累大量的酶，最后将酶分离纯化制成一定形式的制剂供使用。酶的发酵生产受底物诱导和酶作用的终产物阻抑、分解代谢物调节等多种因素影响，生产中可采用添加诱导剂、产酶促进剂、流加工艺等提高酶的产量。

临床上常用的微生物酶主要有链激酶、链道酶、透明质酸酶、天冬酰胺酶、β-内酰胺酶。

工业上常用的微生物酶主要有淀粉酶、蛋白酶及青霉素酰化酶等。在医药方面，蛋白酶可作为消化剂、消炎剂和化痰止咳药物等。青霉素酰化酶能将青霉素水解为6-氨基青霉烷酸(6-APA)，也能催化相反的反应。6-APA是各种半合成青霉素合成的母核，如用不同侧链羧酸酰化，即可合成多种广谱、耐酸、耐酶的半合成青霉素，在半合成青霉素的生产中具有重要作用。青霉素酰化酶存在于霉菌、酵母菌、放线菌和细菌中，目前工业上最常用的是大肠埃希菌产生的酰化酶。我国已成功地通过基因工程方法构建了具有高活性青霉素酰化酶基因的工程菌，使6-APA的生产提高到了新的水平。

(二)酶抑制剂

来源于微生物的酶抑制剂具有毒性低、分子量小、结构新颖以及种类繁多等特点。酶抑制剂的筛选采用和抗生素筛选类似的方法。由于各种类别的酶具有各自反应的特殊性，因此酶抑制剂的筛选模型要更多样化一些。建立一个合适的筛选模型是研究开发酶抑制剂的基础工作。

酶抑制剂在医药领域应用广泛，主要有蛋白酶抑制剂、细胞膜表面酶抑制剂、糖苷酶和淀粉酶抑制剂、肾上腺素合成酶抑制剂、β-内酰胺酶抑制剂等。

二、多糖

微生物产生的多糖(polysaccharide)在食品、医药、石油、化学及其他工业中都有很大的应用潜力，微生物多糖工业已成为一个新型发酵工业领域。在医药领域应用的微生物多糖有右旋糖酐、环状糊精、真菌多糖等。

(一)右旋糖酐

右旋糖酐又名葡聚糖，是若干葡萄糖脱水形成的聚合物。右旋糖酐是由肠膜状明串珠菌(*Leuconostoc mesenteroides*)发酵生产的。它可用作代血浆的主要成分，具有维持血液渗透压和增加血液容量的作用，临床上可用于抗休克、消毒和解毒等。脂代谢异常是引起动脉硬化的主要原因，而右旋糖酐硫酸酯对此有明显的药理作用。

(二)环状糊精

环状糊精是淀粉经细菌产生的环状糊精葡糖酰基转移酶作用生成的一系列环状低聚糖。环状糊精用途广泛，在食品、日用化工、卷烟、医药等工业均有应用。在医药工业上，环状糊精可作为药物的稳定剂，同时还在提高药效、减缓药物的毒性和副作用方面有一定作用。

(三)真菌多糖

高等真菌可产生多糖类物质，其中有些多糖具有药用价值。我国沿用上千年的药用真菌有灵芝、茯苓、猴头菇、银耳、香菇和冬虫夏草等，这些真菌的多糖都具有药理活性。从真菌中分离出的多糖具有增强机体免疫功能和抗肿瘤的作用，在临床上有明显的预防和治疗效果，如香菇多糖、云芝多糖、虫草多糖、灰树花多糖等。多糖结构修饰后可能增加新功效，如硫酸酯化的香菇多糖可抗艾滋病病毒。

此外，还有多种微生物多糖被证明具有抗肿瘤、抗病毒、抗心血管疾病、抗氧化、免疫调节等多种生物活性和药用功能。卡介菌多糖具有增强免疫等功能，卡介菌多糖核酸临床用于预防和治疗慢性支气管炎、哮喘、感冒。酵母葡聚糖是第一个被发现具有免疫活性的葡聚糖。海洋中蕴藏着丰富的微生物资源，从中也提取了多种具有活性的海洋微生物多糖。

三、微生物菌体来源的药物

医药中应用的微生物菌体来源的药物主要有药用酵母、菌体蛋白、微生态制剂、疫苗等几种类型。

(一)药用酵母

药用酵母是一种经高温干燥灭活的酵母菌。酵母细胞中含有丰富的营养物质，如蛋白质、氨基酸、维生素等，并含有辅酶 A、细胞色素 c、谷胱甘肽、麦角固醇和核酸等生物活性物质以及多种酶类。药用酵母可促进机体的代谢功能，增进食欲，用于治疗消化不良和 B 族维生素缺乏症。生产药用酵母一般采用酒精或啤酒发酵后的废酵母，经加碳酸钠去除苦味而制得，也可采用直接发酵法制备。

(二)菌体蛋白

菌体蛋白又叫微生物蛋白、单细胞蛋白。用于生产菌体蛋白的微生物种类有很多，包括细菌、放线菌、酵母菌、霉菌以及某些原生生物。用于菌体蛋白生产的微生物通常需要具备下列条件：如所生产的蛋白质等营养物质含量高，对人体无致病作用，味道好且易消化吸收，培养条件简单，生长繁殖迅速等。菌体蛋白的生产过程也比较简单：菌种在适宜条件下发酵完毕，通过离心、沉淀等方法收集菌体，再经过干燥处理，就制成了菌体蛋白成品。

(三)微生态制剂

微生态制剂(microbial ecological agent)是根据微生态原理制成的制剂，包括益生菌(probiotics)、益生元和合生元。微生态制剂已被应用于饲料、农业、医药保健和食品等各领域中，应用较多的菌种主要包括乳酸菌、双歧杆菌、肠球菌、人肠埃希菌、蜡样芽孢杆菌和酵母菌等。微生态制剂曾经主要指活菌制剂(living bacteria agent)，后来发现死菌体、菌体成分、微生物代谢产物也有一定的功效。微生态制剂具有调节微生态和酶的平衡、提高机体免疫力等作用。

四、其他药物

(一)核酸类药物

核酸类药物主要包括嘌呤核苷酸、嘧啶核苷酸及其衍生物。这些物质中有许多是重要的药物，如肌苷或辅酶 A 可治疗心脏病、白血病、血小板减少及肝病等，ATP 可制成能量合剂治疗代谢紊乱，辅助治疗心脏病、肝病等。目前已能利用微生物发酵法和酶解法生产的核酸类药物有肌苷和肌苷酸、鸟苷和鸟苷酸、腺苷和腺苷酸等。随着研究的深入，核酸类药物的种类和应用必将日益扩大。

(二)生物碱

微生物可以合成生物碱，如紫麦角菌产生麦角菌，将紫麦角菌人工接种于黑麦上可以制备大量的麦角碱，亦可利用深层培养的方法生产。麦角碱在临床上主要作为子宫收缩剂。一种诺卡氏菌能产生安莎美登素(ansamitocin)，其结构与从植物美登木中得到的美登木素很相似。安莎美登素对白血病具有一定的疗效，已受到医药界的重视。

(三)有机酸

微生物可用于生产多种有机酸，如利用黑曲霉生产的枸橼酸可用于泡腾剂，枸橼酸钠可作为抗凝血剂，枸橼酸钾可用于膀胱炎的治疗；德氏乳杆菌和米根菌等可用于生产乳酸；弱氧化葡萄糖杆菌和黑曲霉可生产葡萄糖酸，乳酸钙和葡萄糖酸钙都是口服的钙源。柠檬酸和乳酸还广泛用于食品、饮料、化妆品、化工和纺织等工业中。

(四)螺旋藻

螺旋藻(spirulina)是由单细胞或多细胞组成的丝状体原核生物，因呈疏松或紧密的有规则的螺旋形弯曲而得名，是一种广泛分布于世界各地的藻类，呈蓝绿色。非洲、美洲的一些居民将螺旋藻作为食物食用已有一千多年的历史。20 世纪 70 年代，螺旋藻被联合国食品会议认定为"明天最好的食品资源"而加以推广。螺旋藻中的蛋白质比例可高达菌体干重的60% ~80%，且含有 8 种人体的必需氨基酸。将螺旋藻添加到食品中，可以起到蛋白质的互补作用，大大改善谷物蛋白质的营养质量。螺旋藻中含有具有防癌、治癌作用的藻类蛋白。螺旋藻藻体中多糖含量高达干重的14% ~16%，螺旋藻多糖具有增强机体免疫功能和抗肿瘤作用，并能减轻癌症放疗和化疗的毒副反应。螺旋藻中还含有 γ - 亚麻酸等一些不饱和脂肪酸，以及多种维生素、酶类、矿物质等，在医疗保健方面有很大价值。

(五)微生物农药

微生物农药(microbial pesticide)包括细菌、真菌、病毒或其代谢物，如苏云金杆菌的伴胞晶体、白僵菌、核多角体病毒、阿维链霉菌发酵生产的阿维菌素、吸水链霉菌井冈变种发酵产生的井冈霉素等。微生物农药具有选择性强，对人、畜、农作物和自然环境安全，不易使虫害产生抗药性等特点，是农药的发展方向之一。

五、微生物在半合成药物中的应用

微生物转化（microbial transformation）又称微生物催化，是利用微生物的作用对底物分子的某一部位进行改造，从而获得新化合物的过程。微生物转化具有选择性好、催化效率高、反应条件温和、成本低、反应速度快等优点。生产甾体化合物、维生素、抗生素、生物碱、氨基酸，以及维生素 C 的发酵就部分采用了微生物转化。另外，微生物转化还可用于药物分子设计、药物组分代谢机制研究等方面，因此其在药学领域的应用前景十分广阔。

（一）甾体化合物

甾体化合物（steroidal compound）又称类固醇（steroid），是一类含有环戊烷多氢菲核的化合物，普遍存在于动、植物的组织中。比较重要的甾体化合物有胆固醇、胆酸、肾上腺皮质激素、孕激素、性激素、植物皂素等。微生物转化在甾体化合物合成中的应用日益扩大，已成为微生物工业中的重要部分。

用微生物转化方法生产甾体化合物往往是化学合成途径中的某几步，转化过程可分为菌体生长阶段和转化阶段。

菌体生长阶段：菌种经孢子制备、种子制备后移种至发酵罐培养，目的是使微生物细胞生长和繁殖。转化阶段：是将用于微生物转化的基质（甾体激素药物化学合成的中间产物）加入培养好的微生物培养物中，利用微生物将基质转化。

微生物转化甾体化合物的反应类型很多，包括氧化、还原、水解、酰化、异构化、卤化和 A 环开环等多种反应类型，每一个反应类型又包括许多种不同的反应。

（二）手性药物

手性药物（chiral drugs）是指含有手性因素的化学药物的立体异构体。这些异构体进入体内后，在药理活性、代谢过程和代谢产物以及毒副作用等方面具有显著差异。通过微生物转化进行酶法拆分和合成手性化合物在制药工业中已有非常广泛的应用。例如，用脂肪酶拆分非甾体抗炎药萘普生的消旋体，用腈水解酶催化消旋扁桃腈转化为扁桃酸。与化学合成法相比，应用微生物转化技术进行不对称合成更具优越性：①转化底物某一基团的特异性强。②通过菌种选育和转化条件优化，可以得到极高的转化率。③反应条件温和，环境污染少。随着 DNA 重组技术的应用和新的转化系统的开发，越来越多的化合物有可能采用微生物转化的方法进行生产。

（三）中药的微生物转化

微生物转化广泛用于中药等天然化合物的合成、结构修饰和改造、药物代谢机制研究等各个领域，已成为获得结构新颖、低成本、低毒性和高活性药物的新途径之一。

（1）用于中药合成。例如，将抗疟疾药物青蒿素生物合成相关基因导入微生物，利用微生物生产青蒿素前体青蒿酸；利用重组酿酒酵母高效半合成青蒿素；利用重组枯草杆菌催化底物 1－苯基－2－甲氨基丙酮转化为 d－伪麻黄碱。

（2）改造和修饰天然药物，提高中药药性和减轻中药的不良反应。例如，采用假单胞菌、毛霉和禾谷镰刀菌等将喜树碱转化为抗癌活性更高的 10 - 羟基喜树碱；采用酵母菌或霉菌转化发酵大黄，可有效降低大黄中导致不良反应的结合性蒽醌衍生物含量，减轻副作用。

（3）增加化合物种类。例如，用荨麻青霉对莪术醇进行微生物转化，得到水溶性提高的两种新产物；通过与药理筛选手段相结合，可以从微生物转化产物中寻找适宜药用的天然活性先导化合物。

近些年来，基因工程技术又为微生物药物生产开拓了新领域。随着微生物资源的进一步开发和现代分子生物学技术和基因工程技术的发展，微生物在医药领域的应用前景将更加广阔。

思 考 题

1. 现代抗生素生产为什么一般是需氧发酵、液体深层发酵和纯种发酵？
2. 新的抗生素或其他药物产生菌的获得途径有哪些？
3. 用微生物生产药物的一般流程和主要影响因素有哪些？

第九章 药物抗菌试验

第一节 药物体外抗菌试验

药物的体外抗菌试验包括用于区别药物是抑菌或杀菌药物的抑菌试验，测定药物杀菌活性的杀菌试验，以及检查两种药物联合作用的联合抗菌试验等。一般抑菌药物只能抑制微生物生长，不能杀死微生物，抑菌药物被除去后，微生物又可以恢复继续生长。杀菌药物能杀死微生物，杀菌药物除去后，微生物仍然不能生长。

药物的抑菌作用或杀菌作用是在一定条件下相对而言的。除了药物浓度之外，还受到用药时培养基的组成、温度、pH 值以及所用的菌种、菌量等多个因素的影响。

虽然体外抗菌试验有很多优点，但是由于体外抗菌试验没有复杂的体内因素影响，因此药物体外抗菌试验和体内抗菌试验可能会出现不一致的结果。所以，一般在体外对药物进行测试后，有效的药物需要再进行体内试验，如果体内试验再次证实药物有效，才能推荐到临床研究。

一、体外抑菌试验

药物的体外抑菌试验常用的方法是稀释法和琼脂扩散法。

1. **稀释法** 稀释法有液体培养基连续稀释法和固体稀释法（斜面法）两种。这两种方法都可以用来测定药物的最小抑菌浓度（minimal inhibitory concentration，MIC），即该药物能抑制细菌生长的最低浓度，通常用 μg/mL 或 U/mL 表示。固体培养基连续稀释法又可分为平板法和斜面法。

2. **琼脂扩散法** 本法是利用药物在琼脂培养基中扩散，并在一定浓度范围内抑制细菌生长的原理进行的，一般用于细菌和酵母菌的药敏试验。

（1）滤纸片法（纸碟法）：是最常用的方法，适用于新药的初筛试验（初步筛选药物是否有抗菌作用）及临床的药敏试验（以便选择用药）。滤纸片分湿、干两种，可以在试验时用无菌纸片沾取药物溶液放在含菌的平板表面，也可以预先做成一定浓度的干燥纸片（图 9-1）。

干燥纸片的制备方法：选用吸水力强且质地均匀的滤纸，用打孔机制成 6mm 直径的圆纸片，120℃干燥灭菌 2 小时，然后把配制好的各种适宜浓度的药液均匀浸润滤纸片，放在无菌平皿中，37℃使其干燥后分装小瓶中，4℃保存。β-内酰胺类抗生素则要放在 -20℃下保存。

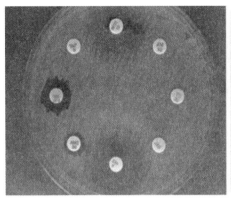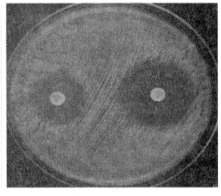

图 9 - 1 滤纸片法测定抗生素效价示意图

一般药敏试验常采用滤纸片法，可以根据抑菌圈的大小来判断菌种对药物的敏感性，即敏感、中度敏感、耐药。世界卫生组织规定了抗菌药物的敏感性评定标准，通常在标准实验条件下根据抑菌圈大小来判断。某些药物的敏感性评定标准见表 9 - 1。

表 9 - 1 某些抗菌药物的敏感性评定标准

抗生素或化疗药物	抑菌圈直径(mm)		
	耐药	中度敏感	敏感
氯霉素	≤12	13 ~ 17	≥18
红霉素	≤13	14 ~ 17	≥18
四环素	≤14	15 ~ 18	≥19
卡那霉素	≤13	14 ~ 17	≥18

（2）打孔法：在含菌琼脂平板上打孔，孔内加不同药液（或同一药物的不同浓度），在适宜温度下培养后观察抑菌圈大小。

（3）管碟法：将药物加到竖立在培养基上的管内，在适宜温度下培养后观察抑菌圈大小。管碟法加药液的量较多，适用于中药的体外抗菌试验（图 9 - 2）。

管碟法是国内外常用的抗生素微生物检定法，利用管碟法测定抗生素效价具有准确、直观、重复性好等优点，因而被广泛采用。但应注意的是，整个试验过程中影响结果的因素很多，任何一个环节操作不当或者忽略，就会造成很大误差，导致整组试验失败。

（4）挖沟法：适用于测试一种药物对多种菌的抗菌作用。其方法是先制备普通琼脂平板，并在平板上挖直沟，在沟内滴加药液，在沟侧接种细菌，经过培养以后观察细菌生长的情况，可根据沟和细菌间抑菌距离的长短来判断该药物对这些细菌的抗菌能力。

另外，琼脂扩散法还包括熏法等方法。

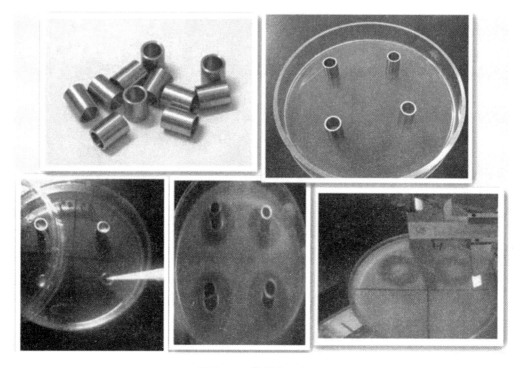

图 9 - 2　管碟法示意图

二、体外杀菌试验

体外杀菌试验可用来评价药物对微生物的致死活性。

最低杀菌浓度(minimal bactericidal concentration，MBC)和最小致死浓度(minimal lethal concentration，MLC)的测定：按液体培养基稀释法的操作方法测得药物的 MIC，然后把未长出菌的各个试管培养液分别移种到无菌平板上，培养后凡是平板上无菌生长的药物最低浓度就是最小致死浓度(MLC)，如果是细菌，则可称为最小杀菌浓度(MBC)。

1. 活菌计数法　将定量的试验菌加入一定浓度的定量药物中，作用一定时间后，取样进行活菌数计数，从存活的微生物数量计算出药物对试验菌的致死率，从而判断药物的杀菌能力。

活菌计数一般是将定量的药物与试验菌作用后的混合液稀释后，混入琼脂培养基做成平板，培养后数平板上形成的菌落数。由于一个菌落是由一个细菌繁殖而来的，所以可以用菌数乘以稀释倍数，计算出混合液中存活的细菌数；或者也可以用微孔滤膜过滤药物与试验菌的混合液，洗净药液，将滤膜放在平板上培养后数菌落数。

2. 酚系数测定(石炭酸系数测定)　酚系数即苯酚系数、石炭酸系数，是以苯酚为标准，在规定的实验条件下，将待测的化学消毒剂与苯酚对伤寒沙门菌或金黄色葡萄球菌的杀菌效力相比较，所得的就是杀菌效力的比值。测定方法是分别将酚及待测化学消毒剂按不同比例稀释，各取 5mL 放到试管中，再加入经 24 小时培养后的菌悬液各

0.5mL，混匀后放入 20℃水浴中，5 分钟、10 分钟、15 分钟分别取一接种环混合液移种到另一支 5mL 的肉汤培养基中，37℃培养 24 小时，记录生长情况。

由于各种化学消毒剂杀菌原理各不相同，因此这种方法仅适用于酚类消毒剂杀菌效力的测定。

三、联合抗菌试验

联合抗菌试验主要用于测定两种抗菌药物联合应用时的相互影响。两种抗菌药联合应用时抗菌作用加强的称为协同作用，抗菌作用减弱的称为拮抗作用，相互无影响的称为无关。

1. 联合用药的目的　具体如下。

(1)治疗混合性感染。

(2)预防或推迟细菌抗生素耐药性的发生。

(3)联合用药可以减少药量，以避免达到毒性剂量。

(4)联合用药比单一用药时效果更好。

2. 常用的联合抗菌试验的方法　具体如下。

(1)棋盘稀释法：是常用的定量方法，首先分别测定拟联合的抗菌药物对检测菌的MIC。药物最高浓度为 MIC 的 2 倍，对倍稀释。两种药物的稀释分别在方阵的纵列和横列进行，这样在每管(孔)中可得到不同浓度组合的两种药物混合液。接种菌量为 5×10^5 cfu/mL，35℃孵育 18 小时后观察结果。计算部分抑菌浓度(FIC)指数。结果判断：FIC 指数在 0.5 为协同作用；在 0.5 ~ 1 为相加作用；在 1 ~ 2 为无关作用；>2 为拮抗作用。

知识链接

棋盘法的设计

棋盘法的主要优点在于甲、乙两药的每个药物浓度都有单独的和与另一个药物不同浓度的联合，因此能精确测定两种抗菌药物在适当浓度的比例下所产生的相互作用。

在进行棋盘法之前，应先测定两种抗菌药物单独对受试菌的 MIC，然后以两药 MIC 的 8 倍、4 倍、2 倍、1 倍以及 MIC 的 1/2、1/4、1/8 浓度(或 4 倍、2 倍、1 倍、1/2、1/4 浓度)分别进行联合。

(2)纸条试验：在含菌平板上垂直放两条浸有不同药液的滤纸条，培养后通过观察两药形成的抑菌区的图形来判断两药联合应用时，是无关、协同还是拮抗作用。

(3)纸条梯度平板试验：将琼脂培养基倒入平皿，平皿斜放凝固后制成斜面培养基。将平皿放平，加入含抗菌药物的琼脂培养基，这样在制成的双层琼脂平板中含有梯度浓度的抗菌药物，要求其最小抑菌浓度的位置约处于平板的一半，然后将试验菌液均匀涂布在平板表面。取纸条浸透另一待检药液，按梯度中药物浓度递减的方向置于平板表面，培养后通过观察形成的抑菌区的图形以判断两种药物之间的相互作用。

3. 联合抗菌实验出现的结果 具体如下。

(1) 无关作用：两种药物联合作用的活性等于其单独抗菌活性。

(2) 拮抗作用：两种药物联合作用显著低于单独抗菌活性。

(3) 累加作用：两种药物联合作用时的活性等于两种单独抗菌活性之和。

(4) 协同作用：两种药物联合作用显著大于其单独抗菌作用的总和。

四、影响药物体外抗菌试验的因素

1. 菌种 在抗菌试验中所用到的菌种必须是中国医学细菌保藏管理中心专门提供的标准菌株。在特殊情况下，也可以采用临床新分离的并经过鉴定、纯化及合理保藏的菌株，而且试验菌种应该选择是对数期生长的菌。

2. 培养基 培养基应按各试验菌的营养要求进行配制，严格控制各种原料、成分的质量及培养基的配制过程。还需注意的是，如果药物具有抗代谢作用时，培养基应不能存在代谢物，否则抑菌作用将会被消除。培养基内如果含有血清等蛋白质时，有可能与某些抗菌药物结合，使抗菌药物失去作用，所以要避免这类营养物混进培养基。

3. 抗菌药物 药物的物理状态、浓度、稀释方法等都会直接影响抗菌试验的结果，必须精确配制；如果是固体药物，必须使药物溶解或使药物呈均匀悬液；pH 值应调至中性，以确保药物的稳定性和不影响细菌的生长。中草药因为有颜色和含有鞣质，其结果的判断应特别注意。

4. 对照试验 为确保试验结果的科学性和准确性，试验时应同时进行各种对照试验。

(1) 试验菌对照：在无药情况下，应能在培养基内正常生长。

(2) 溶剂及稀释液对照：配制抗菌药物时所用的溶剂及稀释液均应无抗菌作用。

(3) 已知药物对照：应使已知抗菌药物对标准菌株出现抗菌效应。

第二节 药物体内抗菌试验

药物的体内抗菌试验又称动物实验治疗试验或保护力试验。当抗菌药物进入机体后，其效力会受体内各种因素的影响，如血液及组织内的蛋白质或磷脂、脓汁内的核酸等与药物结合，会降低药物活性；坏死组织内的酸性环境也能影响药物活性。机体内的微生物代谢活性较低，对药物的敏感性降低，有时还可形成细胞壁缺陷型细菌，从而对某些药物不敏感。机体内各组织中药物的吸收、分布不同，使药物的浓度难以恒定，加之药代动力学等各种原因，体内抗菌效果会受影响。因此在评定药物的药效时，除了做体外抗菌试验外，还需要做体内抗菌试验。

体内抗菌试验是抗菌药物治疗筛选的基本技术，方法是将动物(小鼠、豚鼠、家兔等)感染病理模型，通过观察药物、试验菌、宿主动物这三者之间的动态变化，了解药物及其代谢产物对感染动物的疗效(保护作用)及毒副性，如果体内试验有效，且毒副性小，才有可能进入临床试验。

应当注意的是，许多体外抗菌试验无抗菌作用的中药在体内抗菌试验中却显示出了好的效果。

体内抗菌试验的结果与试验动物以及试验菌的毒力、感染剂量和感染途径密切相关。

一、实验动物

实验动物应满足三个特殊的要求，即人工培育、遗传背景清楚、饲养环境符合国标规定的要求，要选用与试验要求相适应的动物，包括年龄、性别、体重、生理及健康状况等，同时采用均衡随机法将实验动物分组。

二、试验菌

试验菌选用中国食品药品检定研究院规定和提供的标准菌株、质控菌株和近期分离的致病力较强的菌株，包括革兰氏阳性菌和革兰氏阴性菌。测定广谱抗菌药物时，试验菌应包括金黄色葡萄球菌和革兰氏阴性菌各 1～2 株。测定新药的抗菌作用时，革兰氏阳性菌和革兰氏阴性菌均需 2 种以上。同时，接种的试验菌需来自新鲜的斜面培养基，接种到肉汤培养基，一般在 37℃ 下培养一定时间后，用生理盐水洗涤离心除去培养液，即可得到试验菌。

三、感染模型

动物感染模型分为全身感染模型和局部感染模型。

1. 感染途径　全身感染途径常用的是腹腔感染，其操作简便，且重复性好。静脉感染模型比腹腔感染模型应用少，可作为深入研究药物的评价指标之一。局部感染模型与临床感染模型近似，包括皮肤创伤感染模型、呼吸系统感染模型和泌尿系统感染模型等。

2. 感染剂量的确定　用不同浓度的试验菌感染模型动物，测出试验菌对动物 100% 死亡的最小致死量（minimal lethal dose，MLD），即全组受试动物全部死亡的最低试验菌剂量或浓度，用相当于 100% 最小致死量的菌液浓度作为感染菌量感染动物，建立感染模型。

四、抗菌治疗

1. 药物的使用剂量　将药物配成一定浓度的溶液，再用两倍稀释法配成高、中、低 3 个浓度梯度。用以下几种方法确定药物的治疗剂量。①通过预试验找出最小有效量，以其大、中、小剂量差为 2～3 的等比级数为宜。②根据临床用量的体重计算：根据人的用药量按体重计算（此法常用）。③根据临床等效剂量计算：根据体表面积折算法算出同等体表面积单位的剂量。④根据动物半数致死量（LD_{50}）计算：可用其 1/20～1/10 作为有效剂量进行预试验。⑤可根据文献估计剂量。

2. 药物的用药时间、给药途径与次数　一般分别于感染后即刻和感染后 6 小时，通过口服、尾静脉注射或皮下注射等方法给予不同浓度的药物。

同时，应设置正常对照组(未感染组)、感染模型对照组(即给感染动物等量生理盐水，不给药物治疗)、阳性药物对照组(即给感染动物用上市销售的已知公认有效的同类抗菌药物治疗，以此作为对比研究)。

五、药物的体内药效评价

观察实验感染病原菌与给药后动物的状况及反应，包括外观、活动、食欲、体温、体重、局部反应、血液学指标、病变程度、细菌培养结果、含菌量、生存时间与死亡率等。连续观察 7 天，记录各组动物的死亡数。药物对感染动物的保护作用以半数有效量(50% effective dose，ED_{50})表示，ED_{50}表示对 50% 的实验动物有效时对应的药物剂量。按 Bliss 法计算各感染菌的药物 ED_{50} 及 95% 可信区间。药物的 ED_{50} 越小，体内药效越高。药物的治疗价值可用治疗指数衡量。治疗指数 $=LD_{50}/ED_{50}$，治疗指数越大，表明药物的毒性越小、疗效越好，临床应用的价值也可能越高。应当注意的是，治疗指数高者不一定绝对安全，如几乎无毒性的青霉素仍有可能引起过敏性休克的可能。

思考题

1. 比较药物体外抗菌试验的各种方法的特点及实际应用。
2. 影响药物体外抗菌试验结果的因素及应对方法有哪些？
3. 药物体内抗菌试验的方法、基本要求和影响因素有哪些？

第十章 药品的微生物学质量控制

药品不仅要具有确切疗效，而且必须安全可靠、质量稳定、便于保存。由于微生物在自然界的广泛存在，使得药物的原材料中和药品生产过程中都存在被微生物污染的可能。药品卫生作为保证药品质量的重要因素，正在得到人们越来越多的重视，因此要严格进行微生物学检验，以保证药品达到国家规定的卫生学标准。

第一节 药品的微生物污染及影响微生物学检验的因素

一、药品的微生物污染

微生物分布广泛，繁殖迅速，水、空气中的微生物很多，而且许多药物本身就是良好的培养基。在生产过程中，人员和制药设备等多种因素都可能使药品被微生物污染，这些都会影响药品的质量。

（一）药品的污染

药品污染中的微生物有细菌、霉菌、酵母菌等，其中许多与致病性有关，如沙门菌、葡萄球菌、黄曲霉菌等。

由于原辅料、生产工艺不同，不同类型的药品污染微生物的数量和种类也有所不同。被污染的微生物越多，药品变质和失效的可能性越大，甚至会对人体造成感染、过敏、中毒等危害。药品受到微生物污染后会发生如下变化：①物理性状的改变，如花片、粘连、沉淀。②化学成分的变化，如产气、变色、浑浊。③疗效的变化，如减效、失效、刺激、毒害等。

（二）药品微生物污染的主要因素

1. 空气　空气中充满尘埃和水滴，这些是微生物的载体。空气中的微生物多种多样，如细菌、真菌、放线菌、病毒、支原体、立克次体等。

控制空气中微生物的污染，主要是制药车间应当根据药品品种、生产操作要求及外部环境状况等配置空气净化系统，使生产区有效通风，并有温度、湿度控制和空气净化过滤，保证药品的生产环境符合要求。另外，空气净化系统是保证洁净区洁净度的关键，该系统的优劣直接影响药品质量，所有送入洁净区的空气应经初效、中效、亚高效或高效过滤器过滤。洁净区还应采取一些有效的清洁消毒方法，如空间喷洒消毒剂、甲醛熏蒸等。

药品生产洁净室（区）的空气洁净度按我国《药品生产质量管理规范》（2010 年修订）规定分为四个等级（表 10 - 1）。

表 10 - 1　我国空气洁净度等级规定

洁净度级别（动态）	尘粒最大允许数（/m³）		微生物最大允许数		表面微生物	
	$0.5\mu m$	$5\mu m$	浮游菌（cfu/m³）	沉降菌（cfu/4h）	接触碟（ϕ55mm）（菌落形成单位/碟）	五指手套（菌落形成单位/手套）
A 级	3520	20	<1	<1	<1	<1
B 级	352000	2900	10	5	5	5
C 级	3520000	29000	100	50	25	—
D 级	不作规定	不作规定	200	100	50	—

2. 水　水中含有一定量的可溶性有机物和盐类，为微生物的生长和繁殖提供了必需的养料。自然条件下，几乎各种水体都有微生物存在，如原虫、藻类、细菌、真菌等。在药品生产过程中，控制水中微生物的污染不仅要严格控制作为生产原料的水，而且要控制好清洗设备物体表面等用水的质量。

3. 表面湿度　由于空气中的湿度，物体表面都包有一层含水的薄膜，这层薄膜上的水分和养料为微生物的滋生提供了条件。

控制制药设备等表面上微生物的污染，就要做到凡与药品直接接触的设备或各种表面，都应光洁、平整、易清洗、耐腐蚀，不与药品发生化学变化或有吸附作用，并应制定相应的 SOP（标准操作规程），以便于对其进行清洁、消毒或灭菌。

4. 人体　人体是药品生产过程中最大的一个污染源，人的毛发、皮肤、衣物等都有可能携带着大量的微生物。

控制人体带来的微生物污染的措施：①定期检查药品生产人员的健康状况，建立健康档案。②培养药品生产人员的个人卫生习惯（卫生、洁净作业）。③建立一套进入洁净区人员必须遵守的制度。

5. 原辅料　原辅料质量不高，或在运输、贮存、检查取样、配料过程中污染了微生物，这些微生物则会被直接带到药品中。

控制原辅料中微生物污染的措施：①药品生产使用的原辅料应按卫生标准检验，只有合格的才能使用。②原辅料保存时要注意环境卫生，以免受到污染。③原辅料进入洁净区前应脱去外包装。

6. 包装材料　一些直接接触药品的包装材料如果被微生物污染，则会导致药品的污染。

控制包装材料中微生物污染的措施：①选择药品的直接包装材料时应以能清洁、可以消毒或可以耐受必要的清洁过程为基本条件。②对于无菌产品所使用的直接包装容器，还应可接受灭菌和除热原处理。

二、药品微生物检验的影响因素

微生物的生长受很多因素的影响，特别是药品中污染的微生物尤为如此。药品微生物检验是检测药品中具有繁殖能力的活的微生物，这些活的微生物在药品中处于不稳定的状态，它的检出与否受很多因素的影响，主要影响因素如下。

1. **药品中微生物的检查方法**　检查方法包括供试液制备方法和微生物检测方法，是保证检验结果准确可靠的最重要前提。

微生物检测时，首先进行供试液的制备，不同特性的供试品应采用不同的供试液制备方法，如水溶性供试品直接加稀释剂制备即可；不溶于水的固体供试品采用匀浆或加混悬剂制成均匀的混悬液；非水溶性油剂或软膏剂因其与水难溶，可使其中污染的微生物难与培养基接触或因缺氧而无法生长，需采用乳化剂，使其成为均匀分散的乳浊液；有抑菌成分的供试品可采用加入消除抑菌成分的中和剂、离心沉淀及薄膜过滤等方法，以消除抑菌成分。这些物理或化学的供试液制备方法在进行过程中会或多或少地影响供试品中微生物的回收。

同一份供试品采用不同的微生物检测方法，如常规法、培养基稀释法、薄膜过滤法、稀释培养测数(MPN)法等，其检测的结果可能不同，因为其中所含的供试品浓度不同，特别是有抑菌作用的供试品。

2. **检验条件**　药品的微生物检验是基于微生物在培养基中的生长情况进行结果判断。因此，培养基质量、pH、培养温度、培养时间及供氧情况等均影响微生物的生长，导致了检验结果的差异。除此之外，试验人员操作的熟练程度、不同实验室的误差等原因也可影响微生物的检出结果。

3. **供试品**　由于供试品本身的特性，可能含有具有抑菌作用的成分，如抗生素以及中药中的黄连、牛黄、冰片等。另外，很多供试品中加入的抑菌剂或防腐剂用于防止供试品中的微生物再污染和繁殖，以及增溶剂、乳化剂、抗氧剂等其他辅料，这些组分在一定浓度下对微生物具有抑制作用，并可能对药品中污染的微生物造成不同程度的损伤。供试品中污染的微生物在这些物质的影响下有可能难以检出，这时，它们虽然被抑制甚至受到损伤，但并未死亡，在一定条件下还可以稳定地存活一段时间，当微生物生存环境改变时，如抑菌成分消除或浓度降低时，这些微生物便可以生长繁殖，患者使用后同样可危及健康。对于这些药品，如按常规方法进行微生物检测，往往显示假阴性结果。

除此之外，在药品微生物检测中，由于原料来源不同，特别是中药制剂，或者生产工艺的差别，使用的辅料不同等原因，即使不同厂家生产的同一产品，甚至是同一厂家生产的同一产品不同批次的药品，往往对同一种微生物的生长也有不同程度的影响。

4. **微生物的多样性及复杂性** 自然界中微生物的种类和生存形式是多种多样的。药品的种类繁多，剂型多样，其污染的微生物也是多样而复杂的，即使是同一产品的生产区域，所污染的微生物种类也不尽相同；同一产品因存放的时间和条件不同，其中污染微生物存在的形式可能会改变（菌体或孢子等状态）。不同类型的微生物及不同的存活状态对环境的抗性是不同的，采用同一检查方法未必是适宜的。

药品中污染的微生物，特别是生产前期污染的微生物，受到原料处理、加工、加热等过程的影响，均可能受到一定程度的损伤。这些受损但尚存活的微生物可能遭受外界环境的抑制，只有在适宜的条件下使其修复或去除抑制后，才能正常生长。否则，这些微生物就很难被检出。

第二节 药品的微生物学检查

药品的微生物学检查主要包括无菌检查和微生物限度检查。

一、药品的无菌检查

无菌检查法（sterility test）是用于检查《中国药典》规定的无菌药品、医疗器具、原料、辅料及其他物品是否无菌的一种方法。各种注射剂、输液、手术和眼科制剂都必须保证无菌，符合《中国药典》相关规定。药品的无菌检查包括需氧菌、厌氧菌和真菌的检查。

无菌检查应在环境洁净度 B 级背景下的 A 级单向流空气区域内或隔离系统中进行，检测环境应按标准定期进行洁净度验证。无菌检查全过程必须严格遵守无菌操作，防止微生物污染。药物的无菌检查法包括直接接种法和薄膜过滤法。只要供试品性状允许，一般采用薄膜过滤法。

1. **培养基** 无菌检查主要采用含硫乙醇酸盐液体培养基（用于培养需氧菌和厌氧菌）和改良马丁培养基（用于培养真菌），在培养基中加入中和剂、灭活剂或表面活性剂可制成选择性培养基，用于特殊药品的检测，如对氨基苯甲酸（用于磺胺类供试品）、聚山梨酯80（用于非水溶性供试品）或 β - 内酰胺酶（用于 β - 内酰胺类供试品）等。无菌检查用的培养基要进行适用性检查，应符合无菌性和灵敏度检查的要求，可在供试品的无菌检查之前或同时进行。

2. **试验菌株** 无菌检查用菌株包括：无抑菌作用及革兰氏阳性菌的供试品，选取金黄色葡萄球菌（*Staphylococcus aureus*）〔CMCC（B）26003〕为对照菌，抗革兰氏阴性菌为主的供试品选取大肠埃希菌（*Escherichia coli*）〔CMCC（B）44102〕为对照菌，抗厌氧的供试品选取生孢梭菌（*Clostridium sporogenes*）〔CMCC（B）64941〕为对照菌，抗真菌的供试品选取白假丝酵母菌（*Candida albicans*）〔CMCC（F）98001〕、黑曲霉（*Aspergillusn niger*）〔CMCC（F）98003〕作为对照菌。培养基灵敏度检查所用的菌株传代次数不得超过 5 代（从菌种保藏中心获得的冷冻干燥菌种为第 0 代），试验用菌种应采用适宜的菌种保藏技术进行保存，以保证试验菌株的生物学特性。细菌和白假丝酵母菌用 0.9% 无菌 NaCl

溶液制成含菌数为 50～100cfu/mL 的菌悬液，在室温下放置时应在 2 小时内使用，若保存在 2～8℃ 可在 24 小时内使用。黑曲霉用 0.05% 聚山梨酯 80 的 0.9% 无菌 NaCl 溶液制成含菌数为 50～100cfu/mL 的孢子悬液，可保存在 2～8℃。

3. 稀释液、冲洗液及其制备方法　稀释液、冲洗液常用 0.1% BP（蛋白胨水溶液）和 pH7.0 NaCl–BP 缓冲液，根据供试品的特性，也可选用其他经验证过的适宜溶液作为稀释液、缓冲液，如有需要，可在上述稀释液、缓冲液灭菌前后加入表面活性剂或中和剂等。稀释液、缓冲液配制后应采用验证合格的灭菌程序灭菌。

4. 无菌检查方法验证　当进行产品无菌检查时，应进行方法适用性试验，以确认所采用的方法适合于该产品的无菌检查。若检验程序或产品发生变化而可能影响检验结果时，应重新进行方法适用性试验。方法适用性试验是按"供试品的无菌检查的规定"及下列要求进行操作，对每一试验菌应逐一进行方法确认。方法适用性试验也可与供试品的无菌检查同时进行。

（1）菌种及菌液：制备接种金黄色葡萄球菌、铜绿假单胞菌、枯草芽孢杆菌的新鲜培养物至胰酪大豆胨液体培养基中或胰酪大豆胨琼脂培养基上，接种生孢梭菌的新鲜培养物至硫乙醇酸盐液体培养基中，30～35℃ 培养 18～24 小时；接种白假丝酵母菌的新鲜培养物至沙氏葡萄糖液体培养基或沙氏葡萄糖琼脂培养基上，20～25℃ 培养 24～48 小时，上述培养物用 0.9% 无菌氯化钠溶液制成每 1mL 含菌数小于 100cfu（菌落形成单位）的菌悬液。接种黑曲霉的新鲜培养物至沙氏葡萄糖琼脂斜面培养基上，20～25℃ 培养 5～7 天，加入 3～5mL 含 0.05%（V/V）聚山梨酯 80 的 0.9% 无菌氯化钠溶液，将孢子洗脱。然后，采用适宜的方法吸出孢子悬液至无菌试管内，用含 0.05%（V/V）聚山梨酯 80 的 0.9% 无菌氯化钠溶液制成每 1mL 含孢子数小于 100cfu 的孢子悬液。菌悬液在室温下放置时应在 2 小时内使用，若保存在 2～8℃ 可在 24 小时内使用。黑曲霉孢子悬液可保存在 2～8℃，在验证过的贮存期内使用。

（2）薄膜过滤法：取每种培养基规定接种的供试品总量，按薄膜过滤法过滤，冲洗，在最后一次的冲洗液中加入小于 100cfu 的试验菌，过滤，加硫乙醇酸盐流体培养基或胰酪大豆胨液体培养基至滤筒内。另取一装有同体积培养基的容器，加入等量试验菌作为对照，置于规定温度培养 3～5 天。各试验菌可按照同法操作。

（3）直接接种法：取符合直接接种法培养基用量要求的硫乙醇酸盐流体培养基 6 管，分别接入小于 100cfu 的金黄色葡萄球菌、大肠埃希菌、生孢梭菌各 2 管；取符合直接接种法培养基用量要求的胰酪大豆胨液体培养基 6 管，分别接入小于 100cfu 的枯草芽孢杆菌、白假丝酵母菌、黑曲霉各 2 管。其中一管接入每支培养基规定的供试品接种量，另一管作为对照，置于规定的温度培养 3～5 天。

（4）结果判断：与对照管比较，如含供试品各容器中的试验菌均生长良好，则说明供试品的该检查量在该检查条件下无抑菌作用或其抑菌作用可以忽略不计。照此检查方法和检查条件进行供试品的无菌检查，如含供试品的任一容器中的试验菌生长微弱、缓慢或不生长，则说明供试品的该检查量在该检查条件下有抑菌作用，应采用增加冲洗量、增加培养基的用量、使用中和剂或灭活剂、更换滤膜品种等方法，消除供试品的抑菌作用，并重新进行方法适用性试验。

5. 供试品的无菌检查　具体如下。

（1）检查数量：指一次试验所用供试品最小包装容器的数量。除另有规定外，出厂产品和上市产品均按照《中国药典》规定执行。最少检查数量不包括阳性对照试验的供试品用量，如果供试品每个容器内的装量不够接种两种培养基，其最小检查数量应够加倍。

（2）检查量：指供试品每个最小包装接种至每份培养基的最小量（以 g 或 mL 表示）。若每支（瓶）供试品的装量按规定足够接种两种培养基，则应分别接种到硫乙醇酸盐液体培养基和胰酪大豆胨液体培养基。采用薄膜过滤法时，只要供试品特性允许，应将所有容器内的全部内容物过滤。

（3）阳性对照：应根据供试品特性选择阳性对照菌：无抑菌作用及抗革兰氏阳性菌为主的供试品，以金黄色葡萄球菌为对照菌；抗革兰氏阴性菌为主的供试品以大肠埃希菌为对照菌；抗厌氧菌的供试品以生孢梭菌为对照菌；抗真菌的供试品以白假丝酵母菌为对照菌。阳性对照试验的菌液制备同方法适用性试验，加菌量小于 100cfu，供试品用量同供试品无菌检查时每份培养基接种的样品量。阳性对照管培养 48～72 小时应生长良好。

（4）阴性对照：供试品无菌检查时应取相应溶剂和稀释液、冲洗液同法操作，作为阴性对照。阴性对照不得有菌生长。

（5）供试品处理及接种培养基：操作时，用适宜的消毒液对供试品容器表面进行彻底消毒，如果供试品容器内有一定的真空度，可用适宜的无菌器材（如带有除菌过滤器的针头）向容器内导入无菌空气，再按无菌操作启开容器取出内容物。除另有规定外，应按下列方法进行供试品处理及接种培养基。

1）薄膜过滤法：应采用封闭式薄膜过滤器。无菌检查用的滤膜孔径应不大于 0.45μm，直径约为 50mm，根据供试品及其溶剂的特性选择滤膜材质。抗生素供试品应选择低吸附的滤器及滤膜。滤器及滤膜使用前应采用适宜的方法灭菌，使用时应保证滤膜的完整性。

水溶性供试液过滤前应先将少量的冲洗液过滤以润湿滤膜。油类供试品，其滤膜和过滤器在使用前应充分干燥。为发挥滤膜的最大过滤效率，应注意保持供试品溶液及冲洗液覆盖整个滤膜表面。供试液经薄膜过滤后，若需要用冲洗液冲洗滤膜，每张滤膜每次冲洗量一般为 100mL，且总冲洗量不得超过 1000mL，以避免滤膜上的微生物受损伤。

水溶液供试品：取规定量，直接过滤，或混合至含不少于 100mL 适宜稀释液的无菌容器中，混匀，立即过滤，如供试品具有抑菌作用，须用冲洗液冲洗滤膜，冲洗次数一般不少于 3 次，所用的冲洗量、冲洗方法同方法适用性试验。除生物制品外，一般样品冲洗后，1 份滤器加入 100mL 硫乙醇酸盐液体培养基，另 1 份滤器加入 100mL 胰酪大豆胨液体培养基。生物制品样品冲洗后，2 份滤器加入 100mL 硫乙醇酸盐流体培养基，1 份滤器加入 100mL 胰酪大豆胨液体培养基。

　　水溶性固体供试品：取规定量，加适宜的稀释液溶解或按标签说明复溶，然后按照水溶液供试品项下的方法操作。

　　非水溶性供试品：取规定量，直接过滤；或混合溶于适量含聚山梨酯 80 或其他适宜乳化剂的稀释液中，充分混合，立即过滤。用含 0.1% ~ 1% 聚山梨酯 80 的冲洗液冲洗滤膜至少 3 次，加入含或不含聚山梨酯 80 的培养基。接种培养基按照水溶液供试品项下的方法操作。

　　可溶于十四烷酸异丙酯的膏剂和黏性油剂供试品：取规定量，混合至适量的无菌十四烷酸异丙酯（如果供试品体积过大，培养基用量可在 2000mL 以上，将其完全浸没）中，剧烈振摇，使供试品充分溶解，如果需要可适当加热，但温度不得超过 44℃，趁热迅速过滤。对仍然无法过滤的供试品，于含有适量的无菌十四烷酸异丙酯的供试液中加入不少于 100mL 的稀释液，充分振摇萃取，静置，取下层水作为供试液过滤。过滤后滤膜冲洗及接种培养基按照非水溶性制剂供试品项下的方法操作。

　　无菌气（喷）雾剂供试品：取规定量，将各容器置 −20℃ 以下的冰室冷冻约 1 小时。以无菌操作迅速在容器上端钻一小孔，释放抛射剂后再无菌开启容器，并将供试液转移至无菌容器中，然后按照水溶液或非水溶性制剂供试品项下的方法操作。

　　装有药物的注射器供试品：取规定量，将注射器中的内容物（若需要可吸入稀释液或标签所示的溶剂溶解）直接过滤，或混合至含适宜稀释液的无菌容器中，然后按照水溶液或非水溶性供试品项下的方法操作。同时应采用适宜的方法进行包装中所配的无菌针头的无菌检查。

　　具有导管的医疗器具（输血、输液袋等）供试品：取规定量，每个最小包装用 50 ~ 100mL 冲洗液分别冲洗内壁，收集冲洗液于无菌容器中，然后按照水溶液供试品项下的方法操作。同时应采用直接接种法进行包装中所配的针头的无菌检查。

　　2）直接接种法：适用于无法用薄膜过滤法进行无菌检查的供试品，即取规定量供试品分别等量接种至硫乙醇酸盐流体培养基和胰酪大豆胨液体培养基中。除生物制品外，一般样品无菌检查时两种培养基接种的支/瓶数相等；生物制品无菌检查时硫乙醇酸盐流体培养基和胰酪大豆胨液体培养基接种的支/瓶数为 2:1。除另有规定外，每个容器中培养基的用量应符合接种的供试品体积不得大于培养基体积的 10%，同时，硫乙醇酸盐流体培养基每管装量不少于 15mL，胰酪大豆胨液体培养基每管装量不少于 10mL。供试品检查时，培养基的用量和高度同方法适用性试验。

　　混悬液等非澄清水溶液供试品：取规定量，等量接种至各管培养基中。

　　固体供试品：取规定量，直接等量接种至各管培养基中；或加入适宜的溶剂溶解，或按标签说明复溶后，取规定量等量接种至各管培养基中。

　　非水溶性供试品：取规定量，混合，加入适量的聚山梨酯 80 或其他适宜的乳化剂及稀释剂使其乳化，等量接种至各管培养基中；或直接等量接种至含聚山梨酯 80 或其他适宜乳化剂的各管培养基中。

　　敷料供试品：取规定数量，以无菌操作拆开每个包装，于不同部位剪取约 100mg 或 1cm × 3cm 的供试品，等量接种于各管足以浸没供试品的适量培养基中。肠线、缝合线等供试品肠线、缝合线及其他一次性使用的医用材料按规定量取最小包装，无菌拆开包装，等量接种于各管足以浸没供试品的适量培养基中。

灭菌医用器具供试品：取规定量，必要时应将其拆散或切成小碎段，等量接种于各管足以浸没供试品的适量培养基中。

放射性药品：取供试品1瓶(支)，等量接种于装量为7.5mL的硫乙醇酸盐流体培养基和胰酪大豆胨液体培养基中，每管接种量为0.2mL。

6. 培养及观察　将上述接种供试品后的培养基容器分别按各培养基规定的温度培养14天；接种生物制品供试品的硫乙醇酸盐流体培养基的容器应分成两等份，一份置30～35℃培养，一份置20～25℃培养。培养期间应逐日观察并记录是否有菌生长，如在加入供试品后或在培养过程中，培养基出现浑浊，培养14天后，不能从外观上判断有无微生物生长，可取该培养液适量转种至同种新鲜培养基中，培养3天，观察接种的同种新鲜培养基是否再出现浑浊；或取培养液涂片，染色，镜检，判断是否有菌。

7. 结果判断　阳性对照管应生长良好，阴性对照管不得有菌生长，否则试验无效。若供试品管均澄清，或虽显浑浊但经确证无菌生长，判供试品符合规定；若供试品管中任何一管显浑浊并确证有菌生长，判供试品不符合规定，除非能充分证明试验结果无效，即生长的微生物非供试品所含。当符合下列至少一个条件时，方可判试验结果无效。

(1)无菌检查试验所用的设备及环境的微生物监控结果不符合无菌检查法的要求。

(2)回顾无菌试验过程，发现有可能引起微生物污染的因素。

(3)供试品管中生长的微生物经鉴定后，确认是因无菌试验中所使用的物品和/或无菌操作技术不当引起的。

试验若经确认无效，则应重试。重试时，重新取同量供试品，依法检查，若无菌生长，判供试品符合规定；若有菌生长，判供试品不符合规定。

二、药品的微生物限度检查

药品微生物限度检查法是检查非规定无菌制剂(即允许有菌的制剂，如口服制剂和外用制剂)及其原料、辅料受微生物污染程度的方法，是对单位质量、单位体积或单位面积的药物所含的微生物数量和控制菌种类进行检测，规定其必须在《中国药典》允许范围内，检查项目包括细菌数、霉菌数、酵母菌数及控制菌检查。

微生物限度检查是检查非规定灭菌制剂及其原料、辅料受微生物污染程度的方法。检查项目具体如下。①定量检查：细菌数、霉菌及酵母菌数。②定性检查：控制菌(金黄色葡萄球菌、铜绿假单胞菌、白假丝酵母菌等)。③检查量：指一次检查用量；10g或10mL，膜剂为100cm^2，贵重药品、微量包装药品的检查量可以酌减。

微生物限度检查应在环境洁净度B级下的局部洁净度A级的单向流空气区域内进行，检查全过程必须严格遵守无菌操作，防止再污染。单向流空气区域、工作台面及环境应定期按《医药工业洁净室(区)悬浮粒子、浮游菌和沉降菌的测试方法》的现行国家标准进行洁净度验证。供试品检查时，如果使用了表面活性剂、中和剂或灭活剂，应证明其有效性及对微生物无毒性。

除另有规定外，本检查法中细菌及控制菌培养温度为 30～35℃；霉菌、酵母菌培养温度为 23～28℃。检查结果以 1g、1mL、10g、10mL、10cm² 为单位报告，特殊品种可以最小包装单位报告。

(1)口服给药制剂：口服给药制剂中，细菌数每 1g 不得超过 1000cfu。每 1mL 不得超过 100cfu。霉菌和酵母菌数每 1g 或 1mL 不得超过 100cfu。大肠埃希菌每 1g 或 1mL 不得检出。

(2)局部给药制剂：具体如下。①用于手术、烧伤及严重创伤的局部给药制剂应符合无菌检查法规定。②耳、鼻及呼吸道吸入给药制剂：细菌数每 1g、1mL 或 10cm² 不得超过 100cfu。霉菌和酵母菌数每 1g、1mL 或 10cm² 不得超过 10cfu。金黄色葡萄球菌、铜绿假单胞菌每 1g、1mL 或 10cm² 不得检出。大肠埃希菌鼻及呼吸道给药的制剂，每 1g、1mL 或 10cm² 不得检出。③阴道、尿道给药制剂：细菌数每 1g、1mL 或 10cm² 不得超过 100cfu。霉菌和酵母菌数每 1g、1mL 或 10cm² 应小于 10cfu。金黄色葡萄球菌、铜绿假单胞菌、白假丝酵母菌每 1g、1mL 或 10cm² 不得检出。④直肠给药制剂：细菌数每 1g 不得超过 1000cfu，每 1mL 不得超过 100cfu。霉菌和酵母菌数每 1g 或 1mL 不得超过 100cfu。金黄色葡萄球菌、铜绿假单胞菌每 1g 或 1mL 不得检出。⑤其他局部给药制剂：细菌数每 1g、1mL 或 10cm² 不得超过 100cfu。霉菌和酵母菌数每 1g、1mL 或 10cm² 不得超过 100cfu。金黄色葡萄球菌、铜绿假单胞菌每 1g、1mL 或 10cm² 不得检出。

(3)含动物组织：含动物组织(包括提取物)的口服给药制剂每 10g 或 10mL 不得检出沙门菌。

(4)有兼用途径的制剂：应符合各给药途径的标准，霉变、长螨者以不合格论。

(5)原料及辅料：参照相应制剂的微生物限度标准执行。

(一)药品的细菌数、真菌数检查

药品中细菌和真菌数(霉菌和酵母菌)的计数检查是检测药物在单位重量或体积(g、mL)内所含有的活菌数量，用以判断药品被污染的程度和标志。细菌数越多，表明药品受到致病菌污染的可能性越大，安全性也就越差；同时，细菌数计数测定也包括药物的各种原料、工具设备、操作人员及工艺流程等各个环节的卫生状况和 GMP 评价。

药品中细菌和真菌数(霉菌和酵母菌)的计数检查在《中国药典》(2015 年版)中规定为平皿法(平板菌落计数法)与薄膜过滤法两种方法。

1. 平板菌落计数法测定 具体如下。

(1)平板菌落计数法测定方法：本方法采用的是营养琼脂倾注平皿计数法，即取规定量的被检药品，以 pH7.0 无菌氯化钠 - 蛋白胨缓冲液稀释成不同比例的供试品稀释液(10^{-1}，10^{-2}，10^{-3}，……)，然后应分别吸取适宜的连续 2～3 个稀释度的供试品稀释液 1mL 置每一灭菌平皿中，不同稀释度至少制备 3 个，再于每一平皿中分别倾注 15～20mL 温度不超过 45℃的细菌、霉菌、酵母菌琼脂培养基(细菌用胰酪大豆胨琼脂培养基或胰酪大豆胨液体培养基、沙氏葡萄糖琼脂培养基用于检查霉菌及酵母菌总数），均匀混合后于 30～35℃ 培养 48 小时后根据细菌数报告规则计数，然后再将平均菌落数乘以稀释倍数，即可得到每克或每毫升被检药物中的细菌、霉菌、酵母菌总数，如果超过限量，即可认为不合格。

（2）验证方法：取规定量最低稀释级的供试液，加入 50～100cfu 试验菌，按菌落计数方法测定其菌数（为供试品组）。平皿法计数：其试验菌液、供试液应分别注入平皿中，立即倾注胰酪大豆胨琼脂培养基；薄膜过滤法计数：应在最后一次的冲洗液中加入试验菌。同时测定加入的试验菌数（为活菌组）及供试品的本底菌数（为空白组）。为考察供试液制备过程中微生物受影响的程度，可用相应的稀释液替代供试品，加入试验菌，使最终菌浓度为每 1mL 含 50～100cfu，按供试品组的供试液制备方法和菌落计数方法测定其菌数（为对照组）。验证试验至少应进行 3 次独立的平行试验，并分别计算各次试验的菌回收率。供试品组的菌回收率（%）=（供试品组平均菌落数 - 空白组平均菌落数）×100%/活菌组的平均菌落数；对照组的菌回收率（%）= 对照组的平均菌落数 ×100%/活菌组的平均菌落数。

（3）验证方法的结果判定：对照组的菌回收率均应不低于70%。若供试品组的菌回收率均不低于70%，则符合验证试验，可按此方法测定供试品的细菌、霉菌及酵母菌数；若任意一次试验中供试品组的菌回收率低于70%，则不符合验证试验，应建立新的方法，并重新验证。

验证试验可与供试品的细菌、霉菌及酵母菌计数同时进行。验证时，按供试液的制备和细菌、霉菌及酵母菌计数所规定的方法进行。各试验菌应逐一进行验证试验。通常的方法是在检测样品中加入能代表样品检测的四大代表类型的菌种（革兰氏阳性菌、革兰氏阴性菌、霉菌和酵母菌，具体可见前述的验证试验用微生物，加菌量应控制在 10～100cfu），然后按前述的平皿菌落计数法，独立检测 3 批样品；每次试验结果表明样品试验组的细菌、霉菌和酵母菌总数不低于阳性对照组的平均生长数量的70%，则该检测方法通过验证。只要检测样品的工艺材料、方法使用的培养基、灭菌方法、操作人员不改变，则该检测方法可一直沿用；如任何条件发生改变，按规定，则要求重新予以验证证实。

2. 薄膜过滤计数法　薄膜过滤计数法应采用开放式薄膜过滤法，滤膜的孔径不大于 0.45μm。选择滤膜材质时应考虑供试品及其溶剂的特性。

取相当于每张滤膜含 1g 或 1mL 供试品的供试液 1mL 直接过滤，加至 100mL 稀释剂中，混匀，过滤。或取规定量的供试液直接或处理后，用 pH7.0 无菌氯化钠 - 蛋白胨缓冲液按 10 倍比例稀释成 1:10²、1:10³ 等稀释级，取适宜稀释级的供液进行过滤测定，然后用 pH7.0 无菌氯化钠 - 蛋白胨缓冲液（或无菌聚山梨酯氯化钠 - 蛋白胨缓冲液）冲洗滤膜，每次冲洗量为 100mL。

平板上用于测定细菌数；菌面朝上，贴于沙氏葡萄糖琼脂培养基用于测定霉菌数；菌面朝上，贴于沙氏葡萄糖琼脂培养基平板上用于测定酵母菌数。每种培养基至少制备一张滤膜，然后分别置 30～35℃ 或 23～28℃ 培养。

（1）阴性对照：取试验用的稀释剂 1mL 同法操作，作为阴性对照。阴性对照不得有菌生长。

（2）培养和计数：同平皿法，每片滤膜上的菌落数应不超过 100 个。

（3）菌数报告规则：以相当于 1g 或 1mL 供试品的菌落数报告菌数；若滤膜上无菌落生长，以小于 1 报告菌数（每张滤膜过滤 1g 或 1mL 供试品）或小于 1 乘以稀释倍数的值报告菌数。

（二）控制菌检查

控制菌检查细菌的培养温度为 30～35℃，白假丝酵母菌检查的培养温度为 23～28℃。控制菌检查应同时设阳性对照试验和阴性对照试验。

阳性对照试验：在增菌培养液中同时加供试品和 10～100cfu 阳性对照菌，阳性对照菌为相应控制菌的规定菌株，按供试品的控制菌检查法检查。阳性对照试验应检出相应的阳性菌，其目的是为了考察试验方法的可靠性。

阴性对照试验：为确认试验条件是否符合要求，应进行阴性对照试验。阴性对照试验应无菌生长，如阴性对照有菌生长，应进行偏差调查。

1. 大肠埃希菌检查　大肠埃希菌又称大肠杆菌（escherichia coli），属肠杆菌科埃希菌属，是埃希菌属的代表种，主要存在于人和温血动物肠道中，是人和许多动物体内的正常菌群；当宿主免疫力低下或者细菌侵入肠外组织、器官，可引起肠外感染，侵入血流，可引起败血症。《中国药典》（2015 年版）规定鼻及呼吸道给药和某些口服给药的制剂，每 1g、1mL 或 10cm^2 不得检出大肠埃希菌。

（1）供试液制备和增菌培养：取供试品，按照"非无菌产品微生物限度检查：微生物计数法（通则 1105）"制成 1∶10 供试液。取相当于 1g 或 1mL 供试品的供试液，接种至适宜体积（经方法适用性试验确定）的胰酪大豆胨液体培养基中，混匀，30～35℃ 培养 18～24 小时。

（2）选择和分离培养：取上述培养物 1mL 接种至 100mL 麦康凯液体培养基中，42～44℃ 培养 24～48 小时。取麦康凯液体培养物，划线接种于麦康凯琼脂培养基平板上，30～35℃ 培养 18～72 小时。

（3）结果判断：若麦康凯琼脂培养基平板上有桃红色菌落生长，应进行分离、纯化及适宜的鉴定试验，确证是否为大肠埃希菌；若麦康凯琼脂培养基平板上没有菌落生长，或虽有菌落生长但鉴定结果为阴性，判供试品未检出大肠埃希菌。

2. 沙门菌检查　沙门菌（Salmonella）是肠道的重要致病菌，包括多种沙门菌，已发现 2000 多个血清型，主要存在于人和其他动物的肠道内，可随粪便或带菌者接触污染药品原药、辅料、制药用水、制药设备、半成品、成品，尤其是以动物脏器为原料的药物，被污染的概率最高。《中国药典》（2015 年版）规定以动物来源（包括提取物）的口服制剂，每 10g 或 10mL 不得检出沙门菌。

（1）供试液制备和增菌培养：取 10g 或 10mL 供试品直接或处理后接种至适宜体积（经方法适用性试验确定）的胰酪大豆胨液体培养基中，混匀，30～35℃ 培养 18～24 小时。

（2）选择和分离培养：取上述培养物 0.1mL 接种至 10mL RV 沙门菌增菌液体培养

基中，30～35℃培养18～24小时。取少量 RV 沙门菌增菌液体培养物，划线接种于木糖赖氨酸脱氧胆酸盐琼脂培养基平板上，30～35℃培养18～48小时。沙门菌在木糖赖氨酸脱氧胆酸盐琼脂培养基板上生长良好，菌落为淡红色或无色、透明或半透明，中心有或无黑色。用接种针挑选疑似菌落于三糖铁琼脂培养基高层斜面上进行斜面和高层穿刺接种，培养18～24小时，或采用其他适宜方法进一步鉴定。

(3)结果判断：若木糖赖氨酸脱氧胆酸盐琼脂培养基平板上有疑似菌落生长，且三糖铁琼脂培养基的斜面为红色、底层为黄色，或斜面黄色、底层黄色或黑色，应进一步进行适宜的鉴定试验，确证是否为沙门菌，如果平板上没有菌落生长，或虽有菌落生长但鉴定结果为阴性，或三糖铁琼脂培养基的斜面未见红色、底层未见黄色；或斜面黄色、底层未见黄色或黑色，判供试品未检出沙门菌。

3. 铜绿假单胞菌检查　铜绿假单胞菌(pseudomonas aeruginosa)俗称绿脓杆菌，为革兰氏阴性无芽孢杆菌，属于假单胞菌属，能产生绿色的水溶性色素，广泛分布在环境中，可在生产各个环节污染药品。本菌是常见的化脓性细菌，可在烧伤、烫伤、眼科及其他外科疾患中引起继发性感染，使患者的病情加重，是医院内感染常见且严重的致病菌之一。《中国药典》(2015年版)规定，局部给药的外用制剂及眼用制剂，每 1g、1mL 或 $10cm^2$ 不得检出铜绿假单胞菌。

(1)供试液制备和增菌培养：取供试品，按照"非无菌产品微生物限度检查：微生物计数法(通则1105)"制成 1:10 供试液。取相当于 1g 或 1mL 供试品的供试液，接种至适宜体积(经方法适用性试验确定)的胰酪大豆胨液体培养基中，混匀，30～35℃培养18～24小时。

(2)选择和分离培养：取上述培养物，划线接种于溴化十六烷基三甲铵琼脂培养基平板上，30～35℃培养18～72小时。

取上述平板上生长的菌落进行氧化酶试验，或采用其他适宜方法进一步鉴定。

氧化酶试验：将洁净滤纸片置于平皿内，用无菌玻棒取上述平板上生长的菌落涂于滤纸片上，滴加新配制的 1% 二盐酸 N，N－二甲基对苯二胺试液，在30秒内若培养物呈粉红色并逐渐变为紫红色，为氧化酶试验阳性，否则为阴性。

(3)结果判断：若溴化十六烷基三甲铵琼脂培养基平板上有菌落生长，且氧化酶试验结果为阳性，应进一步进行适宜的鉴定试验，确证是否为铜绿假单胞菌；如果平板上没有菌落生长，或虽有菌落生长但鉴定结果为阴性，或氧化酶试验结果为阴性，判供试品未检出铜绿假单胞菌。

4. 金黄色葡萄球菌检查　葡萄球菌属细菌是最常见的化脓性球菌。金黄色葡萄球菌(Staphylococcus aureus)是葡萄球菌属中致病性最强的一种，也是人类食物中毒症中常见的病原菌之一，广泛分布在土壤、水、空气及物品上，人和动物的皮肤及与外界相通的腔道也常有本菌存在。《中国药典》(2015年版)规定，局部给药的外用制剂，每 1g、1mL 或 $10cm^2$ 不得检出金黄色葡萄球菌。

(1)供试液制备和增菌培养：取供试品，按照"非无菌产品微生物限度检查：微生物计数法(通则1105)"制成 1:10 供试液。取相当于 1g 或 1mL 供试品的供试液，接种至适宜体积(经方法适用性试验确定)的胰酪大豆胨液体培养基中,混匀,30~35℃培养18~24小时。

(2)选择和分离培养:取上述培养物,划线接种于甘露醇氯化钠琼脂培养基平板上,30~35℃培养18~72小时。

(3)结果判断:若甘露醇氯化钠琼脂培养基平板上有黄色菌落或外周有黄色环的白色菌落生长,应进行分离、纯化及适宜的鉴定试验,确证是否为金黄色葡萄球菌;若平板上没有与上述形态特征相符或疑似的菌落生长,或虽有相符或疑似的菌落生长但鉴定结果为阴性,判供试品未检出金黄色葡萄球菌。

5. 梭菌检查　梭菌属(*Clostridia*)为革兰氏阳性杆菌,能形成芽孢,且芽孢多大于菌体的宽度,细菌膨胀成梭形,故名梭状芽孢杆菌,大多数为专性厌氧菌。梭菌属在自然界分布广泛,主要存在于土壤、水及人和家畜的肠道内,可随粪便污染土壤和水源。该属中主要病原菌有破伤风梭菌、产气荚膜梭菌、肉毒梭菌和艰难梭菌,均能产生强烈的外毒素引起疾病。《中国药典》(2015年版)规定,用于深部组织、创伤及溃疡面等外用制剂,每1g、1mL或10cm²不得检出梭菌。

(1)供试液制备和热处理:取供试品,按照"非无菌产品微生物限度检查:微生物计数法(通则1105)"制成1:10供试液。取相当于1g或1mL供试品的供试液2份,其中1份置80℃保温10分钟后迅速冷却。

(2)增菌、选择和分离培养:将上述2份供试液分别接种至适宜体积(经方法适用性试验确定)的梭菌增菌培养基中,置厌氧条件下30~35℃培养48小时。取上述每一培养物少量,分别涂抹接种于哥伦比亚琼脂培养基平板上,置厌氧条件下30~35℃培养48~72小时。

过氧化氢酶试验:取上述平板上生长的菌落,置洁净玻片上,滴加3%过氧化氢试液,若菌落表面有气泡产生,则为过氧化氢酶试验阳性,否则为阴性。

(3)结果判断:若哥伦比亚琼脂培养基平板上有厌氧杆菌生长(有或无芽孢),且过氧化氢酶反应阴性的,应进一步进行适宜的鉴定试验,确证是否为梭菌;如果哥伦比亚琼脂培养基平板上没有厌氧杆菌生长,或虽有相符或疑似的菌落生长但鉴定结果为阴性,或过氧化氢酶反应阳性,判供试品未检出梭菌。

6. 白假丝酵母菌检查　白假丝酵母菌(*Candida albicans*)即白色念珠菌,是一种呈卵圆形的真菌,革兰氏染色阳性,但着色不均匀,有芽生孢子,能形成厚膜孢子和假菌丝。白假丝酵母菌广泛分布于自然界,如土壤、植物、奶制品及正常人口腔、上呼吸道及阴道,一般在正常机体中数量少,不引起疾病,当机体免疫力下降或菌群失调时,则本菌可大量繁殖,侵入皮肤、黏膜、内脏等组织细胞,引起呼吸系统、消化系统和泌尿生殖系统的疾病。《中国药典》(2015年版)规定,阴道、尿道给药的制剂,每1g、1mL或10cm²不得检出白假丝酵母菌。

(1)供试液制备和增菌培养:取供试品,按照"非无菌产品微生物限度检查:微生物计数法(通则1105)"制成1:10供试液。取相当于1g或1mL供试品的供试液,接种至适宜体积(经方法适用性试验确定)的沙氏葡萄糖液体培养基中,混匀,30~35℃培养 3~5 天。

（2）选择和分离培养：取上述预培养物，划线接种于沙氏葡萄糖琼脂培养基平板上，30~35℃培养 24~48 小时。

白假丝酵母菌在沙氏葡萄糖琼脂培养基上生长的菌落呈乳白色，偶见淡黄色，表面光滑，有浓酵母气味，培养时间稍久则菌落增大，颜色变深，质地变硬或有皱褶。挑取疑似菌落接种至念珠菌显色培养基平板上，培养 24~48 小时（必要时可延长至 72 小时），或采用其他适宜方法进一步鉴定。

（3）结果判断：若沙氏葡萄糖琼脂培养基平板上有疑似菌落生长，且疑似菌在念珠菌显色培养基平板上生长的菌落呈阳性反应，应进一步进行适宜的鉴定试验，确证是否为白假丝酵母菌；若沙氏葡萄糖琼脂培养基平板上没有菌落生长，或虽有菌落生长但鉴定结果为阴性，或疑似菌在该菌显色培养基平板上生长的菌落呈阴性反应，判供试品未检出白假丝酵母菌。

7. 活螨检查　螨常和蜱一起并称"蜱螨"，两者皆属于无脊椎节肢动物。蜱螨的种类和数量众多，广泛分布于陆地、淡水、海洋和生物体中，与农业、畜牧、医药等领域关系密切。

活螨的检测方法有直检法、漂浮法和分离法。

（1）直检法：取供试品，先用肉眼观察，有无疑似活螨白点，再用 5~10 倍放大镜或双筒实体显微镜检查。

（2）漂浮法：将供试品放在盛有饱和生理盐水的扁形称量瓶中，加饱和生理盐水至容器 2/3 处，搅拌均匀，置双筒实体显微镜下检测，或继续加饱和生理盐水至瓶口处，用载玻片沾取水面上的漂浮物，置显微镜下检查有无活螨。

（3）分离法：将供试品放在特制的分离器或附有孔径大小适宜的筛网的普通玻璃漏斗里，利用活螨避光、怕热的习性，在漏斗的广口上面放一个 60~100W 的灯泡，距离药品约 6cm 处，照射 1~2 小时。活螨可沿着漏斗内的底部细颈内壁向下爬，可用小烧杯装半杯甘油水，放在漏斗的下口处，收集爬出来的活螨。

思考题

1. 药品生产过程中微生物污染的主要来源有哪些？

2. 控制和减少药品生产过程中微生物污染的措施有哪些？

3. 药品各种控制菌检查所用培养基的原理是什么？

下 篇

免疫学

第十一章　免疫学概述

第一节　免疫和免疫学

一、免疫和免疫学的概念

免疫（immunity）原意为免除赋税，后引入医学领域指人体对感染性疾病的抵抗力，现代认为免疫是指机体识别和清除抗原性异物的功能。它能识别"自我"和"非我"，对自身正常物质特异性接纳，而对外来的和自身的抗原性异物产生特异性排斥。机体的免疫反应通常情况下对机体有利，在某些异常情况下也会对机体造成损伤。

免疫学（immunology）是研究机体免疫系统的组织结构和生理功能及其在生命科学中应用的学科，包括免疫系统的组织结构、对抗原的识别、免疫应答、免疫记忆、免疫耐受、免疫调节、免疫病理等的原理和机制，以及免疫学的理论、方法和技术在疾病的预防、诊断、治疗及其他生命科学中的应用。

免疫学在 20 世纪后期已是生命科学的前沿学科和支柱学科，不仅具有惊人的发展速度，而且还具有广泛的学科交叉和渗透，涉及基础医学、临床医学和预防医学等诸多方面，并形成了许多分支，如免疫生物学、免疫遗传学、分子免疫学、免疫病理学、免疫药理学、临床免疫学、神经免疫学、肿瘤免疫学、移植免疫学、生殖免疫学、免疫诊断学、免疫防治学、中医药免疫学等。免疫学是医药学的重要基础课之一。

二、机体的免疫功能

机体的免疫功能可归纳为三大类：即免疫防御、免疫稳定和免疫监视（表 11 - 1）。

表 11 - 1 机体的免疫功能

功能	正常情况下	异常情况下
免疫防御	抵抗和清除外来病原体侵袭及中和毒素	超敏反应、免疫缺陷(反复感染)
免疫稳定	清除衰老、损伤和死亡的细胞，免疫调节，免疫耐受	自身免疫病
免疫监视	监视和清除突变或转化的细胞	细胞癌变、持续感染

第二节 免疫学发展简史及展望

免疫学最早研究的内容是抗感染免疫。20 世纪以后，随着免疫系统的非防御功能和结构相对独立被发现或明确，免疫学逐步脱离了微生物学而发展为一门独立的学科，并于 1971 年在第一届国际免疫学会联合会会议上得到了确认。

一、免疫学的发展史

免疫学的发展史大致可划分为三个阶段。

(一)经验免疫学时期

经验免疫学时期应该从我国最早文献记载的《黄帝内经》开始。《黄帝内经》明确提出了"正气存内，邪不可干"。我国直接应用免疫的方法防治传染病在古代中医著作中早有记载，如晋代医学家葛洪(283—363)在其《肘后方》中，就记有"疗猘犬咬人方，乃杀所咬犬，取脑敷之，则后不发。"对后世影响最大的是我国利用人痘预防天花的实践，11 世纪用患者痘痂入鼻或穿患者衣服的预防方法，到 17 世纪已推广到其他国家。清代《种痘心法》等著作中不仅正式记载了种痘法，而且明确记述了人痘苗有时苗(又称生苗，致病力强)和种苗(又称熟苗，致病力弱)之分，并认识到患过天花或其他皮疹性传染病后，则不再被感染(即获得了免疫力)。18 世纪末，英国医生 Jenner(1796)观察到牛患"牛痘"时，局部痘疹酷似人类天花，挤奶女工为患"牛痘"的病牛挤奶，手臂上也患"牛痘"，但不得天花。于是他意识到接种"牛痘"可以预防天花，发明了"种痘术"(vaccine)，并试种成功，在预防天花上取得了重大突破，逐渐在世界范围得到了推广应用。他提出的种痘术后来演化为疫苗和预防接种的科学术语，Jenner 也被后世尊为免疫学的奠基者。

(二)经典免疫学时期

19 世纪后期，随着高效显微镜的应用，明确了致病微生物的存在，经典免疫学作为微生物学的一个分支进入了快速发展轨道，并取得了一系列重要成果。

1. 经典疫苗的研制 1880 至 1881 年间，Pasteur 在否定了生命自然发生理论的基础上，有力地推动了疫苗的研究，成功研制了减毒鸡霍乱杆菌、炭疽杆菌菌苗等。1885 年他利用制备的减毒狂犬病疫苗接种，成功地防治了人类狂犬病，成为人工主动免疫的先驱。

2. 抗体的发现 19 世纪 80 年代后期，科学家在研究病原菌的过程中发现白喉杆菌经其分泌的白喉毒素致病，进而发现再感染者的血清中有"杀菌素"。1890 年，Behring 和 Kitasato 发现免疫接种动物血清中含抗白喉的物质，并将其称为抗体。鉴于细菌分泌的蛋白性毒素可致抗体产生，当时的科学家就把能刺激宿主产生抗体的物质称为抗原，建立了抗原、抗体的概念。

3. 补体的发现 1889 年，Buchner 发现了补体，1895 年 Bordet 明确溶菌现象中补体和抗体的作用。其后，科学家们陆续建立了基于抗原与抗体特异性结合的一系列血清学试验方法，如 1896 年 Gruber 和 Durham 建立的特异性凝集反应，1897 年 Kraus 进行的沉淀试验，1906 年 Wassermann 进行的梅毒补体结合反应等。

4. 经典免疫学理论形成 1883 年，Metchnikoff 提出了细胞免疫学说；1896 年，Ehrlich 提出了体液免疫学说；1890 年，Koch 发现了超敏（变态）反应；1902 年，Richet 发现了继发过敏现象；1901 年，Landsteiner 发现了 ABO 血型系统。

在经历了 19 世纪末到 20 世纪初的辉煌发展之后，由于抗感染免疫的观念仍占主导地位，因此微生物学框架内的免疫学成了其进一步发展的束缚。

(三)现代免疫学时期

20 世纪 40 年代以后，免疫自身识别作为免疫识别的基础逐渐被明确，免疫学开始突破抗感染免疫的束缚，过渡到现代免疫学时期。在免疫功能进一步得到了较全面认识的基础上，伴随免疫系统的确立，免疫学开始成为独立的学科。

1. 现代免疫理论的奠基 1945 年，Owen 发现了异卵双生牛的天然免疫耐受现象，明确了自身识别问题；1949 年，Burnet 提出了免疫耐受理论；1953 年，Medawar 用实验证实了胚胎期耐受理论；1955 年，Jerne 提出天然抗体选择学说，并最终于 1974 年完成了免疫网络学说；1957 年，Burnet 和 Talmage 完善了克隆选择学说，初步确定了免疫能区分"自我"和"非我"观念。

2. 免疫系统的确立 1957 年，Glick 发现了禽类腔上囊（bursa）的免疫功能，并将来源于此器官的细胞称为 B 细胞（bursa）；1961 年至 1962 年，Good 和 Miller 明确了胸腺是 T 细胞发育成熟的器官；1959 年至 1962 年，Porter 和 Edelman 发现了抗体的分子结构；1978 年，Tonegawa 进一步阐明了免疫球蛋白基因重排机制；20 世纪 60 年代末以后，大量免疫细胞因子及其作用被认识，白细胞分化（CD）抗原等被明确。

3. 免疫遗传学的研究 Snell（1948）、Dausset（1958—1962）、Benacrraf（1963）研究并明确了主要组织相容性复合体（MHC）与免疫的关系。其后，MHC 的基因结构（1980）、T 细胞受体基因结构（1983—1986）等亦被阐明。

4. 免疫机制的深入了解 Claman（1966）等发现了 T 细胞、B 细胞间的协作关系，Doherty 和 Zinkernagel（1974）发现了有关免疫细胞识别机制（MHC 限制性）；接着，免疫细胞个体发育阶段性（阳性选择和阴性选择）、树突状细胞和巨噬细胞等抗原提呈作用、第二信号系统的作用、免疫细胞活化、凋亡及失能、免疫效应细胞与效应分子对靶细胞作用等机制相继被阐明。

5. 免疫应用技术的突破 1960 年，Yalow 等建立了放射免疫技术；1975 年，Kohler

和 Milstein 建立了单克隆抗体的杂交瘤技术。此外，取得突破的还有高效免疫抑制剂的开发与应用、免疫细胞因子及其受体基因陆续被克隆、进一步完善现代免疫治疗等。

总之，免疫学的发展经历了一个漫长并逐步加速的历程，尤其是 1975 年之后分子生物学的兴起使免疫学得到了迅猛发展，从基因、分子、细胞、整体等不同层次上，研究免疫细胞生命活动基本规律的机制，揭示了细胞分化、细胞活化、信号转导、细胞凋亡、细胞活动的分子调节等根本问题。免疫学自身也发展成为生命科学研究的三大支柱学科之一，开拓了认识生命奥秘的诸多重要研究途径，推动了生命科学的发展。

在免疫学的发展历程中，免疫学研究的学者功不可没，其中许多人获得了诺贝尔奖（表 11-2）。

表 11-2　与免疫学相关的诺贝尔奖获得者

年代	学者姓名	国家	获得成就
1901	E. A. Behring	德国	发现抗毒素，开创免疫血清疗法
1905	R. Koch	德国	发现结核分枝杆菌和诊断结核病的结核菌素
1908	P. Ehrlich	德国	提出体液免疫理论和抗体生成的侧链学说
	E. Metchnicoff	俄国	发现细胞吞噬作用，提出细胞免疫理论
1913	C. Richet	法国	发现过敏现象
1919	J. Bordet	比利时	发现补体，建立补体结合试验
1930	K. Landsteiner	美国	发现人类红细胞血型
1951	M. Theler	南非	发明黄热病疫苗
1957	D. Bovet	意大利	应用抗组胺药物治疗超敏反应
1960	F. M. Burnet	澳大利亚	提出抗体生成的克隆选择学说
	P. B. Medawar	英国	发现获得性移植免疫耐受性
1972	G. M. Edelman	美国	阐明抗体的本质
	R. R. Porter	英国	阐明抗体的化学结构
1976	B. S. Blumberg	美国	发现澳大利亚抗原（HAA）
1977	R. S. Yalow	美国	创立放射免疫测定法
1980	J. Dausset	法国	发现人白细胞抗原
	G. D. Snell	美国	发现小鼠 H-2 系统
	B. Benacerraf	美国	发现免疫应答的遗传控制
1984	N. K. Jerne	丹麦	提出天然抗体选择学说和免疫网络学说
	G. Kohler	德国	建立杂交瘤技术制备单克隆抗体
	C. Milstein	阿根廷	首创单克隆抗体技术及阐明免疫球蛋白基因表达的遗传控制
1987	Tonegawa	日本	阐明抗体多样性的遗传基础
1990	J. E. Murray	美国	首创人类肾移植术
	E. D. Thomas	美国	首创人类骨髓移植术
1996	P. C. Doherty	澳大利亚	提出 MHC 限制性，即 T 细胞的双识别模式
	R. M. Zinkernagel	瑞士	

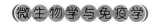

续表

年代	学者姓名	国家	获得成就
2011	B. A. Beutler	美国	发现先天性免疫激活中的 Toll 受体
	J. A. Hoffmann	法国	
2015	R. M. Steinman	加拿大	发现树突细胞及其在获得性免疫中的作用

二、免疫学在医药学中的地位及发展趋势

当今免疫学理论和技术在疾病诊断和防治中得到了广泛的应用。免疫诊断已成为临床各科诊断疾病的重要手段之一，尤其是标记技术的引入，使抗原与抗体检测的敏感性得到了很大提高，目前已广泛用于早孕、内分泌性疾病、自身免疫性疾病、超敏反应性疾病等的辅助诊断以及药物筛选、药物作用机制研究等领域。

展望未来，免疫学的研究将更加重视体内免疫细胞在时间及空间上的相互作用，因而体内免疫应答将成为免疫学研究的重点。免疫学诊断方法正向着微量、自动、快速的方向发展，新方法、新技术层出不穷。

现代免疫学的发展日新月异，已成为生命科学领域最活跃、最前沿的学科。免疫学在生命科学中的重要地位也得到了公认。1901—2011 年间，有近 20 次将诺贝尔生理学或医学奖授予了从事免疫学理论或免疫应用研究的人员，另外，在获诺奖的近 200 人中，有 1/3 的人涉及了免疫学相关领域。人类在预防和控制各类疾病的过程中，无不闪现着免疫学的身影。免疫学理论在众多免疫相关性疾病的防治和养生保健中发挥着重要的指导作用。免疫学不仅是基础医学和临床医学的桥梁学科，更是沟通和连接现代医药学和中医药学无可替代的桥梁学科。同时，免疫学的技术和方法，特别是分子免疫学技术，使得人们可以从整体水平、细胞水平、分子水平和基因水平探讨中医学基本理论的本质和防病治病、养生保健的机制。一方面，依托生命科学各种高通量检验平台的逐步建立，高敏感、高特异性技术的不断改进和单细胞、单分子水平成像技术的飞速发展，免疫学已经从分子水平探讨人体识别外来病原体的感染、启动天然免疫和适应性免疫应答以及维持自身免疫耐受等这些关键性问题。另一方面，人类已经能利用免疫组学、计算免疫学、蛋白质组学、转基因和基因敲除等方法、工具和动物模型，在整体水平上系统研究免疫系统的病理生理过程，揭示免疫性疾病（感染性疾病、肿瘤、自身免疫病、过敏性疾病等）的发病机制。

思考题

1. 如何理解免疫反应是一把双刃剑？
2. 免疫学在现代医药学中的地位及发展趋势是什么？
3. 我国古代中医用人痘预防天花的免疫学机制是什么？

第十二章 抗原及非特异性免疫刺激剂

第一节 抗原的概念及分类

一、抗原的概念

抗原（antigen，Ag）是指能与淋巴细胞抗原受体（TCR/BCR）特异性结合，刺激机体免疫系统产生特异性免疫应答，并能与相应免疫应答产物（指抗体或致敏淋巴细胞）在体内、外发生特异性反应的物质。因此，抗原具有两种基本特性：①免疫原性（immunogenicity），指抗原能刺激机体产生特异性抗体或致敏淋巴细胞的特性。②免疫反应性（immunoreactivity）或抗原性（antigenicity），指抗原能与相应免疫应答产物（抗体或致敏淋巴细胞）发生特异性结合的特性。凡具有免疫原性和免疫反应性的物质，称为完全抗原（简称抗原），大多数蛋白质、细菌、病毒、细菌外毒素、动物免疫血清等均属于完全抗原。只有免疫反应性而无免疫原性的物质，称为不完全抗原或半抗原，大多数多糖、类脂、某些药物均属于半抗原。这些半抗原单独不能诱导机体免疫系统产生抗体或致敏淋巴细胞，但若与蛋白质载体结合即可获得免疫原性。在某些情况下，抗原也可诱导机体对该抗原产生特异性的不应答，称为免疫耐受，这类抗原称为耐受原。有些抗原可激发机体的超敏反应（即变态反应），故可称为变应原。

免疫应答的特异性是由抗原分子上的抗原决定基（表位）所决定的。抗原决定基（antigenic determinant）是指抗原分子中决定抗原特异性的特殊化学基团，又称为表位（epitope）。抗原通过抗原决定基与相应淋巴细胞表面的抗原受体结合，引起免疫应答。抗原也可藉此与抗体发生特异性结合。表位结构或构象的细小变化均会影响特异性。

二、抗原的分类

抗原物质的种类繁多，可根据不同分类原则对其进行分类。

1. **根据抗原性质分类** 抗原可分为两类，即完全抗原和不完全抗原。

（1）完全抗原（complete antigen）：简称抗原，是一类既有免疫原性，又有免疫反应性的物质。例如，大多数蛋白质、细菌、病毒、细菌外毒素等都是完全抗原。

（2）不完全抗原（incomplete antigen）：即半抗原（hapten），是只具有免疫反应性，而无免疫原性的物质，故又称不完全抗原。半抗原与蛋白质载体结合后，就获得了免疫原性。半抗原又可分为复合半抗原和简单半抗原。复合半抗原不具有免疫原性，只具免疫反应性，如绝大多数多糖（如肺炎球菌的荚膜多糖）和所有的类脂等；简单半抗原既不具免疫原性，又不具免疫反应性，但能阻止抗体与相应抗原或复合半抗原结合，如肺炎球菌荚膜多糖的水解产物等。

2. 根据抗原刺激 B 细胞产生抗体是否需要 T 细胞协助分类 抗原可分为胸腺依赖性抗原（TD－Ag）和胸腺非依赖性抗原（TI－Ag）。

（1）胸腺依赖性抗原（thymus－dependent antigen，TD－Ag）：这类抗原是指需要 T 细胞辅助和巨噬细胞参与才能激活 B 细胞产生抗体的抗原性物质。绝大多数蛋白质抗原属于 TD 抗原，其共同特点是分子量大，表面决定簇多，但每种决定簇数量不多，且分布不均匀。此外，TD 抗原分子中既具有可被 T 细胞识别的载体决定簇，也具有半抗原决定簇。TD 抗原刺激机体主要产生 IgG 类抗体，还可刺激机体产生细胞免疫应答和回忆应答。

（2）胸腺非依赖性抗原（thymus－independent antigen，TI－Ag）：这类抗原刺激 B 细胞产生抗体时无须 T 细胞辅助。仅少数抗原物质属于 TI 抗原，如细菌脂多糖、荚膜多糖、聚合鞭毛素等。TI 抗原带有重复出现的同一抗原决定簇，降解缓慢，且无载体决定簇，故不能激活 T 细胞，只能激发 B 细胞产生 IgM 类抗体，无 IgG 的转换，也不引起回忆应答。此外，TI 抗原多不能引起细胞免疫应答。

3. 根据抗原的来源分类 抗原可分为异种抗原、同种异型抗原、自身抗原、异嗜性抗原等。

（1）异种抗原（xenoantigen）：指来自另一种生物的抗原，即各种微生物及其代谢产物、异种动物血清等，如细菌、病毒、立克次体等都是很好的抗原，由它们刺激机体所产生的抗微生物抗体一般都有不受该微生物侵害的能力。微生物的化学成分相当复杂，有各种不同的蛋白质以及与蛋白质结合的各种多糖和脂类，它们都可能是抗原，并产生各种相应的抗体，因此每一个微生物个体的抗原成分也是相当复杂的，是由许多不同抗原组成的复合抗原。

（2）同种异型抗原（alloantigen）：指存在于同一种族不同个体之间的抗原，如人类红细胞抗原、主要组织相容性抗原系统等。

（3）自身抗原（autoantigen）：指自身物质对机体本身一般不表现免疫性，但在下列情况下可获得免疫原性的抗原。例如：与免疫系统隔绝的自身隐蔽成分（如甲状腺球蛋白、晶体蛋白等）一旦进入血液，即可成为自身抗原。此外，自身物质经外伤、感染、药物或射线的影响发生质的改变时，也可成为具有免疫原性的抗原物质。

（4）异嗜性抗原（heterophilic antigen）：指一种与种族特异性无关的，存在于人、动物、植物、微生物等生物之间的性质相同的抗原。Forssman 将豚鼠肾、肝、脾、肾上腺等脏器制成悬液，免疫家兔产生的抗体，除能与相应的脏器抗原起免疫反应外，还能凝集绵羊红细胞，这种抗原称为异嗜性抗原，又称福斯曼抗原（Forssman antigen）。

此外，抗原还可分为内源性抗原、外源性抗原，以及天然抗原（natural Ag）、人工抗原（artificial Ag）、合成抗原（synthetic Ag）等。

▰ 知识拓展

疫苗研制新策略

筛选免疫效应靶分子获得抗原片段已成为当代疫苗设计的关键技术，抗原表位已成设计疫苗所考虑的基本问题。目前已能有效地分析病原体抗原结构中的 B 细胞表位和 T 细胞表位，为上述的疫苗设计提供了基础。制备表位疫苗的关键是要确定出可被免疫细胞识别的特异性多肽，因此表位的鉴定是构建表位疫苗的第一步。鉴定表位常用的方法有以下几种：①酶解法。②用噬菌体显示肽库技术筛选模拟表位。③洗脱法，将表位从 MHC 分子或单抗上洗脱下来，进行测序。④合成重叠肽法，合成重叠肽法的优点是覆盖面广，漏筛的可能性小，但工作量大，花费较高。⑤用计算机软件分析整个基因组，将预测所得的候选表位肽再用实验方法验证，能够快速准确地鉴定出抗原表位。

第二节 影响抗原免疫原性的因素

抗原的免疫原性是抗原本身所具有的基本属性之一，抗原与机体的相互作用在一定程度上决定着抗原的免疫原性。影响抗原免疫原性的因素包括以下几个方面。

一、抗原因素

（一）异物性

异物性是影响抗原免疫原性的首要条件。正常情况下，自身抗原对机体免疫系统无免疫原性或仅有弱的免疫原性。异物性（foreignness）的传统概念指"非机体自身物质的属性"。随着自身耐受机制不断被揭示，"异物"的概念被重新定义为"在胚胎期未与淋巴细胞充分接触过的物质"。换言之，凡与宿主自身成分不同或从未与特异性淋巴细胞接触过（即视其为自身抗原）的物质，均为异物。异物性的程度取决于其与机体的亲缘关系：亲缘关系（即种属关系）越远，则异物性越强，其免疫原性越强。

（二）抗原的理化性质

抗原的理化性质包括以下几点。

1. 分子大小 具有免疫原性的物质，其分子量多大于 10000。一般而言，物质的分子量越大，免疫原性就越强。大分子物质不易被迅速降解，在体内存留时间较长，分子结构复杂，含有的特殊化学基团（即抗原表位）较多，有利于刺激免疫系统产生较强的免疫应答。

2. 化学组成与结构　分子量并非决定免疫原性的唯一和绝对的因素，免疫原性物质还需要具备复杂的化学组成与特殊的化学基团。抗原结构序列中含芳香族氨基酸越多，形成的抗原决定基越多，免疫原性越强；抗原分子中某些氨基酸残基所处侧链位置的不同，可影响抗原与淋巴细胞抗原受体的易接近性或结合，也影响抗原的免疫原性。此外，因B细胞表位为构象决定基，如某些抗原在天然状态下可诱生特异性抗体，但经变性构象改变后，可失去诱生同样抗体的能力。

3. 抗原表位的易接近性　易接近性（accessibility）指抗原分子表面的特殊化学基团（即表位）与相应淋巴细胞表面抗原受体（如BCR）结合的难易程度。抗原分子中氨基酸残基所处侧链位置不同，可影响B细胞的抗原受体（B cell antigen receptor，BCR）与表位结合，从而影响抗原的免疫原性。

4. 物理性状　化学性质相同的抗原物质可因其物理性状不同而影响免疫原性。例如：颗粒性抗原的免疫原性强于可溶性抗原，聚合状态蛋白质的免疫原性强于单体。据此，常将免疫原性弱的物质吸附于某些大颗粒表面，可有效增强抗原物质的免疫原性。

（三）免疫方式

抗原进入机体的途径、剂量以及是否应用佐剂都将影响抗原的免疫原性，如同一物质经不同途径进入机体，其刺激免疫系统产生应答的强度各异，由强到弱依次为皮内注射、皮下注射、肌内注射、腹腔注射、静脉注射。经口服给予的蛋白质类抗原物质（如鸡蛋、牛奶等）可在消化道内被降解为氨基酸，从而丧失其免疫原性。但某些抗原经口服进入人体可诱导免疫耐受，此原理在防治移植排斥反应、自身免疫病和速发型超敏反应等疾病中具有应用前景。

二、机体因素

不同种属动物对同一抗原物质所产生免疫应答的强弱存在很大差异，同一种属内，个体对特定抗原产生应答的能力受遗传背景调控，导致应答水平的差异。

第三节　常见抗原物质及其在医药学中的应用

一、常见的抗原物质

1. 微生物及其代谢产物　每种微生物都是由多种抗原组成的复合体，都是良好的抗原，能诱导机体发生免疫应答（如细菌、病毒、螺旋体等对人有较强的免疫原性），刺激机体可产生抗体。临床上可通过检测抗体诊断相关的疾病；亦可将病原微生物制成疫苗，用于预防疾病。

2. 动物免疫血清　用微生物或其代谢产物对动物进行人工自动免疫后，收获含有相应抗体的血清即为动物免疫血清，临床上用来治疗破伤风和白喉的破伤风抗毒素、白喉抗毒素即属于此，是用类毒素免疫马制备的。马的免疫血清对人具有二重性：一方面，它含有特异性抗体（抗毒素），可以中和相应的毒素，起到防治疾病作用；另一方面，马血清对人而言是异种蛋白，具有免疫原性，可引起血清病或过敏性休克。

3. 异嗜性抗原　存在于人、动物、植物及微生物等不同生物种间的共同抗原，称为 Forssman 抗原。目前已发现了多种异嗜性抗原：①大肠杆菌 O86 与人 B 血型物质。②肺炎球菌 14 型与人 A 血型物质。③大肠杆菌 O14 型脂多糖与人结肠黏膜。④溶血性链球菌抗原与肾小球基底膜及心脏组织。⑤立克次体与变形杆菌。

4. 同种异型抗原　在同种不同个体之间，由于基因型不同，表现在组织细胞结构上存在差异，可形成同种异型（体）抗原。

5. 肿瘤抗原　肿瘤抗原指细胞癌变过程中出现的新抗原或高表达抗原物质的总称。其根据肿瘤抗原特异性可概括为两大类。

（1）肿瘤特异性抗原（tumorspecificantigen，TSA）：指只存在于某种肿瘤细胞表面，不存在于正常细胞和其他种类肿瘤细胞的新抗原。

（2）肿瘤相关抗原（tumorassociatedantigen，TAA）：指一些肿瘤细胞合成的糖蛋白或糖脂成分，此抗原并非肿瘤细胞所特有，它也在正常细胞上微量表达，在细胞癌变时其含量明显增高，故称肿瘤相关抗原。

6. 自身抗原　机体对正常的自身组织和体液成分处于免疫耐受状态，当自身耐受被打破时，即可引起自身免疫应答。①隐蔽抗原释放：如眼晶体、精子等因外伤手术等释放入血。②自身抗原被修饰：如自身组织成分因感染、药物、辐射而变性。

二、抗原物质在医药学中的应用

抗原作为免疫系统的激活剂，已被广泛用于疾病的诊断、治疗、预防，机体发病机制的研究及药学工作中。

1. 疾病的诊断和辅助诊断　抗原有特异性，用已知抗体检测未知抗原，或用已知抗原检测体内相应抗体都已经成为临床诊断的重要技术。抗"O"试验、肥达试验在临床上可用于风湿热和肠热病的辅助诊断。

2. 疾病的预防　应用灭活或减毒的病原微生物及其产物制成的疫苗，或通过基因工程技术制备的疫苗，接种机体后可诱导产生适应性免疫应答，用于预防感染性疾病的发生。

3. 疾病的治疗　如应用肿瘤疫苗进行肿瘤生物治疗；应用经处理抗原的减敏疗法治疗某些 I 型超敏反应性疾病；口服抗原（如髓磷脂碱性蛋白）诱导耐受，可治疗动物实验性脱髓鞘疾病。

4. 疾病发生机制研究　超敏反应性疾病是由机体接触抗原后出现的疾病。深入阐明某些疾病的发病机制，有赖于深入分析特定物质（如蛋白质）的免疫原性、组织分布、所诱导免疫应答的特点等。

5. 在药学方面的应用　如可以将某些小分子药物（半抗原）偶联到大分子载体上，使之成为完全抗原，用其免疫动物，制备各种半抗原的抗体，则可应用于相关药物的

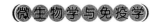

检测，还可用于对某些患者在服用药物后进行血中药物浓度的检测，对运动员进行服用违禁药品的检测等。

第四节　免疫佐剂及有丝分裂原

一、免疫佐剂

免疫佐剂(immunoadjuvant)指与抗原同时或预先注入机体后，能增强该抗原的免疫原性或改变机体免疫应答类型的物质，简称佐剂(adjuvant)。

(一)免疫佐剂的种类

免疫佐剂的种类很多，目前尚无统一的分类方法，常用的佐剂可分为4类：①无机佐剂，如氢氧化铝、明矾等。②有机佐剂，即微生物及其产物，如分枝杆菌(结核分枝杆菌、卡介苗)、短小杆菌、百日咳杆菌、内毒素、细菌提取物(胞壁酰二肽)等。③合成佐剂，如人工合成的双链多聚核苷酸(双链多聚腺苷酸、尿苷酸)、左旋咪唑、异丙肌苷等。④油剂，如弗氏佐剂、花生油乳化佐剂、矿物油、植物油等。弗氏佐剂目前在实验动物中最常用，又可分为弗氏不完全佐剂和弗氏完全佐剂两种。弗氏不完全佐剂是油剂(石蜡油或植物油)与乳化剂(羊毛脂或吐温80)相混合而成，当其再与抗原混合时，即成为油包水乳剂，可用于免疫注射。在不完全佐剂中加入死的分枝杆菌，即成为弗氏完全佐剂。弗氏完全佐剂的免疫强度大于不完全佐剂。该佐剂主要用于动物实验，不适宜于人类使用，而且动物多次注射后也常会发生佐剂病。

(二)免疫佐剂的生物作用

(1)抗原物质混合佐剂注入机体后，改变了抗原的物理性状，可使抗原物质缓慢地释放，延长了抗原的作用时间。

(2)佐剂吸附了抗原后，增加了抗原的表面积，使抗原易于被巨噬细胞吞噬。

(3)佐剂能刺激吞噬细胞对抗原的处理。

(4)佐剂可促进淋巴细胞之间的接触，增强辅助T细胞的作用。

(5)佐剂可刺激致敏淋巴细胞的分裂和浆细胞产生抗体，故免疫佐剂的作用可使无免疫原性物质变成有效的免疫原。

(6)佐剂可提高机体初次和再次免疫应答的抗体滴度。

(7)佐剂可改变抗体的产生类型以及产生迟发型超敏反应，并使其增强。

(三)免疫佐剂的作用机制

(1)延缓抗原的降解和排除，从而延长抗原在体内的滞留时间，避免频繁注射，从而更有效地刺激免疫系统。

(2)刺激单核吞噬细胞系统，增强其处理和提呈抗原的能力。

(3)刺激淋巴细胞的增生和分化，可提高机体初次和再次免疫应答的抗体滴度。

(4)改变抗体的产生类型以及产生迟发型超敏反应。

（四）免疫佐剂应具备的条件

一种良好的免疫佐剂必须具备下列条件。

（1）能增加抗原的表面积，并改变抗原的活性基团构型，从而增强抗原的免疫原性。

（2）佐剂与抗原混合能延长抗原在局部组织的存留时间，降低抗原的分解速度，使抗原缓慢释放至淋巴系统中，持续刺激机体产生高滴度的抗体。

（3）佐剂可以直接或间接激活免疫活性细胞并使之增生，从而增强了体液免疫、细胞免疫和非特异性免疫功能。

（4）良好的佐剂应具有无毒性或副作用低的特点。

（五）佐剂应用的优缺点

1. 优点　①能增强抗原的免疫效应。②能提高循环中抗体的量和细胞免疫力，并延长免疫的有效期。③能改变循环中抗体的类型。

2. 缺点　①有的佐剂可引起局部硬块、肿块，以致严重组织损伤，不宜用于人体，如弗氏完全佐剂。②佐剂能引起实验性自身免疫病，称为佐剂病。③佐剂有时还能诱发肿瘤。

二、有丝分裂原

有丝分裂原简称丝裂原，因其可使细胞发生有丝分裂而得名，多数是凝集素类蛋白质物质，是淋巴细胞多克隆激活剂。

不同有丝分裂原可选择性地活化某一类别的淋巴细胞，如 T 淋巴细胞或 B 淋巴细胞。有丝分裂原通常用于 T 淋巴细胞和 B 淋巴细胞的鉴别；计数 T 淋巴细胞和 B 淋巴细胞的数量，以间接判定细胞免疫或体液免疫的功能。能活化 T 淋巴细胞的有丝分裂原主要有刀豆蛋白 – A（Con – A）和植物血激素（PHA），二者均为提取的植物蛋白成分，T 淋巴细胞表面有其受体。Con – A 和 PHA 与其受体结合，可引起 T 淋巴细胞发生转化和增殖，体外实验可见受刺激活化后的形态特征有：①细胞体积增大。②胞质丰富，胞质中含有颗粒。③胞膜不规则，可出现伪足。④偶尔可见到有丝分裂。能活化 B 淋巴细胞的有丝分裂原主要有脂多糖（LPS）、葡萄球菌 A 蛋白（SPA），与其受体结合，可引起 B 淋巴细胞发生转化和增殖。此外，还有美洲商陆（PWM），主要刺激 B 淋巴细胞，也刺激 T 淋巴细胞增殖。

📖知识拓展

近年来由于工业的迅猛发展和气候的变迁，以及人类与动物亲密接触等原因，传染病发病率及新型传染病的发生都有所增长。随之，人们研制疫苗的种类和数量也相应迅速增加。高度纯化的新型疫苗具有良好的抗原特异性和低毒性，但免疫原性不高，影响免疫效果，当配合高效的佐剂时，则可增强疫苗的免疫效果。有研究表明，中药多糖具有广泛的免疫佐剂作用，其主要作用可以促进单核吞噬细胞抗原递呈功能，增加 T 淋巴细胞数量和加强其活性，增强 B 淋巴细胞产生抗体等。从中药中开发和研究免疫佐剂具有资源广泛，针对性强，成本低，见效快等优点。

思考题

1. 青霉素是半抗原，本身无免疫原性，为什么可引起过敏性休克？
2. 试举例说明抗原在医药学实践中的应用。

第十三章　免疫器官

学习要求

掌握：免疫器官的组成及中枢免疫器官的功能。

熟悉：外周免疫器官的功能。

了解：淋巴细胞的再循环及其意义。

机体的免疫系统由免疫器官、免疫细胞和免疫分子组成（图13-1）。

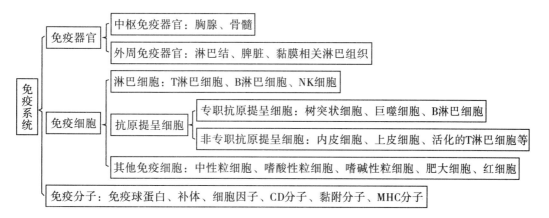

图13-1　免疫系统的组成

免疫器官按其功能不同，可分为中枢免疫器官和外周免疫器官，两者通过血液循环及淋巴循环相互联系（图13-2）。

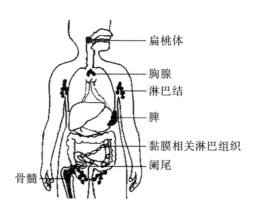

图13-2　中枢免疫器官和外周免疫器官

第一节　中枢免疫器官

中枢免疫器官(central immune organ)又称初级免疫器官，是免疫细胞发生、发育、分化和成熟的场所，并对外周免疫器官的发育起主导作用，某些情况下(如再次抗原刺激或自身抗原刺激)也是产生免疫应答的场所。人和其他哺乳动物的中枢免疫器官包括胸腺和骨髓，鸟类腔上囊(法氏囊)的功能相当于骨髓。

一、骨髓

骨髓(bone marrow)是人和其他哺乳动物胚胎后期乃至终生的造血器官，是各类血细胞和免疫细胞发生及成熟的场所(图13-3)，也是机体重要的中枢免疫器官，其功能的发挥与骨髓微环境有密切关系。骨髓微环境是指造血细胞周围的微血管系统、末梢神经、网状细胞、基质细胞以及其所表达的表面分子和所分泌的细胞因子等。骨髓微环境是介导造血干细胞黏附、分化发育、参与淋巴细胞迁移和成熟的必需条件。

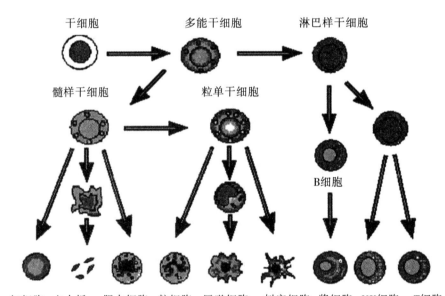

干细胞　　　　多能干细胞　　　　淋巴样干细胞

髓样干细胞　　　　粒单干细胞

B细胞

红细胞　血小板　肥大细胞　粒细胞　巨噬细胞　树突细胞　浆细胞　NK细胞　T细胞

图13-3　造血干细胞分化简化示意图

骨髓具有如下功能。①各类血细胞和免疫细胞发生的场所：骨髓造血干细胞具有分化成不同谱系血细胞的能力，称为多能造血干细胞(pluripotent hematopoietic stem cell)。②B细胞分化成熟的场所：骨髓中产生的淋巴样前体细胞循不同途径分化发育：一部分经血液迁入胸腺，发育为成熟的T细胞；另一部分则在骨髓内继续分化为成熟B细胞，最终定居在外周免疫器官。③再次体液免疫应答中抗体产生的主要场所：初次免疫应答中产生的记忆性B细胞定居于外周免疫器官，接受相同抗原刺激后被激活，分化为浆细胞，经淋巴液和血液进入骨髓，并在骨髓中持续产生大量抗体，是血清抗体的主要来源。新近研究表明：在一定的微环境中，骨髓中的造血干细胞和基质干细胞还可分化为其他组织的多能干细胞(如神经干细胞、心肌干细胞等)，这一突破性的进展开拓了骨髓生物学作用的全新领域，并可望在组织工程和医药学中得到广泛应用。

二、胸腺

胸腺(thymus)位于人胸骨后，分左、右两叶，源于胚胎期第Ⅲ、Ⅳ对咽囊。人的胸腺大小和结构随年龄不同而有着明显差别。胸腺是 T 细胞分化、成熟的场所。胸腺内的细胞主要由胸腺细胞和胸腺基质细胞组成。胸腺细胞(thymocyte)来源于骨髓产生的前 T 细胞，经血液循环进入胸腺。胸腺基质细胞(thymic stromal cell，TSC)包括胸腺上皮细胞(thymic epithelial cell，TEC)、巨噬细胞、树突状细胞及成纤维细胞等，以胸腺上皮细胞为主。TSC 互相连接成网，表达多种表面分子并分泌多种胸腺激素，从而构成重要的胸腺微环境(图 13 - 4)。

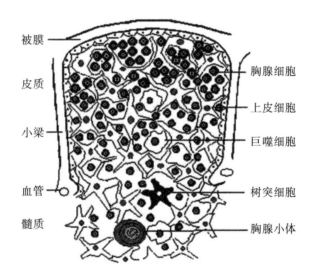

注：呈环状的胸腺小体(目前功能不明)是胸腺组织的标志性结构。

图 13 - 4 胸腺的结构示意图

胸腺的功能主要包括以下几点。①T 细胞分化、成熟的场所：在胸腺产生的某些细胞因子的作用下，来源于骨髓的前 T 细胞被吸引至胸腺内成为胸腺细胞。②免疫调节功能：胸腺基质细胞可产生多种肽类激素，它们不仅可促进胸腺细胞的分化成熟，也参与调节外周成熟 T 细胞。③屏障作用：皮质内毛细血管及其周围结构具有屏障作用，可阻止血液中大分子物质进入。

第二节 外周免疫器官

外周免疫器官(peripheral immune organ)包括淋巴结、脾脏和黏膜相关淋巴组织，如扁桃体、阑尾、肠集合淋巴结，以及分布在呼吸道和消化道黏膜下层的许多散在的淋巴小结和弥散淋巴组织。它是成熟 T 细胞、B 细胞等免疫细胞定居的场所，也是产生免疫应答的场所。

一、淋巴结

淋巴结(lymph node)广泛分布于全身非黏膜部位的淋巴通道上。淋巴结表面覆盖有结缔组织被膜，结缔组织被膜可深入实质形成小梁。淋巴结分为皮质和髓质两部分，彼此通过淋巴窦相通。浅皮质区又称为非胸腺依赖区(thymus independent area)，是 B 细胞定居的场所。该区内有淋巴滤泡(或称淋巴小结)，未受抗原刺激的淋巴小结无生发中心，称为初级滤泡(primary follicle)，主要含静止的成熟 B 细胞；受抗原刺激的淋巴小结内出现生发中心(germinal center)，称为次级滤泡(secondary follicle)，内含大量增殖分化的 B 淋巴母细胞，此细胞向内转移至淋巴结中心部髓质，即转化为可产生抗体的浆细胞。淋巴结的深皮质区位于浅皮质区和髓质之间，即副皮质区，又称胸腺依赖区(thymus dependent area)，是 T 细胞定居的场所。该区有许多由内皮细胞组成的毛细血管后静脉，也称高内皮小静脉(high endothelial venule，HEV)，在淋巴细胞再循环中起重要作用。

淋巴结的功能：①淋巴结是成熟 T 细胞和 B 细胞的主要定居部位。其中，T 细胞占淋巴结内淋巴细胞总数的 75%，B 细胞占 25%。②抗原提呈细胞携带所摄取的抗原进入淋巴结，将被加工、处理的抗原呈递给淋巴结内的 T 细胞，使之活化、增殖、分化，故淋巴结是发生免疫应答的主要场所。③参与淋巴细胞再循环。淋巴结深皮质区的 HEV 在淋巴细胞再循环中发挥重要作用。血液循环中的淋巴细胞穿越 HEV 壁进入淋巴结实质，然后通过输出淋巴管进入胸导管或右淋巴管，再回到血液循环。④过滤作用。组织中的病原微生物及毒素等进入淋巴液，当其缓慢流经淋巴结时，可被 Mφ 吞噬或通过其他机制被清除。因此，淋巴结具有重要的过滤作用。

二、脾脏

脾脏(spleen)是人体最大的淋巴器官，亦是重要的外周免疫器官，切除脾脏可削弱机体的免疫防御功能。其主要功能包括：①免疫细胞定居的场所。成熟的淋巴细胞可定居于脾脏，B 细胞约占脾脏中淋巴细胞总数的 60%，T 细胞约占 40%。②免疫应答的场所。脾脏也是淋巴细胞接受抗原刺激并发生免疫应答的重要部位。同为外周免疫器官，脾脏与淋巴结的差别在于前者是对血源性抗原产生应答的主要场所。③合成生物活性物质。脾脏可合成并分泌(如补体、干扰素等)生物活性物质。④过滤作用。脾脏可清除血液中的病原体、衰老死亡的自身血细胞、某些退变细胞及免疫复合物等，从而使血液得到净化。此外，脾脏也是机体贮存红细胞的血库。

三、黏膜免疫系统

黏膜免疫系统(mucosal immune system，MIS)亦称黏膜相关淋巴组织(mucosal associated lymphoid tissue，MALT)，主要指呼吸道、消化道及泌尿生殖道黏膜固有层和上皮细胞下散在的无被膜淋巴组织，以及某些带有生发中心的、器官化的淋巴组织，如扁桃体、小肠的派氏集合淋巴结（Peyer's patches）、阑尾等。

黏膜免疫系统的主要功能：①抗感染。人体黏膜表面约 $400m^2$，是机体抗病原体感染的主要物理屏障；同时，其分泌型 IgA（SIgA）在抗感染中也有重要作用。②参与口服抗原介导的免疫耐受。

第三节　中药对免疫器官的影响

一、保护免疫器官，促进免疫器官发育

中药多糖多能促进免疫器官的发育，增强免疫力。例如，当归多糖、黄芪多糖可以促进脾脏发育，使脾脏重量明显增加；山沙参多糖可减轻胸腺皮质淋巴细胞及髓质细胞的坏死，延缓脾中淋巴细胞及浆细胞的减少；冬虫夏草与虫草菌丝的水或乙醇提物可使小鼠脾增重；香菇多糖可以有效促进胸腺发育；何首乌不但可以提高老年大鼠的脾脏重量，还可以促进其胸腺内 DNA 的含量。健脾补肾类中药能延缓免疫器官的衰老，如健脾补肾中药敦煌石室大宝胶囊可显著升高衰老大鼠胸腺、脾脏指数；清热解毒类中药在直接抑制和杀灭病原体的同时，亦能减轻病原体和药物对免疫器官的损害，如四君子汤复方总多糖能够明显对抗由环磷酰胺诱导的免疫抑制，对抗其导致的小鼠免疫器官重量减轻。

有研究表明，中药免疫增强剂可使胸腺、法氏囊、脾脏等免疫器官的重量明显增加，各器官不同区域的 T 细胞和浆细胞数也明显增多，说明中药免疫增强剂对免疫器官的生长发育和免疫活性细胞的增殖有明显促进作用。

二、减轻免疫器官重量，促使免疫器官萎缩

有些中药还可减轻免疫器官重量，促使免疫器官萎缩，如雷公藤醋酸乙酯提取物（TME）、雷公藤总皂苷（T2）大剂量或长期给药，能使幼龄小鼠胸腺萎缩，停药后恢复，具有可逆性，而在药效实验剂量下，反而使胸腺明显增重；大黄水提液可使小鼠胸腺萎缩，胸腺皮质变薄，细胞明显减少，脾重量明显减轻；青蒿素类药物不论灌服、肌内注射或腹腔注射，均对小鼠免疫器官重量有影响，对正常或红细胞致敏小鼠的脾重量有增加作用，对胸腺重量有减轻作用。

三、影响骨髓细胞增殖、分化和造血功能

骨髓造血干细胞是多能造血干细胞，具有自我更新和分化两种潜能，并能在造血微环境下分化成各种血细胞。骨髓基质细胞分泌的细胞因子或骨髓造血微环境基质细胞与干细胞及其分化的血细胞通过黏附分子与分泌的细胞外基质相互作用，产生调控信号，调节骨髓造血干细胞的更新及分化。造血干细胞的分化过程也是各种免疫细胞的成熟过程，所以造血干细胞及其微环境对机体的免疫具有重要作用。研究证实，多

种补益气血、滋补肝肾的中药或中药复方通过影响造血微环境的基质、细胞因子、黏附分子，可促进骨髓造血干细胞分化，调节机体免疫力。

一些中药组分可促进骨髓细胞的增殖，如单味中药人参的主要成分人参总皂苷能促进骨髓抑制型贫血小鼠外周血红细胞、血红蛋白和股骨骨髓细胞数回升，提高骨髓细胞分裂指数，刺激骨髓造血细胞体外增殖；地黄多糖可明显促进小鼠骨髓造血干细胞、祖细胞的增殖分化，并使外周血白细胞数增多；当归多糖对正常小鼠的红细胞、血红蛋白和股骨有核细胞总数无明显影响，但可使白细胞和网织红细胞增加。

有些中药复方制剂也具有骨髓造血功能的作用，如四君子汤有兴奋骨髓造血功能的作用，对失血性贫血和骨髓造血功能低下的贫血均有疗效；八珍汤能促进急性失血状态的动物的红细胞增生。

思考题

1. 骨髓移植的免疫学意义有哪些？
2. 免疫器官在机体免疫功能中的意义有哪些？

第十四章 免疫细胞

学习要求

掌握：免疫细胞的种类，T 淋巴细胞和 B 淋巴细胞的功能，T 淋巴细胞亚群的主要功能。

熟悉：APC 的概念和种类，NK 细胞和单核巨噬细胞的功能。

了解：T 淋巴细胞和 B 淋巴细胞的主要表面分子。

第一节 单核吞噬细胞

单核吞噬细胞系统(monocyte phagocyte system，MPS)由血液中的单核细胞和组织中的巨噬细胞组成，来源于骨髓多能干细胞，经单核母细胞、前单核细胞分化发育成单核吞噬细胞释放入血液。不同组织巨噬细胞名称不一，在脾、淋巴结、肺泡、胸腔和腹腔者称为巨噬细胞，其他还包括破骨细胞、关节炎的滑膜 A 型细胞及神经组织的小胶质细胞等。单核吞噬细胞有较强的黏附玻璃或塑料表面的特性，而 T 淋巴细胞等淋巴细胞无此能力，可利用该特点分离和获取单核吞噬细胞。巨噬细胞表面有较多 MHC I 类分子和 MHC II 类分子，与抗原提呈有关。

一、吞噬细胞的膜分子

单核吞噬细胞的膜分子是其生物学功能的主要基础，与免疫有关的主要有 MHC 分子、多种黏附分子、Fc 受体、补体受体和模式识别受体(PRR)等，其具有黏附玻璃及塑料表面的特性。

二、吞噬细胞的功能

吞噬细胞的主要生物功能包括以下几点。

1. 抗原提呈　吞噬细胞可通过吞噬、胞饮或受体介导的胞吞作用摄取抗原。进入吞噬细胞内的抗原被加工、处理，形成抗原肽 – MHC II 类复合体并表达在其表面，提呈给 CD4$^+$ T 细胞而激发免疫应答。

2. 天然防御功能　吞噬细胞能识别、清除病原体，是参与固有免疫防御功能的主要细胞成分。

3. 炎症效应和调节免疫　吞噬细胞是介导机体炎症效应和调节免疫作用的重要细

胞，其可产生 IL - 1、TNF、IL - 6、IL - 8、IL - 10、IL - 12、M - CSF、花生四烯酸及其代谢物、补体等多种活性因子，参与炎症的形成、发展和修复等过程，以调节机体的免疫功能。

第二节　淋巴细胞

淋巴细胞（lymphocyte）是构成免疫系统的主要细胞类别，成年人体内约有 10^{12} 个淋巴细胞。淋巴细胞主要分布于淋巴器官、淋巴组织及外周血中，血液循环中的淋巴细胞约占外周血白细胞总数的 30%。淋巴细胞是复杂的异质性细胞群体，根据其表型和功能特征可分为不同类别，如 T 淋巴细胞、B 淋巴细胞、NK 细胞等，这些细胞还可进一步分为若干亚群。淋巴细胞及其亚群在免疫应答过程中相互协作、相互制约，共同完成对抗原物质的识别、应答和清除，从而维持机体内环境的稳定。

一、T 淋巴细胞

T 淋巴细胞（T lymphocyte）在胸腺分化成熟，故称为胸腺依赖性淋巴细胞（thymus dependent lymphocytes），简称 T 细胞。

（一）T 细胞的发育

由骨髓迁入胸腺的祖 T 细胞（pro - T）在皮质浅层增殖、分化，表达原始（前）抗原受体（pre - TCR，仅 β 链是重排表达的）和少量 CD3 分子，形成前 T 细胞（pre - thymocyte，pre - T），此期无 CD4 和 CD8 分子的表达，故称双阴性（double negative，DN）细胞。之后经 TCRα 链基因的重排，进入未成熟 T 细胞发育阶段，此时有 CD4 和 CD8 分子的同时表达，称双阳性（double positive，DP）细胞。双阳性细胞克隆表达低水平功能性 TCR，能与胸腺皮质中基质细胞表面的 MHC Ⅱ 类分子或 MHC Ⅰ 类分子低亲和力结合，可继续存活并分别分化发育为表达 CD4 或 CD8 分子的单阳性 T 细胞；不能结合的则凋亡，此过程称为阳性选择。单阳性 T 细胞表面有高水平功能性 TCR，在胸腺中未遇到可高亲和性结合的自身肽 - MHC 复合物的则发育成为成熟（初始）T 细胞，并离开胸腺；但与自身肽 - MHC 复合物高亲和性结合的则可有两种发育途径：①一般单阳性（CD8⁺或 CD4⁺）T 细胞则发生凋亡或失能，此过程称为阴性选择。②一些特殊（表达 Fox P3 的 CD4⁺）T 细胞，则形成自然调节 T 细胞（CD25⁺CD4⁺Tr 细胞）。即经过上述选择过程，大量的胸腺细胞在各发育阶段发生凋亡而被清除，仅有少数细胞（不到胸腺细胞的 5%，其中多数为初始 T 细胞，约不到 10% 的为 Tr 细胞）最终能由胸腺逸出，定居于外周免疫器官的 T 细胞区。它们具有 MHC 限制性抗原识别、对自身抗原耐受的基本特性，在血液循环中占淋巴细胞总数的 65% ~85%。

（二）T 细胞的膜分子

T 细胞表面的膜分子不仅是 T 细胞重要的标志分子，也是 T 细胞识别抗原、发挥免疫效应的重要物质基础；除 TCR - CD3 复合体、CD4 或 CD8 分子、协同刺激信号分子外，尚有细胞因子受体(CKR)、丝裂原受体和黏附分子等(表 14 - 1)。

表 14 - 1 T 细胞表面的一些重要分子

类型	表面分子
细胞因子受体	IL - 1 受体(CD121a)、IL - 6 受体(CD126 + gp130)、IL - 4 受体(CD124)、TNF 受体(CD120)、IL - 2Rβ(CD122)、IL - 2 受体 α 链(CD25，活化表达)
活化/功能标记	CD40L(B 细胞活化第二信号)、CD71(转铁蛋白受体)、CD95(Fas)、FasL、CXCR3(趋化因子受体)、MHC Ⅱ
丝裂原受体	植物血凝素(PHA)受体、刀豆蛋白 A(ConA)受体
黏附分子	CD2(CD48、CD58 配体，绵羊红细胞受体)、CD11a/CD18(LFA - 1，ICAM - 1 配体)、CD54(ICAM - 1)
归巢受体	CD62L(选择素分子)、CCR7(趋化因子受体)

(三)T 细胞亚群

外周 T 细胞是一个异质性群体，根据其生物学特征和效应差别，可分为不同的群或亚群(subpopulation)，如前面提到的 γδ T 细胞和 αβ T 细胞就是区别甚大的两个基本群体。前者在皮肤黏膜部位数量较多，在血 T 细胞中仅占不到 5%，主要识别 CD1 分子呈递的非肽类抗原(无 MHC 限制性)，参与抗细胞内感染和抗肿瘤的固有免疫应答；后者在血 T 细胞中占 95% 以上，是适应性免疫应答的主要细胞，通常提到的 T 细胞即指此类。

αβ T 细胞可区分为一些亚群，通常有以下分类。

(1)根据表面表达的 CD4 或 CD8 分子，将其分为 CD4$^+$ T 细胞和 CD8$^+$ T 细胞。CD4$^+$ T 细胞识别 MHC Ⅱ 类分子提呈的抗原肽，CD8$^+$ 细胞识别 MHC Ⅰ 类分子提呈的抗原肽。

(2)根据对抗原的应答状态，可将其分为初始(naive)T 细胞、记忆(memory)T 细胞和效应(effect)T 细胞。初始 T 细胞是指从未受抗原刺激的成熟 T 细胞，参与淋巴细胞再循环。记忆 T 细胞和效应 T 细胞是初始 T 细胞在接受抗原刺激后分化形成的。前者保留干细胞特性，存活期长(可达数年)，当其再次接受抗原刺激后可迅速分化为记忆 T 细胞和效应 T 细胞；而后者则直接参与免疫应答，并介导形成有关效应。

另外，在外周尚可见少数一些不属于上述亚群的其他 αβ T 细胞种类，如表达 NK1.1 分子的 NK T 细胞(参与固有免疫)、不表达 CD4 和 CD8 的双阴性 T 细胞(参与免疫调节)等。

(四)效应 T 细胞

发挥免疫效应功能的 αβ T 细胞可区分为以下几类。

1. 辅助性 T 细胞(Th) 初始 CD4$^+$ T 细胞活化后所产生的效应细胞，按产生细胞因子及效应的差异又可分化为 Th1、Th2 和 Th3 三个细胞亚群，它们在免疫应答中发挥的生物作用各异(表 14 - 2)。

表 14 - 2　Th1、Th2 和 Th3 的生物学活性

项目	Th1	Th2	Th3
产生的特征性细胞因子	IL - 2、IL - 3、IFN - γ、TNF - α、TNF - β、GM - CSF	IL - 3、IL - 4、IL - 5、IL - 6、IL - 9、IL - 10、IL - 13、TNF - α、GM - CSF	IL - 6、IL - 9、IL - 10、TGF - β
主要免疫效应	活化单核细胞，辅助 CD8⁺T 细胞或 B 细胞活化；诱导炎症	促进 B 细胞的增殖分化，主导 IgA 或 IgE 抗体的产生	免疫抑制，促进炎症纤维化

2. 调节性 T 细胞(Tr)　Tr 为发挥免疫抑制的专职 T 细胞功能群，可根据来源和功能等特性区分为以下两种。①自然调节 T 细胞(naturl regulator T cell)：以 CD4⁺CD25⁺调节性 T(CD4⁺CD25⁺ Treg)细胞为代表，主要在胸腺形成，其组成为高表达转录因子 Fox3 和膜分子 IL - 2Rα(CD25，而其他活化的 CD4⁺T 细胞 CD25 表达水平较低，刺激终止后立即消失)等标志分子。CD4⁺CD25⁺Treg 在正常外周血中占总 CD4⁺T 细胞数的 5% ~10%，兼有直接接触性(细胞因子非依赖性)和分泌抑制性细胞因子的特异性免疫抑制功能，且可过继转移，主要发挥在外周维持自身耐受作用。②获得性调节性 T 细胞(adaptive regulator T cell)是由外周成熟的 T 细胞在特定的诱导下分化而来的调节性 T 细胞，主要有 Trl(主要分泌 IL - 10)及前面提到的 Th3 细胞，它们主要通过产生的抑制性细胞因子 IL - 10 和 TGF - β 等发挥免疫调节作用。

3. 细胞毒性 T 细胞(CTL 或 Tc)　CD8⁺T 细胞活化后所产生的效应细胞可介导对靶细胞的识别杀伤效应。

二、B 淋巴细胞

参与适应性免疫应答的 B 淋巴细胞(B lymphocyte)在骨髓分化成熟，简称 B 细胞。

(一)B 细胞的发育

B 细胞在骨髓中的分化发育主要是表达功能性 BCR，分化形成众多的细胞克隆，也需经历类似 T 细胞在胸腺中的阳性选择和阴性选择过程，目前了解较多的是阴性选择：前 B 细胞分化为未成熟 B 细胞(抗原受体为 mIgM)，其抗原受体与自身抗原结合的细胞克隆发生凋亡而被清除。非结合细胞存活并发育成熟，其表面表达 mIgM 和 mIgD，成为初始 B 细胞，进入外周淋巴器官定居。初始 B 细胞受抗原刺激后，在活化 T 细胞的辅助下活化、增殖(形成生发中心)，可分化为生成抗体的浆细胞(plasma cell)，并可出现进一步的 BCR 变异(抗体亲和力成熟)和分泌抗体的类别转换。初始 B 细胞在血液循环中占淋巴细胞总数的 20% ~25%。

(二)B 细胞的膜分子

B 细胞表面的膜分子是其发挥免疫功能的基础，除特征性抗原受体 BCR - CD79a/b 复合体和协同刺激信号分子外，尚有细胞因子受体、补体受体、Fc 受体和丝裂原受体

等(表14-3)。

表14-3 B细胞的一些膜分子

类型	表面分子
细胞因子受体	IL-1R、IL-2R、IL-4R、IL-5R、IL-6R、IL-7R、INF-γR
补体受体	CR1(CD35)和CR2(CD21)
Fc受体	FcγRⅡ(CD32)，活化B细胞可表达FcεRⅡ(CD23)
丝裂原受体	PWM、LPS、SPA等的受体

(三)B细胞的亚群和功能

根据B细胞的来源和功能差异，将其分为B1细胞(通常为CD5$^+$)和B2细胞(通常为CD5$^-$)两个亚群。

B1细胞亚群为非骨髓来源的B细胞，其主要参与非胸腺依赖性抗原的识别应答。B1细胞主要分布在肠相关淋巴组织，其识别的抗原谱十分狭窄，主要是多个重复决定基组成的TI抗原，如多糖、变性Ig等，其活化不依赖T细胞，产生的抗体主要是IgM，不形成免疫记忆。其主要是在体腔表面发挥抗感染的固有免疫功能。

B2细胞即通常所说的B细胞(源自骨髓)，是适应性免疫应答的主要细胞，主要对胸腺依赖性抗原发挥特异性免疫应答，在抗原刺激和Th细胞的辅助下，分化为浆细胞和记忆B细胞。其主要功能如下。①合成分泌抗体：合成并分泌抗体，通过中和作用、免疫调理作用、激活补体等方式发挥体液免疫效应。②提呈抗原：借助其表面的BCR摄取抗原，经加工、处理并提呈抗原给Th细胞。③免疫调节：通过产生多种细胞因子，或通过其膜表面分子的作用参与免疫调节。

三、自然杀伤细胞

自然杀伤细胞(natural killer cell，NK细胞)由骨髓淋巴样干细胞发育形成，介导细胞毒反应无须抗原刺激，故得名。NK细胞是外周血中T细胞、B细胞以外的独立淋巴细胞群体，因其胞质中含不少嗜苯胺颗粒，故亦称大颗粒淋巴细胞。

(一)NK细胞的膜分子

NK细胞的膜分子与T细胞有很多交叉，缺乏独有标记，一般将CD3-CD16$^+$CD56$^+$的淋巴细胞视为NK细胞。现已明确NK细胞直接杀伤靶细胞的功能与其表面特殊受体密切相关。有关受体从功能上可分为两类：杀伤活化受体(killer activatory receptor，KAR)和抑制受体(killer inhibitory receptor，KIR；现已发现其广泛存在于各种固有免疫效应细胞，甚至活化的CTL的表面)。这两类受体分别通过膜内区的活化基序(ITAM)和抑制基序(ITIM)介导信号，前者形成杀伤作用，后者则能阻断前者的作用。通常KIR介导的抑制作用在NK细胞内占主导地位，仅在其配体消失或识别受扰时，KAR介导的杀伤作用才显现出来。目前已发现的NK细胞的一些主要受体见表14-4。

表 14 - 4　NK 细胞的一些杀伤活化受体和抑制受体

受体类型	成员	主要配体或靶细胞
活化受体	NCR（NKp46，NKp30，NKp44）	血凝素（病毒感染细胞、肿瘤细胞）
	NKG2D	MIC（MHC I 类相关分子，肿瘤细胞）
抑制受体	NKR - P1	糖类（肿瘤细胞、病毒感染细胞）
	KIR	HLA I 类分子
	CD94/NKG2A	HLA - E

（二）NK 细胞的生物学功能

NK 细胞的主要功能是细胞毒作用和免疫调节。NK 细胞的细胞毒作用无须抗原特异性刺激，而是通过其表面的活化受体与靶细胞表面相应配体结合，启动其细胞内活化信号，介导杀伤效应。对于自身正常细胞，其表面的自身 MHC I 类分子与 NK 细胞的相应受体相互识别，启动抑制效应，阻止 NK 细胞的激活，确保自身组织不受攻击；对于异种细胞、受病毒感染以及恶变的自身细胞，因缺乏 HLA I 类分子，无法启动抑制信号，从而形成自然杀伤效应。NK 细胞表面具有 FcγR Ⅲ（CD16），可介导"抗体依赖的细胞介导的细胞毒作用"（antibody dependent cell - mediated cytotoxicity，ADCC）。活化的 NK 细胞杀伤靶细胞的主要机制与 CTL 类似，并可通过分泌 IFN - γ、IL - 2、GM - CSF、TNF - β 等多种细胞因子，发挥促进吞噬细胞功能、促进免疫球蛋白类别转换、诱导 T 细胞极化等重要的免疫调节效应。

第三节　抗原提呈细胞

抗原提呈细胞（antigen presenting cell，APC）是指能摄取、加工、处理抗原，并将抗原信息提呈给 T 细胞的一类细胞，主要指树突状细胞、单核吞噬细胞和 B 细胞，它们在提呈抗原启动应答时有所不同（表 14 - 5）。

表 14 - 5　三种抗原提呈细胞功能的差别

项目	树突状细胞	单核吞噬细胞	B 细胞
提呈抗原类型	多肽、病毒	颗粒性抗原、细菌	可溶性抗原、病毒
主要摄入方式	吞饮、吞噬	吞噬	mIg 介导内吞
MHC Ⅱ	+ + ~ + + + +	- ~ + + +	+ + +
CD80/CD86	+ ~ + + + +	- ~ + + +	- ~ + + +
主要分布部位	淋巴组织、结缔组织、表皮	淋巴组织、结缔组织、体腔	淋巴组织、外周血液
启动应答	初次应答启动的主要 APC	初次应答和再次应答的 APC	再次应答的 APC

一、树突状细胞

树突状细胞(dendritic cell，DC)源于骨髓干细胞，因形态呈星状或表面呈树枝状而得名。按其分化谱系，树突状细胞可分为髓样树突状细胞与淋巴样树突状细胞，它们与巨噬细胞的分布基本相同，并通过迁移完成抗原提呈，淋巴样树突状细胞在胸腺也有分布。

1. 树突状细胞的膜分子　成熟 DC(其特征性标志有 CD1a、CD11c、CD83)高表达与其功能密切相关的膜分子，主要有 MHC(MHC Ⅱ / MHC Ⅰ)分子、B7(CD80/CD86)分子等。淋巴样树突状细胞的膜分子还有 CD4、CD40 等。

2. 树突状细胞的功能　未成熟 DC 主要位于表皮、胃肠黏膜和结缔组织中，具有模式识别受体(PRR)、Fc 受体和补体受体等，有强摄入抗原能力，在受到炎症等刺激后，可转化为成熟 DC，获取抗原能力下降，但可高效通过 MHC Ⅱ途径与 MHC Ⅰ途径提呈外源性和内源性抗原，并可移行到外周淋巴器官激发免疫应答。其主要生物功能包括以下几点。①抗原提呈：树突状细胞被认为是抗原提呈能力最强的 APC，其表面表达 pMHC 的数量比 B 细胞与巨噬细胞高 10 ~ 100 倍，且抗原提呈效率高。②免疫调节：树突状细胞通过产生 IL - 1、IL - 6、IL - 8、IL - 12、TNF、GM - CSF 等细胞因子，参与调节免疫细胞的分化、发育、活化和成熟等。

二、单核吞噬细胞

单核吞噬细胞起源于骨髓，分化成熟的单核细胞进入外周血，经血管内皮间隙进入组织后，分化为巨噬细胞(macrophage，MΦ)。巨噬细胞也是重要的 APC。

三、B 细胞

B 细胞通过胞饮作用或通过 BCR 介导的内吞作用摄取抗原，加工处理后形成抗原肽 - MHC Ⅱ类分子复合物，并表达在其细胞表面，提呈给 Th 细胞，在 B 细胞对 TD 抗原的应答过程中具有重要作用。

第四节　造血干细胞

造血干细胞(hemopoietic stem cell，HSC)指骨髓中的干细胞，是存在于造血组织及血液中的原始造血细胞，是机体各种血细胞的共同来源。造血干细胞具有自我更新能力，并能分化为各种血细胞前体细胞，最终生成各种血细胞成分，包括红细胞、白细胞和血小板，也可以分化成各种其他细胞。由于造血干细胞具有多种分化潜能，因此也称之为多能造血干细胞(pluripotent hematopoietic stem cell)，因其具有良好的分化增殖能力，故可帮助治疗一些血液疾病，其中最常见的就是白血病。

一、造血干细胞的特征

造血干细胞有两个重要特征：第一，造血干细胞具有高度的自我更新或自我复制能力；第二，造血干细胞可分化成所有类型的血细胞。造血干细胞采用不对称的分裂方式，由一个细胞分裂为两个细胞，其中一个细胞仍然保持干细胞的一切生物特性，从而保持身体内干细胞数量相对稳定，而另一个则进一步增殖分化为各类血细胞、前体细胞和成熟血细胞，释放到外周血中，执行各自任务，直至衰老死亡。这一过程是不停地进行着的。

二、造血干细胞的来源

一般来说，造血干细胞主要来源于四个渠道：骨髓造血干细胞、外周血造血干细胞、脐带血造血干细胞、胎盘造血干细胞。中华骨髓库目前主要开展外周血造血干细胞采集。各种不同来源的造血干细胞的异同可参见表 14－6。

表 14－6　移植不同来源造血干细胞的比较

项目	骨髓造血干细胞	外周血造血干细胞	脐带血造血干细胞	胎盘造血干细胞
成分	除造血干细胞外，还有其他血液成分	较为单一的造血干细胞	除造血干细胞外，还有其他血液成分	除造血干细胞外，还有其他血液成分和其他种类干细胞
采集方法	在骨髓上钻孔采集，需住院，需麻醉，不需要注射动员剂，有痛苦	在上臂血管采集，不住院，不麻醉，采集前需注射动员剂，无痛苦	收集脐带血	收集胎盘
移植应用	较少	普遍	只适用于 30kg 以下儿童	可满足 1～2 个成年人使用
配型程度	严格	严格	不严格	不严格
移植后反应	较严重	严重	轻	轻
用药情况	需要	需要	不需要	不需要
移植成本	高	低	很高	很高
采集后的恢复时间	半年	2～4 天	—	—

知识链接

胎盘是胎儿和母亲血液交换的场所，含有非常丰富的血液微循环。胎盘中含有大量的早期干细胞，包括数量丰富的造血干细胞。这些干细胞在胎盘中行使着造血的功能。新生儿出生后剥离的胎盘内所含的造血干细胞可以分化成各种血细胞（红细胞、白细胞、血小板等），注射到体内可以发挥造血功能。

第五节 其他免疫细胞

一、粒细胞

粒细胞又称多形核白细胞，根据胞质颗粒的嗜色性可分为中性粒细胞、嗜酸性粒细胞和嗜碱性粒细胞三大类。

1. 中性粒细胞 中性粒细胞（neutrophil）是血液中数量最多的白细胞，具有很强的吞噬与游走能力，可在多种趋化因子的作用下，由血管内移出向炎症组织局部集聚与浸润。中性粒细胞的颗粒中含有多种溶酶体酶（如蛋白酶、过氧化物酶等），可参与消化吞噬的异物、溶菌、杀菌等多种功能，在病原体入侵的早期具有重要的免疫防御作用。

2. 嗜酸性粒细胞 嗜酸性粒细胞（eosinophil）所含颗粒中含有大量的水解酶类，如过氧化物酶、过氧化氢酶等，可对其吞噬的抗原–抗体复合物发挥酶解作用；另含有的组胺酶可灭活组胺等，并可抑制肥大细胞脱颗粒，对早期 I 型超敏反应具有拮抗和调节作用；但其产生的其他炎症介质，如白三烯等，可诱导 I 型超敏反应的晚期炎症过程。嗜酸性粒细胞还可在 IgG 和 C3b 的参与下黏附寄生虫体，对寄生虫发挥毒性作用，这是限制体内寄生虫感染扩展的重要因素。此外，嗜酸性粒细胞所产生的 TGF – β 是促进修复的重要因素。

3. 嗜碱性粒细胞 嗜碱性粒细胞（basophil）是血液中含量最少的白细胞，胞质颗粒中含有肝素、组胺、血清素、慢反应物质等，并可合成前列腺素、白三烯等活性物质和一系列水解酶类。嗜碱性粒细胞表面具有 FcεR I，通过与 IgE 结合，参与 I 型超敏反应。

二、肥大细胞

位于组织内的肥大细胞（mast cell）具有与嗜碱性粒细胞相似的颗粒。肥大细胞可产生 IL – 1、IL – 3、IL – 4、IL – 5、IL – 6、IL – 8、IL – 10、IL – 12、IL – 13、GM – CSF、TNF 等多种细胞因子，可发挥免疫调节、炎症细胞趋化等生物学作用。肥大细胞表面具有高亲和力的 FcεR I，结合的 IgE 被抗原偶联后可使其激活而脱颗粒，释放多种生物活性物质，诱发 I 型超敏反应。

三、红细胞

红细胞（red cell）是血液循环中数量极其庞大的细胞成分，参与机体多种免疫功能。红细胞表面具有丰富的 CR1，在机体免疫应答过程中发挥重要的免疫黏附作用（黏附在红细胞表面的免疫复合物可被运送到脾脏，被巨噬细胞清除），在防治 III 型超敏反应方面有重要意义。

知识拓展

内皮细胞（endothelial cell）与免疫应答关系密切。它们可被病原产物或某些细胞因子（如 IL-2、TNF、IFN-γ等）活化，通过表达选择素以及其他细胞黏附分子的配体与单核细胞、中性粒细胞及其他循环免疫细胞发生黏附，对炎症区白细胞募集有重要意义，并可分泌某些细胞因子（如 IL-1、CM-CSF 等）参与免疫调节。活化的内皮细胞和其他一些细胞有时也可表达 MHCⅡ类分子，并能提呈抗原细胞，但不表达协同刺激信号，被称为非专职性抗原提呈细胞（non-professional APC），可诱导特异性 T 细胞无能；某些组织的血管内皮可表达 FasL，能介导活化的淋巴细胞凋亡；这些在维持自身抗原耐受或对应组织免疫赦免方面有意义。

思 考 题

1. 结合疾病发生的免疫学机制，简述维持 Th1/Th2 平衡在机体健康中的意义。

2. 如何纠正 Th1/Th2 漂移？

3. APC 在适应性免疫应答中的意义有哪些？

4. 结合免疫应答，说明 T 细胞和 B 细胞主要表面分子及生物学功能。

第十五章 免疫分子

第一节 免疫球蛋白

抗体(antibody，Ab)是 B 淋巴细胞识别抗原后增殖分化为浆细胞所产生的一种能与相应抗原发生特异性结合的球蛋白，是介导体液免疫的重要效应分子，主要存在于血清等体液中。

免疫球蛋白(immunoglobulin，Ig)是指具有抗体活性或化学结构上与抗体相似的球蛋白。免疫球蛋白是化学结构的概念。所有的抗体都是免疫球蛋白，而免疫球蛋白并非均为抗体。免疫球蛋白根据存在形式可分为分泌型免疫球蛋白(secreted Ig，SIg)和膜型免疫球蛋白(membrane Ig，mIg)。前者主要存在于血清及其他体液或外分泌液中，具有抗体的各种功能；后者则存在于 B 细胞表面的抗原识别受体(BCR)中。

免疫球蛋白不耐热，在 $60 \sim 90℃$ 即可被破坏，并能被多种蛋白酶水解，一般可用中性盐或其他生物化学方法从免疫血清中提取免疫球蛋白。

免疫球蛋白是化学结构的概念，它包括抗体球蛋白和一些未证实有抗体活性的一类球蛋白，如骨髓瘤患者血清中的 M 蛋白及尿中的本周蛋白(Bence-Jones protein，BJP)等。

一、免疫球蛋白的基本结构

免疫球蛋白分子的基本单位都是四条肽链的对称结构，由两条相同的重链(heavy chain，H 链)及两条相同的轻链(light chain，L 链)组成。两条重链和两条轻链间以及重链和轻链间分别借二硫键和非共价键连接，构成一个结构单位或免疫球蛋白单体(图 15 - 1)。

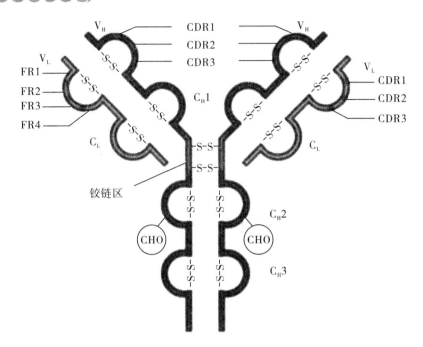

图 15 – 1　免疫球蛋白基本结构示意图

（一）重链和轻链

1. 重链　重链的分子量为 50000～75000，由 450～550 个氨基酸残基组成。根据免疫球蛋白重链恒定区氨基酸的结构和抗原性不同，可将其分为 5 类，即 IgM、IgG、IgA、IgD、IgE，其相应的重链分别为 μ 链、γ 链、α 链、δ 链、ε 链。各类 Ig 根据抗原性差异又可分为各种亚类：IgG 分为 IgG1、IgG2、IgG3 和 IgG4；IgA 分为 IgA1 和 IgA2；IgM 分为 IgM1 和 IgM2。

2. 轻链　轻链的分子量约为 25000，由 214 个氨基酸残基构成，根据其结构和抗原性的差异可分为 κ 和 λ 两型。所有 κ 链恒定区的结构基本相同，但 λ 链恒定区的氨基酸排列即抗原性有差异，可进一步分为 4 个亚型。

（二）可变区和恒定区

1. 可变区　重链和轻链的 V 区分别称为 VH 和 VL。VL 占轻链的 1/2（由 107 个氨基酸组成），VH 占重链的 1/4（含有 107～130 个氨基酸），这个区的氨基酸排列顺序随抗体特异性不同而发生变化，故称为可变区（variable region，V 区）。在 V 区内，有 3 个区域的氨基酸残基的组成和排列顺序特别易发生变化，如轻链第 24～34、50～60、89～97 位和重链第 30～35、50～63、95～102 位，这些区域称为高变区（hypervariable region，HVR）。V 区的 3 个高变区共同组成免疫球蛋白的抗原结合部位，由于这些高变区序列与抗原表位互补，故又被称为互补决定区（complementarity – determining region，CDR）。从免疫球蛋白的抗原性考虑，其独特型决定簇（idiotypic determinant）主要也在该区域。

2. 恒定区　恒定区在重链和轻链的 C 端，占轻链的 1/2 和重链的 3/4，其氨基酸的组成和排列顺序比较恒定，故称为恒定区（constant region，C 区）。不同类 Ig 重链 CH 长度不一，有的包括 CH1、CH2 和 CH3；有的更长，包括 CH1、CH2、CH3 和 CH4。该区具有许多主要的生物学活性，如 CH1 是 Ig 遗传标志所在段；CH2 是补体结合部位，同时也是 IgG 通过胎盘的相关功能区；CH3 可与细胞表面的 Fc 受体结合；IgE 的 CH4 可与肥大细胞结合并与 I 型超敏反应有关。

（三）铰链区

铰链区在 CH1 和 CH2 之间，由于含有丰富的脯氨酸，因此易伸展弯曲，而且易被木瓜蛋白酶、胃蛋白酶等水解。

（四）免疫球蛋白的水解片断

木瓜蛋白酶（papain）水解 IgG 的部位是在铰链区二硫键连接的近 N 端，裂解后可得到 3 个片断，两个相同的能与抗原结合的片断称为 Fab 段（fragment antigen binding）；另一个片断为被二硫键连接的两条 H 链部分，称为 Fc 段（fragment crystallizable），即可结晶部分，具有各类 Ig 的抗原决定簇和结合补体的特性。

胃蛋白酶（pepsin）在铰链区连接重链的二硫键近 C 端水解 IgG，获得一个 F(ab')$_2$ 片段，由于抗体分子的两个臂仍由二硫键连接，因此 F(ab')$_2$ 片段为双价，它仍保留着与抗原结合的特性（图 15 - 2）；其余部分被胃蛋白酶裂解成小分子多肽碎片，称为 pFc'，无任何活性。

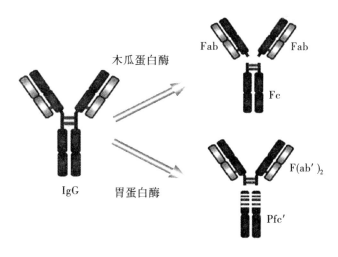

图 15 - 2　IgG 水解片段示意图

（五）J 链和分泌片

1. J 链　J 链（joining chain）是一条多肽链，富含半胱氨酸，由浆细胞合成。两个单体 IgA 由 J 链连接成二聚体，五个单体 IgM 由一条 J 链连接成五聚体，故 J 链可起到稳定多聚体的作用。

2. 分泌片　分泌片（secretory piece，SP）是分泌型 IgA 分子上的一个辅助成分，由上皮细胞合成和分泌。单体 IgA 由 J 链在浆细胞内合成并连接形成二聚体 IgA，在通过黏膜上皮细胞的过程中，获得由上皮细胞合成的分泌片并与之结合。分泌片的功能是保护 IgA，使之不受环境中蛋白水解酶的破坏；介导 IgA 二聚体从黏膜下层通过黏膜上皮细胞到达黏膜表面。

二、免疫球蛋白的分类

（一）IgG

IgC 在血清中含量最多，占血清免疫球蛋白总量的75%，主要由脾脏和淋巴结中的浆细胞合成，人出生后 2~3 个月即能自己合成，5 岁时达到成年人水平。IgG 的半衰期为 20~23 天。IgG 在体内不仅含量多，而且维持时间长。由于 IgG 能激活补体、调理吞噬、中和毒素和病毒，因此是抗菌、抗毒素和抗病毒的主要抗体。IgG 因能透过毛细血管壁进入组织，故分布于全身血浆以及各组织和体液中。同时，IgG 在五类免疫球蛋白中是唯一能通过胎盘的抗体，对新生儿抗感染有重要作用。

（二）IgM

IgM 为五聚体，是分子量最大的免疫球蛋白，由 5 个 IgM 单体借助 J 链连接而成，主要在脾脏和淋巴结中合成。IgM 在血清中虽然只占免疫球蛋白总量的 6%，但作用强大，故为高效能的抗微生物抗体，其杀菌、溶菌、促吞噬以及凝集作用比 IgG 高 500~1000 倍。IgM 在早期即已产生，半衰期为 5 天左右，故检查 IgM 水平可用于传染病的早期诊断。IgM 是个体发育过程中最早出现的抗体，胚胎晚期已能合成，如胎儿血内 IgM 含量增高，表示有宫内感染。IgM 在早期免疫防御中具有重要作用，主要存在于血管中，是血管内抗感染的主要抗体。此外，IgM 也可激活补体经典途径。

（三）IgA

IgA 分为两型，血清型 IgA 主要以单体形式存在，分泌型 IgA 由 J 链连接的二聚体和分泌片组成。分泌型 IgA 由呼吸道、消化道、泌尿生殖道等处的黏膜固有层中的浆细胞产生。因此，分泌型 IgA 主要存在于胃肠道以及支气管分泌液、初乳、唾液和泪液中，通过与相应病原微生物结合，可阻止病原体在局部黏附，发挥调理吞噬、中和病毒、中和毒素的作用，是黏膜局部免疫的主要抗体。新生儿易患呼吸道、胃肠道感染可能与 IgA 合成不足有关。

（四）IgD

IgD 在正常人血清中含量很低，半衰期为 3 天，易被血清中溶纤维蛋白酶降解。血清 IgD 的确切功能仍不清楚，B 淋巴细胞表面的 SmIgD 可作为 B 淋巴细胞分化发育成熟的标志，未成熟 B 淋巴细胞仅表达 SmIgM，成熟 B 淋巴细胞可同时表达 SmIgM 和 SmIgD，受抗原刺激时可被激活。当 B 淋巴细胞上只表达 SmIgM 时，抗原刺激后易出现耐受。

（五）IgE

IgE 是正常人血清中含量最少的 Ig，约占血清免疫球蛋白总量的 0.002%。IgE 由呼吸道和消化道黏膜固有层的浆细胞产生，对肥大细胞和嗜碱性粒细胞有特殊的亲和性。IgE 是引发 I 型超敏反应的主要抗体。

三、免疫球蛋白的生物学功能

(一)与抗原特异性结合

免疫球蛋白最重要的功能是与相应抗原发生特异性结合,从而在体内介导多种生物学效应,如阻止病毒吸附宿主细胞、中和细菌毒素等。

(二)激活补体

抗体(IgG1、IgG2、IgG3 和 IgM)与抗原结合后,可通过经典途径激活补体系统,产生多种效应功能,其中 IgG1、IgG3 和 IgM 通过经典途径激活补体的能力较强,IgG2 较弱。IgD、IgE 和 IgG4 不能激活补体,但免疫球蛋白凝聚物也可通过替代途径激活补体。

(三)结合细胞表面的 Fc 受体

不同类别的免疫球蛋白可通过其 Fc 段与多种细胞表面的 Fc 受体结合,表现出各种功能。

1. 调理作用 抗体的调理作用指 IgG 抗体(特别是 IgG1 和 IgG3)的 Fc 段与中性粒细胞、巨噬细胞上的 IgG Fc 受体结合,从而增强吞噬细胞的吞噬作用(图 15 - 3)。

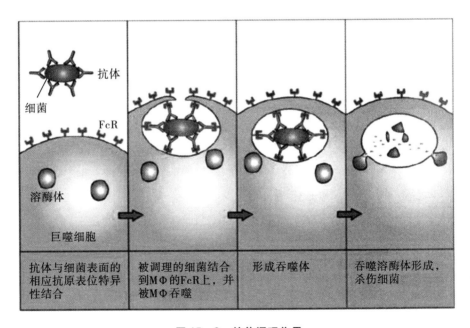

图 15 - 3 抗体调理作用

2. 抗体依赖的细胞介导的细胞毒作用 抗体依赖的细胞介导的细胞毒作用(antibody - dependent cell - mediated cytotoxicity,ADCC)是指抗体的 Fc 段与具有 Fc 受体的细胞结合,从而直接杀伤靶细胞(图 15 - 4)。

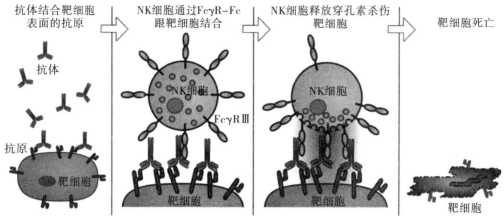

图 15－4　抗体依赖性细胞介导的细胞毒作用

3. 介导Ⅰ型超敏反应　IgE 的 Fc 段可与肥大细胞和嗜碱性粒细胞表面的 IgE 的 Fc 受体结合，促使这些细胞合成和释放生物活性物质，引起Ⅰ型超敏反应。

4. 通过胎盘　人类 IgG 是唯一能通过胎盘转移到胎儿体内的免疫球蛋白。胎儿及新生儿抗感染免疫主要依赖由母体转移来的 IgG。

另外，IgG 和 IgM 也介导了Ⅱ、Ⅲ型超敏反应。

（四）参与免疫应答的调节

抗体对特异性体液免疫应答具有正、负调节功能。体内抗体达到一定量时，可诱发抗抗体的产生，这种抗独特型抗体可识别自身体内其他抗体或细胞克隆上的独特型决定簇，即独特型网络的调节。

四、人工制备抗体

天然抗原分子表面常同时具有多种抗原表位，刺激机体免疫系统，可激活多个 B 细胞克隆，合成并分泌针对多个抗原表位的特异性抗体，称为多克隆抗体（polyclonal antibody，pAb）。获得多克隆抗体的途径主要有动物免疫血清、恢复期患者血清或免疫接种人群。多克隆抗体的优点是作用全面、来源广泛、制备容易，其缺点是特异性不高、容易发生交叉反应，在实际应用中常受到限制。

针对单一抗原决定簇，由一个 B 淋巴细胞克隆所产生的抗体，称为单克隆抗体（monoclonal antibody，mAb）。单克隆抗体制备方法是采用小鼠 B 淋巴细胞和骨髓瘤融合成杂交瘤细胞和单克隆抗体技术。单克隆抗体具有结构高度均一、特异性强、纯度高、效价高、少或无血清交叉反应等特点，可作为诊断试剂用于许多血清学检测。近年来，单克隆抗体可用于抑制同种异体移植排斥反应、治疗自身免疫病，以及应用核素、毒素、化学药物联成导向药物治疗肿瘤，也可用于药物作用机制的研究等方面。

第二节　补体系统

补体（complement，C）是存在于新鲜血清中一种不耐热的成分，可辅助特异性抗体介导溶菌作用。由于这种因子是抗体发挥溶细胞作用的必要补充条件，因此称为补体。补体并非一个单一的分子，而是由多种蛋白质组成的复杂链式结构的限制性蛋白酶解系统。补体系统存在于人和脊椎动物的血清、组织液和细胞膜表面。在正常情况下，补体蛋白以非活性的蛋白前体存在于血清中。在补体活化过程中，其链式激活将有序地活化相邻下一成分的前体蛋白，从而激活整个补体系统。

补体系统在体内作为一种有效的效应机制，可参与机体的抗微生物防御反应，扩展体液免疫的功能，调节免疫应答的过程。另外，补体在活化过程中，某些活性成分可介导炎症反应，并可产生一些病理性损伤。因此，补体系统是体内具有重要生物学意义的效应系统和效应放大系统。

一、补体系统的组成和命名

目前已发现的补体系统成分有30多种，按其生物学功能可分为三类。①补体系统的固有成分：指存在于体液中参与补体激活级联反应的补体成分，包括经典激活途径的 C1q、C1r、C1s、C4、C2，由甘露聚糖结合凝聚素(mannan – binding lectin，MBL)结合至细菌启动激活途径的丝氨酸蛋白酶，由补体旁路途径激活的 B 因子、D 因子和 P 因子，以及三条途径共用的 C3、C5、C6、C7、C8 和 C9。②补体调节蛋白：如备解素、C1 抑制物、I 因子、C4 结合蛋白、H 因子、S 蛋白、Sp40/40 等。③介导补体活性片断或调节生物学效应的受体：如补体受体(CR)，包括 CR1 ~ CR5、C3aR、C2aR、C4aR 等。体内多种组织细胞均能合成补体，其中肝细胞和巨噬细胞是补体的主要产生细胞。

世界卫生组织(WHO)命名委员会根据不同的成分对补体系统进行了命名，如参与补体经典激活途径的固有成分，按其被发现的先后分别命名为 C1(q、r、s)、C4、C2、C3、C5 ~ C9；补体旁路激活途径活化的成员以因子命名，如 B 因子、D 因子、P 因子等；补体调节蛋白多以功能命名，如 C1 抑制物、C4 结合蛋白等；补体活化后的裂解片断以该成分后面附加小写英文字母表示，如 C3a、C5a 等；具有酶活性的成分或复合物在其符号上画一横线表示，如 $\overline{C3bBb}$；灭活的补体片断在其符号前加英文字母 i 表示，如 iC3b。

二、补体系统的激活

在正常生理情况下，血液中大多数补体成分均以无活性的酶前体形式存在。只有当被激活物质激活后，补体各成分才依次被激活。被激活的补体成分，即具备裂解下一组分的活性，由此形成一个扩大的连锁反应，最终导致细胞的膜溶解并死亡。同时，活化过程中经水解作用生成分子量不等的补体片断可发挥不同的生物学效应，并参与炎症反应和免疫调节。一般来说，经典途径的活化是在机体已产生了免疫应答后开始的，而旁路途径和 MBL 途径的活化则早于经典途径，在早期发挥抗感染作用有着重要的意义。

(一)补体活化的经典途径

经典途径是最早被发现的激活途径，是由抗原 – 抗体复合物结合 C1q，依次活化

C1r、C1s、C4、C2、C3，形成 C3 转化酶与 C5 转化酶的过程。整个激活过程可分为 3 个阶段。

1. 识别阶段　抗原与抗体结合后，抗体铰链区发生构型改变，使 Fc 段的补体结合部分暴露，补体 C1 与之结合并被激活，这个过程称为补体激活的启动或识别。

C1 是由一个 C1q 分子以钙离子依赖方式与两个 C1r 和两个 C1s 分子组成的多聚体复合物（图 15 - 5）。C1q 为六聚体，形成由 6 个球形头部，并能直接结合于 IgM 或 IgG 的 Fc 段。随后 C1q 6 个亚单位的构象即发生改变，导致 C1r 被裂解，所形成的片断即为激活的 C1r，它可裂解 C1s，并依次裂解 C4 和 C2。

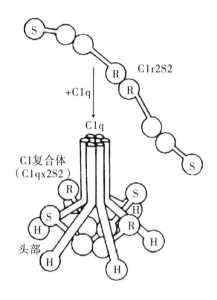

图 15 - 5　C1 复合物

2. 活化阶段　活化的 C1s 依次酶解 C4、C2，形成具有酶活性的 C3 转化酶，酶解 C3 并形成 C5 转化酶。这一过程称为活化阶段。

C1s 作用于 C4，产生的小片断 C4a 为激肽样作用物质释放入液相，其中大片断的 C4b 附着于与抗体结合的细胞表面，在 Mg^{2+} 存在的情况下，C2 可与附着有 C4b 的细胞表面结合，继而被 C1s 裂解为小分子的 C2a 和大分子的 C2b。C2b 释放入液相，是具有过敏毒性的激肽成分。C2a 则结合在 C4b 上形成 C3 转化酶 C4b2a，从而导致 C3 的酶解，所产生的小片断 C3a 释放入液相，C3a 也是具有过敏毒性的激肽成分。只有 10% 左右的 C3b 分子可形成 C5 转化酶 C4b2a3b。

3. 膜攻击阶段　C5 与 C5 转化酶中的 C3b 结合，并裂解成 C5a 和 C5b。C5a 释放入液相，C5b 依次与 C6、C7 结合，所形成的 C5b67 复合物插入细胞膜脂质双层中，进而与 C8 呈高亲和力结合，形成 C5b678，促进 C9 的结合，最终形成一个由 C5b6789 组成的膜攻击复合物，完成对细胞的溶解作用。经典激活途径的全过程见图 15 - 6。

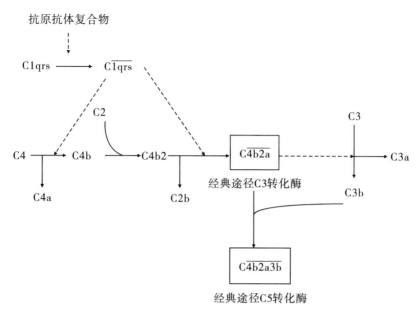

图 15 - 6　补体经典激活途径

(二)补体活化的 MBL 途径

补体活化的甘露聚糖结合凝聚素(MBL)途径是由 MBL 结合至细菌启动激活的过程。MBL 途径的激活开始于病原微生物感染的早期,其激活起始于炎症期产生的蛋白与病原体结合之后,而不是抗原 - 抗体复合物的形成。体内的巨噬细胞和中性粒细胞产生 TNF - α、IL - 1 和 IL - 6,这些细胞因子导致机体发生急性期反应,并诱导肝细胞合成与分泌急性期蛋白,其中参与补体激活的有 C 反应蛋白和 MBL。

MBL 是一种钙依赖性糖结合蛋白,属于凝集素家族,可与甘露聚糖残基结合。MBL 与 C1q 并不具有氨基酸序列上的同源性,但 MBL 在结构上与 C1q 类似。MBL 首先与细菌的甘露聚糖残基结合,然后与丝氨酸蛋白酶结合,形成 MBL 结合的丝氨酸蛋白酶。丝氨酸蛋白酶具有与活化 C1q 相同的生物学活性,可水解 C4 和 C2 分子,形成 C3 转化酶。其后的反应过程与经典途径相同,依次激活补体的其他成分。这种补体激活途径被称为 MBL 途径(图 15 - 7)。

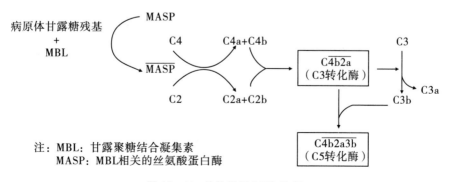

注:MBL:甘露聚糖结合凝集素
　　MASP:MBL相关的丝氨酸蛋白酶

图 15 - 7　补体激活 MBL 途径

（三）补体活化的旁路途径

不经 C1、C4、C2，而由 C3、B 因子、D 因子及 P 因子参与的激活过程，称为补体活化的旁路途径。旁路途径的活化与经典途径不同，它不需要由抗原 – 抗体复合物来启动，而是由某些细菌、革兰氏阴性菌的内毒素、酵母多糖、葡聚糖、凝聚的 IgA 和 IgG4 等来启动。其活化首先是由与菌体结合的 C3b 开始，当 C3b 与 B 因子结合并被 D 因子所裂解成 C3bBb 时，即组成了旁路途径中的 C3 转化酶，但极不稳定，可被迅速降解，与备解素（properdin，P 因子）结合可形成稳定的复合物。该转化酶能裂解 C3，产生更多的 C3b，从而有效地放大了补体系统的作用。旁路途径的激活过程中，当 C5 转化酶 C3bnBb 裂解 C5 成 C5a 和 C5b 后，依次激活补体的其他成分，发挥溶菌、溶细胞作用（图 15 – 8）。

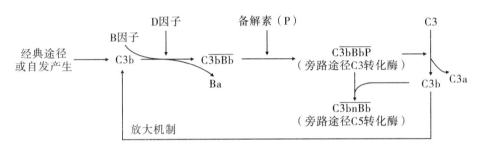

图 15 – 8　补体旁路激活途径

三、补体活化的调控

补体系统是一个复杂的自限性蛋白酶解系统。各种激活物启动补体系统进行高度有序的级联反应，补体系统的活化最终结果是产生一系列炎症介质和细胞膜攻击作用。在正常情况下，补体系统的活化并不是无限的放大，而是处于调控之下，使之产生有效的防御作用，维持机体的自身稳定。

（一）补体的自身调控

补体激活过程中产生的某些中间产物极不稳定，半衰期很短，如三条激活途径的 C3 转化酶，即 C4b2a 和 C3bBb 均极易衰变，从而限制 C3 裂解及其后的酶促反应。若与细胞膜结合的 C4b、C3b、C5b 片断不与细胞结合，几秒钟到几分钟的时间内即可被灭活，阻断补体级联反应。

（二）补体调节因子的作用

正常血清中存在多种蛋白，可与补体分子特异地结合，使补体的激活与抑制处于平衡状态，不仅可以防止对自身组织造成损害，而且还能有效地杀灭入侵的病原体。补体调节因子的作用主要表现在以下几个方面。

1. 经典途径的调节　C1 抑制分子（C1 inhibitor，C1 INH）可与活化的 C1r 和 C1s 结合形成稳定的复合物，使 C1r 和 C1s 失去酶解正常底物的能力。抑制 C3 转化酶形成和促进 C3 转化酶裂解的因素主要有 C4 结合蛋白（C4 binding protein，C4bp）、补体受体 1

（complement receptor 1，CR1）、I 因子（C3b/C4b 灭活物）、膜辅蛋白（membrane cofactor protein，MCP）以及衰变加速因子（decay accelerating factor，DAF）等。这些因素使补体的激活过程不是无限制地进行，而是控制在适当水平，以维持机体内环境的稳定。

2. 旁路途径的调节　H 因子（C3b 灭活剂加速因子）与 I 因子通过介导 C3b 蛋白水解，使之成为无活性的 iC3b，从而抑制旁路途径 C3 转化酶的形成。CR1 和 MCP 也可辅助 I 因子介导 C3b 裂解。体内还存在对旁路途径具有正调节作用的成分，如备解素（properdin，P 因子）是一种稳定因子，与 C3bBb 结合后发生构象改变，可延长衰变。

3. 膜攻击复合体形成的调节　体内许多蛋白成分还可在 MAC 水平发挥调节作用，以防止过度的溶细胞反应，如 C8 结合蛋白（C8 - binding protein，C8bp）可干扰 C9 与 C8 结合，膜反应性溶解抑制物（membrane inhibitor of reactive lysis，MIRL）可阻碍 C7、C8 与 C5b6 复合物结合，抑制 MAC 形成，S 蛋白可与 C5b67 复合物结合，防止 C5b67 插入细胞质膜造成损伤。

四、补体的生物学作用

补体系统的生物学作用是多方面的，它不仅参与非特异性免疫防御作用，而且也参与特异性免疫反应。补体系统的功能主要集中在两个方面：①补体在细胞表面激活，形成膜攻击复合体，引起细胞溶解介导抗感染作用。②补体激活过程中产生的活性片段有致炎作用。另外，补体系统在免疫复合物的清除、免疫应答的调节和激肽系统的释放等方面也发挥重要的作用。

（一）补体的溶菌、溶细胞作用

补体系统可通过特异和非特异的方式来介导机体的抗感染效应。例如，在抗体产生前，某些微生物可激活补体旁路途径，参与机体早期的抗微生物感染。当抗体产生后，抗体与抗原结合可以固定补体，形成膜攻击复合体，介导靶细胞溶解。

（二）调理作用

补体系统激活过程中产生的 C3b、C4b 和 iC3b 均是有效的调理素，它们可与中性粒细胞或巨噬细胞表面相应受体结合，促进吞噬细胞的吞噬杀伤作用。

（三）趋化炎症介质作用

补体系统激活过程中可产生多种具有炎症介质的活性片断，如 C3a、C4a 及 C5a 又称过敏毒素，它们作为配体，能与肥大细胞和嗜碱性粒细胞表面的相应受体结合，激发细胞脱颗粒，释放组胺和白三烯等血管活性介质，引起毛细血管通透性增加、平滑肌收缩，从而出现过敏症状。补体的一些活性片断，如 C5a、C5、C6、C7 具有趋化炎性细胞的作用，是炎症反应中的重要趋化物。另外，C2a 还具有激肽样作用。

（四）清除免疫复合物作用

体内中等大小的免疫复合物可沉积在血管壁，通过激活补体而导致炎症反应，造成周围组织损伤。补体成分参与清除循环免疫复合物主要表现在循环免疫复合物可通过 C3b 与表达 CR1 和 CR3 的血细胞结合，并通过血流运送到肝脏被清除。另外，补体结合免疫复合物可通过单核巨噬细胞的吞噬加速清除。在旁路途径中，补体的活化可溶解已形成的免疫复合物，包括已沉淀于组织上的免疫复合物。

（五）免疫调节作用

补体可对免疫应答的各个环节发挥调节作用。例如，在免疫感应阶段，补体通过 C3 片断可参与黏附、固定抗原，使抗原易被吞噬细胞吞噬处理与提呈；在免疫应答增殖分化阶段中，通过 C3b 与 B 细胞表面 CR1 结合，可使 B 细胞增殖分化为浆细胞；C3b 结合杀伤细胞后，可增加对靶细胞的 ADCC 作用。

（六）与其他酶系统的相互作用

补体系统与凝血系统、纤溶系统和激肽系统关系密切。如弥散性血管内凝血（DIC）的发生，四个系统的伴行活化具有重要的生理及病理意义。

五、补体系统异常与疾病

（一）补体与感染性疾病

作为机体的一线防御体系，补体可迅速标记并清除入侵微生物或毒性成分，具有严谨精确的级联放大效应，而其作用的独特性和重要性也恰恰在于其对于病原体或有害成分的快速精确识别，从而可确保对于病原体的及时清除。许多致病病原体产生细菌蛋白酶降解补体成分，导致级联反应失活，减少膜攻击复合物的装配，降低补体对于细菌细胞的吞噬能力，最终保护细菌并产生感染效应。

（二）补体固有成分的遗传性缺陷

补体两条激活途径的固有成分包括 C1q、C1r、C1s、C4、C2、C3、P 因子、D 因子等，均可能出现遗传性缺陷。C3 缺乏可导致严重的，甚至是致死性的化脓性细菌感染，其机制在于 C3 缺乏的患者吞噬细胞的吞噬、杀菌作用明显减弱。C2 与 C4 缺乏与自身免疫性疾病有关，其机制可能是由于经典途径激活受阻，导致循环免疫复合物（IC）不能被有效地清除。

（三）补体调节蛋白的缺陷

C1 抑制物缺陷可引起遗传性血管性水肿，属常染色体显性遗传。旁路途径可溶性调节蛋白缺乏十分罕见。I 因子或 H 因子缺乏的患者由于液相 C3 转化酶生成失控，血浆 C3 被完全耗竭，循环 IC 的清除发生障碍，患者常可伴有肾小球肾炎。阵发性夜间血红蛋白尿（PNH）患者的红细胞和其他细胞不能表达膜结合调节蛋白（DAF、HRF 和 CD59 等），以致自身细胞表面 C3 转化酶及 MAC 的形成失控，导致细胞溶解加剧。因红细胞对膜结合调节蛋白的缺乏特别敏感，故阵发性睡眠性血红蛋白尿症（PNH）患者会出现反复发作的血管内溶血。

（四）补体受体缺陷

红细胞表面 CR1 表达减少可导致循环 IC 清除障碍，从而导致某些自身免疫性疾病（如系统性红斑狼疮）的发生。另外，白细胞黏附缺陷（LAD）患者 CR3、CR4 的 β 链

（CD18）基因突变，导致 CR3 与 CR4 缺失，临床表现为反复出现的化脓感染。

六、中药对补体水平和活性的影响

香菇多糖、当归多糖、人参茎叶皂苷、天花粉蛋白、江南卷柏、黄芪等可以增强补体的活性或增加补体的含量。甘草甜素、冬葵子多糖、牡丹皮、肉桂、虎杖、麻黄、丹参、杜仲、玉米须或等可抑制补体的活性或降低补体的含量。

第三节 细胞因子

一、细胞因子概述

细胞因子（cytokine，CK）是指活化的免疫细胞或非免疫细胞（血管内皮细胞、成纤维细胞等）合成与分泌的，能够调节细胞生理功能、介导炎症反应、参与免疫应答和组织修复等多种生物效应的小分子多肽和糖蛋白。它是不同于免疫球蛋白和补体分子的另一类分泌型免疫分子。

（一）细胞因子的共同特性

细胞因子虽种类繁多、生物学作用各异，但具有以下共同的特征。

（1）绝大多数细胞因子是低分子量（15000～30000）的蛋白或糖蛋白。天然的细胞因子由抗原、丝裂原或其他刺激物活化的细胞分泌。细胞因子通常以非特异方式发挥作用，即细胞因子对靶细胞作用无抗原特异性，也不受 MHC 限制。大多数细胞因子都以较高的亲和力和其受体结合。因此，很微量的细胞因子就可对靶细胞产生显著的生物学作用。

（2）细胞因子主要以自分泌（autocrine）、旁分泌（paracrine）方式发挥作用，某些细胞因子也可以内分泌（endocrine）的方式发挥作用。若某种细胞因子的靶细胞（细胞因子作用的细胞）也是其产生细胞，则该因子对靶细胞表现出的生物学作用称为自分泌效应；若某种细胞因子的产生细胞和靶细胞非同一细胞，且二者邻近，则该因子对靶细胞表现出的生物学作用称为旁分泌效应；少数细胞因子（如 TGF－β、IL－1 和 M－CSF）在高剂量时也作用于远处的靶细胞，表现为内分泌效应。

（3）一种细胞可产生多种细胞因子，不同类型的细胞也可产生一种或几种相同的细胞因子。一种细胞因子可对多种靶细胞发生作用，产生多种不同的生物学效应，这种性质称为多效性；几种不同的细胞因子也可对同一种靶细胞发生作用，产生相同或相似的生物学效应，这种性质称为重叠性。一种细胞因子可以抑制另外一种细胞因子的某种生物学作用，表现为拮抗效应；也可以增强另一种细胞因子的某种生物学作用，表现为协同效应。众多细胞因子在机体同时存在，相互促进或相互抑制，可形成十分复杂的细胞因子网络。

（二）细胞因子的分类

1. 白细胞介素 白细胞介素（interleukin，IL）是一组由淋巴细胞、单核吞噬细胞和其他非免疫细胞产生的介导白细胞和其他细胞间相互作用的细胞因子。其重要作用是调节细胞生长、分化，促进免疫应答和介导炎症反应。从1979年第二届淋巴因子国际会议正式命名白细胞介素到现在，已经报道了数十种白细胞介素。下面介绍几种重要的白细胞介素。

（1）IL-1：一种单核因子，可由多种细胞合成和分泌并受到多种因素的调节。IL-1可分为IL-1α与IL-1β两种类型。两种类型的IL-1的作用无种属特异性。IL-1的生物学作用较广泛，如促进免疫应答、参与炎症反应、促进伤口愈合、刺激造血功能等。

（2）IL-2：主要由CD4$^+$T细胞和CD8$^+$T细胞产生。此外，NK细胞和其他多种细胞亦可产生IL-2。IL-2主要以自分泌或旁分泌方式发挥效应。IL-2可促使Th细胞增生及产生细胞因子，可促进NK细胞的杀伤活性，诱导淋巴因子激活的杀伤细胞（LAK细胞）增生，可促使活化B细胞增生及产生抗体，可激活单核巨噬细胞，并增强其杀瘤活性等。IL-2是机体中重要的细胞因子，目前已用于临床治疗肿瘤及感染性疾病。

（3）IL-4：主要由CD4$^+$T细胞产生，其他T细胞亚群、激活的肥大细胞及嗜碱性粒细胞等也能产生。IL-4是B细胞生长和分化因子，可促使B细胞表达MNC Ⅱ类抗原及促进其抗原提呈作用；促进B细胞分泌IgE，故在Ⅰ型超敏反应中起重要作用。IL-4可以自分泌方式促进Th2细胞分化，但却抑制Th2细胞增生及其应答。IL-4还对巨噬细胞、内皮细胞、肥大细胞、造血细胞具有生物学作用。

（4）IL-5：主要由Th2细胞和活化的肥大细胞产生。IL-5的作用有种属特异性，主要生物学作用为刺激嗜酸性粒细胞生长和分化，协同IL-2和IL-4等参与体液免疫应答和诱导胸腺细胞分化。

（5）IL-6：主要由单核巨噬细胞、血管内皮细胞、成纤维细胞、角质细胞以及T细胞、骨髓瘤细胞、宫颈癌细胞等产生。IL-6的主要作用是促进B细胞增生和分泌抗体，增强NK细胞活性，对肝细胞、T细胞、神经组织、造血系统具有广泛的生物学效应，还具有抗肿瘤效应。

（6）IL-10：主要由Th2细胞产生。另外，Th0细胞、Th1细胞、单核巨噬细胞、B细胞及一些非淋巴细胞（如角质细胞）也可产生IL-10。IL-10的主要生物学作用为抑制巨噬细胞的抗原提呈功能，抑制Th1细胞增殖、应答，促进B细胞分化及抗体产生，间接抑制NK细胞活性。

（7）IL-12：单核巨噬细胞是IL-12的主要产生细胞。另外，树突状细胞、中性粒细胞、角质细胞等也可产生IL-12。IL-12是最强的NK细胞激活因子，还可促进T细胞分化、增殖，诱导LAK细胞活性。

（8）IL-18：T细胞、NK细胞、树突状细胞、肝巨噬细胞、关节软骨细胞、成骨细胞及滑膜成纤维细胞等均能产生IL-18。与IL-12相比，IL-18有更强的诱导生成IFN-γ的能力。它介导的免疫应答可以抗细菌、病毒和真菌感染。因为IL-18能增强NK细胞和CTL的细胞毒素活性，所以IL-18有抗病毒感染作用。IL-18具有广泛和有效的免疫调节作用，在机体防御外来的细菌、病毒和寄生虫感染时起着重要作用，还可以通过抑制血管生成而有效抑制肿瘤细胞生长，并且还与自身免疫性疾病、超敏反应性疾病、移植物抗宿主病、急性重型肝炎等各种疾病的发生、发展密切相关。其他白细胞介素见表 15-1。

表 15-1　其他白细胞介素

名称	主要来源	主要功能及应用
IL-11	间质细胞	刺激骨髓造血干细胞增生、成熟、形成集落；刺激 B 细胞的发育；协同多系祖细胞的扩增和分化。IL-11 已用于临床治疗恶性肿瘤或化疗导致的血小板减少症
IL-22	不同种类的淋巴细胞，包括 CD4⁺ T 细胞，尤其是 Th17 细胞、δγT 细胞、NK 细胞、LTi 细胞和类 LTi 细胞	在慢性炎症疾病中高表达，参与维护上皮屏障的完整性，可阻止致病菌传播，参与抗感染及组织修复
IL-25	由 CD4⁺ 记忆 T 细胞、CD8⁺ T 细胞、嗜酸性粒细胞等多种细胞产生	增强 Th2 型免疫应答，促进嗜酸性粒细胞聚集黏附于黏膜部位，中性粒细胞和 NK 细胞趋化至炎症部位，扩大过敏原和颗粒引起的肺部炎症反应；还可调节肠道中免疫反应处于平衡状态
IL-38	皮肤和扁桃体 B 细胞	可作为 IL-1 受体拮抗剂，与银屑病密切相关
IL-39	是 IL-12 家族的新成员（由 IL-23p19 和 EBI3 两个亚基组成），与 IL-27 和 IL-35 共享 EBI3 亚基	可通过诱导狼疮小鼠体内 B 细胞的产生介导炎症反应

2. 干扰素　干扰素（interferon，IFN）是最早发现的细胞因子，具有干扰病毒感染和复制的能力，包括 IFN-α、IFN-β、IFN-γ 等。IFN-α/β 称为 Ⅰ 型干扰素，IFN-γ 称为 Ⅱ 型干扰素。两者特性与功能见表 15-2。

表 15-2　人类 IFN 理化与生物学性能比较

项目	Ⅰ 型干扰素（IFN-α/β）	Ⅱ 型干扰素（IFN-γ）
主要产生细胞	白细胞、成纤维细胞	活化 T 细胞、NK 细胞
主要诱生剂	病毒	抗原、促分裂原
热稳定性（56℃，30 分钟）	稳定	不稳定
酸碱稳定性（pH2~10）	稳定	不稳定
分子量	1.9 万~2.3 万	2.0 万~2.5 万
生物学作用	抗病毒、抗肿瘤作用强，免疫调节作用弱	免疫调节作用强，抗病毒、抗肿瘤作用弱

3. 肿瘤坏死因子　肿瘤坏死因子（tumor necrosis factor，TNF）是 Garwell 等在 1975 年发现的一种能使肿瘤发生出血坏死的物质。肿瘤坏死因子分为 TNF-α 和 TNF-β 两

种：TNF-α 主要由活化的单核巨噬细胞产生，抗原刺激的 T 细胞、活化的 NK 细胞和肥大细胞也分泌 TNF-α；TNF-β 主要由活化的 T 细胞产生，又称淋巴毒素（lymphotoxin，LT）。两种肿瘤坏死因子生物学作用相似。①抗肿瘤作用：TNF 可直接杀伤某些肿瘤细胞或使肿瘤细胞生长受抑，能活化 NK 细胞和巨噬细胞，间接发挥杀伤或抑制肿瘤作用，可损伤血管内皮细胞，促进血栓形成，导致肿瘤组织出血坏死。②促炎症反应：TNF 是促炎因子，可诱导血管内皮细胞表达细胞间黏附分子-1 以及分泌 IL-1、IL-8 等促炎和趋化作用因子，从而促进中性粒细胞和单核巨噬细胞与血管内皮细胞黏附，穿过血管，到达感染发生部位，增强吞噬功能，同时促进中性粒细胞释放多种胞外酶、前列腺素、IL-1 等炎性因子，促进局部炎症反应发生。③致热作用：TNF 是一种内源性致热原，可引起发热。其作用机制为直接作用于下丘脑体温调节中枢，刺激巨噬细胞分泌 IL-1，IL-1 再作用于下丘脑体温调节中枢，引起机体的发热反应。另外，TNF 还参与了内毒素休克等病理过程，可引起机体的恶病质。

　　4. 集落刺激因子　集落刺激因子（colony stimulating factor，CSF）是指能够刺激多能造血干细胞和不同发育分化阶段的造血干细胞进行增殖分化，并在半固体培养基中形成相应细胞集落的细胞因子。不同集落刺激因子的特性见表 15-3。

表 15-3　集落刺激因子的特性

细胞因子	产生细胞	效应
GM-CSF	活化的 T 细胞、巨噬细胞、成纤维细胞等	刺激粒细胞、红细胞集落形成
M-CSF	巨噬细胞	刺激巨噬细胞集落，刺激巨细胞功能，降低胆固醇
G-CSF	成纤维细胞、骨髓基质细胞、膀胱癌细胞株等	刺激粒细胞集落，刺激粒细胞功能
EPO	肾细胞	刺激红系造血祖细胞
SCF	成纤维细胞、骨髓和胸腺基质细胞	刺激髓系、红系、巨核系及淋巴系造血祖细胞

　　5. 生长因子　生长因子（growth factor，GF）是具有刺激细胞生长作用的细胞因子。目前研究较多的生长因子见表 15-4。

表 15-4　几种常见生长因子的生物学作用

细胞因子	来源	生物学作用
EGF	血小板，多种体液、汗腺	促进上皮细胞、成纤维细胞、间质和内皮细胞增生；促进血管形成，加速伤口愈合，促进肿瘤细胞生长
FGF	碱性 FGF：神经组织、垂体、肾上腺皮质、黄体和胎盘；酸性 FGF：骨基质、骨肉瘤	刺激中胚层、神经外胚层多种细胞的增生和分化；趋化内皮细胞；促进肉芽组织形成和角膜伤口愈合；影响神经功能

细胞因子	来源	生物学作用
PDGF	活化的单核巨噬细胞、动脉内皮细胞、成纤维细胞	促进皮肤成纤维细胞、神经胶质细胞、平滑肌细胞、上皮细胞的增殖，趋化成纤维细胞、平滑肌细胞、中性粒细胞和单个核细胞
VEGF	大多数肿瘤细胞，伤口中的角化细胞、巨噬细胞	增加血管通透性，促进血管形成
NGF	神经元雪旺细胞、成纤维细胞、平滑肌细胞、甲状旁腺细胞	维持感觉及交感神经元的存活，趋化中性粒细胞和提高其存活、吞噬水平，诱导单核细胞分化，促进伤口愈合

6. 转化生长因子　转化生长因子 - β(TGF - β)由活化的 T 细胞和 MΦ 产生，其生物学作用主要有抑制淋巴细胞的增生、抑制巨噬细胞激活、促进伤口愈合、参与胚胎发育、影响原癌基因表达。

7. 趋化性细胞因子　近年来，人们发现了一系列结构相似、分子量为 8000 ~ 10000、具有趋化功能的细胞因子，称为趋化性细胞因子(chemokine)。目前已知的趋化性细胞因子达 50 余种，它们的氨基端多含有一或两个半胱氨酸。根据半胱氨酸的排列方式，将趋化性细胞因子又分为亚家族。两个半胱氨酸按 Cys - X - Cys(半胱氨酸 - 任 - 氨基酸 - 半胱氨酸)方式排列的趋化性细胞因子属 α 亚家族，也称 CXC 趋化性细胞因子；以 Cys - Cys 方式排列的趋化性细胞因子属 β 亚家族，也称 CC 趋化性细胞因子。近年来，又发现了氨基端只有一个半胱氨酸(Cys)的趋化性细胞因子，这种趋化性细胞因子被命名为 γ 亚家族趋化性细胞因子，也称 C 趋化性细胞因子。趋化性细胞因子主要由白细胞与造血微环境中的基质细胞分泌，可结合在内皮细胞的表面，具有对中性粒细胞、单核细胞、淋巴细胞、嗜酸性粒细胞和嗜碱性粒细胞的趋化和激活活性。IL - 8 是 α 亚家族系的代表，对中性粒细胞有趋化作用。单核细胞趋化蛋白 - 1(monocyte chemotactic protein - 1，MCP - 1)是 β 亚家族的代表，可趋化单核细胞。淋巴细胞趋化蛋白(lymphotactin)是 γ 亚家族的代表，对淋巴细胞有趋化作用。

(三)细胞因子的生物学作用

细胞因子的生物学作用概括起来主要有以下几点。

1. 介导天然免疫　介导天然免疫的细胞因子主要由单核巨噬细胞分泌，表现为抗病毒和细菌感染作用，如 IFN - α/β、IL - 15 和 IL - 12 是三种重要的抗病毒细胞因子。

2. 介导和调节特异性免疫应答　介导和调节特异性免疫应答的细胞因子主要由抗原活化的 T 淋巴细胞分泌，调节淋巴细胞的激活、生长、分化和发挥效应，如在受到抗原刺激后，IFN - γ 通过刺激抗原提呈细胞表达 MHC Ⅱ类分子，促进 CD4⁺T 细胞的活化；在免疫应答过程中，IL - 2 和 IL - 4 是 T 细胞的自分泌生长因子，也是 B 细胞的旁分泌生长因子；IL - 12 促进初始 CD4⁺T 细胞分化成 Th1 细胞，IL - 4 促进初始 CD4⁺T 细胞分化成 Th2 细胞。在免疫应答的效应阶段，Th1 细胞分泌的 IFN - γ 和 IL - 2 能激活单核巨噬细胞，增强 NK 细胞的细胞毒活性，从而杀灭微生物。

3. **诱导凋亡**　激活诱导的细胞凋亡是一种重要的免疫应答负调节机制。IL-2 可诱导抗原活化的 T 细胞发生凋亡，进而限制免疫应答的强度，避免免疫损伤的发生。这种 IL-2 依赖性诱导活化细胞凋亡的机制如果受损，则易发生自身免疫性疾病。此外，TNF 可诱导肿瘤细胞的凋亡。

4. **刺激造血**　在免疫应答和炎症反应过程中，白细胞、红细胞和血小板不断被消耗，机体需不断从骨髓造血干细胞中补充这些血细胞。由骨髓基质细胞和 T 细胞等产生的刺激造血的细胞因子在血细胞的生成方面起着重要作用。

二、细胞因子与临床

（一）细胞因子与疾病的诊断

许多疾病过程均可出现细胞因子水平的改变，一般缺少特异性，但在某些情况下，特定细胞因子的定量或定性检测可作为临床依据：①早期诊断和鉴别诊断的指标，如在类风湿关节炎的滑液中 IL-8 和 MCP-1 的水平升高，而在骨性关节炎中无此现象；慢性乙肝和慢性丙肝患者的单核细胞经 LPS 刺激后产生的 IL-1 低于正常人，而酒精性肝硬化、原发性胆汁性肝硬化则无此变化。②检测细胞因子的水平高低可以判断疾病的预后，如脑膜炎、疟疾和利什曼病患者血清 TNF-α 水平明显升高，而持续性高水平或过高的血清 TNF-α 往往与高病死率相关。③监测机体的免疫功能状态、治疗效果和预后，如 sIL-2R、IL-6、TGF-β 水平与移植排斥反应密切相关，检测 HIV 感染患者 TNF-α 水平有助于评价其机体免疫状态，并对 HIV 感染的分期和病情的预测具有重要意义。

（二）细胞因子与疾病的治疗

细胞因子具有双重性效应，既可抵御和治疗某些疾病，某些情况下也可导致和促进疾病的发生、发展，因此细胞因子疗法常分为三大类。其一是细胞因子补充/添加疗法：如给予外源性细胞因子，除全身给药外，目前多倾向于局部注射（体内或周围组织直接注射），使病灶局部保持较高浓度的细胞因子；或将某种细胞因子基因导入效应细胞或载体细胞，再回输给患者（细胞因子基因疗法），临床上可将 IL-2 基因导入肿瘤细胞，制备肿瘤疫苗进行接种。其二是联合疗法：多种有协同作用的细胞因子联合应用可降低每种细胞因子的用量，减少毒副作用，提高疗效。此外，细胞因子与化疗药物或效应细胞联合应用，可取得更好的临床疗效。其三为细胞因子阻断/拮抗疗法：①应用药物抑制细胞因子的生物合成、成熟或分泌，如秋水仙碱等细胞微管聚合抑制剂可抑制 TNF-α 的生物合成，从而减缓 TNF-α 所致的病理损害。②应用抗细胞因子抗体中和细胞因子活性，或促进机体对细胞因子的免疫清除，如应用抗 TNF-α 抗体防治内毒素休克及活动性类风湿关节炎等。③阻断细胞因子与其受体结合，如 TNF 结合蛋白可特异性与 TNF 结合，阻断 TNF 与受体结合，运用 sTNF-αR 治疗类风湿关节炎。④给予具有抑制效应的细胞因子，如应用 IL-10 可抑制类风湿关节炎滑膜产生的 TNF-α

和 IL – 1β，减轻炎性损害，应用 IFN – γ 抑制 Th2 细胞应答，治疗I型超敏反应。

（三）细胞因子与疾病的预防

细胞因子可用于预防某些疾病的发生，如某些肿瘤患者放疗或化疗后，可继发白细胞或血小板减少、贫血及感染。临床已应用 CSF、IL – 3、IL – 6 等防治化疗等引起的骨髓抑制，如 G – CSF 和 GM – CSF 可有效地促使中性粒细胞回升；M – CSF 及 IL – 6 对血小板回升效果良好；EPO 可预防和治疗顺铂化疗后导致的贫血。许多细胞因子具有明显的佐剂效应，可增强抗原的免疫原性，从而明显提高疫苗接种的保护作用，如 IL – 2 可增强风疹病毒、单纯疱疹病毒及肺炎杆菌疫苗接种后的特异性免疫应答并获得保护能力，可使乙肝疫苗接种无效者产生保护性抗体。多肽疫苗和基因工程疫苗的免疫原性较弱，借助细胞因子的佐剂效应可提高疫苗接种的成功率。

三、中药及中药制剂对细胞因子的影响

（一）对 IL 的影响

1. IL – 1　人参三醇皂苷、黄芪、小柴胡汤、八珍汤等能增强 IL – 1 的产生和活性，雷公藤、葛根、大黄等则对其有抑制作用，丹参素、白芍总苷、冬虫夏草、五加皮、女贞子等对其有双向调节作用。

2. IL – 2　黄芪多糖、淫羊藿及其多糖、党参、八珍汤、补中益气汤等能增强IL – 2 的产生和活性，葛根、雷公藤则对其有抑制作用，冬虫夏草、当归、女贞子等对其有双向调节作用。

3. 其他 IL　人参皂苷可增加 IL – 4、IL – 5、IL – 6 的产生，香菇多糖、补中益气汤可促进 IL – 3 的产生，雷公藤可促进 IL – 8 的产生，大黄素、牡丹皮、白头翁、败酱草均能抑制 IL – 6 的产生。

（二）对其他细胞因子的影响

1. IFN　银耳多糖、刺五加多糖、绞股蓝总皂苷、甘草甜素、白芍、黄芪、苦参、天麻、蝉蜕、艾叶、升麻等对 IFN 有诱生或促诱生作用，黄柏等有抑制其产生的作用。

2. CSF　枸杞多糖、茯苓、菟丝子、当归补血汤、十全大补汤、当归芍药散等能促进 CSF 的产生，大黄、雷公藤等能抑制 CSF 的产生。

3. TNF　灵芝多糖、牛膝多糖等能促进 TNF 的产生，栀子、葛根、大承气冲剂、大柴胡汤等有抑制 TNF 产生的作用。

第四节　白细胞分化抗原

一、白细胞分化抗原的概念

白细胞分化抗原（leukocyte differentiation antigen）主要是指造血干细胞在分化成熟为不同谱系（lineage）和不同阶段以及成熟活化过程中，出现或消失的细胞表面标记。这

类抗原分布于血小板、红细胞和巨噬细胞系，它们大多是跨膜的一类蛋白质或糖蛋白，含胞膜外区、跨膜区和胞质区。白细胞分化抗原参与机体重要的生理和病理过程。例如：免疫应答过程中免疫细胞的相互识别，免疫细胞抗原识别、活化、增殖和分化，免疫效应功能的发挥；造血细胞的分化和造血过程的调控；炎症发生；细胞的迁移（如肿瘤细胞的转移）。

应用单克隆抗体鉴定的方法，将识别同一分化抗原的来自不同实验室的单克隆抗体归为一个分化群，简称为 CD（cluster of differentiation），即 CD 是位于细胞膜上一类分化抗原的总称。CD 后的序号代表一个或一类分化抗原分子。一个 CD 分子可具有多个不同的抗原决定簇，从而可诱导产生多种不同的相应的单克隆抗体。习惯上将某一分化抗原及其相应的单克隆抗体都用同一序号表示（如 CD3 代表一种抗原，CD3 单克隆抗体代表针对 CD3 抗原的抗体）。目前已命名数百个 CD 分子群以及为数众多的亚群。本节主要介绍与 T 细胞、B 细胞功能有关的 CD 分子。

二、常见的 CD 分子

（一）参与 T 细胞识别与活化的 CD 分子

T 细胞是一类重要的免疫活性细胞。在受到抗原或丝裂原等物质刺激后，T 细胞可发生一系列形态、功能变化，产生多种细胞因子，从而执行细胞免疫功能。T 细胞功能的发挥有赖于其膜表面多种 CD 分子（表 15 - 5）的共同作用。

表 15 - 5　与 T 细胞功能有关的 CD 分子

CD 分子	表达细胞	功能
CD2	T 细胞、NK 细胞	为绵羊红细胞受体，与 LFA - 3 结合，具有黏附作用
CD3	T 细胞	传递 T 细胞激活信号
CD4	T 细胞亚群（部分 B 细胞）	与 MHC Ⅱ 类抗原结合，黏附，信号传导
CD8	T 细胞	与 MHC Ⅰ 类抗原结合，黏附，信号传导
CD25	活化 T 细胞、部分活化 B 细胞	参与组成高亲和力 IL - 2R，参与 T 细胞活化
CD26	胸腺细胞、活化 T 细胞	参与 T 细胞激活、肿瘤发生、HIV 感染
CD44	白细胞	黏附 ECM，T 细胞活化，淋巴细胞归巢受体
CD58	造血与非造血细胞	具有黏附作用
CD45	白细胞	参与细胞生长、活化的信号传导
CD86	活化 B 细胞、T 细胞，MΦ	参与 T 细胞激活协同刺激信号

（二）参与 B 细胞识别抗原及活化的 CD 分子

机体 B 细胞受抗原物刺激后，可特异性地识别并结合抗原，继而活化，增殖并分化成能分泌抗体的浆细胞，介导免疫应答。与 T 细胞相似，B 细胞的激活不仅需要由 B 细胞的抗原识别受体与抗原结合，还需由 B 细胞表面辅助分子与相应配体结合所提供的协同刺激信号。此外，B 细胞的生长发育、分化也需其表面分子的作用。参与 B 细胞识别、活化、增殖、分化的 CD 分子主要有 CD79、CD19、CD21 等（表 15 - 6）。

表 15 - 6　与 B 细胞识别抗原与活化有关的 CD 分子

CD 分子	表达细胞	功能
CD79a	成熟 B 细胞	Igα、BCR 特异性识别抗原的信号传导
CD79b	成熟 B 细胞	Igβ、BCR 特异性识别抗原的信号传导
CD19	前 B 细胞、成熟 B 细胞	B 细胞活化及发育的调节
CD20	前 B 细胞、成熟 B 细胞	调节 B 细胞的活化、增生、分化
CD21	成熟 B 细胞	B 细胞活化及发育的调节
CD22	成熟 B 细胞	B 细胞活化的调节
CD40	活化 B 细胞	B 细胞增生、分化的调节
CD45	成熟 B 细胞	B 细胞活化的调节

（三）免疫球蛋白 Fc 受体

免疫球蛋白重链羧基末端的功能区为 Fc 段，体内多种细胞表面可表达 Ig Fc 受体，并通过二者的结合，参与免疫球蛋白介导的生理或病理损伤过程。目前属于 CD 抗原的 Fc 受体有 FcγR、FcαR、FcεR（表 15 - 7）。

表 15 - 7　与免疫球蛋白有关的 CD 分子

免疫球蛋白 Fc 受体	CD 分子	功能
FcγRⅠ、FcγRⅡ、FcγRⅢ	CD64、CD32、CD16	介导单核细胞、NK 细胞 ADCC 杀伤肿瘤细胞，调动单核巨噬细胞吞噬和清除免疫复合物，激活嗜酸性粒细胞
FcαR	CD89	结合 IgA 介导吞噬细胞的吞噬作用，释放炎症介质以及发挥 ADCC 作用
FcεRⅠ、FcεRⅡ	CD23	参与 IgE 生成的调节，介导Ⅰ型超敏反应

第五节　黏附分子

细胞黏附分子（cell adhesion molecules，CAM）是指由细胞产生、介导的细胞与细胞间或细胞外基质间相互接触和结合的一类分子。黏附分子大多为糖蛋白，少数为糖脂，分布于细胞表面或细胞外基质（extracellular matrix，ECM）中。黏附分子以受体 - 配体相对应结合的形式发挥作用，导致细胞与细胞、细胞 - 基质间的黏附，参与细胞的转导与活化、细胞的增殖与分化、细胞的伸展与移动、炎症发生、血栓形成、肿瘤转移、创伤愈合等一系列重要生理和病理过程。

黏附分子与 CD 分子是根据不同角度的命名。黏附分子是以黏附功能来归类，其配体有膜分子、细胞外基质，以及血清、体液中的可溶性因子和补体 C3 片段。CD 分子是用单克隆抗体识别、归类而命名的，范围十分广泛，其中包括了黏附分子，因此大部分黏附分子已有 CD 的编号。黏附分子根据其结构特点可分为整合素家族、免疫球蛋白超家族、选择素家族、钙离子依赖的黏附素家族，此外还有一些尚未归类的黏附分子。

一、整合素家族

整合素家族(integrin family)最初是因此类黏附分子主要介导细胞与细胞外基质的黏附，使细胞得以附着而形成整体(integration)而得名的。此外，整合素家族的黏附分子还介导白细胞与血管内皮细胞的黏附。

(一)整合素分子的基本结构

整合素家族的黏附分子都是由 α、β 两条链(或称为亚单位)通过非共价链连接而成的异二聚体(heterodimer)。α、β 链共同组成识别配体的结合点。

(二)整合素家族的组成

目前已知至少有 14 种 α 亚单位和 8 种 β 亚单位。按 β 亚单位的不同，可将整合素家族分为 8 个不同组($\beta_1 \sim \beta_8$)，在同一组整合素分子的不同成员中，β 链相同，α 链不同，已知 α 链与 β 链有 20 种左右的组合。表 15-8 概括了目前常见的整合素家族黏附分子 β_1、β_2、β_3 组的成员、结构、分布及相应配体。

表 15-8　整合素家族 β_1、β_2、β_3 组的成员、结构、分布和相应配体

分组	成员	α/β 亚单位分子量	亚单位结构	分布	配体
VLA 组 (β_1 组)	VLA-1	210000/130000 (CD49a/CD29)	$\alpha_1\beta_1$	M，Ta，神经细胞，平滑肌	CO，LN
	VLA-2 (gpⅠa~Ⅱa)	155000~165000/130000 (CD49b/CD29)	$\alpha_2\beta_1$	L，M，Pt，Fb，En	CO，LN
	VLA-3	130000+25000/130000 (CD49c/CD29)	$\alpha_3\beta_1$	M，T，B	FN，LN，CO，EP
	VLA-4	150000/130000 (CD49d/CD29)	$\alpha_4\beta_1$	L，Thy，Mo，Eos	FN，VCAM-1，MadCAM-1
	VLA-5 (FNR)	135000+25000/130000 (CD49e/CD29)	$\alpha_5\beta_1$	Thy，T，M，Pt，Ba	FN
	VLA-6 (LMR)	120000+30000/130000 (CD49f/CD29)	$\alpha_6\beta_1$	Thy，T，M，Pt，Bp	LN
	$\alpha7\beta1$	100000+30000/130000 (/CD29)	$\alpha_7\beta_1$	黑素瘤，肌细胞	LN
	VNR-β_1	125000+24000/130000 (CD51/CD29)	$\alpha v\beta_1$	Pt，En，Meg	FN

续表

分组	成员	α/β 亚单位分子量	亚单位结构	分布	配体
白细胞黏附受体组（β$_2$组）	LFA－1（CD11a/CD18）	180000/95000（CD11a/CD18）	αLβ$_2$	Leu	iCAM－1，2，3
	MAC－1（CR3）	170000/95000（CD11b/CD18）	αMβ$_2$	NK，My	iC3b，Fg，ICM－1
	P150，95（CR4）	150000/95000（CD11c/CD18）	αXβ$_2$	My，NK，Ta，Ba	ic3b，ICAM－1，Fg
	αDβ2	150000/95000（CD11d/CD18）	αDβ$_2$	Leu，Mac	ICAM－3
血小板糖蛋白组（β$_3$组）	（gpⅡb－Ⅲα）	125000＋22000/105000（CD41/CD61）	αⅡbβ$_3$	Pt，En，Meg	Fg，FN，vWF，TSP
	VNR－β$_3$	125000＋21000/105000（CD51/CD61）	αVβ$_3$	Pt，En，Meg	VN，Fg，vWF，TSP，FN，LN，osteopontin CD31

注：B 指 B 细胞；Ba 指活化 B 细胞；En 指内皮细胞；Eos 指嗜酸性粒细胞；Ep 指上皮细胞；Fb 指成纤维细胞；L 指淋巴细胞；Leu 指白细胞；M 指单核细胞；Mac 指噬巨细胞；Meg 指巨核细胞；My 指髓样细胞；NK 指自然杀伤细胞；Thy 指胸腺细胞；FN（fibronectin）指纤连蛋白；LN（laminin）指层粘连蛋白；TSP（thrombospodin）指血小板反应蛋白；VLA（very late antigen）指迟现的抗原；VLA－1，130000＋25000/130000 指 α 亚基由分子量为 130000 及 25000 双链组成，β 亚基为 130000；CO（collagen）指胶原；VN（vitronectin）指玻连蛋白；Fg（fibrinogen）指血纤蛋白原；vWF（von Wilebrand factor）指冯·威勒布兰德因子；osteopontin 指骨桥蛋白；EP（epiligrin）指表皮整联配体蛋白；LFA－1（lymphocyte function associated antigen－1）指淋巴细胞功能相关抗原1；ICAM－1（2，3）[intercellular adhesion molecule－1（2，3）]指细胞间黏附分子－1（2，3）；VCAM－1（vascular cell adhesion molecule－1）指血管细胞黏附分子；MadCAM（mucosal addressin cell adhesion molecule）指黏膜地址素细胞黏附分子。

（三）整合素分子的分布

整合素分子在体内分布很广泛，多数整合素分子可表达于多种组织细胞，同一种细胞也可有多种整合素的表达。某些整合素分子的表达有明显的细胞类型特异性，如 gpⅡb/Ⅲa 主要表达巨核细胞和血小板；β$_2$组中的 LFA－1 表达白细胞。每一种整合素分子的表达可随其表达细胞分化与生长状态的改变而变化。

二、免疫球蛋白超家族

免疫系统、神经系统和其他生物学系统中，许多参与抗原识别或细胞间相互作用的分子具有与 Ig 同样的结构特征，即具有 1 个或多个 IgV 区或 C 区相似的结构域。这些种类繁多、分布广泛、识别功能多样的分子称为免疫球蛋白超家族（immunoglobuin superfamily，IgSF）。编码 IgSF 不同成员的基因可能由同一祖先基因进化而来。免疫球蛋白超家族黏附分子的种类、分布及其配体见表 15－9。

表 15 - 9 IgSF 黏附分子的种类、分布和识别配体（举例）

IgSF 黏附分子	分布	配体
LFA - 2（CD2）	T 细胞、胸腺细胞、NK 细胞	LFA - 3（IgSF）
LFA - 3（CD58）	广泛	LFA - 2（IgSF）
ICAM - 1（CD54）	广泛	LFA - 1（整合素家族）
ICAM - 2（CD102）	内皮细胞、T 细胞、B 细胞、髓样细胞	LFA - 1（整合素家族）
ICAM - 3（CD50）	白细胞	LFA - 1（整合素家族）
CD4	辅助性 T 细胞亚群	MHC Ⅱ（IgSF）
CD8	杀伤性 T 细胞亚群	MHC Ⅰ（IgSF）
MHC Ⅰ	广泛	CD8（IgSF）
MHC Ⅱ	B 细胞、活化 T 细胞、活化内皮细胞、巨噬细胞、树突状细胞	CD4（IgSF）
CD28	T 细胞、活化 B 细胞	B7 - 1（IgSF）
B7 - 1（CD80）	活化 B 细胞、活化单核细胞	CD28（IgSF）
MCAM - 1（CD56）	NK 细胞、神经元	NCAM - 1（IgSF）
VCAM - 1（CD106）	内皮细胞、树突状细胞、巨噬细胞	VLA - 4（整合素家族）
PECAM - 1（CD31）	白细胞、血小板、内皮细胞	PECAM - 1（IgSF）

三、选择素家族

选择素的全名是选择凝集素。选择素家族包括血小板选择素（platelet - selectin，P 选择素）、内皮细胞选择素（endothelium - selectin，E 选择素）、白细胞选择素（leukocyte - selectin，L 选择素）3 个成员（表 15 - 10）。

表 15 - 10 选择素的成员、分布、配体和功能

选择素	分布	配体	功能
L 选择素（CD62L）	白细胞	CD15s（sLe^x）、外周淋巴结 HEV 上的 PNAd、PSGL - 1	使白细胞与内皮细胞黏附，参与炎症，使淋巴细胞归巢到外周淋巴结
P 选择素（CD62P，PADGEM）	血小板、巨核细胞、活化的内皮细胞	CD15s（sLe^x）、CD15、PSGL - 1	使白细胞与内皮细胞、血小板黏附
E 选择素（CD62E，ELAM - 1）	活化内皮细胞	中性粒细胞 CD15s（sLe^x）、淋巴细胞上的 CLA、白细胞 PAGL - 1、髓样细胞、ESL - 1	使白细胞与内皮细胞黏附，向炎症部位游走，使肿瘤细胞转移

注：CLA 指皮肤淋巴细胞相关抗原；ELAM 指内皮细胞白细胞黏附分子；ESL - 1 指 E 选择素配体 - 1 蛋白；PADGEM 指血小板活化依赖的颗粒外膜蛋白；PNAd 指外周淋巴细胞地址素；PSGL - 1 指 P 选择素糖蛋白配体 - 1；sLe^x 指唾液酸化的路易斯寡糖。

（一）选择素分子的基本结构

选择素可分为胞膜外区、穿膜区和胞质区。选择素家族各成员胞膜外部分有较高的同源性，结构类似，均由三个结构域构成：①外侧氨基端为钙离子依赖的外源凝集素功能区，可以结合某些碳水化合物基团，是选择素分子的配体结合部位。②紧邻外源凝集素功能区的是表皮生长因子样功能区，该区不直接参加与配体结合，主要作用是维持选择素分子的适当构型。③近膜部分是补体调控蛋白重复序列。选择素分子的穿膜区和胞质区没有同源性。选择素分子的胞质区与细胞骨架相连。

（二）选择素分子识别的配体

选择素分子与大多数黏附分子不同。选择素分子识别的配体都是一些寡糖基团，主要是唾液酸化的路易斯寡糖或类似结构分子，分布于多种细胞表面，如白细胞、血管内皮细胞、某些肿瘤细胞表面及血清中某些糖蛋白分子上都存在有选择素分子识别的碳水化合物基团。

四、钙离子依赖的黏附素家族

在钙离子依赖的黏附分子家族中，最初发现一种介导细胞间相互聚集的黏附分子在有 Ca^{2+} 存在时可以抵抗蛋白酶的水解作用，以后又发现两种作用和特性均与其类似的黏附分子，它们的氨基酸序列也有同源性，因此将其命名为 Cadherin 家族。Cadherin家族的黏附分子对于生长发育过程中细胞的选择性聚集具有至关重要的作用。

与免疫有关的 Cadherin 家族至少有 10 多种，包括 E - Cadherin（主要见于成人上皮细胞）、N - Cadherin（见于成人神经、肌肉组织）和 P - Cadherin（主要见于胎盘和上皮组织，但亦可在胎儿发育阶段见于其他组织）等亚类（E、N、P 分别表示上皮、神经、胎盘）。三者均为跨膜蛋白，同样也由胞膜外区、穿膜区和胞质区三部分组成。胞膜外区具有与 Ca^{2+} 结合的作用，同时胞膜外区 N 端区域是结合配体的部位。当 Cadherin 分子胞膜外区与相应配体结合后，向胞质内部分传递信号，导致胞质区与细胞骨架相接，稳定胞膜外区与配体的结合，发挥细胞黏附功能。

五、其他黏附分子

除上述四类黏附分子外，还有许多其他目前尚未归类的黏附分子，表 15 - 11 列举了几种常见但又未归类的黏附分子的结构、分布、配体及主要功能。

表 15 -11 几种尚未归类的黏附分子的主要特征

黏附分子	结构	主要分布细胞	配体
PNAd	含有唾液酸化的寡糖决定簇	外周淋巴结高内皮小静脉	白细胞 L 选择素
CLA	含有唾液酸化的寡糖决定簇	记忆 T 细胞	活化内皮细胞上的选择素
CD44（ECMRⅢ）	连接组件（link module）和黏蛋白样结构	分布广泛，在 T 细胞中主要存在于记忆 T 细胞	FN、CO、LN、透明质酸（HA）
CD36	9p88、血小板糖蛋白样结构	血小板、单核细胞、内皮细胞	TSP、CA

注：PNAd 指外周淋巴结地址素；CLA 指皮肤淋巴细胞相关抗原；ECMR 指细胞外基质受体。

六、黏附分子的功能

黏附分子参与机体的许多生理及病理过程，主要包括以下几点。

(一)炎症过程中白细胞与血管内皮细胞的黏附

炎症过程的一个重要特征是白细胞黏附、穿越血管，向炎症部位渗出。这一过程的一个重要分子基础是白细胞与血管内皮细胞黏附分子的相互作用。以中性粒细胞为例，在炎症发生初期，中性粒细胞表面的唾液酸化的路易斯寡糖与内皮细胞 E 选择素相互作用，在血流状态下介导中性粒细胞与内皮细胞开始黏附（即滚动作用）；随后中性粒细胞被血小板因子 4、C5a 以及血小板活化因子、IL-8 激活，中性粒细胞表面的 LFA-1 表达上调，与内皮细胞上由促炎因子诱导表达的 ICAM-1 结合，使中性粒细胞与内皮细胞紧密黏附，当白细胞活化后，L 选择素从中性粒细胞表面脱落，中性粒细胞穿越内皮细胞，到达炎症部位发挥关键作用。

(二)淋巴细胞归巢

淋巴细胞归巢（lymphocyte homing）是淋巴细胞迁移的一种形式，包括：①淋巴干细胞向中枢淋巴器官归巢。②成熟淋巴细胞向外周淋巴器官归巢。③淋巴细胞再循环，即外周淋巴器官的淋巴细胞通过毛细血管后静脉进入淋巴循环，以利于免疫细胞接触外来抗原，然后再回到血液循环。④淋巴细胞向炎症部位迁移。淋巴细胞归巢过程的分子基础是淋巴细胞与各组织、器官血管内皮细胞黏附分子的相互作用。淋巴细胞的某些黏附分子称为淋巴细胞归巢受体（lymphocyte homing receptor LHR），而将其对应的血管内皮细胞的黏附分子称为地址素（addressin）。表 15-12 列举了参与淋巴细胞归巢常见的黏附分子及其功能。

表 15-12　参与淋巴细胞归巢的黏附分子

归巢受体（表达细胞）	相应的血管内皮细胞地址素	归巢作用
L 选择素（白细胞）	PNAd（HEV）	淋巴细胞向外周淋巴结、派氏集合，淋巴结归巢，参与炎症
CLA（记忆 T 细胞）	E 选择素（活化内皮细胞）	定向归巢到皮肤炎症部位
LFA-1（广泛，记忆 T 细胞）	ICAM-1，ICAM-2	多种淋巴细胞的归巢，参与炎症
VLA-4（淋巴细胞）	VCAM-1，MadCAM-1	归巢到炎症部位
CD44（广泛，记忆 T 细胞）	MadCAM-1	归巢到炎症部位和黏膜相关淋巴组织
α4β7（黏膜淋巴细胞）	MadCAM-1（肠淋巴结和派氏集合淋巴结 HEV），VCAM-1	定向归巢到派氏集合淋巴结和肠道黏膜固有层

注：PNAd 指外周淋巴结地址素；HEV 指高内皮小静脉；CLA 指皮肤淋巴细胞相关抗原；MadCAM-1 指黏膜地址素细胞黏附分子-1。

此外，黏附分子还参与了免疫细胞的发育、免疫细胞的分化以及机体凝血作用。

七、黏附分子与临床疾病

（一）支气管哮喘

支气管哮喘的主要特征是支气管对吸入物产生以嗜酸性粒细胞浸润为主的I型超敏反应性炎症。ICAM-1可介导嗜酸性粒细胞与血管内皮细胞间的黏附。当支气管黏膜上皮发生过敏性炎症时，ICAM-1水平升高，用抗ICAM-1单抗可缓解支气管哮喘的症状。

（二）类风湿关节炎

在类风湿关节炎发病过程中，淋巴细胞穿越HEV样内皮细胞向炎症部位聚集。淋巴细胞与内皮细胞间黏附作用的强弱可影响该过程。浸润关节的淋巴细胞、单核细胞、粒细胞可表达归巢受体（如CD44或L选择素），并产生大量细胞因子作用于内皮细胞，促进ICAM-1、CD31等表达增高，从而增强白细胞与内皮细胞间的黏附作用。由于多种细胞间、细胞与细胞外基质间、细胞因子/炎症介质与细胞间的相互作用，最终可导致炎症病变加重、组织增生、血管翳形成和关节功能损害。

（三）移植物排斥反应

整合素、选择素、黏蛋白样家族和免疫球蛋白超家族成员均参与器官移植排斥反应的发生。其机制包括：①介导白细胞向移植部位浸润。②提供T细胞激活的协同信号。③参与效应细胞溶解靶细胞。联合应用抗LFA-1（CD11a/CD18）单抗与免疫抑制剂，可延长骨髓移植患儿的存活期；联合应用抗ICAM-1单抗与环孢霉素A，可延长猴同种异体肾移植物的存活期。另外，循环中sLCAM-1和sVCAM-1水平变化可作为监控移植排斥反应的指标。

（四）肿瘤的发展与转移

黏附分子在肿瘤发展和转移过程中发挥着重要作用。癌细胞间的黏附作用较正常细胞间低。癌细胞与血管内皮及内皮下基底膜异质黏附是其侵袭、转移的关键，如多数人结肠癌细胞高表达SLe^x和Sle^a，E选择素可通过与两者的结合参与癌细胞的血道转移。P选择素也可能通过参与血小板和癌细胞的相互作用而影响肿瘤的转移。E-Cadherin近年来已成为癌细胞侵袭和转移研究的热点。在正常组织、腺癌、不典型增生及分化较好的鳞癌，E-Cadherin位于细胞的侧缘；而在中度和分化差的鳞癌，E-Cadherin表达下降，呈斑点状或弥散分布，表明鳞癌和腺癌的侵袭转移机制不同。又如，某些CD44分子的异构型表达可提高某些肿瘤细胞的转移能力。

（五）肾小球肾炎

肾脏内皮细胞表面黏附分子介导的黏附作用与肾小球肾炎的发生密切相关。这些黏附分子参与肾小球肾炎时的白细胞浸润、细胞增生及细胞外基质的增加等。实验发现，肾炎病变组织系膜区表达β_1整合素和E选择素增高，提示整合素异常表达参与肾小球肾炎炎症的进展。

此外，黏附分子与1型糖尿病、病毒性肝炎、神经系统疾病和多发性硬化症均有密切关系。

第六节　主要组织相容性抗原

20 世纪初已发现，动物同种异体组织移植时会出现移植排斥反应。其后证明，移植排斥反应本质上是一种免疫反应。供体与受体组织抗原的特异性若相同，移植物易被受体相容，移植即成功；否则移植物会被排斥。这种引起移植排斥反应的抗原称为组织相容性抗原。

组织相容性抗原是一个复杂的抗原系统，其中能引起强而迅速排斥反应的抗原称为主要组织相容性抗原，在移植排斥反应中起决定作用。编码主要组织相容性抗原的基因群称为主要组织相容性复合体（major histocompatibility complex，MHC），这些基因彼此紧密连锁在某一染色体上，具有控制免疫应答、免疫调节及同种移植排斥反应等复杂功能。主要组织相容性抗原系统广泛分布于哺乳类动物有核细胞表面，其化学成分是脂蛋白或糖蛋白。不同动物的 MHC 及其编码的抗原有不同的命名。人的主要组织相容性抗原称为人类白细胞抗原（human leucocyte antigen，HLA），人的 MHC 称为 HLA 复合体。小鼠的主要组织相容性抗原称为 H-2 抗原（histocompatibility-2），小鼠的 MHC 称为 H-2 复合体。需要指出的是，各种哺乳动物都拥有 MHC，这表明该系统具有重要的生物学功能。目前所知 MHC 的主要功能是以其产物提呈抗原肽，进而激活 T 细胞，由此形成 T 细胞对抗原和 MHC 分子的双重识别，因而在启动特异性免疫应答中起重要作用。

一、HLA 的基因结构及多基因特性

（一）HLA 复合体的基因组成

HLA 位于第 6 号染色体的短臂上，现有 224 个基因座位，其中有产物表达的功能性基因有 128 个，另外 96 个为假基因（图 15-9）。

人类HLA复合体（第6号染色体）：

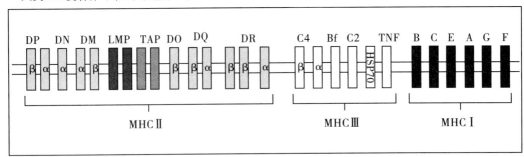

图 15-9　人类 HLA 复合体

1. Ⅰ类基因区　现知在 HLA Ⅰ类基因中，*HLA-A*、*HLA-B*、*HLA-C* 基因均为复等位基因，分别编码化学结构相似，但抗原型别不同的 HLA-A、HLA-B、HLA-C

肽链,即 HLA Ⅰ类抗原分子的重链——α 链。HLA Ⅰ类基因编码产物的组织分布极为广泛,并具有高度的多态性。

2. Ⅱ类基因区(又称 D 基因区)　HLA Ⅱ类基因在复合体中位于近着丝点一端,结构最为复杂,已经发现了 30 多个基因位点,等位基因更多,其中主要有 HLA - DP、HLA - DQ、HLA - DR 3 个亚区,每一亚区又包括两个或两个以上的功能基因位点,分别编码分子量相近的双肽链(α、β)分子,共同组成 HLA DR 抗原(即 3 种异二聚体)。

3. 免疫功能相关基因　此类基因包括Ⅲ类基因,并与机体免疫应答和非特异性免疫调节有关。其中,位于 HLA 复合体中段的Ⅲ类基因区已定位的至少有 36 个基因,其中主要的基因有 *C4*、*C2*、*Bf*、肿瘤坏死因子和热休克蛋白 70(*HSP70*)等基因,分别编码补体成分 C4、C2、B 因子、TNF 以及 HSP70。低分子量多肽基因(low molecular weight polypeptide,LMP)位于Ⅱ类基因区,其编码产物 LMP 与内源性抗原的处理有关。抗原肽转运物基因(transporter associated with antigen processing,TAP)的编码产物 TAP 与抗原肽的运转有关。

(二)HLA 复合体的遗传特征

1. 连续不平衡和单元型遗传　HLA 复合体是一组紧密连锁的基因群。HLA 复合体各等位基因在人群中以一定的频率出现。例如:我国北方汉族人中 HLA - DRB1 * 0901 (表示:Ⅱ类基因 DRB1 座位第 0901 号等位基因)和 HLA - DQB1 * 0701 的频率分别是 15.6% 和 21.9%。按随机分配的规律,这两个等位基因同时出现在一条染色体上的预期概率为两个频率的乘积(0.156 × 0.219 = 0.034),然而实际测得两者同时出现的频率是 11.3%,为理论值的 3.3 倍。这种两个或两个以上基因座位的等位基因同时出现在一条染色体上的概率高于或低于随机出现的频率的现象,称为连锁不平衡(linkage disequilibrium)。处于连锁不平衡状态中的等位基因常连在一起,由此引入单元型的概念。HLA 等位基因在同一条染色体上的特定组合称为单元型(haplotype)。在遗传过程中,单元型作为一个完整的遗传单位,由亲代传给子代。因此,子女的 HLA 单元型一个来自父亲,一个来自母亲。在同胞之间比较 HLA 单元型有三种可能性:两个单元型完全相同或完全不同的概率各占 25%;有一个单元型相同的概率占 50%。亲代与子代之间则必然有一个单元型相同,也只能有一个单元型相同。这一遗传特点有助于器官移植供者的选择以及法医学的亲子鉴定。

2. 高度多态性(polymorphism)　高度多态性指在一随机婚配的群体中,染色体同一基因座位有两种以上基因型,即可能编码两种以上的产物。HLA 复合体是迄今已知的人体最复杂的基因复合体,有高度的多态性(即 HLA 各基因座位等位基因及其产物在数量构成上的多样性)。HLA 多态性产生的原因如下。①复等位基因(multiple allele):位于一对同源染色体上对应位置的一对基因称为等位基因(alletes)。由于群体中的突变,同一座位上可能出现的基因系列称为复等位基因。HLA 复合体每一座位均存在为数众多的复等位基因,可随机组合,人群中可能出现的 HLA 基因型达 $10^8 \sim 10^{10}$ 个之多,这是高度多态性的主要原因。②共显性(codominance):一对等位基因同为显性,称为共显性。HLA 复合体中每一对等位基因均为共显性,即在杂合状态下,同源染色体上的等位基因均可编码出相应的抗原产物，由此大大增加了人群中 HLA 表型的多样性，约 10^7 数量级，除同卵双生外，无关个体间 HLA 型别完全相同的可能性极小。HLA复合体极端复杂的多态性与 HLA 的多基因性共同决定了 HLA 复合体遗传背景的高度多样化，在生物学上具有重要的意义。

二、HLA 的分子结构、分布及功能

（一）HLA 抗原的分子结构

1. HLA Ⅰ类分子　　HLA Ⅰ类分子（Ⅰ类抗原）由一条重链和一条轻链以非共价链连接组成。重链又称 α 链，是 HLA Ⅰ类基因编码的产物，分子量为 44000，为多态性糖蛋白。轻链又称 β_2 微球蛋白（β_2m），是人类第 15 对染色体相应基因编码的产物，分子量为 12000。

HLA Ⅰ类分子可分为四个区。①肽结合区：该区由 α_1 和 α_2 功能区组成，含多态性残基，决定Ⅰ类分子的多态性，同时 α_1 和 α_2 也是与抗原肽结合的部位。②Ig 样区：该区由重链 α_3 和 β_2m 构成。α_3 与 Ig 的恒定区具有同源性。α_3 功能区是 Tc 细胞 CD8 分子与Ⅰ类分子识别结合的部位。③跨膜区：该区由 25 个氨基酸组成，以螺旋状穿过细胞膜的脂质双层，将Ⅰ类抗原锚定在细胞膜上。④胞质区：该区包括重链羧基端约 30 个氨基酸，位于胞质中，可能参与跨膜信号的传递。

2. HLA Ⅱ类分子　　HLA Ⅱ类分子（Ⅱ类抗原）由两条多肽链（α、β）以非共价键连接组成。α 链和 β 链均是 HLA Ⅱ类基因编码的产物。其基本结构相似，均具有多态性，它们的胞外区都有两个功能区，分别称为 α_1、α_2 和 β_1、β_2。

HLA Ⅱ类分子也可分为四个区。①肽结合区：由 α_1 和 β_1 组成，决定Ⅱ类分子的多态性，也决定与肽结合以及 T 细胞识别的特异性和亲和力。②Ig 样区：由 α_2 和 β_2 组成，在抗原提呈过程中，该区是 Th 细胞 CD4 分子识别结合的部位。③跨膜区：两条肽链各有 25 个氨基酸残基穿过细胞膜脂质双层，借此将 HLA Ⅱ类分子锚定在细胞膜上。④胞质区：两条肽链羧基端各有 10～15 个氨基酸残基位于胞质中，可能参与细胞内外跨膜信号的传递。

（二）HLA 的抗原分布

HLA Ⅰ类抗原广泛表达于体内各种有核细胞以及血小板、网织红细胞表面，而神经细胞、成熟的红细胞和滋养层细胞表面不表达Ⅰ类抗原。

HLA Ⅱ类抗原主要表达于 B 细胞、单核巨噬细胞、树突状细胞等抗原提呈细胞和活化的 T 细胞表面。内皮细胞和精子细胞表面也有少量的 HLA Ⅱ类抗原。

HLA Ⅰ类和 HLA Ⅱ类抗原主要分布在细胞表面，在体液、血清、尿液、唾液、精液与乳汁中也可检出可溶性的 HLA Ⅰ类或 HLA Ⅱ类抗原。

（三）HLA 的功能

MHC 抗原作为代表个体特异性的主要组成抗原，在同种异体移植时，MHC Ⅰ类和MHC Ⅱ类抗原在排斥反应中起关键作用。多年来，MHC 始终是免疫学领域的研究热

点，目前对其分子生物学功能有了较深入的认识。MHC 分子具有如下功能。

1. 参与抗原加工和提呈　在免疫应答中，两类 MHC 分子可以看作抗原多肽的载体，分别提呈外源性抗原和内源性抗原。内源性抗原，如被病毒感染细胞所合成的病毒蛋白抗原，在细胞中被分解成免疫原性多肽后，与内质网中新合成的 MHC Ⅰ类分子结合，形成多肽 – MHC Ⅰ类分子复合物，转运至靶细胞表面，供 CD8[+]T 细胞的抗原受体(TCR)识别，并使 T 细胞活化。外源性抗原在抗原提呈细胞(APC)内被降解成免疫原性多肽，与 MHC Ⅱ类分子结合，形成多肽 – MHC Ⅱ类分子复合物，运送至抗原提呈细胞表面，供 CD4[+]T 细胞的 TCR 识别，并使之活化。由此，MHC Ⅱ类分子参与 CD4[+]Th 细胞识别抗原，而 MHC Ⅰ类分子参与 CD8[+]T 细胞识别抗原，这也是 MHC Ⅰ类分子与 MHC Ⅱ类分子在提呈抗原肽中的主要差异。

2. 参与免疫应答的遗传控制　机体对特定抗原物质是否产生应答以及应答的强弱是受遗传控制的。控制免疫应答的基因称为 Ir 基因，小鼠的 Ir 基因位于小鼠 H – 2 Ⅰ区内。人类 Ir 基因一般也位于 HLA Ⅱ类基因区，通过编码产物实现 Ir 基因对免疫应答的遗传控制。目前已基本明了 Ir 基因控制机体免疫应答的分子机制。MHC 具有高度多态性，群体中不同个体携带的 MHC 型别不同，MHC 分子的抗原凹槽的结构、凹槽与抗原肽锚定残基的亲和力不同，由此决定 APC 对特定抗原的提呈能力以及机体的免疫应答效应的差异，从而实现了所谓 Ir 基因对免疫应答的遗传控制。

3. 约束免疫细胞间相互作用　早期发现，在细胞毒性 T 细胞杀伤靶细胞的过程中，T 细胞表面的抗原识别受体(TCR)在识别靶细胞表面抗原决定簇的同时，还须识别靶细胞表面的 MHC Ⅰ类分子，这一现象称为 MHC 限制(MHC restriction)。以后证实，在 MΦ – Th、Th – B 以及 Th – Tc 间也受到 MHC 分子限制。MHC 限制性现象使人们认识到 MHC 分子与抗原肽的相互作用是 T 细胞特异性识别抗原的基础。

4. 参与免疫细胞的分化　MHC 抗原参与早期 T 细胞在胸腺的分化过程，T 细胞必须与表达自身 MHC Ⅰ类抗原、MHC Ⅱ类抗原的胸腺上皮细胞接触，才能分化发育成为具有免疫活性的 T 细胞。

三、HLA 的临床意义

(一)HLA 与器官移植

器官移植术后，移植物存活率的高低主要取决于供体与受体 HLA 相容的程度。通常移植物存活率由高到低的顺序是同卵双胞胎 > 同胞 > 亲属 > 无亲缘关系者。

在肾移植中，各 HLA 座位配合的重要性依次为 HLA – DR、HLA – B、HLA – A。在骨髓移植中，为预防移植物抗宿主病，一般选择 HLA 全相同者作为供者。考虑到 HLA 型别在选择移植供者和防治移植排斥反应中的重要性，目前 DNA 分型技术的普及，以及无亲缘关系个体骨髓库和脐血库的建立，有力地推进了 HLA 相匹配的供受者的选择，提高了准确性和效率。

(二)HLA 表达异常与疾病

1. HLA Ⅰ类抗原表达异常　已发现某些肿瘤表面 HLA Ⅰ类抗原表达降低或缺失导

致杀伤性 T 细胞对肿瘤细胞上的抗原不能识别，使肿瘤细胞可逃避宿主的免疫攻击。在小鼠和人类肿瘤中已发现有 HLA I 类抗原缺失的例子，若将 HLA I 类基因转染肿瘤细胞，则可使致癌性及癌转移率减低或消失。

2. HLA II 类抗原表达异常　在正常情况下，不表达 HLA II 类抗原的细胞由于感染等因素的影响，异常表达 MHC II 类抗原，往往可导致自身免疫性疾病，如 Graves 病患者的甲状腺上皮细胞、原发性胆管肝硬化患者的胆管上皮细胞、1 型糖尿病患者的胰岛 β 细胞均可发现 HLA II 类抗原的异常表达。其机制可能是局部非特异性感染诱生 IFN - γ，后者诱导组织细胞表达 HLA II 类抗原；HLA II 类抗原为参与抗原提呈的关键分子，一旦靶细胞异常表达 HLA II 类抗原，就可能以组织特异性方式把自身抗原提呈给自身反应性 T 细胞，从而启动致病性自身免疫应答。激活的自身反应性 Th 细胞还可能分泌大量的 IFN - γ，诱导更多的靶细胞表达 HLA II 类抗原，加重和延续自身免疫应答，最终导致迁延不愈的自身组织损伤。

此外，某些免疫性疾病、传染性疾病或内分泌疾病患者的 APC 表面 HLA II 类抗原表达可发生改变，如 AIDS 患者的单核细胞表面 HLA II 类抗原表达会减少。

(三)HLA 与疾病的相关性

HLA 是第一个被发现与疾病有明确关联的遗传系统。现已发现多种疾病与 HLA 相关，最典型的例子是 90% 以上强直性脊柱炎患者带有 HLA - B27 抗原，有 HLA - DR$_4$ 者易患类风湿关节炎。通过研究分析发现，与 HLA 有关的疾病达 500 多种，大部分为自身免疫病(表 15 - 13)。

表 15 - 13　与 HLA 呈现强关联的一些自身免疫病

疾病	HLA 抗原	相对风险（%）
强直性脊柱炎	B27	89.8
急性前葡萄膜炎	B27	10.0
肾小球性肾炎咯血综合征	DR2	15.9
多发性硬化症	DR2	4.8
乳糜泻	DR3	10.8
突眼性甲状腺肿	DR3	3.7
重症肌无力	DR3	2.5
系统性红斑狼疮	DR3	5.8
胰岛素依赖型糖尿病	DR3/ DR4	25.0
类风湿关节炎	DR4	4.2
寻常天疱疮	DR4	14.4
淋巴瘤性甲状腺肿	DR5	3.2

(四)HLA 与输血反应

临床发现，多次接受输血的患者会发生非溶血性输血反应，主要表现为发热、白细胞减少和荨麻疹等。这种输血反应的发生主要与患者血液中存在抗白细胞和抗血小板 HLA 的抗体有关。若供者血液中含高效价此类抗体，也可发生输血反应。因此，对多次接受输血者应注意选择 HLA 抗原相同或不含抗白细胞抗体的血液，以避免发生此类输血反应。

（五）HLA 与亲子鉴定和法医学

HLA 系统所显示的多基因性和多态性意味着两个无亲缘关系个体间在所有 HLA 基因座位上拥有完全相同等位基因的机会几乎等于零。再者，每个人拥有的 HLA 等位基因型别一般终身不变，因而特定等位基因及其以共显性形式表达的产物可以成为个体性的一种遗传标志。由此，HLA 分型已在法医学上被广泛地用于亲子鉴定和确定死亡者的身份。

（六）HLA 与药物不良反应

药物的不良反应与基因的多态性有关，如青霉素类药物引起的皮疹和 HLA 等位基因的 HLA – DR9 有关；磺胺甲噁唑引起的固定型药疹与 HLA 等位基因的 HLA – 30 有关，等等。

思 考 题

1. 结合免疫球蛋白的基本结构和各功能区功能，阐述免疫球蛋白的生物学作用。

2. ADCC 和调理吞噬的机制是什么？

3. 为什么血清中检出病原体特异性 IgM 类抗体可用于感染的早期诊断？

4. 比较补体 3 条激活途径的异同，并阐明其在机体免疫应答中的意义。

5. 举例说明细胞因子作用的多样性、重叠性、拮抗性、协同性、网络性。

6. HLA 在医药学中的意义有哪些？

第十六章　免疫应答

免疫应答(immune response，Ir)广义上是指机体对抗原识别和清除或接纳的过程。免疫应答包括正免疫应答和负免疫应答，二者都是由抗原诱导形成的，但结果却不同。前者是免疫细胞活化、增殖和分化并产生免疫效应物质(抗体和/或效应性 T 细胞)，通常导致对该抗原的特异性清除；后者则是特异性免疫细胞的消除或特异性抑制细胞的产生，而表现对该抗原的特异性接纳。通常习惯上把正免疫应答简称为免疫应答，而把负免疫应答称为免疫耐受。

人体的免疫应答分为固有免疫(innate immunity)和适应性免疫(adaptive immunity)。就其基本特征而言，固有免疫是先天即有、相对稳定、无特殊针对性的对付病原体等抗原的天然抵抗能力，故又称为天然免疫(natural immunity)或非特异性免疫(nonspecific immunity)；适应性免疫则是后天获得的，作用具有特异性，故又称为获得性免疫(acquired immunity)或特异性免疫(specific immunity)。通常所说的免疫应答主要是指适应性免疫应答。

免疫应答是由多细胞、多因子参加并受到严格调控的复杂过程。传统上按效应机制及参与的免疫细胞类型的不同，将其分为 T 细胞介导的细胞免疫应答及 B 细胞介导的体液免疫应答(图 16 - 1)。由于适应性免疫的记忆性和应答特点的不同，又有初次应答和再次应答之分。

免疫耐受是免疫系统在对特定抗原识别基础上形成的容纳性应答或不应答，其不仅具特异性、获得性的特点，而且也可有效应(抑制或调节)细胞，并表现为一定的记忆性和可转移性。

生理性免疫应答和免疫耐受均是机体维持内环境稳定的重要机制。

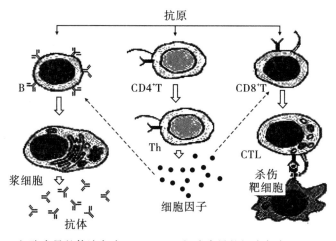

图 16－1　细胞免疫应答及体液免疫应答的基本过程

第一节　免疫应答的类型

一、固有免疫应答

固有免疫应答亦称非特异性应答或天然免疫应答，是人类在长期进化的种系发育进化过程中逐渐建立起来的抵抗病原生物等抗原性异物入侵的天然防御功能，又称为机体抗感染的"先锋部队"。同时，它在适应性免疫应答中也发挥重要作用，如巨噬细胞对抗原的提呈作用可启动适应性免疫应答。

固有免疫应答的特点：①人人生来都有，经遗传获得。②作用无特异性，对各种病原生物都有一定的抵抗力。③无记忆性，固有免疫初次与抗原接触即能立即发挥效应，不产生记忆细胞。因此，固有免疫应答的作用强度不因接触抗原次数的增加而增加。固有免疫应答可发挥抗感染、清除机体自身凋亡细胞和抗肿瘤等作用，也可诱导超敏反应发生。

参与固有免疫应答的物质主要包括组织屏障、固有免疫细胞和固有免疫分子，在感染早期发挥重要作用，也是适应性免疫应答的基础。

（一）皮肤及黏膜屏障

健康完整的皮肤和黏膜是阻止病原生物入侵的第一道防线。它可以通过机械阻挡和排除作用、局部分泌抗菌物质和正常菌群的拮抗作用防止病原生物的入侵，如呼吸道黏膜纤毛的摆动可将细菌等排至咽喉而被排出体外，汗液中的乳酸、皮脂腺分泌的脂肪酸以及胃酸等均有抑菌或杀菌作用，人体的皮肤表面以及与外界相通的腔道（如上呼吸道、消化道）寄居着的不同种类的细菌（称为正常菌群），可以阻止和抑制致病菌的定居和繁殖。

（二）血脑屏障

血脑屏障由脑内毛细血管内皮细胞、基底膜和毛细血管壁外的星状胶质细胞等组成，是血液与脑组织、脑脊液之间的屏障。血脑屏障能阻挡病原生物及其他有害物质从血液进入脑组织或脑脊液，对中枢神经系统有保护作用。婴幼儿因血脑屏障尚未发育成熟，故较易发生中枢神经系统感染。

（三）胎盘屏障

胎盘屏障由子宫内膜的基蜕膜和胎儿绒毛膜滋养层细胞组成。胎盘屏障能阻挡感染母体的病原生物及其他有害物质进入胎儿体内，但母体在妊娠3个月内胎盘屏障尚不完善，若孕妇感染了风疹病毒、巨细胞病毒等病原体，则可导致胎儿畸形、流产或死胎。

除此之外，机体组织器官内血液、组织、细胞之间还有其他屏障结构，如血－胸腺屏障、气－血屏障（也称呼吸膜）、血－尿屏障（滤过膜）、血－睾屏障等，可防止病原生物等抗原通过，以维持机体的生理平衡与稳定。

（四）固有免疫细胞

固有免疫细胞包括吞噬细胞、NK细胞、肥大细胞、树突状细胞、嗜碱性粒细胞和嗜酸性粒细胞等。固有免疫细胞可为适应性免疫应答提供启动条件，是机体抵抗病原生物感染的第二道天然防线。

（五）固有免疫分子

固有免疫分子是正常体液和组织中含有的多种抗病原体和其他抗原的物质，主要包括补体系统、急性期蛋白、细胞因子、防御素和具有抗菌作用的酶类物质（如溶菌酶）。溶菌酶为不耐热碱性蛋白，主要来源于吞噬细胞（溶酶体），广泛存在于体液、外分泌液中，可溶解革兰氏阳性菌细胞壁的主要成分（如肽聚糖等），使细菌裂解死亡。

二、适应性免疫应答

适应性免疫系统仅存在于脊椎动物，其中最重要的是具有特异性抗原受体的淋巴细胞，它们依分化过程、功能等差异可分为T细胞、B细胞。能够启动适应性免疫应答的分子被称为免疫原（immunogen）或抗原（antigen）。

适应性免疫应答启动情况较为复杂，不仅需抗原存在，而且涉及某些自身细胞间的相互作用。其典型模式为T细胞、B细胞表面的抗原受体特异性高亲和度结合抗原后，接受参与相互作用的细胞提供的其他刺激（协同刺激信号，亦称第二信号）被诱导活化，依赖自分泌或旁分泌的有关细胞因子，进行克隆扩增及分化，成为免疫效应细胞，并可形成长寿命记忆细胞。

适应性免疫应答的这种识别与复杂的启动模式使其具有一些不寻常的基本特点（表16－1）。

表 16-1　适应性免疫应答的基本特点

基本特点	机制	现象	意义
特异性	抗原受体与抗原表位的严格空间对应性	特异性识别、结合对应抗原	应答针对具体抗原的特异性
选择性	复杂的自身细胞相互作用	对不同抗原进行不同的应答，受 MHC 分子制约	可形成免疫应答或免疫耐受
记忆性	长寿命特异记忆细胞克隆形成	对再次进入机体的同一种抗原产生快速且强烈的免疫应答	形成感染或接种后的获得性免疫效应

三、固有免疫应答和适应性免疫应答的关系

固有免疫应答和适应性免疫应答既有区别，又有相互促进作用。固有免疫应答和适应性免疫应答的区别见表 16-2。

表 16-2　固有免疫应答和适应性免疫应答的区别

项目	固有免疫应答	适应性免疫应答
别名	天然免疫应答、非特异性免疫应答	获得性免疫应答、特异性免疫应答
基本特征	先天存在，作用没有特异性	后天获得，作用具有特异性
作用特点	①天然屏障结构的物理屏障作用②吞噬细胞的吞噬作用、自然杀伤细胞的杀伤作用和抗原提呈细胞的抗原提呈作用③免疫分子的非特异性清除抗原性异物作用	①T 细胞受到抗原刺激后活化、增殖、分化成效应性 T 细胞，可特异性清除抗原性异物②B 细胞受到抗原刺激后活化、增殖、分化成浆细胞，合成并分泌抗体，通过抗体特异性清除抗原性异物

同时，固有免疫应答和适应性免疫应答又是相互影响和促进的，如固有免疫通过抗原提呈作用，把抗原信息传递给了参与适应性免疫的 T 细胞和 B 细胞，启动了适应性免疫应答。T 细胞和 B 细胞等产生的细胞因子又可调节固有免疫应答。

第二节　T 细胞介导的免疫应答

T 细胞介导的免疫应答又称细胞免疫应答，可通过促进吞噬细胞杀灭细胞内病原微生物或直接杀伤受感染细胞而发挥作用。其过程可人为地分为 3 个阶段。①启动识别阶段：包括抗原提呈、T 细胞对抗原的特异性识别。②活化增殖分化阶段：T 细胞活化增殖，分化成为效应性 T 细胞(包括 CD4$^+$Th 细胞和 CD8$^+$Tc 细胞)。③效应阶段：效应性 T 细胞发挥效应，以清除抗原性异物。

一、抗原提呈与 T 细胞对抗原的特异性识别

外周血中 T 细胞绝大多数为 TCRαβ T 细胞。TCRαβ 只能特异性地识别与 MHC 分

子结合成复合物的抗原肽，所以免疫应答的启动实际上是从 APC 对抗原的加工处理与提呈，并将特异性抗原信息以 pMHC 的形式提供给初始 T 细胞开始的。

根据抗原提呈途径的不同，可将蛋白质抗原分为外源性抗原和内源性抗原。外源性抗原为被 APC 摄入细胞内的吞噬囊泡中的抗原，被加工处理后降解为抗原肽，与 MHC Ⅱ 类分子结合，以抗原肽 - MHC Ⅱ 复合物的形式表达于 APC 表面，并提呈给 CD4$^+$Th 细胞识别。内源性抗原则在细胞质内合成(如病毒在感染细胞中合成的病毒蛋白)，被靶细胞加工处理并与 MHC Ⅰ 类分子结合，以抗原肽 - MHC Ⅰ 复合物的形式表达于靶细胞表面，再提呈给 CD8$^+$T 细胞，供后者识别。

二、T 细胞的活化

(一)T 细胞活化的双信号作用

T 细胞的完全活化需要双信号的协同作用。活化 T 细胞的第一信号来自 TCR 与 pMHC 的特异性结合，即 T 细胞对抗原的识别，并由 CD3 将其细胞外刺激信号转导到细胞内；CD4 和 CD8 分子分别与 MHC Ⅱ 类或 MHC Ⅰ 类分子结合后，可增强 T 细胞与 APC 间的黏附作用，参与第一激活信号的启动和转导。T 细胞活化的第二信号又称协同刺激信号，由 APC 表面的协同刺激分子与 T 细胞表面的相应配体结合，向胞内传递信号，可促进 T 细胞完全活化。最重要的协同刺激信号分子是 T 细胞上的 CD28 分子与 APC 表面的 B7 - 1(CD80)和 B7 - 2(CD86)分子。此外，ICAM - 1/LFA - 1、LFA - 3/CD2、CD40/CD40L 等也起一定作用。T 细胞若缺乏协同刺激信号，抗原识别的第一信号非但不能有效激活特异性 T 细胞，反而导致 T 细胞无能；只有第一、第二信号同时存在时，T 细胞才能被活化(图 16 - 2)。

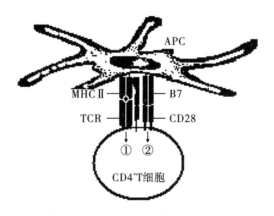

图 16 - 2　T 细胞活化的双信号模型

T 细胞活化的双信号模型可视为一种故障 - 安全(failure - safety)机制。当病原生物等抗原入侵时，APC 表达协同刺激分子增加，能很好地启动抗原特异性 T 细胞的活化；而无抗原刺激时，处于静息状态的 APC 不表达或低水平表达协同刺激分子，则自身反应性 T 细胞由于缺乏第二信号而处于无能状态，从而有利于维持自身免疫耐受。

(二)T 细胞的增殖与分化

双信号活化的转录因子在核内与相关基因的启动子结合，促使细胞因子及其受体基因、黏附分子基因和 MHC 等表达，其中最重要的是 IL-2 和 IL-2R。IL-2R 由 α、β、γ 三条多肽链组成，静止 T 细胞仅表达 β、γ 链，只有 T 细胞被激活后才表达 α 链（CD25），形成高亲和力的 IL-2R。IL-2 通过自分泌及旁分泌作用与 T 细胞上的 IL-2R 结合，促使特异性 T 细胞克隆增殖，同时分化为不同功能特性的效应细胞及记忆性 T 细胞。此外，IL-4、IL-6、IL-7、IL-12、IL-15 等细胞因子也发挥了重要作用。两种初始 T 细胞的分化如下。

(1) 初始 CD4$^+$T 细胞（Th0）活化后在细胞因子的调控下增殖分化，IL-12 等细胞因子可促进 Th0 细胞向 Th1 极化，而 IL-4 等细胞因子则可促进 Th0 细胞向 Th2 极化。Th0 细胞的极化方向决定了免疫应答的类型：因产生的细胞因子不同，Th1 细胞主要介导细胞免疫应答，Th2 细胞则主要介导体液免疫应答。部分活化的 T 细胞分化为记忆性 T 细胞，介导快速和增强的再次免疫应答。此外，Th0 细胞还可向 Th3 极化，主要对免疫应答起负反馈调节作用。

(2) 初始 CD8$^+$T 细胞激活后，通过增殖而分化为 CTL，主要通过细胞毒作用发挥其免疫效应。活化 CD8$^+$T 细胞表达高亲和力的 IL-2R，其增殖分化通常主要依赖活化的 Th1 细胞释放 IL-2 等细胞因子，但在一些特殊情况下（如病毒感染 DC 高表达 pMHC 和协同刺激分子），也可强刺激 CD8$^+$T 细胞，促使其分泌 IL-2，介导自身增殖并分化为有功能的 CTL。

三、T 细胞介导的免疫效应

效应 T 细胞通过其 TCR 识别靶细胞表面的 pMHC（不需第二信号或形成典型免疫突触）发挥特异性免疫效应，主要针对细胞内的病原体（如结核分枝杆菌、伤寒沙门菌等胞内寄生菌、病毒、真菌和某些寄生虫等）感染，并参与迟发型超敏反应、移植排斥反应、某些器官特异性自身免疫病的发生和发展，也参与机体抗肿瘤免疫效应。

(一)CD4$^+$Th1 细胞的效应

Th1 细胞主要通过分泌多种细胞因子形成效应，即动员、募集和激活其他免疫细胞（介导免疫炎症）；偶也可通过 Fas/FasL 等途径参与对靶细胞的杀伤效应。

1. Th1 细胞对巨噬细胞的作用　Th1 细胞表面分子（如 CD40L）和分泌的一些细胞因子（其中最重要的是 IFN-γ）可使静息巨噬细胞活化，使其吞噬、消化病原微生物和释放细胞因子的能力大大增强。

2. Th1 细胞对淋巴细胞的作用　活化的 Th1 细胞可产生 IL-2 等细胞因子，能促进自身及 CTL 的增殖，从而放大免疫应答。Th1 细胞还可辅助 B 细胞产生 IgG$_{2α}$ 等具有强调理作用的抗体，进一步增强了巨噬细胞对病原体的调理吞噬作用。

3. Th1 细胞对中性粒细胞的作用　活化的 Th1 细胞可通过释放 TNF-α、淋巴毒素等细胞因子活化中性粒细胞，增强其杀伤病原体的作用。

（二）CD4⁺Th2 细胞的效应

1. Th2 细胞辅助体液免疫应答 Th2 细胞可通过分泌 IL－4、IL－5、IL－10、IL－13 等细胞因子，辅助 B 细胞活化和产生抗体。IL－4 还可促进 B 细胞合成的抗体向 IgE、IgG$_1$、IgG$_4$ 转换。

2. Th2 细胞参与炎症反应 Th2 细胞可分泌 IL－4、IL－5、IL－13 等细胞因子，能促进肥大细胞、嗜碱性粒细胞和嗜酸性粒细胞的分化发育，参与超敏反应性炎症反应和抗寄生虫感染。

（三）CD8⁺T 细胞的效应

CD8⁺T 细胞（CTL 细胞）是细胞免疫应答的重要效应细胞。其杀伤作用特点包括：①具有抗原特异性。②杀伤受 MHC Ⅰ 类分子限制。③可直接杀伤靶细胞。④可高效、反复连续杀伤多个靶细胞，且在杀伤靶细胞后自身不受损伤。CTL 细胞高表达黏附分子有利于其接触识别靶细胞，在其表面的 TCR/CD3 分子复合体与靶细胞表面的抗原肽－MHC Ⅰ 类分子复合物紧密结合后，就可特异性诱导靶细胞凋亡（apoptosis）。其杀伤机制主要通过以下两种途径。

1. 穿孔素－颗粒酶途径 CTL 细胞释放的穿孔素在 Ca^{2+} 存在下可插入靶细胞膜内，形成类似补体 C9 那样由多个穿孔素单体聚合而成的中空性管道（这种异常通道可使 Na$^+$、水分子进入靶细胞，而 K$^+$、大分子物质则从胞内逸出，从而改变了细胞渗透压，有时可导致靶细胞溶解），颗粒酶等介质由穿孔素形成的通道进入靶细胞内，激活细胞内死亡信号转导系统，导致靶细胞死亡。

2. Fas/FasL 途径 活化的 CTL 细胞大量表达 FasL，FasL 和靶细胞表面的 Fas 分子结合，通过 Fas 分子胞内段的死亡结构域，引起凋亡酶级联反应，激活内源 DNA 内切酶等，最终导致细胞结构毁损而使细胞凋亡。

第三节 B 细胞介导的免疫应答

机体的特异性体液免疫应答（humoral immune response）指 B 淋巴细胞在抗原刺激下活化、增殖、分化为浆细胞，合成并分泌效应分子抗体，发挥相应的抗体效应的免疫应答过程。体液免疫应答是机体抗胞外菌以及某些病毒的感染、保持自身稳定、维护生理功能的重要机制。

B 细胞对 TD 抗原与 TI 抗原的应答有所不同，对 TD 抗原的应答必须有抗原提呈细胞和 Th 细胞的辅助，而对 TI 抗原则可不需 Th 细胞参与。

一、B 细胞对 TD 抗原的免疫应答

TD 抗原引起的体液免疫应答是在 B 细胞识别抗原基础上由 Th 细胞辅助启动的，然后进入增殖分化阶段、抗体产生和效应阶段。

（一）B 细胞对 TD 抗原的特异性识别

B 细胞对抗原的识别依赖于其表面的 BCR－Ig α/Ig β复合体，其中 BCR 的作用是

特异性识别和结合抗原，Ig α/Ig β 则转导抗原刺激信号。BCR 可直接特异性地识别完整蛋白质抗原表面的天然抗原表位，也能识别蛋白质降解而暴露出来的特异性抗原表位；淋巴滤泡中的树突细胞可通过补体受体捕获和浓缩抗原，协助促进 B 细胞对抗原的识别。BCR 与可溶性抗原结合后，可通过内化对抗原进行加工处理并形成抗原肽 - MHC Ⅱ 类分子复合体，提呈给 CD4$^+$T 细胞（介导 T 细胞、B 细胞的免疫识别接触及相互作用）。

由于 BCR 的胞质区短，无法将抗原信号转导入细胞内，必须借助信号转导分子 Ig α/Ig β 来完成。Ig α/Ig β 的胞质区有 ITAM 基序，通过类似但不同于 T 细胞活化的酪氨酸激酶活化信号转导（表 16 - 3）的级联反应形成第一活化信号。

表 16 - 3 B 细胞信号转导与 T 细胞信号转导的比较

鉴别点	B 细胞信号转导	T 细胞信号转导
特异性抗原受体	BCR	TCR
受体识别抗原后转导信号的分子	Igα/Igβ	CD3
ITAM 磷酸化后被募集的关键酪氨酸激酶	SyK	ZAP - 70
与相关的基因结合的关键转录因子	B 细胞特异激活蛋白	NFAT

（二）B 细胞的活化、增殖和分化

1. B 细胞的活化　B 细胞完全活化也需要双信号（图 16 - 3）及细胞因子的作用。B 细胞活化的第一信号来自于 BCR 对抗原的特异性识别；第二信号即协同刺激信号，起主要作用的是 Th 细胞与 B 细胞表面表达的 CD40 与 CD40L 分子间的作用，此过程尚需相关黏附分子的参与。在双信号的刺激下，B 细胞高表达多种细胞因子功能性受体，如 IR - 2R、IL - 4R、IL - 5R、IL - 6R 等，接受一些细胞因子的作用，使 B 细胞完全活化，并开始增殖和分化。

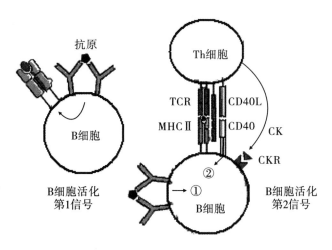

图 16 - 3 B 细胞的识别与活化模式示意图

活化后的 B 细胞也可表达 B7 分子及其他协同刺激分子,结合其可溶性抗原提呈作用可活化初始或记忆 CD4$^+$T 细胞,故其也是在免疫应答过程(尤其是再次应答)中发挥重要作用的 APC。

2. B 细胞的分化成熟　活化的 B 细胞接受 Th 细胞分泌的细胞因子(如 Th1 分泌的 IL-2;Th2 分泌的 IL-4、IL-5、IL-6、IL-10、IL-13 等)作用,进行克隆扩增,分化为产生抗体的浆细胞,并分泌抗体分子。其中,一部分克隆 B 细胞形成短寿命(不到 2 周)的浆细胞;一部分则迁移到初级淋巴滤泡,增殖(主要受 Th2 分泌细胞因子作用)形成生发中心。生发中心 B 细胞发育过程中经历免疫基因重排和表达改变,主要涉及以下几点。①体细胞高频突变:抗体多样性增加。②抗体类别转换:其所合成的抗体分子重链发生改变,表现出 Ig 亲和力成熟(抗原特异性抗体与抗原的亲和力随着时间的推移而逐渐增高)和非 IgM 的其他 Ig 出现等现象。除部分发生凋亡外,B 细胞分化成为长寿命记忆细胞及浆细胞,进行淋巴细胞循环,并进入其他免疫器官(主要为骨髓),积极参与再次应答或以非抗原依赖方式长期分泌特异性抗体。

(三)体液免疫应答的效应

体液免疫效应是由抗体来发挥的,但抗体本身只具有识别和结合抗原的作用,并不具有直接清除抗原或杀伤靶细胞的作用,必须借助其他免疫细胞或分子才能达到杀伤或清除抗原异物的效果。在机体抗感染免疫机制中,抗体在清除胞外病原微生物及其毒素方面起重要作用,并防止细胞内感染的播散,并参与免疫病理损伤等。其作用机制主要为中和作用、激活补体、调理作用和抗体依赖细胞介导的细胞毒作用(ADCC)效应。

二、抗体的产生规律

抗原物质第一次进入机体引起的免疫应答为初次应答(primary response);当再次接受相同抗原刺激时,机体可发生再次免疫应答(secondary response)。对初次抗原刺激和再次抗原刺激来说,由于初次应答效应的残存和特异性免疫记忆细胞发挥作用,因此应答情况有所不同。

仅就体液免疫而言,初次免疫应答与再次免疫应答在潜伏期、抗体峰值、持续时间、抗体类别和抗体亲和力等方面均明显不同(表 16-4)。

表 16-4　初次免疫应答与再次免疫应答的抗体产生规律

特征	初次应答	再次应答
潜伏期(诱导期)	长(5~10 天)	短(2~5 天)
抗体峰值	低	高
持续时间	短	长
抗体类别	IgM 为主	IgG 为主
抗体亲和力	低	高
抗原性质	TD 抗原、TI 抗原	TD 抗原

再次应答的强弱与抗原的强弱、两次抗原注射的间隔时间长短等因素有关。间隔过短则因初次应答后存留的抗体可与再次注入的抗原结合，形成抗原－抗体复合物被迅速清除而应答弱。若间隔时间过长，因为记忆细胞功能也有一定期限，故反应也弱。再次应答的免疫学效应可持续数月或数年，故机体一旦被病原体感染后，可持续相当长的时间不再感染相同的病原体，这就是疫苗接种预防感染的基本机制。

TI 抗原应答在抗某些病原体（如细菌）感染早期时即可发挥作用，但因无记忆性且识别多样性有限，故目前归为固有免疫范畴。

■ 知识拓展

初次接种疫苗须在疾病流行前数周进行，一般应接种 2 次以上；应用血清学试验诊断传染病时，需在疾病初期和晚期采两份血清，以动态观察，若第二次血清抗体水平比第一次高 4 倍及其以上者，则有诊断意义。

第四节　免疫耐受

免疫耐受（immunological tolerance）是机体免疫系统接触某种抗原后表现出的特异性无应答或低应答。

一、诱导免疫耐受形成的条件

抗原刺激机体后，多数情况下可产生免疫应答，只有在某些特殊情况下才可诱导免疫耐受，其主要影响因素如下。

（一）机体因素

1. 免疫系统的发育成熟程度　一般情况下，免疫系统发育成熟时接受抗原刺激易产生免疫应答，而在不成熟时则易形成免疫耐受。机体的免疫系统在不成熟阶段接受抗原刺激可以诱导免疫耐受的现象，为免疫细胞发育的克隆选择学说提供了证据。

2. 机体的免疫功能状态　如果在给成年动物接种供体组织抗原的同时，或预先注射免疫抑制剂（如环磷酰胺等）再行组织器官移植，即使在移植后不用免疫抑制剂，移植物的存活也会得到显著延长，亦即诱导了一定程度的免疫耐受。

3. 免疫特赦区　机体有的部位通常不能或很难形成免疫应答，此现象称为免疫特赦（immunological privilege），发生免疫特赦的部位称为免疫特赦区。这些部位通常是免疫活性细胞无法接近或受到阻止的部位，如眼前房、脑等处，易形成免疫耐受。已发现高表达 FasL 的组织区可使激活的 T 细胞凋亡，与形成免疫特赦有关，如有人将胰岛细胞与睾丸滋养细胞混合（高表达 FasL）移植入肾包膜，在无免疫抑制剂的情况下取得移植物存活的结果。目前明确胸腺是一个极好的免疫特赦器官，在胸腺中进行的异基因胰岛细胞移植已取得初步成功，展现了良好的应用前景。有的器官，如肝脏含有较多的未成熟 DC，也易导致耐受（肝移植较肾移植排斥反应相对较弱），其内进行细胞移植也有一定优势。

（二）抗原因素

1. **抗原的性质**　通常可溶性抗原比颗粒性抗原较易诱导耐受，在可溶性抗原中单体分子比多聚体分子更易诱导耐受。抗原分子量越小，则耐受原性越强，相反则免疫原性越强。

2. **抗原结构**　抗原分子的某些结构改变可使免疫耐受转换为免疫应答，如用天然鸡卵溶菌酶诱导免疫耐受的小鼠，改用去除了其分子 N 端的 3 个氨基酸后免疫，则产生免疫应答。

3. **抗原剂量**　诱导免疫应答需适当的抗原剂量，过高、过低均可导致耐受。

4. **抗原输入途径**　实验证明，经静脉输入抗原最易诱导免疫耐受，腹腔次之，皮下和肌肉注射最难。但不同部位静脉注射引起的后果也可不同，如人白蛋白（HGG）经颈静脉注入可引起免疫，经肠系膜静脉注入可引起耐受。

二、免疫耐受形成的机制

根据免疫耐受发生的部位不同，可将其分为中枢耐受（central tolerance）和外周耐受（peripheral tolerance）。中枢耐受是指在中枢免疫器官处于发育过程中的 T 细胞和 B 细胞遭遇抗原刺激后所引起的免疫耐受。外周耐受则是指在某些特殊情况下，抗原刺激外周 T 细胞和 B 细胞而形成的免疫耐受。

（一）中枢耐受

1. **自然 Tr 细胞形成**　实验发现，在小鼠出生 3 ~ 5 天切除其胸腺，可导致多种自身免疫病，但给其输注同系鼠 $CD4^+CD25^+$ T 细胞，可以防止此类疾病发生。目前已明确在胸腺可形成一类（表达 foxp3）$CD4^+CD25^+$ T 细胞，它们是在胸腺接受抗原刺激后形成的，称为自然 Tr 细胞。进入外周后，Tr 细胞能通过与 APC、T 细胞、B 细胞直接接触和释放抑制性细胞因子，特异性抑制有关应答，是维持外周自身免疫耐受的重要机制之一。

2. **特异性 T 细胞、B 细胞克隆清除（clonal deletion）**　在中枢免疫器官发育的 T 细胞（除 $CD4^+CD25^+foxp3^+$ Tr 细胞外）或 B 细胞接受抗原高亲和度刺激，可引发细胞程序性死亡，导致克隆清除。

若外来抗原通过某种机制进入中枢免疫器官，诱导胸腺内的特异性自然 Tr 细胞形成或使对应 T 细胞或 B 细胞克隆清除，同样可以诱导中枢耐受。

（二）外周耐受

1. **克隆失能（clonal anergy）**　外周初始 T 细胞、B 细胞接受抗原刺激后，若由于某种原因（如非专职 APC 抗原提呈或免疫抑制剂作用等）造成信号不匹配（缺乏第二信号）或转导障碍，使其不能正常活化，则使有关细胞处于克隆失能状态，导致该克隆细胞应答性丧失或降低，有时甚至导致凋亡（造成外周相应克隆清除），出现耐受。

2. **Tr 样细胞作用**　目前了解到 Tr 细胞也可在外周诱导分化，称为获得性 Tr 细胞。

实验研究发现，用抗原和抑制性细胞因子刺激初始 CD4$^+$T 细胞，可以诱导产生 Tr 样细胞，它们主要通过产生的抑制性细胞因子 IL－10 和 TGF－β 等形成外周耐受。

3. 免疫忽视(immunological ignorance)　自身抗原存在于机体特定部位(如细胞内)或由于生理屏障原因，在 APC 表面表达的相同 pMHC 过少(一般细胞表面必须有若干个 pMHC 同时与 T 细胞表面足够数目的 TCR 结合后，形成免疫突触，才能使其活化)，不能满足使初始 T 细胞活化所需第一信号的强度，则可使 T 细胞无法应答而出现免疫忽视。注射适量有关抗原(通常加佐剂)可打破免疫忽视。

4. 免疫特赦　一些免疫特赦可因有关条件变化而破坏，如损伤或感染破坏特殊屏障可发生一些自身免疫病。

三、免疫耐受的诱导与终止

免疫耐受与临床很多疾病的发生、发展及转归密切相关，对其深入研究有重大实际意义，如一方面可通过诱导和维持免疫耐受来防治自身免疫性疾病、超敏反应性疾病及异体组织器官移植排斥反应等；而另一方面则可通过打破相应免疫耐受来治疗肿瘤患者和缺乏免疫反应的病原体携带者。

(一)免疫耐受的诱导和维持

目前，同种组织间诱导耐受已有一些手段与措施在临床应用，建立异种动物组织间的免疫耐受(是彻底解决移植器官源的一种途径)等研究也有了一定进展。

抗原持续存在是机体维持免疫耐受的重要因素，通常体内抗原消失，免疫耐受也将逐渐消退。因此，一旦建立了某种免疫耐受，想要维持或延长，在临床实践中可以采用以下几种方式：①接种分解缓慢的抗原，使其在体内保留较长时间。②反复多次接种抗原。③接种可复制的抗原，使其在体内增殖而持续存在。

(二)免疫耐受的终止

打破机体对自身肿瘤、某些病原体的免疫耐受，也有重要的临床意义。由于 Th 细胞或 B 细胞任何一方耐受都不能产生抗体，且 T 细胞耐受维持时间较长而 B 细胞耐受维持时间较短，因此在 B 细胞耐受终止的前提下，可以通过置换抗原 T 细胞表位而活化新的 Th 细胞，而使耐受终止，可以试用以下方式：①注射置换载体的抗原或改变载体结构的变性抗原。②注射与耐受原有交叉反应的新抗原。

◣知识拓展

移植免疫耐受(transplantation tolerance)指免疫系统成熟的受者在没有免疫抑制剂作用下(停用免疫抑制剂 1 年以上)接受 MHC 不匹配供者器官移植物的状态，或称为操作性免疫耐受(operational tolerance)。有效诱导移植免疫耐受是临床器官移植的最高目标。免疫耐受可分为完全免疫耐受(full immune tolerance)和部分免疫耐受(partial immune tolerance)。当移植受者仅在低剂量免疫抑制剂维持治疗下即可避免急性排斥反应和慢性移植物失功的状态，称为几乎免疫耐受(almost immune tolerance, prope immune tolerance）。完全免疫耐受在器官移植临床中非常少见，但肝移植、肾移植和心脏移植免疫耐受均已有报道。

第五节 免疫应答的调节

免疫调节是机体对免疫应答过程做出的生理性反馈，是一个由多种因素参与的十分复杂的免疫生物学过程。免疫细胞间、免疫分子间、免疫细胞与免疫分子间、免疫系统和其他系统间的相互作用构成了相互协调、相互制约的网络，以控制免疫应答的类型和强度，维持机体的内环境稳定。

一、免疫系统的调节（免疫系统自身调节）

机体免疫系统的双向调节是指体内各种因素对免疫应答进行的正、负双向调节，主要表现在它既能排除外来因素（异己）的侵袭，从而保证了人体的健康和生命，又能因免疫系统的"阴差阳错"而导致疾病的发生，在免疫调节功能紊乱时，对外来入侵物质不能正常反应、清除，会降低机体的抗感染、抗肿瘤能力，或者对"异己"抗原产生高免疫应答性，从而导致超敏感性，易造成机体的免疫损伤，发生超敏反应性疾病，前者称为抑制，后者称为超敏。

（一）分子水平的调节

机体的免疫应答受遗传基因的控制，不同个体对不同抗原的免疫应答各异，取决于群体水平 BCR 或 TCR 受体库的多样性，也与 MHC 等位基因（或单元型）多态性相关。由于群体中 MHC 具有高度多态性，因此可在群体水平上实现对免疫应答的调节。免疫应答可控制基因编码抗原识别分子及免疫应答调控分子，这些分子可以在抗原识别阶段、反应阶段及效应阶段对应答强度进行调控。

多种免疫分子（如抗体、补体、细胞因子、受体等）通过不同机制参与对免疫应答的调节，如 IFN – γ、IL – 2 等有明确的促进 Th1 型（细胞）免疫、抑制 Th2 型（体液）免疫的功能，而 IL – 4、IL – 5、IL – 10 等则有明确的促进 Th2 型免疫、抑制 Th1 型免疫的功能，如肥大细胞合成释放的 IL – 4 在维持机体过敏状态（IgE 为主）中有重要作用。

同时，免疫细胞的活化也受到免疫分子的精准调控。例如，NK 细胞表面的活化性受体和抑制性受体可分别向细胞内传递活化信号和抑制信号。在细胞内的信号传导分子中，也存在功能相反的分子，如蛋白络氨酸激酶（PTK）和蛋白络氨酸磷酸酶（PTP）。

多数感染因子因具颗粒性，并在体内增殖、复制，故通常可诱导全面的免疫应答，细胞免疫与体液免疫协调作用，抗感染效果良好、持久。但有时可出现免疫部分缺损或异常现象，如有的麻风感染者伴细胞免疫缺损，表现为严重的瘤型麻风，而有的感染者有正常的细胞免疫，表现为结核样型麻风（良性麻风），可自行消失。一般同种细胞作为抗原（如器官移植）主要被 T 细胞识别，通常引起以细胞免疫为主的应答。而非复制性的可溶性抗原因不能进入宿主细胞内增殖，难以诱导 CD8⁺T 细胞成为效应 CTL，故多只引起以体液免疫为主的应答；不同途径给予也可形成不同的反应类型，如一些抗原经黏膜给入，可引起局部黏膜免疫（以 IgA 为主），但有时可引起全身对该抗原的耐受。例如，小鼠的实验性变态反应性脑脊髓炎（EAE）模型是由 Th1 细胞和 CTL 细胞介导的对自身碱性髓鞘蛋白（MBP）的细胞免疫应答，致使靶细胞损伤，如果给其口服 MBP，则能缓解 EAE。

（二）细胞水平的调节

各种免疫细胞可通过产生和分泌细胞因子或细胞间的相互接触，直接或间接地调节免疫应答。

T 细胞对免疫调节有特别重要的作用。特定 T 细胞亚群的免疫调节作用依赖于机体的生理、病理状态以及 T 细胞所处的微环境（如细胞因子种类、膜分子表达、靶细胞类型等）。Th1 分泌的细胞因子可促进 Th0 分化为 Th1，Th2 分泌的细胞因子可促进 Th0 分化为 Th2，TGF、IL-6、IL-23 可促进 Th0 分化为 Th17。另外，体内还有一类抑制免疫应答的调节性 T 细胞亚群，包括调节性 T 细胞（regulatory T cell，Treg）和抗原诱导而产生的 Tr1 和 Th3。这些调节性 T 细胞可通过直接接触、分泌细胞因子等途径抑制效应性 T 细胞的活化、增殖和效应作用，以维持自身免疫稳定和抑制自身免疫病。

DC 可调控特异性辅助性 T 细胞（Th），通过特殊细胞因子的分泌促进特定类型的免疫反应，使其进行独特的免疫应答。成熟 DC 细胞可以识别肿瘤抗原，激活获得性免疫系统，进行免疫反应。CD8$^+$T 细胞通过 DC 识别肽-MHC（pMHC）I 类分子的表达并发展成为能够杀伤细胞提呈特异性 pMHC 复合物的细胞毒性 T 淋巴细胞（CTL）。

（三）免疫网络的调节

人体的免疫系统是由免疫器官、免疫细胞和免疫分子等构成的有机整体，免疫器官是免疫细胞产生和居留的场所，又可以产生免疫物质，免疫细胞除了发挥自身吞噬、杀伤等功能之外，还可产生和分泌细胞因子等免疫分子。在免疫系统中，免疫细胞之间、免疫分子之间、免疫分子与免疫细胞之间相互影响和调节（促进或制约），构成了复杂精细的免疫调节网络，如 IL-2—IFN—NK 免疫调节网络、Th 细胞因子网络、Th1/Th2 细胞因子网络等。

二、神经内分泌免疫调节

免疫系统与神经内分泌系统相互影响。不仅免疫器官（包括胸腺、骨髓、脾脏等）上有神经支配，而且免疫细胞上有神经递质、神经肽和激素的受体，并通过各种神经递质、神经肽、激素作为信息分子而实现调控作用。免疫系统不仅可通过神经递质、神经肽和激素接受神经内分泌的调控，又可以通过免疫系统产生的各种免疫效应物质影响和调节神经内分泌系统。免疫系统和神经系统、内分泌系统之间，不仅分别存在着极其严密和精细的内部调节机制，而且相互之间存在着一个有多种神经递质、激素和免疫活性物质（免疫递质）构成的完整调节网络，即神经内分泌免疫调节（neuroendocrine-immune modulation，NIM）网络，在整体水平上维持机体的正常功能和动态稳定。

1. 神经－内分泌系统对免疫应答的调节 中枢神经系统的大脑皮质、下丘脑等不仅与内分泌系统构成重要的神经内分泌网络调节系统，而且对免疫功能也有调控作用。研究表明，免疫细胞表面存在一些神经递质及内分泌激素的受体，当这些受体与相应激素和神经递质结合时可形成免疫调节作用。某些递质、激素可下调免疫反应，如肾上腺皮质激素（是最早明确的具有调节免疫功能的激素）几乎对所有的免疫细胞均有抑制作用。刺激下丘脑可通过促肾上腺皮质激素释放因子（CRF）引起垂体释放促肾上腺皮质激素，继而促进肾上腺皮质释放糖皮质激素（下丘脑－垂体－肾上腺轴），因此各种应激刺激均可能通过使血中肾上腺皮质激素含量增高而引起免疫抑制，而另一些激素，如生长激素、雌激素和生乳素等则可对多种免疫细胞有促分化或增强功能的作用。

此外，神经内分泌系统（如神经元、神经胶质细胞以及脑垂体和肾上腺细胞）在应激时也可合成分泌一些细胞因子，如 IL－1、IL－2、IL－6、IFN 和 TNF－α 等，直接参与免疫应答的调节。

2. 免疫系统对神经内分泌系统的调节 免疫系统可以通过多种途径影响神经内分泌功能，如针对递质、激素或其受体的抗体，以及免疫细胞本身产生和释放的激素样物质、某些细胞因子均可作用于神经内分泌及全身各器官系统。已有研究表明，IL－1 在神经细胞发育和修复中有一定作用。

神经内分泌系统和免疫系统的相互作用十分复杂，体外研究一般无法模拟整体效应，对很多问题的认识有待进一步深入研究，已明确其间通过相关的递质、激素、细胞因子以及相关细胞等形成了复杂的调节性网络，称为神经－内分泌－免疫调节网络，在维持自身内环境稳定方面有重要意义，如 IL－1、1L－6、TNF－α 等可通过影响下丘脑－垂体－肾上腺轴刺激皮质激素的合成，抑制免疫应答；当免疫细胞功能受抑制后，产生的细胞因子量降低，又可导致皮质激素合成减少，解除对免疫细胞的抑制；细胞因子含量又会增加，进而促进皮质激素的合成。

三、中药与免疫调节

中药对机体免疫系统调节具有双向性。中药既可以增强机体细胞免疫及体液免疫功能，同时它也具有免疫抑制功能。目前研究发现，许多中药具有免疫双向调节功能，能够使过高或过低的免疫应答反应恢复到正常水平。

1. 中药对免疫的促进作用 复方中药或单味中药中的有效成分可以通过影响 T 细胞的活化增殖、分泌细胞因子和细胞杀伤作用来增强 T 细胞介导的免疫反应。研究表明，在实验动物饮食中添加复方中药制剂可明显提高 T 淋巴细胞转化率，增强机体的免疫功能。T 细胞转化率越高，说明 T 细胞在外来因子的刺激下增殖反应越强，机体的细胞免疫功能越强。此外，许多中药及复方中药制剂也能促进机体的体液免疫功能，促进抗体的生成，从而提高机体的免疫力。

2. 中药与免疫细胞凋亡 随着中药免疫药理学研究的不断发展，研究者们发现补益剂、祛风解表剂等许多药物都具有明显的免疫调节作用，加之免疫细胞凋亡研究的逐步完善，于是推论具有广泛免疫调节功能和多种生物活性的中草药可能会影响免疫细胞的凋亡，随后国内外的研究也证实了人参、枸杞多糖、参麦注射液等对胸腺细胞的凋亡有明显调节作用。中药多糖因其较好的免疫调节作用而受到研究者的重视。中药多糖的免疫调节作用主要有以下几种方式和途径：①激活巨噬细胞。②激活 T 淋巴细胞和 B 淋巴细胞。③激活补体。黄芪多糖是黄芪的主要免疫药理成分，具有明显的免疫调节和免疫促进作用，能显著提高腹腔巨噬细胞的吞噬功能，诱生 IL－1、IL－2、IL－6，同时可以促进 TNF 和 IFN 的产生。此外，黄芪多糖对创伤小鼠脾脏、胸腺重量的减轻及其细胞数目的减少均具有明显的拮抗作用，对创伤小鼠脾脏、胸腺、肠系膜淋巴结病理形态学改变及淋巴细胞的变性与坏死具有一定的改善作用。

3. 中药与免疫抑制　一些中药可通过不同途径对细胞免疫和体液免疫造成不同程度的抑制。例如，单味药(如穿心莲、大青叶、蒲公英、龙胆草、黄柏、大黄、蝉蜕、苍耳、柴胡、麻黄、桂枝、细辛、雷公藤、砒石、蝮蛇、蟾酥、丹参、赤芍、川芎、桃仁、红花、甘草、乌梅、艾叶)，复方(如二妙散、小青龙汤、石蓝草煎剂等)都具有免疫抑制作用。它们产生免疫抑制作用的机制主要是通过抑制 T 细胞、B 细胞等免疫细胞的产生和功能。

例如，雷公藤对吞噬功能有抑制作用，对 T 淋巴细胞增殖反应有明显抑制作用，能影响细胞因子 TNF－α 和细胞黏附分子 CD14、CD18、CD54 的表达，抑制炎性细胞因子白细胞介素(如 IL－21、IL－22、IL－24、IL－28 等)的表达；还可不同程度地抑制小鼠血清溶血素的形成，明显抑制胸腺依赖性抗原诱发的抗体反应。

中药免疫抑制剂除用于自身免疫病的治疗和抑制器官移植排斥反应外，还有抗炎、抗过敏等作用，常用于皮肤病、慢性乙型肝炎、肝硬化、过敏性哮喘、荨麻疹、多形性日光疹、银屑病等的治疗。总之，中药免疫抑制剂作用机制广泛，除免疫抑制作用外，还有双向调节作用，而且毒副作用小，依赖性小，再加上其有效成分的分离、纯化，使中药的毒副作用降得更低。因此，中药作为免疫抑制剂治疗免疫性疾病日益受到人们的重视，中医药研究的深入对发掘新的中药免疫调节剂有积极的促进作用。

4. 中药与双向免疫调节　双向免疫调节是指既能提高/增强机体低下的免疫功能，又可降低过高的免疫反应，使之达到免疫平衡和免疫稳定。中医药的这种免疫调节是双向的，即正常化作用，也称为免疫调适作用。例如，甘草、黄芪、小柴胡汤均具有一定的双向免疫调节作用；千佛菌可以干预 1 型糖尿病患者 Th1/Th2 向 Th1 漂移，干预肺癌患者和老龄者 Th1/Th2 向 Th2 漂移，改善和纠正 Th1/Th2 的失衡状态。

第六节　免疫学与中医药学

一、古代中医在世界上最早用免疫学方法防治疾病

我国古代的医家就已认识到疾病的发生、发展和预后与机体抵抗力(即免疫力)密切相关，并首创用免疫学方法防治感染性疾病。

人痘接种法的创造是我国古代中医学一项十分辉煌的成就，也是我国中医学对世

界免疫学的杰出贡献。我国古代的人痘接种术在世界免疫学史上占有重要地位，它客观地证实了患过一次即使较轻的或不典型的传染病后，可获得免疫力，而且这种免疫是特异性的，在世界上首先用免疫学方法（通过接种人痘）预防天花。数百年后，英国乡村医生 Edward Jenner 在人痘接种基础上发明了牛痘接种术。因此可以认为，中医学为免疫学做出了创造性贡献。

二、中医学的主要理论思想、特点与免疫学

中医学是以阴阳学说为总纲，以整体观念为指导思想，以辨证论治为诊疗特点的学术体系。整体观念和辨证论治是中医理论体系最基本、最重要的特点。

（一）整体观念与免疫网络、神经内分泌免疫调节网络

整体观念是中医理论体系重要的特点之一，其既强调人体内部的统一性，又重视人体与外界环境的统一性。

现代免疫学认为，人体的免疫系统是由免疫器官、免疫细胞和免疫分子等构成的有机整体，免疫器官是免疫细胞产生和居留的场所，又可以产生免疫物质，免疫细胞除了发挥自身吞噬、杀伤等功能外，还可产生和分泌细胞因子等免疫分子。免疫系统和神经系统、内分泌系统之间不仅分别存在着极其严密和精细的内部调节机制，而且相互之间存在着一个有多种神经递质、激素和免疫活性物质（免疫递质）构成的完整调节网络，即神经内分泌免疫调节（NIM）网络，在整体水平上维持机体的正常功能和动态稳定。

近些年来，神经内分泌免疫调节网络成为对中药、方剂、针灸等作用机制的研究热点，就是人们用现代医学的整体观方法和中医学的整体观"对接"。当然，中医药防病治病和养生保健的作用特点也是多层次、多靶点的整体调节。

（二）辨证论治与免疫状态

辨证论治是中医学认识疾病和治疗疾病的基本思路，是中医理论体系的基本特点和临床特点，也是中医学理论的精华。辨证是分析疾病，寻找疾病过程中某一阶段的主要矛盾或矛盾的主要方面；论治则是采取相应的措施，针对主要矛盾进行治疗。

证，指机体在疾病发展过程中某一阶段病理本质的概括，包括疾病的原因、病变的部位、性质、邪正关系等多方面的病理特征，反映疾病过程特定阶段的本质。同一种病可以有不同的发展阶段，故有不同的证候。

辨证，就是将四诊所搜集的症状、体征及其他资料在中医理论指导下进行分析，辨清其原因、性质、部位、邪正关系，概括、判断为某种性质的证候，这是认识疾病的过程和方法。

中医学的证实际上是病因和人体免疫状态等综合作用的结果，是致病因素作用于人体后影响免疫等功能而出现的各脏腑功能的异常。由于个体免疫状态的差异，同一种疾病会表现为不同的证候类型和免疫功能的改变，即同病异证。不同的疾病，则会表现为整体水平相同的阶段性改变和相同的免疫功能改变，即异病同证，如肝炎、肝

硬化、慢性肾小球肾炎、再生障碍性贫血、系统性红斑狼疮、甲状腺功能亢进等均可见肝肾阴虚的表现，都有细胞免疫功能低下、体液免疫功能紊乱的特征，肾阴虚者红细胞免疫功能明显下降，NK 细胞活性也显著降低；阴虚证均表现为免疫功能低下。

所谓论治，就是根据辨证结果，确定相应的治法。辨证论治从体质免疫的角度出发，通过调整人体的免疫功能而达到治疗疾病的目的。寒者热之、热者寒之、虚者补之、实者泻之，就是立足于致病因素作用于人体后引起的机体反应性和免疫反应，根据疾病的发生发展规律所采取的调节方法。汗、吐、下、和、温、清、消、补（八法）是辨证论治的基本治法，研究表明，每一法都会起到免疫增强或免疫抑制作用。

可见，辨证论治与免疫学相应的核心内容是免疫应答的个体差异和共同规律，通过免疫调节改善和纠正体质偏颇有着广阔的前景。

（三）阴阳学说与免疫平衡、免疫调节

阴阳学说是中医学的理论基础之一，并始终贯穿于整个中医学理论体系中。人体是阴阳对立统一的整体，只有阴阳处于相对平衡状态，机体的各种功能活动才能趋于正常。若阴阳失衡，则会出现一系列的病变，即"阴盛则阳病，阳盛则阴病"，"阳盛则热，阴盛则寒"，"阴虚则热，阳虚则寒"等。据此，中医药治疗疾病实质上就是调整阴阳，纠正人体阴阳之偏，恢复阴阳相对平衡，促进"阴平阳秘"，达到"精神乃治"。

中医学这种"以平为期"、以调和为手段、纠正阴阳失调、恢复阴平阳秘状态的方法和手段，与纠正免疫失调、恢复和维持免疫平衡是相同的。现代免疫学认为，免疫是机体识别和排除抗原性异物以维持自身的平衡和稳定的一种生理功能，免疫系统具有免疫防御、免疫自稳和免疫监视三大功能，以维持机体的平衡和稳定。在免疫应答过程中，免疫细胞、免疫分子既相互促进，又相互制约，使机体的免疫应答保持适当的强度，从而保证机体的健康状态，如果免疫失调，机体就会发病。例如：在适应性免疫应答中，Th1 细胞主要介导细胞免疫应答和炎症反应；Th2 细胞主要促进 B 细胞激活与分化，并产生抗体，从而介导体液免疫应答。Th1 细胞主要分泌 IL-2 和 IFN-γ；Th2 细胞主要分泌 IL-4 和 IL-10 等。Th1 细胞分泌的 IFN-γ 可促进 Th1 亚群的分化，但却抑制 Th2 亚群的功能。反之，Th2 细胞分泌的 IL-4 可促进 Th2 亚群的分化，但却抑制 Th1 细胞的功能。Th1/Th2 型细胞因子的平衡是机体免疫功能处于正常状态的保证，如果二者失衡，就会成为感染、自身免疫病、超敏反应、肿瘤发生与恶化的重要促发因素。

三、免疫学与中医药优势

（一）中医学防病治病重在提高人体免疫力

免疫是机体抵御各种病邪、保护和维持机体健康的自身防卫机制。中医学把人体抵御和清除各种有害因素、维护机体健康的作用统归于"正气"；把破坏人体健康及人体与外界环境相对平衡状态的各种致病因素统归于"邪气"。早在两千多年前，《黄帝内经》就认为疾病的发生及其进展变化取决于正邪斗争的消长盛衰，指出"正气存内，邪

不可干"，"内外调和，邪不能害"，人体患病是"邪之所凑，其气必虚"，强调了人体正气的重要作用。

免疫的现代概念是指机体识别和清除抗原性异物的反应。免疫的本质是抵御疾病，免除疾病，维护和保持机体的健康和稳定。免疫反应是机体通过免疫系统识别"自己"和"非己"、抵御病原体和其他各种有害因素的侵袭和致病、维护自身健康稳定的本能反应，是机体防病抗病的基本屏障和重要机制。机体的免疫系统（免疫器官、免疫细胞、免疫分子等）通过防御、自身稳定和监视等手段，防御微生物等病原体的侵袭和致病，清除体内突变、损伤、衰老和死亡的细胞，并通过免疫调节达到自身稳定，同时通过监视功能，抵抗持续性感染，预防肿瘤的发生。

可见，正气也就是机体的抗病能力，也即机体的免疫力。提高人体的正气就是提高机体的免疫力。许多研究证实，中医学中的五脏六腑和气、血、精、津液等都具有重要的免疫功能。

我国首届国医大师陆广莘曾这样论述中医学的学术思想和中医学为健康医学的根本属性："循生生之道，助生生之气，用生生之具，谋生生之效"。这句话也说明中医药维护人体健康，防治疾病，其根本在于调动和提高人体的抗病能力，也就是激发和提高免疫功能。例如，针灸在体外对微生物和寄生虫无抑制和杀灭作用，但人针灸之后，却可以预防和治疗感染性疾病；许多中药在体外也无杀微生物作用，但人服用后就可以防治感染性疾病。其原理都与提高人体的抗感染免疫能力密不可分。

在临床治疗中，中医学一向注重扶正固本，因而有"扶正祛邪"这一基本治疗准则。扶正，即调动机体的抗病力，提高机体的免疫功能。祛邪，即清除致病因素（即病原生物等抗原）。

（二）免疫调节是中医药的重要特色和临床优势

免疫调节（immune regulation）是指提高/增强机体低下的免疫功能，又可降低过高的免疫反应，使之达到免疫平衡和免疫稳定。用中医学术语表述，就是通过"陷者举之，亢者抑之"，使机体达到阴阳平衡，从而实现"阴平阳秘，精神乃治"。

随着现代医学和免疫学的快速发展，人们已经认识到机体免疫系统的紊乱不仅易发生感染，出现自身免疫病，而且与肿瘤、高血压、糖尿病乃至精神病等多种疾病的发生均有密切关系。艾滋病、SARS、禽流感、新型冠状病毒肺炎等的危害，使人们对免疫功能紊乱、免疫缺陷的后果及调节免疫功能的重要性有了更深刻的认识。

1. 中医药免疫调节与感染性疾病的防治　对于感染性疾病的治疗，常用的化学药物针对性强（作用靶点明确），但作用靶点单一，且副作用相对较大，还容易使病原产生抗药性，如青霉素只能作用于革兰氏阳性菌细胞壁的四肽侧链和五肽桥的连接部位，因此青霉素只对革兰氏阳性菌有抑制和杀灭作用，而且一旦此作用部位变异，青霉素就失去了作用。更为严重的是，这种"单靶点"的"对抗性"治疗，很容易使细菌、病毒等病原体产生抗药性，特别是多重抗药性微生物的出现，给感染性疾病的防治带来了极大的困扰。与西药相比，中医药抗感染不仅毒副作用较小，而且抗菌作用靶点多，不容易使病原体产生抗药性，特别是中药、针灸等许多中医方法可以提高人体的免疫能力，这是抗感染的化学药物难以比拟的。在微生物致病性和抗药性不断增强的今天，发挥中医药的抗感染优势，显得更加迫切和重要。

以艾滋病（AIDS）的治疗为例，西医主要采用高效抗逆转录病毒疗法，存在不良反应大、价格昂贵等缺点，特别是存在无法清除病毒和易反弹等问题，成为维持持续性抑制病毒和抗病毒治疗效果的主要障碍。中药、针灸、中西医结合治疗 AIDS 的优势主要体现在：①中药安全性好，毒副作用低，疗效长，价格适宜，患者更容易接受。②中药在改善临床症状、提高机体免疫力、提高生存质量、延长生命等方面疗效确切。③根据中医学未病先防、既病防变的思想，从无症状期进行早期干预，可以发挥中医药优势。④中医学注重整体理念和辨证论治，实行整体调理与个体化治疗相结合，疗效更为显著。

2. 中医药免疫调节与免疫性疾病的防治　西方发达国家把免疫性疾病（特别是自身免疫性疾病）称为难治性疾病，说明西医对其尚无较好的治疗手段和效果，而且不少化学药物和免疫抑制剂的毒副作用较大，特别是缺乏毒性小且疗效比较可靠的免疫调节药物，而中医药在这方面则有比较明显的特色和优势。许多中药成分、单味中药、中药复方以及针灸具有免疫调节作用，可使机体低下的免疫功能增强，又可降低过高的免疫反应，使机体达到和维持免疫稳定。这类中药绝大多数无毒副作用，而且还可拮抗化学药物（如免疫抑制剂等）对机体的损害。

在抗肿瘤方面，中医药不仅能通过多靶点杀伤肿瘤细胞，防止肿瘤细胞出现多药抗药性，还能抑制肿瘤细胞突变，诱导肿瘤细胞凋亡和分化，又能增强机体的免疫能力，同时对机体毒性小或无毒副性。中药、针灸与化疗、放疗合用，又具有增敏减毒作用，减少患者疼痛，延长患者生命，提高患者生存质量。

西医在治疗免疫功能低下类疾病时，常常给机体输入干扰素（IFN）、白细胞介素（IL）等细胞因子。这些外源性的免疫物质往往对机体有不同程度的损害，而且价格高，长期使用还会降低机体的敏感性。而许多中药有效成分、单味中药、中药复方及针灸具有诱生机体细胞产生这些内源性免疫物质的能力。

随着免疫学研究的不断深入，许多难治性疾病和原因不明的疾病可以用免疫学理论来解释，如类风湿关节炎、系统性红斑狼疮、乙型肝炎、肾小球肾炎、病毒性感染、肿瘤等。中医药通过调节机体免疫功能，在治疗这些疾病方面，与西医相比有比较明显的特点和优势，这也是由中医治疗疾病重在调节人体的免疫功能所决定的。可见，治疗难治性疾病是中医药的特色和优势，而其关键是调节机体的免疫功能，免疫调节正是中医药的重要特色和临床优势所在。把中医药和免疫学结合起来，积极开展中医药免疫调节作用的研究，有利于发挥中医药的特色和优势。

3. 中医药与免疫调节剂　近年来，研究和开发免疫调节药物已经成为医药界乃至整个生命科学界的热点之一。临床所用的中药许多具有免疫调节作用，科学家们已经报道了上百种具有免疫调节活性的中药多糖。由于中药资源丰富，从中药中开发新型免疫调节剂具有针对性强、成本低、见效快的特点，因此新的中药免疫调节剂将更受到人们的重视和青睐。

(三)免疫学对中医药发展的推动作用

免疫学是以服务于人类健康和社会发展为主线的。随着现代科学技术的快速发展，免疫学已由关注生命的表象问题发展为认知生命本质的前沿性学科，已经深入到从分子水平探讨人体识别外来病原体的感染、启动天然免疫和适应性免疫应答以及维持自身免疫耐受等这些关键性问题。另一方面，科学家们已能利用蛋白质组学、免疫组学和计算免疫学、转基因和基因敲除等方法、工具和动物模型，在整体水平系统研究免疫系统的病理生理过程，揭示免疫性疾病（感染性疾病、肿瘤、自身免疫病、过敏性疾病等）的发病机制。免疫学理论在众多免疫相关性疾病的防治和养生保健中发挥着重要的指导作用。在人类预防和控制各类疾病的过程中，无不存在免疫学的身影。免疫学已成为生命科学领域最活跃、最前沿的学科，在生命科学中的重要地位也得到了公认。

作为生命科学中的最前沿学科，免疫学在中医药中自然也占有非常重要的地位，对中医药研究和发展有至关重要的推动作用。

实现中医药现代化是中医药可持续发展的必由之路，而中医药现代化的本质是中医药现代科学化。中医学理论最初形成的开放性及其显著的社会实践性的特点，决定了中医药的发展不能脱离现代科学体系，并伴随着社会经济的不断发展、科学技术的不断进步以及人类认识的不断深化而得到持续发展。中医药现代化的指导思想是现代科学思想，是在现代科学思想指导下，结合中医药的理论体系，更好地发挥中医药自身特色和优势，并弥补其缺陷和不足，以求得不断完善和进一步发展。随着现代生命科学研究的不断深入，各种新技术和新方法被广泛应用于中医药现代化研究中。免疫学作为生命科学中的前沿学科和交叉学科，不仅已经从初期的依靠经验防病救人（如接种疫苗），发展到现在从细胞和分子水平探讨其精细复杂的调控机制、解释和分析疾病的发生和转归机制、促进机体健康等方面发挥重要作用，而且已经渗透到了遗传学、病理学、分子生物学、细胞生物学、神经生理学、内分泌生理学，甚至基因组学等多种现代科学技术领域及生命科学的各个领域。特别是分子水平理论研究和实践的不断深入，使得人们对于疾病的发生、发展、预防、治疗、诊断等多个方面有了更深刻的认识。

现代免疫学不仅成为基础医学和临床医学的桥梁学科，更是沟通和连接现代医药学和中医药学无可替代的桥梁学科。同时，免疫学技术和方法，特别是分子免疫学技术，使得人们可以从整体水平、细胞水平、分子水平和基因水平探讨中医学基本理论的本质和防病治病、养生保健的机制。

大量研究证实，特定基因的序列及其蛋白表达异常很可能就是中医体质或"证"在组织、细胞、分子、基因等各层次的微观表现，而辨证论治及所用的中药方剂极有可能就是通过对这些层次的影响和干预，发挥其防病治病效应的。异常基因功能的实现，最终还依赖于蛋白质的表达。中医药防病治病的效果最终也往往落实到蛋白质上。因此，改变蛋白质水平是中医药防病治病的重要作用机制。分子免疫学检测技术（免疫印迹法、免疫酶技术、放射免疫检测、荧光免疫检测、免疫细胞化学检测、免疫聚合酶链反应技术等）就是利用抗原与抗体特异性结合原理，用已知的抗原或抗体对标本中未知的抗体或抗原蛋白质进行定性及定量检测，以观察和确定基因的蛋白质表达水平，而且方法也易于标准化，因而已被广泛用于中医药研究中。近些年来，分子免疫技术发展迅速，特别是免疫标记技术更是奠定了免疫学在中医药研究中不可替代的地位和作用。

免疫学不仅在阐明中医学理论及中医药防病治病机制中有十分重要的意义，而且是阐明中药药理、研究中药有效成分、提高临床疗效的重要手段，也是促进中医药发展的重要途径。中医多用复方治病，复方中的每味中药又都是一个小复方（含有多种成分）。对复方中单味药及其有效成分的免疫学机制研究，可以筛选其中的有效成分，研究有效成分间的相互联系，从而简化处方或组成新的更有效的处方；也有助于中药有效成分的提取，使中药制剂更趋合理，更能适应临床用药要求；还有助于改进中药炮制方法，提高中药质量。

把中医药学与免疫学结合起来，运用中医哲理的宏观整体思想与现代科学的唯物的微观分析思想相结合而进行中医药研究，既有利于中医药特色和优势的发挥，又可以弥补中医学理论的某些缺陷和不足，使中医药扬长补短，更好地服务于人类的健康卫生事业。

思 考 题

1. 简述固有免疫和适应性免疫的特点及其在机体免疫应答中的相互作用。
2. 从神经－内分泌－免疫网络分析不良情绪影响人体健康的机制。
3. 根据抗体的产生规律，说明初次免疫和再次免疫在疾病预防中的意义。
4. 免疫学在中医药学中的应用体现在哪些方面？

第十七章　超敏反应

学习要求

掌握：超敏反应的概念、分型。

熟悉：Ⅰ型超敏反应的常见疾病和防治原则，各型超敏反应的主要特点。

了解：各型超敏反应的发生机制以及Ⅱ型、Ⅲ型、Ⅳ型超敏反应的常见疾病。

免疫系统对于维持机体内环境稳定、防御病原生物侵袭和致病具有极其重要的作用，其功能异常或发育异常可导致机体出现相关病症，如超敏反应、自身免疫病、免疫缺陷病、免疫增殖性疾病等。

超敏反应（hypersensitivity）是指发生组织损伤和/或生理功能紊乱的病理性免疫反应。引起超敏反应的抗原称为变应原。根据超敏反应的发生机制和临床特点不同，可将超敏反应分为四型，即Ⅰ型超敏反应（速发型）、Ⅱ型超敏反应（细胞毒型）、Ⅲ型超敏反应（免疫复合物型）、Ⅳ型超敏反应（迟发型）。其中，Ⅰ～Ⅲ型由抗体介导，可经血清被动转移；Ⅳ型由 T 细胞介导，可经淋巴细胞被动转移。

自身免疫（autoimmune）是机体免疫系统针对自身成分发生的免疫应答，在生理范围内对清除体内衰老损伤细胞、维持机体自身稳定和调节免疫应答等方面有重要意义。当自身免疫应答过度而持久并引起疾病时，称为自身免疫病（autoimmune disease，AID）。AID 的种类多样，有近百种，患病率约为 3.5%，最常见的是 Craves 病，1 型糖尿病、恶性贫血、类风湿关节炎（RA）、甲状腺炎、多发性硬化（MS）及系统性红斑狼疮（SLE）等，占全部 AID 的 94%。

免疫缺陷病（immunodeficiency disease，IDD）是因机体的免疫系统发育不全或后天损伤所造成的免疫细胞发育障碍或功能低下而出现的一组临床综合征，通常以进行性易发感染（尤其是机会致病生物引起的感染）及异常炎症为特征。例如，慢性肉芽肿是因细胞色素氧化酶系统基因缺陷，导致吞噬细胞无法杀灭摄入的病原体，引起皮肤、肺及淋巴结等部位反复发生严重感染，以及在反复感染的部位形成色素沉着性肉芽肿；艾滋病是由于细胞免疫缺陷而导致的疾病。

免疫增殖病：免疫活性细胞增殖是对抗原刺激产生的正常生理反应，是一个自我调节、自我限制的过程，如果免疫细胞在非抗原因素作用下出现失控性大量增殖，表现为病理状态，称为免疫增殖（immunoproliferation）。因免疫系统中免疫细胞异常增殖所致的一组临床疾病，统称为免疫增殖病（immunoproliferative diseases，IPD）。免疫细胞恶性增生不但可引起局部组织侵袭性损伤及全身性疾病，同时由于增生的异常细胞的绝对数量极大且分泌产物极多,导致正常免疫功能发生障碍。常见的恶性免疫增殖病有多发性骨髓瘤(multiple myeloma)、巨球蛋白血症(Waldenström's macroglobulinemia)、急性淋巴细胞性白血病(acute lymphocytic leukemia, ALL)、Burkitt 淋巴瘤等。

◢ 知识拓展

1902 年,法国生理学家 Charles Richer 接触海葵而诱发了全身荨麻疹。他将海葵提取液给狗连续注射 20 天后,再次给狗注射,最终致狗死亡。这是动物实验性过敏性休克的首次成功。1906 年,奥地利儿科医生 Von Pirquet 总结血清治疗技术时,将患者 7~14 天出现的发热、皮疹、水肿、关节痛、淋巴结肿大等症状称为血清病,并首次提出 allergy(变态反应)一词。

第一节　Ⅰ型超敏反应

Ⅰ型超敏反应是临床上最常见的一类超敏反应,也称过敏反应,可发生在局部,也可发生在全身。其特点是:①反应发生快,消退也快。②由 IgE 抗体介导,多种血管活性胺类物质参与反应。③一般只出现生理功能紊乱,不造成严重的组织损伤。④有明显的个体差异和遗传倾向。

一、发生机制

1. **参与的成分**　参与Ⅰ型超敏反应的主要成分有以下几种。①抗原:引起Ⅰ型超敏反应的抗原(过敏原)主要有花粉、灰尘、动物皮毛、异种血清、药物(如青霉素、磺胺、普鲁卡因等)和食物(如牛奶、鸡蛋、鱼虾、蟹贝等)。②抗体:参与Ⅰ型超敏反应的抗体主要是 IgE,引起Ⅰ型超敏反应的 IgE 类抗体主要由鼻咽、扁桃体、气管和胃肠道等处黏膜下固有层的浆细胞产生,该抗体与肥大细胞、嗜碱性粒细胞表面的 IgE 受体(FcεRⅠ)具有高度亲和力。③细胞:参与Ⅰ型超敏反应的效应细胞主要是肥大细胞、嗜碱性粒细胞,而嗜酸性粒细胞在Ⅰ型超敏反应中起负反馈调节作用。

2. **发生机制**　Ⅰ型超敏反应的发生过程可分为致敏阶段和激发阶段(图 17 - 1)。

(1)致敏阶段:抗原进入机体后,可诱导 B 细胞活化、增殖、分化和类别转换,产生 IgE 类抗体。IgE 通过其 Fc 段与肥大细胞或嗜碱性粒细胞表面相应的 IgE 的 Fc 受体结合,使肥大细胞或嗜碱性粒细胞处于致敏状态(称为致敏靶细胞)。此状态一般可维持数月甚至更长,如长期不再接触相同抗原,致敏状态可逐渐消失。

(2)发敏阶段:在致敏阶段,当相同抗原再次进入机体时,与致敏靶细胞表面的 IgE 特异性结合,使致敏靶细胞脱颗粒并释放和合成生物活性介质,可引起局部或全身反应。脱颗粒是指致敏靶细胞内含组胺的嗜碱性颗粒膜与细胞膜融合,颗粒内容物迅速溶解并分泌到细胞外的过程。脱颗粒的机制是细胞膜上两个或两个以上相邻近的 IgE

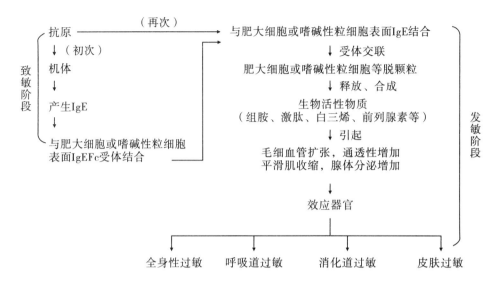

图 17 - 1　Ⅰ型超敏反应发生机制简化示意图

同时与抗原结合，使 Fc 受体发生"桥联"反应而引起（图 17 - 2）。

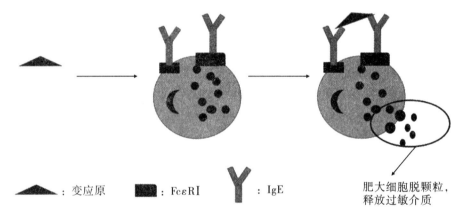

▲：变应原　　■：FcεRI　　Y：IgE

肥大细胞脱颗粒，
释放过敏介质

图 17 - 2　变应原与 IgE 介导的 FcεRⅠ交联

肥大细胞和嗜碱性粒细胞可释放多种生物活性物质：一类是预先合成并储存于颗粒中的，如组胺、激肽原酶、肝素、胰蛋白酶原等；另一类是新合成的，如花生四烯酸、白三烯 D_4（LT D_4）、前列腺素 D_2（PGD_2）、血小板活化因子（PAF）及多种细胞因子（如 IL - 4、IL - 5、IL - 13、TNF - α）等。这些生物活性物质作用于局部或全身的效应器官、细胞，分别引起早期反应和晚期反应。早期反应主要是组胺的效应：①毛细血管扩张，通透性增加。②平滑肌收缩。③腺体分泌增加，多数仅造成功能紊乱。晚期反应可形成局部炎症，除渗出、肿胀、分泌物增多外，还有以嗜酸性粒细胞为主的炎性细胞浸润，在造成组织损伤和维持过敏状态方面起作用。

二、临床常见疾病

Ⅰ型超敏反应是多器官、多系统的超敏反应，临床表现包括休克、气道阻塞、荨麻疹、腹泻、胸痛等，发病率约为3/10000，死亡率为1%～2%。

1. 过敏性休克　这是一种最严重的累及全身血管的Ⅰ型超敏反应。过敏者在接触抗原后数分钟内即可出现症状，轻者可自行恢复，重者可因血容量下降、器官衰竭导致死亡。

（1）药物过敏性休克：药物过敏性休克以青霉素、头孢菌素过敏性休克最常见。青霉素分子量小，无免疫原性，但其降解产物青霉噻唑或青霉烯酸与机体蛋白结合后可诱导机体产生特异性IgE。

（2）血清过敏性休克：发生于临床上用动物血清（破伤风抗毒素、白喉抗毒素等）进行紧急预防或治疗时，有些人曾注射过免疫血清制剂已经致敏，再次注射后可发生过敏性休克。

2. 呼吸道过敏　呼吸道过敏多发生于儿童及青壮年，有明显的家族史，常因吸入花粉、尘螨、真菌孢子、动物毛屑等抗原或呼吸道病原微生物感染而引起，以过敏性鼻炎和过敏性哮喘最为常见。过敏性鼻炎患者可由于鼻黏膜水肿、腺体分泌增加而出现流涕、喷嚏等临床症状。过敏性哮喘主要由支气管平滑肌痉挛而引起呼吸困难。

3. 消化道过敏　少数人进食鱼、虾、蟹、蛋、奶及一些药物后可发生过敏性胃肠炎，出现恶心呕吐、腹痛腹泻等症状，有时可伴有皮肤荨麻疹，严重者也可发生过敏性休克。还有部分人群表现为口腔及胃肠溃疡。患者肠黏膜防御功能减弱，常伴有蛋白水解酶缺乏，某些食物蛋白未完全消化即被吸收，从而作为变应原诱发消化道过敏反应。

4. 皮肤过敏　皮肤过敏主要表现为皮肤荨麻疹、湿疹和血管性水肿，常因摄入药物、食物，接触动物皮毛、花粉、油漆等，也可由肠道寄生虫感染引起。

三、防治原则

1. 病因防治　查找引起Ⅰ型超敏反应的抗原（过敏原），避免接触是最有效的防治方法，临床上可通过皮肤试验进行检测。

2. 特异性脱敏疗法　如临床用于防治异种血清（抗毒素）引起的超敏反应，通常采取小剂量、短间隔、多次注射，最后将抗毒素血清在短时间（24小时）内全量注射进行脱敏。

3. 药物防治　应用药物可阻断反应发生的任何一个环节。①抑制生物活性介质合成和释放的药物，如色苷酸二钠可稳定肥大细胞膜，防止细胞脱颗粒和释放活性物质；肾上腺素、异丙肾上腺素可活化腺苷酸环化酶，增加cAMP合成，阻止其脱颗粒、释放生物活性介质。②生物活性介质拮抗药：苯海拉明、扑尔敏、异丙嗪、阿司咪唑、曲尼司特等抗组胺药物能与组胺竞争效应器官上的组胺受体而抑制组胺活性；抗白三烯药物（如孟鲁司特、扎鲁司特）也有缓解症状作用。③改善效应器官的反应性：糖皮质激素能降低毛细血管通透性，减轻充血；钙制剂能降低毛细血管通透性，减少渗出。

4. 调节免疫应答　通过调节 Th1/Th2 应答可防治过敏反应。由于 IgE 抗体依赖 IL-4，因此减少和对抗 IL-4 的药物或生物制剂可减少 IgE 产生。另外，改变或干预机体应答状态(如某些感染)可减低某些过敏症的发生。

5. 中医中药治疗　有些中药和方剂(如消风散、麻杏石甘汤、过敏煎等)对 I 型超敏反应也有防治作用。

第二节　II 型超敏反应

II 型超敏反应是 IgG 和 IgM 类抗体与细胞或组织表面抗原特异性结合后，通过募集和激活吞噬细胞、NK 细胞及补体，引起的机体细胞溶解和组织损伤。II 型超敏反应也称抗体依赖的细胞毒超敏反应或细胞溶解型超敏反应。

一、发生机制

1. 抗原　引起 II 型超敏反应的抗原都存在于靶细胞膜上，主要有以下几种类型：①同种异型抗原，如 ABO 血型抗原、Rh 抗原和 HLA 抗原。②由微生物感染、药物等因素导致自身成分的改变而成为自身抗原。③外源性抗原与正常组织的共同抗原。④药物、微生物等外源性抗原吸附于靶细胞表面而使其成为抗原。

2. 抗体　参与 II 型超敏反应的抗体主要是 IgG 和 IgM，IgM 类抗体主要是 ABO 血型抗原的天然抗体，而针对其他抗原的抗体则以 IgG 为主。

3. 靶细胞损伤机制　抗体与细胞膜上相应的抗原结合后，可通过下列机制导致细胞损伤：①激活补体经典途径，溶解细胞。②激活吞噬细胞，发挥免疫调理作用。③激活 NK 细胞，通过 ADCC 作用杀伤靶细胞(图 17-3)。

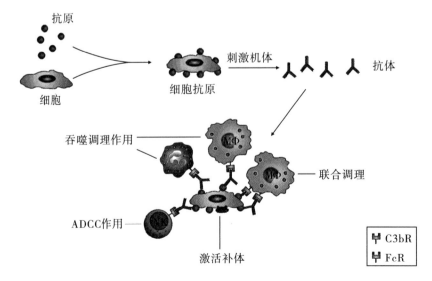

图 17-3　细胞损伤机制示意图

二、临床常见疾病

1. 输血反应　输血反应常发生于 ABO 血型不符的输血。供血者红细胞血型抗原与受血者血浆中天然血型抗体结合，可激活补体，引起溶血反应。

2. 新生儿溶血症　新生儿溶血症多发生于血型为 Rh⁻ 的母亲所产血型为 Rh⁺ 的新生儿。血型为 Rh⁻ 的母亲因分娩、流产、输血等原因而接受 Rh⁺ 红细胞表面 D 抗原刺激后可产生 IgG 类（抗 Rh）抗体。若母体第二次妊娠，胎儿又是 Rh⁺ 时，则母体的抗 Rh 抗体便可通过胎盘进入胎儿体内，引起溶血。因此，第二胎新生儿便可发生溶血症。

新生儿溶血症也可由 ABO 血型不符引起，多发生于母亲是 O 型，胎儿是 A 型、B 型或 AB 型血时。O 型血的母亲，因抗 A、抗 B 天然抗体（属于 IgM 类）不能通过胎盘，而少量进入母体的胎儿红细胞却能诱发产生 IgG 类抗体，并可通过胎盘进入胎儿。胎儿除红细胞上有 ABO 血型物质外，其血清或其他组织中也存在 A、B 型血型物质，有较强的吸附抗体作用，所以通过红细胞之外的大量血型物质能中和大部分抗体，溶血较轻。

3. 药物过敏性血细胞减少症　其包括药物性溶血性贫血、粒细胞减少症和血小板减少性紫癜。药物及其代谢产物可通过以下途径引起血细胞损伤。①半抗原型：药物半抗原结合于血细胞刺激机体产生抗体，该抗体与血细胞上相应药物结合，可激活补体，溶解血细胞。②免疫复合物型：药物与相应抗体结合形成免疫复合物，再与具有 Fcγ 受体和 C3b 受体的多种血细胞结合，由吞噬作用和补体介导细胞损伤。③自身免疫型：药物改变血细胞的抗原成分，致机体产生自身抗体，介导血细胞损伤。青霉素、奎宁、磺胺、奎尼丁等损伤血细胞的机制多为半抗原型或免疫复合物型，而甲基多巴和磷脂酰甘油则为自身免疫型。

异烟肼、青霉素、对氨基水杨酸、甲基多巴、氯霉素、磺胺、奎宁、苯海拉明等药物抗原能与血细胞膜蛋白或血浆蛋白结合获得免疫原性，刺激机体产生相应抗体。该抗体与已结合药物的红细胞、粒细胞或血小板作用，或与药物结合形成抗原抗体复合物，通过 Fc 受体吸附于红细胞、粒细胞或血小板上，引起药物性溶血性贫血、粒细胞减少症或血小板减少性紫癜。

4. 肺出血 - 肾炎综合征（Goodpasture's syndrome）　本病病因尚未确定，可能与某些病毒感染有关。患者针对肾小球基底膜的主要成分——Ⅳ 型胶原产生自身 IgG 类抗体，通过激活补体引起肾小球的坏死，并出现纤维素沉积。由于肺泡基底膜和肾小球毛细血管基底膜存在共同抗原，因此自身 IgG 类抗体可与肺组织发生交叉反应，患者可伴有肺出血症状。

5. 甲状腺功能亢进（又称 Graves 病）　此类患者体内可产生针对甲状腺细胞表面甲状腺刺激素（thyroid stimulating hormone，TSH）受体的自身抗体。这种抗体与甲状腺细胞表面的 TSH 受体结合，可刺激甲状腺细胞合成并分泌甲状腺素，引起甲状腺功能亢进，但不引起甲状腺细胞破坏。由于此反应是抗体和靶细胞直接作用，因此又称抗体刺激型超敏反应，是一种特殊的 Ⅱ 型超敏反应。

第三节 Ⅲ型超敏反应

Ⅲ型超敏反应又称免疫复合物型反应或血管炎型超敏反应，是由可溶性免疫复合物沉积于局部或者全身多处毛细血管基底膜，通过激活补体，以及在血小板、肥大细胞、嗜碱性粒细胞的参与下，引起以充血水肿、局部坏死和中性粒细胞浸润为特征的炎症反应和组织损伤。

一、发生机制

可溶性免疫复合物的形成、沉积是引起Ⅲ型超敏反应的重要因素。

1. **免疫复合物的形成** Ⅲ型超敏反应中的抗原是游离的可溶性抗原，抗体是IgG、IgM和IgA，可溶性抗原与相应抗体结合可形成抗原－抗体复合物，即免疫复合物（IC）。通常大分子IC可被体内单核巨噬细胞及时吞噬清除，而小分子IC在循环中比较稳定，可通过免疫黏附作用被清除。当形成中等大小可溶性IC长期存在于循环中，即有可能沉积于毛细血管基底膜，引起Ⅲ型超敏反应。低亲和力抗体与抗原的结合力弱，易形成中等大小的IC。

2. **免疫复合物的沉积** 免疫复合物的沉积与下列因素有关。①清除免疫复合物的能力降低：正常情况下，IC主要由补体和吞噬细胞清除，如果出现补体功能障碍或补体缺陷，吞噬细胞功能异常或缺陷都会影响IC的清除，促进IC沉积。②血管壁通透性增高：免疫复合物激活补体释放的过敏毒素作用于肥大细胞和嗜碱性粒细胞，释放组胺、5－HT等血管活性胺类物质，导致血管通透性增加。③局部解剖和血流动力学因素：循环IC容易沉积于血压较高的毛细血管迂回处，如肾小球基底膜和关节滑膜部位的毛细血管迂回曲折，血流缓慢，血压较高，有利于免疫复合物的沉积。

3. **免疫复合物沉积引起的组织损伤** 沉积的免疫复合物主要通过以下机制引起损伤。①补体的作用：IC通过经典途径激活补体，产生补体裂解片段C3a和C5a。C3a和C5a与其在肥大细胞或嗜碱性粒细胞上的受体结合，刺激肥大细胞或嗜碱性粒细胞释放组胺、血小板活化因子等生物活性介质，造成局部血管通透性增加，渗出增多，出现水肿；同时可吸引大量的中性粒细胞聚集于免疫复合物沉积部位，引起组织损伤。②血小板的作用：IC和血小板结合，一方面使其释放血管活性胺，加重局部水肿，促进IC进一步沉积；另一方面由于内膜基底膜暴露和凝血酶原的活化，使聚集的血小板形成微血栓，引起局部缺血、出血、坏死，加重组织损伤。③中性粒细胞的作用：聚集的中性粒细胞在吞噬沉积IC的过程中，释放溶酶体酶、蛋白水解酶、胶原酶，可造成血管基底膜和邻近组织损伤。④血管活性胺类物质的作用：IC通过激活补体和血小板活化产生的血管活性胺，使血管通透性增高，其后果是进一步促进IC的沉积，使局部水肿并促进炎性渗出。

Ⅲ型超敏反应的发生机制见图17－4。

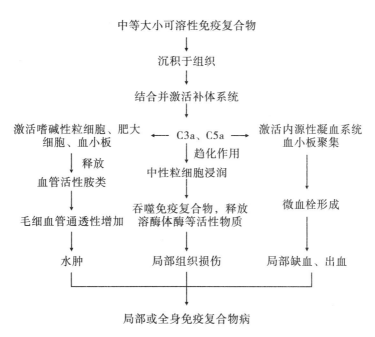

图 17-4　Ⅲ型超敏反应发生机制示意图

二、临床常见疾病

(一)局部免疫复合物病

1903 年，Arthus 用马血清经皮下反复免疫家兔数周后，当给这些家兔再次注射马血清时，在注射局部出现红肿、出血和坏死等剧烈炎症反应，这种现象被称为 Arthus 反应。这是由于抗原在注射局部与相应抗体结合，形成 IC 引起的炎症反应。此外，临床上局部反复注射胰岛素后也可刺激机体产生相应 IgG 类抗体，若此时再次注射胰岛素，即可在注射局部出现红肿、出血和坏死等与 Arthus 反应类似的局部炎症反应，此现象被称为类 Arthus 反应。此外，多次注射狂犬病疫苗或使用动物来源的抗毒素，也可发生此类反应。

(二)全身性免疫复合物病

1. **血清病**　初次大量注射抗毒素血清后 7~14 天，患者可出现发热、局部红肿、全身皮疹、淋巴结肿大、关节肿胀、一过性蛋白尿等一系列症状及体征。由于所注射抗原量较大，局部的抗原尚未完全被清除，机体已产生的相应抗体与之结合，可形成免疫复合物沉积于全身毛细血管，如肾小球基底膜、关节滑膜、心脏及皮下组织，通过激活补体引起相应部位的损伤。血清病具有自限性，停止注射抗毒素后症状可自行消退。另外，长期使用青霉素、磺胺等药物，也可出现血清病样反应，称为药物热。

2. **感染后肾小球肾炎**　人类如感染 A 族溶血性链球菌后 2~3 周，可发生肾小球肾炎，一般 80% 以上的肾小球肾炎属Ⅲ型超敏反应。其致病机制是链球菌细胞壁抗原与相应抗体结合可形成循环免疫复合物，沉积于肾小球基底膜上所致。其他病原生物(如葡萄球菌、肺炎链球菌、乙型肝炎病毒和疟原虫等)感染也可引起免疫复合物型肾炎。

3. 类风湿关节炎 类风湿关节炎的发病机制目前还不十分清楚，目前认为与某些病毒或支原体等的持续感染有关，感染后使体内 IgG 分子结构发生改变，可诱发机体产生抗变性 IgG 的自身抗体。这些抗体临床上称为类风湿因子（rheumatoid factor，RF）。自身变性 IgG 与类风湿因子结合形成的免疫复合物沉积于关节滑膜，患者即可出现关节红肿、僵直变形、失去运动功能等进行性关节炎的表现。

第四节　Ⅳ型超敏反应

Ⅳ型超敏反应是抗原诱导的一种细胞性免疫应答，主要由致敏 T 细胞与相应抗原再次结合而引起，是以单核巨噬细胞和淋巴细胞浸润为主的炎症病理损伤。其特点是：①发生较慢，一般在机体再次接受相同抗原刺激后 48～72 小时出现，又称迟发型超敏反应，但持续时间较长。②抗体和补体不参与反应。③病变特征是由炎症性细胞因子引起的以单个核细胞浸润为主的炎症反应。④无明显个体差异。

一、发生机制

Ⅳ型超敏反应和细胞免疫的发生机制基本一致，是同一过程的两个方面，后者表现为保护性免疫，而前者表现为免疫病理损伤。

（一）参与成分

1. 抗原 参与Ⅳ型超敏反应的抗原多数是细胞内寄生的病原（某些胞内寄生的细菌、病毒、真菌、寄生虫）及细胞性抗原（移植抗原、肿瘤细胞等），某些药物和化学物质与机体的某些蛋白质结合后，也可以成为引起Ⅳ型超敏反应的抗原。

2. 细胞 参与Ⅳ型超敏反应的细胞主要是 $CD4^+$ Th1 细胞、$CD8^+$ CTL 细胞和单核吞噬细胞等。

（二）具体机制

进入体内的抗原经抗原提呈细胞（APC）摄取并加工提呈给抗原特异性 T 淋巴细胞，使其活化，活化的 T 细胞在 IL－2、IL－12、IFN－γ 等细胞因子的作用下，大部分增殖分化为效应性 T 细胞，即 $CD4^+$ Th1 细胞、$CD8^+$ CTL 细胞，部分 T 细胞中途停止分化，成为记忆 T 细胞。抗原致敏的 T 细胞或抗原特异性记忆 T 细胞再次接触相同抗原，迅速分化成效应 T 细胞，导致炎症反应或组织损伤。①$CD4^+$ Th1 细胞介导的效应：Th1细胞活化后可释放多种细胞因子，如 IFN－γ、TNF－α、MCP－1、IL－3、GM－CSF 等。其中，IL－3、GM－CSF 可促进骨髓造血干细胞分化为巨噬细胞，IFN－γ、TNF－α 可使巨噬细胞活化，活化的巨噬细胞释放 TNF－α、IL－1 等重要炎症介质，可促进血管内皮黏附分子的表达，有利于血液中单核细胞、淋巴细胞进入抗原所在局部，加重炎症反应；活化的巨噬细胞还可加速合成溶酶体酶，在吞噬清除抗原的同时释放溶酶体酶，导致邻近组织细胞变性坏死。②$CD8^+$ CTL 细胞介导的效应：效应性 CTL 可与靶细胞表面相应抗原结合，通过释放穿孔素、颗粒酶等介质导致靶细胞的溶解破坏，也可通过其表达的 FasL 与靶细胞表面的 Fas 结合，导致靶细胞破坏、死亡。

Ⅳ型超敏反应的发生机制见图 17 - 5。

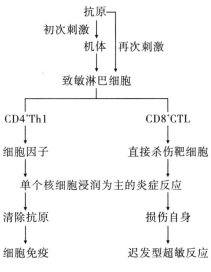

图 17 - 5 Ⅳ型超敏反应发生机制示意图

二、临床常见疾病

1. 感染性超敏反应 感染性超敏反应指机体在受到某些胞内病原生物感染（如胞内寄生菌、病毒、真菌、某些原虫）过程中产生的以细胞免疫为基础的Ⅳ型超敏反应。如用结核菌素做皮肤试验，注射局部可出现炎症反应，表现为红肿、硬结；分枝杆菌、原虫、真菌感染等可出现以表皮样细胞、多核巨细胞及巨噬细胞为核心，周围环绕成纤维细胞和淋巴细胞的肉芽肿。

2. 接触性皮炎 某些化学物质，如油漆、染料、塑料、化妆品、农药、青霉素或磺胺类药物等，穿过表皮与体内蛋白结合后成为完全抗原，使 T 细胞致敏。当再次接触相同抗原后，24 小时内可出现皮炎，48～96 小时达高峰，局部可出现红斑、硬结、丘疹、水疱等，严重时可发生剥脱性皮炎。

3. 移植排斥反应 同种异型组织或器官移植时，由于供体和受体的组织相容性抗原不一致，可诱导受体产生效应 T 细胞，于 2～3 周后移植物被排斥，发生坏死、脱落。

第五节 各型超敏反应的比较及相互关系

一、超敏反应的类型与特点

各型超敏反应的发生机制及参与成分均不同，甚至同一成分所表现的作用也不相同（表 17 - 1）。

表 17－1　各型超敏反应的特点

类型	参与反应的主要成分	发生机制	疾病举例
Ⅰ型（过敏反应）	IgE（少数为 IgG4），肥大细胞，嗜碱性粒细胞，嗜酸性粒细胞	变应原与肥大细胞、嗜碱性粒细胞表面的 IgE 结合，使细胞释放活性介质，引起毛细血管扩张、通透性增加、平滑肌收缩、腺体分泌增加	青霉素过敏性休克、过敏性哮喘、食物过敏症、荨麻疹等
Ⅱ型（细胞毒型或细胞溶解型）	IgG、IgM，补体，吞噬细胞，NK 细胞	抗体与靶细胞表面抗原结合，在补体、吞噬细胞和 NK 细胞参与下溶解破坏靶细胞	免疫性血细胞减少症、新生儿溶血症、ABO 血型不合的输血反应等
Ⅲ型（免疫复合物型）	IgG、IgM、IgA，补体，中性粒细胞，肥大细胞，嗜碱性粒细胞，血小板	中等大小的免疫复合物沉积于血管基底膜，激活补体，吸引中性粒细胞、肥大细胞、嗜碱性粒细胞、血小板等，引起炎症	免疫复合物型肾小球肾炎、血清病、类风湿关节炎等
Ⅳ型（迟发型）	致敏淋巴细胞，单核吞噬细胞	致敏 T 细胞再次与抗原相遇，直接杀伤靶细胞或产生多种细胞因子，引起以单个核细胞浸润为主的炎症反应、移植排斥反应	接触性皮炎、感染性超敏反应、移植排斥反应

二、各型超敏反应之间的关系

　　本章前四节所列的四种类型的超敏反应主要是按发生机制和参与成分的不同来划分的，并不等同于免疫损伤性疾病的临床或病理分类。某些超敏反应性疾病可几种类型同时存在，只不过是以某一型为主，如肾小球肾炎可能有Ⅱ、Ⅲ、Ⅳ型超敏反应机制的参与，其中Ⅱ型超敏反应占 5%，大部分为Ⅲ型超敏反应（SLE、血清病、疟疾及病毒感染后的肾炎也属于此类）；大鼠实验性肾炎为Ⅳ型超敏反应。

　　另外，变应原进入机体的途径不同，也可导致不同类型的超敏反应。如青霉素所致超敏反应通常以过敏性休克、荨麻疹、哮喘等Ⅰ型超敏反应为主，但亦可引起局部 Arthus 反应和关节炎等Ⅲ型超敏反应；长期大剂量注射青霉素，还可引起溶血性贫血；若反复多次局部涂抹青霉素制剂，则可造成Ⅳ型超敏反应，引起接触性皮炎。

　　由药物引起的超敏反应也十分常见，估计约有 10% 的人曾因药物引发超敏反应，轻者可出现药疹、药热、接触性皮炎，重者可出现严重的血细胞减少、剥脱性皮炎和过敏性休克。

第六节　中药与超敏反应

　　近些年来，随着应用中药治疗各种疾病日趋普遍和中药剂型不断增多，中药引起超敏反应的报道也有所增加，有的甚至可危及患者生命。

一、中药引起超敏反应的相关因素

超敏反应是中药注射剂最常见的不良反应，占中药总不良反应的 48.78%，远远高于其他不良反应，应引起高度重视。静脉输液时，中药中的半抗原物质可以与血液中血浆蛋白结合，从而导致超敏反应。中药引起超敏反应主要与中药制剂所含的致敏物质及患者的过敏性体质关系密切。

（一）中药制剂中的致敏物质

中药注射剂中含有蛋白、淀粉、鞣质、色素、黏液、树脂、挥发油等致敏成分，一旦入血，就有可能刺激机体产生抗体或致敏淋巴细胞，当再次接触该抗原时即发生过敏反应，如双黄连注射液中所含的绿原酸和异绿原酸不仅具有抗菌、抗病毒作用，又具有致敏原作用，是引起过敏反应的主要原因。绿原酸的致敏机制是其作为半抗原物质，经一定反应与蛋白质上的氨基结合后而具有致敏活性。中药制剂中普遍含有绿原酸，在清热解毒类的中药制剂处方中，含绿原酸的药材有金银花、忍冬藤、鱼腥草、茵陈、栀子、刺五加等。绿原酸是中药材的次生代谢产物，在中药材中分布广泛，从蕨类植物到高等双子叶植物均有报道，且其极性较大，水溶性尚可，因而在注射剂中，虽然绿原酸可能不是活性成分，但工艺中有可能未将其除去。例如，刺五加注射剂以黄酮类成分为主，但原药材中含绿原酸，成品中也有可能含绿原酸。双黄连注射剂（由金银花、黄芩、连翘等中药提取而成）中含有的绿原酸作为抗原进入机体可成为较强的过敏原。双黄连常用于抗病毒，而病毒感染可使药物引起超敏反应增加。清开灵注射液有水牛角提取物，内含蛋白质，也可能刺激机体产生相应的抗体，引起超敏反应。

（二）体质因素

中药的超敏反应中有许多是由于患者具有过敏性体质所致的，如 IgE 含量过高等。这些患者即使在正常剂量或小于正常剂量的情况下亦可发生严重超敏反应。

（三）其他因素

中药注射剂发生超敏反应还可能与中成药的剂型、制备过程中混杂的微量不纯成分、贮存日久污染变质、使用过程中与常用输液配伍致不溶性微粒增加，以及制剂中的添加剂、增溶剂、稳定剂等所形成的杂质等因素有关。

二、引起超敏反应的中药

（一）单味中药及其制剂

单味中药发生超敏反应频率较高的有山豆根、雄黄、蜂蜜、白僵蚕、板蓝根、水蛭、红参、番泻叶、辛夷、苍耳子、冰片、石膏、鸦胆子、三七、天花粉、蜈蚣、乳香、没药、雷公藤、五味子糖浆、关木通煎剂、柴胡注射液、板蓝根注射液、穿心莲注射液、鱼腥草注射液、刺五加注射液、路路通注射液、黄芪注射液等。常见的超敏反应举例如下：①头皮处使用皂角刺煎服液，全身出现大片风疹。②甘草附子汤加味中的乳香引起的腹泻或稀水便。③口服酒制三七后出现腹背瘙痒，躯干四肢散在紫癜及水疱。④服用蚕沙煎剂出现双手掌瘙痒、发红，继之面部肿胀，全身皮肤奇痒难忍，并出现荨麻疹、喉头水肿。⑤服用有佩兰的方剂后出现上眼睑、面部及双手背部水肿，细小皮疹，瘙痒伴热感。⑥乳香、没药引起的超敏反应表现形式主要为内服制剂可引起迟发型超敏反应，出现周身发热、全身发痒，继而出现全身丘疹，以四肢、躯干为多，或出现红肿、斑块，奇痒难忍；外用制剂可引起接触性超敏反应，在用药部位或接触部位以及身体其他暴露部位出现发热、发痒，继而出现丘疹或红肿、斑块、奇痒等症状。

（二）中成药及复方制剂

中成药及其复方制剂引起的过敏反应较多，其中发生频率相对较高的有穿琥宁注射液、血栓通注射液、肝炎灵注射液、普乐林注射液、脉络宁注射液、双黄连粉注射液、复方丹参注射液、茵栀黄注射液、清开灵注射液、银黄注射液、参麦注射液、清热解毒注射液、华佗再造丸、新复方大青叶片、正天丸、牛黄上清丸、六神丸、跌打丸、速效伤风胶囊、正红花油、藿香正气水、小儿速效感冒冲剂、壮骨伸筋胶囊、牛黄解毒片、新雪丹片、心脑舒通胶囊、复方颠茄片、重感灵片、快胃片、清开灵胶囊、急支糖浆、地奥心血康、复方丹参片、复方甘草片、大活络丸、正清风痛宁片、银黄含化片、银翘解毒片、心清宁片、络欣通片、云南白药气雾剂、洁尔阴、金万红、筋骨宁贴剂、酸痒灵等。例如：含肉桂和没药等成分的女金胶囊引起全身瘙痒，出现红色丘疹，并伴恶心，停药后症状消失。

（三）中西药配伍制剂

研究发现，青霉素 G 与注射用双黄连等药物合用时可增加超敏反应的可能性。复方丹参注射液加入到低分子右旋糖酐注射液中静脉滴注时，常引起过敏性休克及严重的超敏反应。庆大霉素与柴胡注射液等解热镇痛药混合注射时，常增加不良反应的发生率。鱼腥草注射液与卡那霉素混合注射可致中毒死亡。青霉素 G 不宜配伍板蓝根注射液、抗腮腺炎注射液、当归注射液、穿心莲注射液和鹿茸精注射液使用。青霉素 G 禁与鱼腥草注射液配伍，亦不能与复方黄连素注射液、柴胡注射液、川芎嗪注射液配伍。另外，中西药制剂配伍可导致不溶性微粒增多，而微粒不能在体内代谢，若沉积在毛细血管处，可造成血管堵塞或供血不足、组织缺氧，进而产生静脉炎、水肿和肉芽肿，并可能诱发热原样反应。

三、中药对超敏反应的防治

（一）中药对 I 型超敏反应性疾病的防治

中药抗 I 型超敏反应是通过作用于 I 型超敏反应的某个或多个环节，如抑制 Th2 型细胞因子、IgE 或 IgG4 的产生，抑制生物活性介质的释放，拮抗生物活性介质的作用，稳定肥大细胞膜和嗜碱性粒细胞膜等。

熊胆和辛夷可明显抑制白蛋白攻击所致的致敏豚鼠离体回肠的收缩，对致敏豚鼠回肠的组胺反应也有明显的对抗作用。防风、刺蒺藜的混合煎剂对外源性组胺和右旋糖酐诱导内源性组胺动物瘙痒模型均有显著的止痒作用，能明显抑制组胺引起的毛细血管通透性增高，能不同程度地抑制二甲基亚砜所致的豚鼠耳肿胀；对抗卵清蛋白（OVA）诱发的豚鼠过敏性休克，其中以防风单用效果最好；防风还可以明显延长豚鼠致喘潜伏期，刺蒺藜单用及其与防风的混合煎剂的效果则不明显。

防风水煎剂和苍耳子水煎剂均能显著抑制 DNP－BSA 致敏小鼠的 IgE 产生，延迟和减轻卵蛋白致敏豚鼠的 Ⅰ 型超敏反应，其中防风对 IgG 和 IgM 抗体的产生以及细胞免疫功能有显著的增强作用。

小青龙汤、麻黄附子细辛汤、息敏胶囊（由白鲜皮、地肤子、苦参、牡丹皮、生地黄、蝉蜕、荆芥穗、甘草、赤芍等组成）、复方辛夷口服液（由辛夷、麻黄、细辛和杏仁等组成）、祛风清肺口服液（由麻黄、桃仁、桔梗、蝉蜕、石膏、大枣、甘草等组成）、循经敷贴方（由麻黄、细辛、白芥子、甘草、生姜等组成）、藿香正气水等也有防治 Ⅰ 型超敏反应的作用。

（二）中药对 Ⅱ 型超敏反应性疾病的防治

中药治疗 Ⅱ 型超敏反应性疾病也有较好的疗效。例如，用茵陈蒿汤合寿胎丸加减（茵陈、栀子、大黄、菟丝子、桑寄生、川续断、真阿胶等）以清热与安胎并举进行干预，可减少新生儿溶血病的发生，临床应用效果比较满意；用麻仁丸治疗血细胞减少也有较好效果。

（三）中药对 Ⅲ 型超敏反应性疾病的防治

临床上，用中医药治疗类风湿关节炎、肾小球肾炎、系统性红斑狼疮等 Ⅲ 型超敏反应性疾病也有较好的疗效。根据 Ⅲ 型超敏反应的发生机制，调节机体的免疫功能、抑制过量免疫复合物的形成、清除体内大量存在的免疫复合物是中药治疗 Ⅲ 型超敏反应性疾病的主要环节。此外，抑制补体活化，抑制白细胞、血小板聚集和活化等炎症过程，对血管活性胺等生物活性物质释放的抑制和活性的拮抗，也是中药防治 Ⅲ 型超敏反应性疾病的重要机制。

木瓜苷可抑制胶原关节炎（CIA）小鼠由丝裂原所致的 B 淋巴细胞和 T 淋巴细胞过度增殖，降低血清中抗 Ⅱ 型胶原抗体水平，降低佐剂关节炎（AA）大鼠关节滑膜细胞和 LPS 刺激所致的腹腔巨噬细胞分泌 IL－1 及 TNF－α，抑制 CIA 小鼠由丝裂原所致的 T 淋巴细胞释放 IL－2 和腹腔巨噬细胞生成 IL－1，抑制炎性细胞因子产生，降低 CIA 小鼠关节组织中 PGE_2 含量，抑制炎症介质生成。

甘露消毒丹可直接降低血清免疫复合物含量和血清总补体活性，在临床上可用于治疗与免疫复合物有关的疾病，其机制是加速循环血液中免疫复合物的清除。

雷公藤提取物雷公藤甲素可通过调节机体 $CD4^+/CD8^+$ 的平衡，纠正 RA 异常的免疫功能。青藤碱可抑制 IL－2 膜受体表达，增加 IL－6 的产生。桂枝芍药知母汤能够明显抑制醋酸所致小鼠扭体反应，抑制大鼠棉球肉芽肿组织增生，降低小鼠腹腔毛细血管通透性，显著抑制 AA 大鼠原发性关节炎及继发性关节炎，可明显降低 AA 大鼠关节液中 PGE_2 的含量，同时还可显著抑制炎症反应时白细胞的游走。

（四）中药对Ⅳ型超敏反应性疾病的防治

消风散颗粒（由防风、荆芥、苍术、当归等多味祛风中药组成）可对抗2，4－二硝基氟苯（DNFB）诱导的小鼠迟发型变态反应，能减少淋巴因子的释放，抑制小鼠耳肿及胸腺、脾脏指数增高，并降低致敏后豚鼠血清中异常增高的IL－2水平，还有效对抗右旋糖酐诱发的小鼠皮肤瘙痒反应。

不同剂量的祛风止痒口服液（由赤芍、地龙、白芍、甘草等组成）均能明显抑制ACD豚鼠耳肿胀，降低ACD豚鼠血清IL－2、IL－6及粒－巨噬细胞集落刺激因子（GM－CSF）水平。

知识拓展

吗替麦考酚酯口服后可迅速被机体吸收并水解为霉酚酸（MPA）的形式。MPA是强效的、选择性的、非竞争性和可逆性的次黄嘌呤单核苷酸脱氢酶（IMPDH）抑制剂，能够抑制鸟嘌呤核苷的合成途径，使之不能形成DNA，因此有抑制淋巴细胞增殖的作用。MPA还可以通过抑制B淋巴细胞增殖从而抑制抗体形成。MPA可以抑制淋巴细胞和单核细胞糖蛋白的糖基化，因此可抑制白细胞进入炎症和移植物排斥反应的部位。在实验动物模型中已经证实，吗替麦考酚酯能延长同种异体移植物的存活期（包括肾脏、心脏、肝脏、大肠、肢体、小肠、胰岛和骨髓移植），临床可用于接受同种异体肾脏或肝脏移植的患者以预防器官的排斥反应。

思考题

1. 青霉素引起过敏性休克和血细胞减少症的发生机制是什么？

2. 母婴RH血型不符引起新生儿溶血症的发生机制是什么？

3. 对破伤风抗毒素皮试阳性者的处理方法及其原理是什么？

4. Ⅱ型和Ⅲ型超敏反应发生机制的异同有哪些？

5. 预防Ⅰ型、Ⅲ型超敏反应的思路和方法有哪些？

第十八章 免疫学技术及其应用

学习要求

掌握：凝集反应、沉淀反应、人工主动免疫、人工被动免疫的概念、方法和用途。

熟悉：体液免疫功能检测和细胞免疫功能检测的常用方法，免疫功能检测在医药学中的意义。

了解：抗原－抗体反应的特点及影响因素，常见生物制品的用途。

随着免疫学的飞速发展以及细胞生物学、分子生物学、免疫化学等相关学科的进展，免疫学技术也在不断发展与完善，目前已成为生命科学研究的重要手段。本章主要介绍免疫学基本实验技术、免疫检测及其在医药学中的应用。

第一节 抗原或抗体的检测

一、抗原－抗体反应的特点及其影响因素

抗原－抗体反应指抗原与相应抗体在体内或体外发生的特异性结合反应，由此可用已知抗体检测未知抗原或用已知抗原检测未知抗体。

（一）抗原－抗体反应的特点

1. 特异性 抗原－抗体结合反应具有高度特异性，即一种抗原一般仅能与其刺激产生的抗体结合，其基础是抗原表位与抗体的抗原结合部位之间存在结构互补性。

2. 亲和力 抗原与抗体之间空间结构的互补程度差异，可影响结合的强度。一个抗体分子与整个抗原之间的结合强度，通常用亲和度（avidity）高低描述；其中单一表位与抗体单一抗原结合位点之间的结合能力称为亲和力（affinity）。

3. 可逆性 抗原与抗体之间通过非共价键结合，它们之间的结合力包括电荷力、范德瓦耳斯力、氢键结合力和疏水作用力。其结合具有稳定性，但也有可逆性，通常是保持动态平衡的。在影响有关结合力的条件下，如低 pH、高盐、反复冻融等，抗原－抗体复合物可以完全解离。解离后的抗原或抗体分子仍可保持原有的理化特性和生物学活性，如解离后的外毒素能恢复其毒性。

（二）影响抗原－抗体反应的因素

体外抗原－抗体反应受环境条件影响，其中最主要的是离子强度、pH 值、温度。

此外，适当震荡或搅拌也可促进抗原和抗体分子的接触，提高结合速度。

1. 电解质　抗原－抗体反应与水溶液中的离子强度有关，过大的离子强度可使抗原－抗体复合物解离，缺乏电解质则无法使抗原－抗体复合物相互凝聚成大分子。

2. 酸碱度　抗原－抗体反应的最适 pH 值为 6～8，超出此范围可影响抗原、抗体的理化性状，出现假阳性或假阴性。

3. 温度　抗原－抗体反应的最适温度为 37℃，适当的温度有利于抗原与抗体分子相互碰撞和稳定结合。

二、抗原－抗体反应的检测方法

根据抗原的性质、结合反应的现象、参与反应的成分等因素，可将抗原－抗体反应分为凝集反应、沉淀反应、补体参与的反应和标记的抗原－抗体反应等类型。凝集反应和沉淀反应为经典的血清学反应技术，可借助一定量的抗原和抗体结合反应的肉眼可见性，进行结果判定。补体参与的反应是利用抗体与红细胞上的抗原结合，激活检测体系中的补体，借助溶血现象作为指标判定结果，目前因难以标准化，仅用于溶血空斑试验。标记的抗原－抗体反应是检测微量抗原或抗体的现代技术。

（一）凝集反应

颗粒性抗原（细菌、细胞等）与相应抗体结合后可形成凝集团块，此类反应称为凝集反应（agglutination）。

1. 直接凝集　直接凝集指将细菌或细胞与相应抗体直接反应，出现细菌凝集或细胞凝集的现象。一种方法是用已知抗体与相应抗原在玻片上反应，用于抗原的定性检测，如 ABO 血型鉴定、细菌鉴定等。另一种方法是在试管中连续稀释待检血清，加入已知颗粒性抗原，用于抗体的定量检测，如诊断伤寒病的肥达试验。

知识链接

天然抗原分子一般为多价抗原，具有多个与抗体分子结合的部位；一个 Ig 分子单体为二价，能结合两个相同的表位。在抗原－抗体反应中，若抗原、抗体的数量比例恰当，抗体分子的两个 Fab 可分别与两个抗原分子结合，相互交叉连接成网格状复合体（沉淀物或凝集物），表现可见性，但若抗原、抗体的数量比例不适当，则动态平衡中仅形成肉眼不可见的小分子复合物。

在恒定量的抗体中逐渐增加抗原量，可见免疫复合物的沉淀量逐渐增加，然后又逐渐减少，如图 18－1 所示，反应曲线出现三个区域。①抗体过剩区：抗原总量不足以和全部抗体反应，在上清中可检测到游离的抗体。②等价区：加入的抗原量足以结合所有抗体，上清中难以检测到游离的抗原或抗体。③抗原过剩区：抗原量多于结合所有抗体所需的量，导致被沉淀（或被凝集）的抗体的减少。因此，在经典抗原抗体反应中，应根据抗原的物理性状对抗原或抗体进行稀释，以确定最适比例。

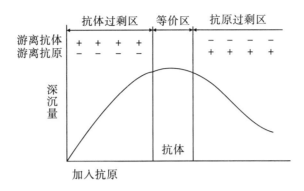

图 18 - 1　反应曲线的三个区域

2. 间接凝集　间接凝集指将可溶性抗原包被在与免疫识别无关的载体颗粒表面，再与相应抗体反应，出现颗粒物凝集的现象。常用的载体为人 O 型血红细胞、聚苯乙烯乳胶颗粒等。例如，可用 γ 球蛋白包被的乳胶颗粒检测患者血清中的类风湿因子（一种抗人 γ 球蛋白抗体）；也可用已知抗体包被载体检测标本中的相应抗原，即反向间接凝集试验。

3. 间接凝集抑制试验　间接凝集抑制试验指用抗原致敏的载体及相应抗体检测标本中是否存在与致敏载体相同的抗原。先将待测抗原与相应抗体作用，然后再加入致敏的载体，出现凝集现象（相应抗体与载体上抗原结合）说明标本中不存在与致敏载体相同的抗原；如果标本中存在抗原，则可与相应抗体结合，当再加入致敏载体时就不再会出现凝集现象，称为间接凝集抑制试验。

(二)沉淀反应

可溶性抗原(血清蛋白质、细胞裂解液或组织浸液等)与相应抗体结合后出现沉淀物，此类反应称为沉淀反应(precipitation)。沉淀反应多采用可溶性抗原或/和抗体在半固体琼脂凝胶介质中进行扩散，在比例合适处二者可有效结合并形成可见的白色沉淀物。

1. 单相免疫扩散　单相免疫扩散(single immunodiffusion)也称单相琼脂扩散，是将一定量已知抗体混于琼脂凝胶中制成琼脂板，在适当位置打孔后将抗原加入孔中，抗原在扩散过程中与凝胶中的抗体相遇，形成以抗原为中心的沉淀环，环的直径与抗原含量呈正相关(图 18 - 2)。取已知量标准抗原制成标准曲线，根据待检标本所形成的沉淀环直径，可从标准曲线中查出待检抗原的含量。本法常用于定量测定 IgG、IgM、IgA和 C3 等血清蛋白。

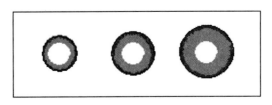

图 18 - 2　单向琼脂扩散试验结果示意图

2. 双相免疫扩散　双相免疫扩散（double immunodiffusion）也称双相琼脂扩散，是将抗原和抗体分别加于琼脂凝胶板上相对应的小孔中，使二者向四周自由扩散，在相遇处（对应孔之间）形成沉淀线，如反应体系中含两种以上抗原－抗体系统，则小孔间可出现两条以上的沉淀线。本法常用于抗原或抗体的定性检测、组成成分分析和两种抗原相关性分析等。

3. 免疫电泳（immunoelectrophoresis）　将待检血清标本先进行琼脂凝胶电泳，血清蛋白组分被分为不同区带，然后按电泳方向平行挖一小槽，加入相应抗血清，与已分成区带的蛋白抗原成分做双相免疫扩散，可在相应位置形成沉淀弧。参照正常血清形成的沉淀弧数量、位置和形态，可对标本中抗原成分的性质与含量进行分析。本法常用于分析、观察 Ig 异常增多或缺失。

4. 免疫比浊（immunoturbidimetry，ITM）　在一定量抗体中加入抗原，反应一定时间后，可形成免疫复合物，液体会发生浑浊，用浊度计测量反应液体的浊度，复合物形成越多，则浊度越高，绘制标准曲线，并依据反应液体的浊度推算样品中抗原含量。本法快速简便，是临床一些自动化测定技术的基础。

（三）免疫标记技术

用荧光素、酶或放射性核素等标记抗体或抗原（并不改变后者的免疫特性），再进行抗原－抗体反应的技术，称为免疫标记技术，是目前应用最为广泛的免疫学检测技术。免疫标记技术具有灵敏度高、快速、可定性、定量、定位等优点，除可用于测定可溶性抗原或抗体外，还常用标记的抗体与组织或细胞抗原发生反应，结合形态学观察，对抗原做定性、定量、定位检测，后者称为免疫组化技术（immunohistochemistry technique）。

1. 免疫荧光法（immunofluorescence，IF）　IF 是较常用的免疫组化技术。用荧光素标记抗体与待检标本中的抗原反应，然后将标本置于荧光显微镜下观察。镜下可见荧光素（抗原－抗体复合物）散发荧光，可借此鉴定或定位标本中的抗原。常用的荧光素有异硫氰酸荧光素（FITC）、四乙基罗丹明和藻红蛋白（PE），前者（FITC）为黄绿色荧光，后两者为不同的红色荧光，如使用两种荧光素标记的不同抗体（双染色），则可同时检查不同抗原。

（1）直接荧光法：用荧光抗体与标本中的抗原直接反应，在荧光显微镜下可对抗原定性与定位。本法特异性高，缺点是检查任何一种抗原均须制备相应的荧光抗体。

（2）间接荧光法：先用特异性抗体（一抗）与标本中抗原结合，再用荧光素标记的抗抗体（二抗）染色。本法制备一种荧光抗体（二抗）即可检测多种抗原－抗体复合物，但由于试验步骤增加，因此非特异性反应亦相应增加。

目前免疫荧光法应用十分广泛，可用于检查细菌、病毒、螺旋体等微生物抗原，以及鉴定细胞表面分子等。

2. 酶免疫测定（enzyme immunoassay，EIA）　EIA 指将酶催化作用的高效性与抗原－抗体反应的特异性相结合的一种微量分析技术。当酶标记物与待检标本中相应的抗原或抗体相互作用时，可形成酶标记抗原－抗体复合物，利用复合物上标记的酶催化底物显色，其颜色的深浅与待检标本中抗原或抗体的量相关。酶免疫测定方法既可用肉眼观察，又可用酶标测定仪定量测定，其灵敏度高达 ng/mL 级甚至 pg/mL 级水平。常用的标记酶有辣根过氧化物酶（horseradish peroxidase，HRP）、碱性磷酸酶（alkaline phosphatase，AP）等。

（1）酶联免疫吸附试验（enzyme-linked immunoadsorbent assay，ELISA）：ELISA 是酶免疫测定中应用最广的技术。其基本原理是：将已知抗原或抗体吸附在固相载体表面，使抗原-抗体反应在固相表面进行，再用洗涤法将固相上的抗原-抗体复合物与液相中的游离成分分开。ELISA 常用的方法有以下几种。

1）双抗体夹心法：用于检测双价或双价以上的大分子抗原。先用特异性的抗体包被载体表面，然后加入可能含有相应抗原的样品，孵育后洗涤。再加酶标记的特异性抗体一起孵育，即可形成包被抗体、待检抗原和酶标抗体夹心式复合物。洗去未结合的物质，加入底物显色，根据颜色的有无或颜色的深浅以定性或定量检测的抗原。

2）间接法：是目前检测抗体最常用的方法（图 18-3），用已知抗原包被固相载体，加入待检血清（一抗）标本，再加入酶标记的二抗，加底物观察显色反应。

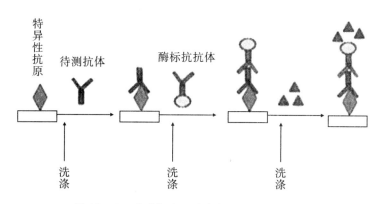

图 18-3 酶联免疫吸附试验（间接法）示意图

3）BAS-ELISA：生物素（biotin）是广泛分布于动植物体内的一种生长因子，又称辅酶 R 或维生素 H；亲和素（avidin）是卵白及某些微生物中的一种蛋白质，由四个亚单位组成。1 个亲和素分子可稳定结合 4 个生物素分子，二者有高度亲和力，且均能偶联抗体、抗原或辣根过氧化物酶而不影响其生物学活性。1 个抗原或抗体分子可偶联多个生物素，通过亲和素又可与更多生物素-酶复合物结合，从而组成生物放大系统，提高了检测的灵敏度。生物素也与核苷酸结合，故 BAS 除用于抗原和抗体检测外，还可用于检测 DNA 和 RNA。

4）酶免疫斑点试验：可用于在单细胞水平检测淋巴细胞分泌某种细胞因子的情况。活化的淋巴细胞分泌细胞因子，在孵育过程中可被包被有特异性细胞因子抗体的培养板捕获，将细胞和过量的细胞因子去除后，加入酶标的二抗，孵育后洗去多余二抗，加入酶的底物，作用后经显色形成不溶的颜色产物，即斑点（每个斑点代表一个活性淋巴细胞）。

5）酶免疫组化法：也是目前常用的免疫组化技术。

其他常用的 ELISA 还有免疫金组化（胶体金颗粒标记）、免疫电镜技术（铁蛋白、胶体金、过氧化物酶标记）等。

（2）放射免疫测定法（radioimmunoassay，RIA）：指用放射性核素标记抗原或抗体进行免疫学检测的方法。它将放射性核素具有的高灵敏度和抗原 – 抗体反应的特异性相结合，使检测的灵敏度可达到 pg 水平。常用于标记的放射性核素有 ^{125}I 和 ^{131}I，采用的方法分为液相法和固相法两种。该法常用于测定微量物质，如胰岛素、生长激素、甲状腺素、孕酮等激素，吗啡、地高辛等药物，以及 IgE 等。

（3）化学发光免疫分析：将发光物质（如吖啶酯、鲁米诺等）标记抗原或抗体与待检标本进行反应。发光物质在反应剂（如过氧化阴离子）激发下形成激发态，当激发态回到稳定的基态时发射出光子，用自动发光分析仪接收光信号，测定光子产量，以反映待检样品中抗体或抗原含量。

（4）免疫印迹法（immunoblot）：又称 Western 印迹法（Western blot），是将凝胶电泳与固相免疫结合，将通过电泳所区分的蛋白质转移至固相载体，再借助酶免疫或放射免疫等技术进行测定的方法。该法能将分子量不同的蛋白质分离并确定其分子量，常用于检测分析某些病原体的抗体或抗原。

（5）免疫 PCR（immuno – PCR，IM – PCR）：指用一段已知的 DNA 分子作为标记物，结合一抗或二抗后去检测相应抗原或抗体方法。该方法与 ELISA 的原理类似，只是用 PCR 法扩增该 DNA 分子，根据该 DNA 分子的存在与否确定检测结果。具体技术可采用直接法、间接法和双抗体夹心法。

第二节　免疫细胞和免疫分子功能测定

机体免疫细胞的数量与功能是判断机体免疫功能状态的重要指标，临床或研究时常需对人体外周血或免疫器官内各种免疫细胞的数量、状态和功能进行测定。

一、免疫细胞的鉴定与分离

(一)免疫细胞膜分子检测

免疫细胞膜分子检测是依据不同细胞独特的表面标志对免疫细胞进行鉴定、计数与确认的基本技术。其经典方法为利用天然配体检测受体，如绵羊红细胞表面有人类 T 细胞 CD2 的配体，故可应用 T 细胞周围黏附绵羊红细胞形成"花环"试验检测人体 T 细胞。目前主要应用免疫标记技术进行有关检测，常用各种免疫组化技术。

(二)免疫细胞的分离与纯化

体外检测不同免疫细胞的数量、功能常涉及有关细胞的分离与纯化。有关技术主要是按不同细胞理化性状、生物特性及表面标志等方面的差异而设计的，可按照获取细胞种类选用不同的方法。

知识拓展

1. **淋巴细胞密度梯度离心法** 将样品置入比重为 1.077 的淋巴细胞分离液离心，血浆和血小板因密度较低而悬浮于分层液上部，红细胞和粒细胞因密度较大而沉于底部，外周血单个核细胞(peripheral blood mononuclear cell, PBMC)密度稍低于分层液，位于分层液界面上，其中包括单核细胞和淋巴细胞(可达 95%)。

2. **巨噬细胞黏壁分离法** 将 PBMC 铺于培养皿上，由于单核细胞易与玻璃黏附而滞留于平皿上，因此收集未吸附的细胞即为富含淋巴细胞的悬液。

3. **尼龙毛分离法** 将淋巴细胞悬液通过尼龙毛(即聚酰胺纤维)柱，单核细胞和 B 细胞易黏附于尼龙毛，而 T 细胞无此特性；借此可分离 T 细胞与 B 细胞以及单核细胞。

4. **磁珠分离法** 将特异性单抗与磁性微粒交联(称为免疫磁珠，IMB)；借助外强磁场，使与 IMB 结合的细胞滞留在磁场中，清除不能与 IMB 黏附的细胞，而使细胞得以分离。

5. **流式细胞术(flow cytometry, FCM)** 待分离细胞经相应的荧光标记抗体染色后，使其呈单行排列的样品流，由入射激光和可检测激发荧光的装置测定特定样品的信号，并按信号将样品流(超声震荡)断为悬滴时对应充以正或负电荷，这样就使选定的液滴(含特定样品)带电，在它们通过高压偏转板时路径发生偏离，从而可鉴定、分选、收集目标细胞。

二、淋巴细胞功能测定

目前对淋巴细胞功能进行测定的方法较多，常用的方法有如下几类。

1. **增殖试验** 增殖试验包括混合淋巴细胞反应和淋巴细胞转化试验两种。前者以同种异型淋巴细胞为刺激物，主要用于同种移植排斥检测；后者以抗原或有丝分裂原刺激淋巴细胞，用于检测特异性细胞或对应淋巴细胞的功能状态。有功能的淋巴细胞在受到刺激时可发生转化、增殖，如植物血凝素(PHA)、刀豆蛋白 A(Con A)等丝裂原以及抗 CD3 抗体等均能非特异性激活培养的 T 细胞，使其转化为淋巴母细胞；葡萄球菌 A 蛋白(SPA)及抗 IgM 抗体能刺激人 B 细胞转化。测定常用形态学方法、放射性核素掺入法、MTT 法等。

典型技术如下。①放射性核素掺入法：在 PBMC 中加入 PHA 共同培养，终止培养前 8~15 小时加入氚标记的胸腺嘧啶核苷(^3H-TdR)，由于细胞合成 DNA 与 ^3H-TdR 掺入呈正相关，测定细胞掺入的放射性核素水平可反映细胞的增殖状况。②MTT〔3-(4,5 二甲基 -2-噻唑)-2,5-二苯基溴化四唑〕法：在细胞培养终止前数小时加入 MTT，其作为细胞内线粒体琥珀酸脱氢酶的底物参与反应，形成褐色甲臜颗粒并沉积于细胞内或细胞周围。甲臜生成量与细胞增殖水平呈正相关，其溶解后的比色测定值可反映细胞增殖水平。

2. **抗体形成细胞测定** 常用方法是溶血空斑试验(hemolytic plaque assay)。其原理是：抗体形成细胞分泌的抗体与绵羊红细胞(SRBC)抗原结合，活化补体，出现溶血反应。其方法是：用 SRBC 免疫动物，4 天后取出动物脾脏（脾脏中含有分泌抗 SRBC 抗体的 B 细胞），将 SRBC、待检的脾细胞、补体及适量琼脂糖液混合，倾注于平皿，温育 1~3 小时后，肉眼可见分散的溶血空斑，每一空斑中央含一个抗体形成细胞，空斑数目即为抗体形成细胞数，可反映机体的体液免疫功能。

3. 细胞毒试验　　CTL、NK 细胞对靶细胞均有直接或间接杀伤作用，可根据待检效应细胞的性质选用相应的含标记物（通常用放射性核素 ^{51}Cr 标记）的靶细胞，待靶细胞碎裂后，检测其释出的标记物含量，以评价效应细胞的功能，有时也可通过检测靶细胞死亡情况来判定结果。

三、吞噬细胞功能测定

吞噬细胞功能测定可反映非特异性免疫功能，这里以中性粒细胞为例简介有关方法。

1. 趋化功能测定　　中性粒细胞在趋化因子（如补体产物、趋化性细胞因子等）作用下可定向运动，通过观察中性粒细胞的运动情况判定结果。常用滤膜渗透法和琼脂糖凝胶法测定中性粒细胞向加有趋化因子一侧移动情况。

2. 吞噬和杀菌功能测定　　将中性粒细胞与可被吞噬而又易于计数的颗粒物质（如金黄色葡萄球菌）混合孵育一定时间后，颗粒物质被中性粒细胞吞噬，可用吞噬率和吞噬指数反映细胞的吞噬能力。经典检测细胞杀菌功能试验是将受检的细胞悬液与一定量的细菌悬液混合后，每隔一定时间取定量培养物，接种于固体平皿培养基，37℃培养一段时间后，计算菌落数，以反映细胞的杀菌能力，也可采用测定中性粒细胞杀菌时的代谢改变情况来反映其杀菌能力。

四、细胞因子检测

检测细胞因子的方法主要有生物学活性检测法、免疫学检测法和分子生物学检测法。

1. 生物学活性检测法　　生物学活性检测法指利用已筛选建立的与某种因子独特的生物效应高度敏感的细胞系统进行检测的方法。例如，IL-2 能促进淋巴细胞增殖，可用 IL-2 依赖细胞株鉴定 IL-2 的含量；TNF 能杀伤肿瘤细胞，可利用其杀伤敏感靶细胞（通常用 ^{51}Cr 标记）来检测其存在；IFN 能保护细胞免受病毒攻击，可用样品处理易感细胞，再用适量病毒攻击细胞，通过检测病毒引起的细胞病变程度来判定样品中 IFN 的活性。

2. 免疫学检测法　　免疫学检测法指利用抗原-抗体特异性反应的特性，定量检测细胞因子的方法。常用的方法包括 ELISA、RIA 及免疫印迹法。此外还可利用酶标或荧光标记的抗细胞因子单克隆抗体检测细胞因子在细胞内的合成及分布情况。

3. 分子生物学检测法　　本法可用于检测细胞因子的基因表达。具体的实验方法可使用核酸探针法（如斑点杂交、细胞或组织原位杂交、Northern blot 等）或扩增法（如 RT-PCR、实时定量 PCR 等）。

五、补体及循环免疫复合物的测定

（一）补体活性测定

补体活性测定包括总补体活性测定和单个补体成分测定。

1. 总补体活性测定 其主要反映补体（C1～C9）经传统途径活化的活性。补体能使经溶血素（抗 SRBC 抗体）致敏的 SRBC 发生溶血，常用的是 CH50（50% complement haemolytic activity）：将新鲜待检血清做一系列稀释后，与一定量致敏 SRBC 反应，测定溶血程度，以 50% 溶血的血清量作为判定终点，代表补体总溶血活性。

2. 单个补体成分测定 单个补体蛋白测定常用放射免疫试验或酶联免疫试验，利用针对补体特异的抗体来测定。

（二）循环免疫复合物检测

免疫复合物在体内存在有两种方式，一是组织中固定的免疫复合物，二是存在于血液中的循环免疫复合物（CIC）。前者可通过抗体检测，后者可采用以下方法。

1. 物理测定法 利用 3%～4% 浓度的聚乙二醇（PEG）可选择性地沉淀大分子免疫复合物的特点，通过测定沉淀的免疫复合物，推算 CIC 的含量。

2. C1q 结合试验 利用制备（通常标记）的 C1q 结合固定灭活血清标本中的 CIC，通过有关技术测定或推算 CIC 的含量。

第三节 免疫功能检测在医药学中的应用

免疫学检测方法具有高度特异性和敏感性，在医药学中应用十分广泛。例如，检测病原生物抗原和抗体、自身抗体、血型、肿瘤标志物、血浆激素和酶类水平、血浆药物浓度等，可作为临床诊断、病情分析、治疗方法调整及预后判定的重要依据，也可用于筛选药物、研究药物作用机制等。

一、筛选药物

运用 T 细胞克隆技术，可获得遗传背景相同、T 细胞受体均一的单克隆 T 细胞群体。其用途如下：①可用作药物筛选的 T 细胞模型。②应用 T 细胞模型可筛选抗 HIV 的药物。③应用肥大细胞模型可筛选抗 I 型超敏反应的药物。

二、研究药物作用机制

通过对 CD 抗原的检测与分析，研究药物对免疫细胞的发育、活化，对细胞亚群及细胞因子的影响，从而可对药物的免疫作用效果和机制做出评价。

三、免疫学诊断

1. 感染性疾病 抗原-抗体反应已广泛用于感染和感染性疾病的诊断、感染后免疫力的确定等。

2. 免疫缺陷病　如抗体、补体含量的测定有助于 X 连锁无丙种球蛋白血症、抗体缺陷、补体缺陷的诊断,而免疫细胞的鉴定、计数以及功能试验可用于免疫细胞缺陷的诊断。

3. 自身免疫病　检出自身抗体是自身免疫和自身免疫病发生的标志,如检出类风湿因子有助于类风湿关节炎的诊断,进行 HLA 型别分析有助于辅助诊断相关自身免疫病。

4. 肿瘤　检测肿瘤抗原有助于某些肿瘤的辅助诊断,如检测癌胚抗原(CEA)用于诊断结肠癌,检测甲胎蛋白(AFP)可用于诊断原发性肝癌,检测细胞表面 CD 分子有助于淋巴瘤、白血病的诊断与分型。

四、免疫学监测

免疫学监测主要用于判定感染性疾病的转归与预后。例如,监测乙型肝炎病毒抗原与抗体的消长有助于乙型肝炎预后的判断;对 HIV 感染者进行 $CD4^+T$ 细胞计数有助于艾滋病的诊断、病情分析和疗效判定。

对肿瘤患者免疫功能状态的检测,能了解肿瘤的发展与预后,免疫功能正常者一般预后较好,反之预后不良;监测免疫细胞或肿瘤抗原能帮助制订治疗方案和进行疗效评估。

监测器官移植术后受者的免疫学指标有利于早期发现并有效处理排斥反应。此外,免疫学监测有助于选择免疫抑制剂的种类、剂量及确定疗程。

第四节　免疫学防治技术

随着免疫学理论与技术的迅速发展,免疫学防治技术已从预防和控制感染性疾病扩展到更广泛的领域,如肿瘤、自身免疫病、免疫缺陷等的免疫预防与治疗。现代免疫学的应用创建了更多、更有效的免疫生物疗法,用以提高人类健康水平,防治人类疾病。

免疫防治方法包括特异性免疫防治和非特异性免疫防治。特异性免疫防治主要包括主动免疫和被动免疫(图 18-4)。主动免疫是机体接受抗原刺激而产生的免疫力,维持时间较长(数月至数年);被动免疫则是给机体输注免疫应答产物而获得的免疫力,维持时间较短(2~3 周)。二者都可通过人工或天然方式获得,本节重点讲述通过人工方式获得的人工主动免疫和人工被动免疫,二者的主要区别见表 18-1。

获得特异性免疫力的方式 {
　主动免疫 {
　　天然主动免疫,如自然感染
　　人工主动免疫,如接种疫苗、类毒素
　}
　被动免疫 {
　　天然被动免疫,如 IgG 通过胎盘,哺乳获得 SIgA
　　人工被动免疫,如注射抗毒素、抗病毒血清、γ 球蛋白
　}
}

图 18-4　机体获得特异性免疫力的方式

表 18 - 1　人工主动免疫与人工被动免疫的比较

项目	人工主动免疫	人工被动免疫
接种物质	抗原(疫苗、类毒素)	抗体、细胞因子等免疫应答产物
生效时间	2~3 周	立即获得
维持时间	数月至数年	2~3 周
主要用途	一般预防	紧急预防和治疗

一、人工主动免疫

人工主动免疫(artificial active immunization)是人工给予疫苗等抗原性物质免疫机体,使之产生特异性免疫力,从而预防感染的措施。

(一)人工主动免疫生物制剂

人工主动免疫生物制剂包括疫苗、类毒素等抗原类物质。它们的基本特征是毒力减低或消失,抗原性不变(即病原体及其毒性产物经处理后,毒力减低或消失,但仍保留原有的抗原性)。传统上的疫苗(vaccine)是指病原体变异或经灭活后,毒力减低或消失,抗原性不变,或者制备有效亚单位抗原,或者选择带有相同抗原的低毒或无毒生物,接种机体后能预防相应感染性疾病发生的生物制品。近年来,人们将细菌性、病毒性制剂等人工主动免疫制剂统称为疫苗。

1. 减毒活疫苗(live - attenuated vaccine)　减毒活疫苗指将病原体在培养基或敏感细胞中反复传代,使其毒力减低或消失,但仍保留免疫原性;或者选择与病原体带有相同抗原性,但对人体低毒或无毒的微生物(如牛痘疫苗)制成的活疫苗,如卡介苗、麻疹疫苗、脊髓灰质炎疫苗等。活疫苗的突出优势是可在体内繁殖,从而产生类似于天然感染的抗原刺激过程,多数活疫苗的免疫效果良好、持久,一般不需要加强免疫。活疫苗可刺激机体产生体液免疫应答和细胞免疫应答,其中类似于自然感染途径的接种还可形成黏膜局部免疫效应。减毒活疫苗的不足之处是在免疫力差的个别机体可引发感染,突变低毒株可能通过突变而恢复毒力(但在实践中十分罕见)。

2. 灭活疫苗(inactivated vaccine)　灭活疫苗即死疫苗,是选用免疫原性强的病原体,经人工大量培养后,用理化方法灭活制成,如伤寒疫苗、百日咳疫苗等。灭活疫苗接种主要诱导机体产生抗体,一般不引起细胞免疫应答,免疫效果有一定局限性。

3. 类毒素(toxoid)　类毒素是将蛋白性毒素(如细菌外毒素)经 0.3%~0.4% 甲醛处理制成的。其特点是毒性消失,抗原性保留,如破伤风类毒素、白喉类毒素等,接种后可诱导机体产生抗毒素。

4. 新型疫苗　近年来,免疫学、生物技术、生物化学及分子微生物学技术的发展,促进了多种新型疫苗的研制和应用。

(1)亚单位疫苗(subunit vaccine):提取病原生物有效免疫原组分制成的疫苗,称为亚单位疫苗,如乙型肝炎疫苗,以及脑膜炎球菌、肺炎球菌、B 型流感杆菌的多糖疫苗和流感病毒的血凝素/神经氨酸酶亚单位疫苗等。亚单位疫苗可减少无效抗原组分所致的不良反应，毒性显著低于全菌疫苗。

（2）结合疫苗（conjugate vaccine）：是将细菌荚膜多糖与蛋白质偶联的疫苗。多糖抗原为 TIAg，缺乏 T 细胞表位，只能刺激 B 细胞产生 IgM。细菌荚膜多糖与蛋白质载体偶联，由蛋白质提供 T 细胞表位而成为 TDAg。结合疫苗能引起 T 细胞、B 细胞的联合识别，可诱导机体产生 IgG 类抗体。目前获准使用的结合疫苗有 B 型流感杆菌疫苗、脑膜炎球菌疫苗和肺炎球菌疫苗等，已取代了传统使用细菌荚膜多糖制作的多糖疫苗。

（3）合成肽疫苗（synthetic peptide vaccine）：又称抗原肽疫苗，是根据有效免疫原的氨基酸序列设计合成免疫原性多肽，结合适当的载体，再加入佐剂（脂质体）制成的疫苗，如果设计合成既有 B 细胞表位又有 T 细胞表位的合成肽疫苗，则可以诱导体液免疫和细胞免疫。目前，根据疟原虫孢子表位制作的疟原虫疫苗已在临床试用，细菌毒素、HIV 和肿瘤等的合成肽疫苗正在研制中。

（4）基因工程疫苗：基因工程疫苗是以基因重组技术所制备的疫苗，又称重组疫苗（recombinant vaccine），包括重组抗原疫苗、重组载体疫苗和核酸疫苗。基因工程疫苗的研制主要针对难（或不能）培养、常规免疫效果差、有潜在危险的病原体。

1）重组抗原疫苗（recombinant antigen vaccine）：指将编码有效免疫原组分的 DNA 片段（目的基因）引入细菌、酵母菌等或能连续传代的哺乳动物细胞基因组内，通过大量繁殖这些微生物或细胞，表达目的基因产物（有效抗原组分），提取纯化制成的疫苗。其不含活的病原体和病毒核酸，安全有效，成本低廉。目前获准使用的有 HBsAg 基因工程疫苗、口蹄疫疫苗和莱姆病疫苗等。

2）重组载体疫苗（recombinant vector vaccine）：指将编码病原体有效免疫原的基因插入载体（痘类病毒、细菌或植物细胞等），使其表达病原体抗原制成的疫苗。这种疫苗具有活疫苗的特点，疫苗株可在体内增殖，表达大量所需抗原。目前使用最多的载体是痘苗病毒，用其表达多种外源基因已用于甲型和乙型肝炎、麻疹、单纯疱疹等疫苗的研究；另外，也出现了可表达乙型肝炎病毒抗原的番茄、马铃薯、香蕉等。

3）核酸疫苗：包括 DNA 疫苗（DNA vaccine）和 RNA 疫苗（RNA vaccine），是将编码有效抗原的 cDNA 或 mRNA 基因插入载体（如质粒 DNA），建成基因重组质粒，将其直接接种于机体，转染宿主细胞，使宿主细胞表达病原体抗原，从而诱导机体产生特异性免疫应答，此重组质粒即为 DNA 疫苗或 RNA 疫苗。核酸疫苗的出现开拓了疫苗学的新纪元，被称为第三次疫苗革命。目前，研究最多的是 DNA 疫苗，由于它不需要任何化学载体，故又称为裸 DNA 疫苗（naked DNA vaccine）。HIV 和疟原虫 DNA 疫苗等正在研制中。

4）转基因植物疫苗：将编码有效免疫原的基因导入可食用植物（如番茄、黄瓜、马铃薯、香蕉等）的细胞基因组中，免疫原即可在植物的可食用部分稳定地表达和积累，人类和动物食用即完成预防接种。这类疫苗尚在初期研制阶段，具有口服、易被儿童接受、价廉、方便等优点，目前用马铃薯表达的乙型肝炎病毒表面抗原已在动物试验中获得成功。

（二）疫苗的基本要求

当代疫苗、类毒素的发展趋势是增强免疫效果、简化接种程序、提高预防接种效益。对疫苗、类毒素的基本要求包括有效性、安全性、实用性。

1. 有效性　具有良好的免疫原性是有效性的基本保障，也是疫苗首要的基本要求。疫苗接种后应能在大多数人中引起保护性免疫，增强群体的抗感染能力。理想的疫苗接种后既能引起体液免疫，又能引起细胞免疫，而且维持时间较长。

2. 安全性　疫苗多用于健康人群，特别是儿童的免疫接种，故在制作中应特别注意质量管理。灭活疫苗的毒株多为致病性强的微生物，应予以彻底灭活；活疫苗的菌株要求遗传性状稳定，无回复突变，无致癌性，无致热原及过敏原。各种疫苗应尽可能减少接种后的副作用。

3. 实用性　疫苗的可接受性十分重要，否则难以达到接种人群的高覆盖率。要简化接种程序，如口服疫苗、多价疫苗。同时，实用性要求疫苗易于保存和运输，价格低廉，接种后无明显不良反应。

（三）人工主动免疫的应用

当代疫苗的发展和应用已不限于预防感染性疾病，扩展到了许多非感染性疾病领域，并且既包括了预防性制剂，也包括了极有发展前途的治疗性制剂。

1. 抗感染　临床已证实根据某些特定感染性疾病的疫情监测和人群免疫状况分析，有计划地进行疫苗接种可以预防相应感染性疾病，最终达到控制甚至消灭相应感染性疾病的目的。但是，有不少感染性疾病（如疟疾等）仍缺乏有效疫苗；新发现的感染性疾病，如艾滋病、埃博拉出血热及严重急性呼吸综合征（SARS）等病原种类不断增多；某些病原体（如 HBV、HCV 等）携带者不易被彻底清除等。因此，抗感染仍是未来疫苗研制的首要任务。

2. 抗肿瘤　利用肿瘤疫苗进行主动免疫治疗肿瘤，已在临床获得一定疗效。例如，给肿瘤细胞导入 HLA、B7 等基因而制备的瘤苗，可促进 T 细胞活化；导入 TNF - α、IL - 2、IFN - γ 等基因而制备的瘤苗，可使局部产生具有杀瘤活性或免疫调节的细胞因子，从而增强抗肿瘤效应。某些肿瘤的发生与病毒感染密切相关，相应病毒的疫苗可用于肿瘤的免疫预防，如 EB 病毒疫苗可预防鼻咽癌等。

3. 防止和减轻免疫病理损伤　某些慢性感染导致的免疫病理损伤与免疫应答的类型有关，通过调整免疫应答有可能防止或减轻病理损伤。例如，在 I 型超敏反应中，皮下多次注射小剂量变应原，通过逐渐消耗过敏介质或通过诱导 IFN - γ 及 TGF - β 产生，以降低 IgE 抗体应答性超敏反应；通过诱导 IgG 类抗体产生，可达到临时或长期脱敏的目的。诱导特异性免疫耐受是防治自身免疫病、移植排斥的根本方法之一，目前研究表明，如通过口服免疫原，在防治实验性变态反应性脑脊髓炎（EAE）及非胰岛素依赖性糖尿病的动物模型中取得了良好的治疗效果。

4. 计划生育　避孕疫苗中的促绒毛膜性腺激素（HCG）亚单位疫苗已在临床试验，初步证明其安全、有效，并且具有可逆性，如用 HCG - β 亚单位疫苗免疫人体，可刺激机体产生抗 HCG，从而切断黄体营养而终止妊娠。另外，也可用精子表面的酶或膜抗原制成精子表面抗原疫苗等用于计划生育。

（四）人工主动免疫的注意事项

1. **接种对象**　疫苗的预防接种对象为易感人群，即无特异性免疫力，但与某些病原生物接触机会多、疾病及并发症危害大的流行地区的人群。婴幼儿和老年人常常是大多数感染性疾病的易感人群。

2. **接种剂量、次数和间隔时间**　活疫苗能在体内繁殖，一般只接种 1 次；死疫苗通常接种量大，要接种 2 ~ 3 次，每次间隔 7 ~ 8 天；类毒素接种 2 次，因其吸收缓慢，产生免疫力需时稍长，应间隔 4 ~ 6 周。

3. **接种途径**　活疫苗选用皮内注射、皮上划痕或模拟自然感染途径接种，如脊髓灰质炎疫苗以口服为佳，麻疹疫苗、流感疫苗、腮腺炎疫苗以雾化吸入为好；死疫苗多用皮下注射；类毒素采用肌内注射。

4. **活疫苗的接种**　卡介苗、麻疹疫苗、脊髓灰质炎疫苗等活疫苗接种时需要注意：①疫苗属外来物质，具有抗原性，当与免疫球蛋白相遇时会发生抗原 – 抗体反应，降低疫苗的效果，故注射 γ 球蛋白后至少要间隔 6 周才能接种疫苗，而接种完疫苗至少 2 周后方可注射 γ 球蛋白。②脊髓灰质炎疫苗为口服使用，不能用热水送服或加在热的食物内服用。③有些活疫苗可以两种同时注射接种，若未能同时接种，最好间隔 4 周以上，以免影响效果。

5. **禁忌证**　凡高热、严重心血管疾病、急性感染性疾病、恶性肿瘤、肾病、活动性结核、活动性风湿病、甲亢、糖尿病、免疫缺陷病及使用免疫抑制剂者，均不宜接种疫苗，以免引起病情恶化。为防止流产或早产，孕妇应暂缓接种疫苗。

二、人工被动免疫

人工被动免疫（artificial passive immunization）是人工给予含特异性抗体的免疫血清或细胞因子等免疫效应性制剂，以治疗或紧急预防感染的措施。因这些免疫物质并非机体自身产生，缺乏主动补充的来源，故维持时间短暂，如抗体一般为 2 ~ 3 周。

（一）人工被动免疫生物制剂

1. **抗毒素（antitoxin）**　抗毒素是用类毒素免疫动物（如马）后获得的免疫血清，经分离纯化制成的。免疫血清中含有具有中和相应外毒素的 IgG 类抗体，主要用于治疗和紧急预防外毒素所致疾病，如白喉、破伤风、肉毒中毒等。

2. **γ 球蛋白**　γ 球蛋白包括人血浆 γ 球蛋白和胎盘 γ 球蛋白。前者是从正常人血浆提取的 γ 球蛋白，含 IgG 和 IgM；后者则是从健康孕妇胎盘血液中提取的 γ 球蛋白，主要含 IgG。肌内注射剂主要用于甲型肝炎、丙型肝炎、麻疹等病毒性疾病的预防；静脉注射剂主要用于原发性和继发性免疫缺陷病的治疗。

3. **特异性 Ig**　特异性 Ig 是从临床患某种感染性疾病痊愈后或健康人接种疫苗后含有针对某种病原微生物高效价抗体的血浆制备的，用于预防和治疗相应病原微生物感染，如 HBV - Ig 用于乙型肝炎病毒感染。

4. 抗病毒或抗菌免疫血清　抗病毒或抗菌免疫血清是用细菌或病毒免疫机体后获得的免疫血清，如抗狂犬病免疫血清、抗乙型脑炎免疫血清等，临床预防效果显著；另如 2003 年有人尝试用 SARS 患者恢复期血清治疗 SARS 也取得了一定疗效，但抗鼠疫、炭疽等抗菌免疫血清因疗效不显著，已逐渐被抗生素代替。

5. 抗淋巴细胞抗体　抗淋巴细胞抗体是用人外周血淋巴细胞作为抗原，免疫动物后获得的针对人淋巴细胞表面抗原的抗体，注入人体后，在补体等的参与下可使淋巴细胞溶解，可用于延长移植物存活时间和某些自身免疫病（如系统性红斑狼疮、类风湿关节炎等）的防治。

6. 细胞因子和单克隆抗体　细胞因子制剂和单克隆抗体（单抗）制剂是近些年来研制的新型人工被动免疫制剂，可望成为治疗肿瘤、AIDS 等的有效方法。

（二）人工被动免疫注意事项

1. 注意防止超敏反应　动物免疫血清对人来说是异种蛋白，使用时应注意 I 型超敏反应的发生；使用前应询问病史，做皮肤过敏试验，如结果为阳性，可使用脱敏方法；在注射 γ 球蛋白时亦应注意观察。

2. 注意早期和足量　抗毒素只有在毒素尚未结合组织细胞前使用，才能发挥中和毒素的作用；若毒素已与组织细胞结合，抗毒素就难以发挥其作用。另外，使用的抗毒素要能将体内的外毒素完全中和，故应在早期足量使用抗毒素。

3. 不滥用 γ 球蛋白　多次注射 γ 球蛋白，由于存在同种异型抗原性，因此也会引起超敏反应。此外，如 2003 年的 SARS，给易感人群注射 γ 球蛋白，不会增强对 SARS 的免疫力，这是因为 SARS 病毒初次进入人类，而在来源于健康人的 γ 球蛋白制剂中不会含有抗 SARS 病毒的抗体。

三、免疫治疗

按照免疫学原理，针对疾病发生机制，人为地调整机体免疫功能，以达到治疗目的所采取的措施，称为免疫治疗（immunotherapy）。

（一）抗原为基础的免疫治疗

针对机体异常的免疫状态，人工给予抗原以增强免疫应答或者诱导免疫耐受，达到治疗疾病的目的，称作抗原为基础的免疫治疗。诱导免疫应答可用于治疗感染、肿瘤等；诱导免疫耐受可用于自身免疫病和超敏反应的治疗，防止移植排斥反应。

1. 抗原以分子或片段形式的免疫治疗　此治疗包括抗原表位疫苗、重组抗原疫苗、重组病毒疫苗、核酸疫苗等。

（1）抗原表位疫苗：表位是 BCR 及 TCR 识别抗原、特异性诱发免疫应答的物质基础。利用表位直接诱导机体的免疫应答是一种有效的途径。表位多为 8 ~ 12 多肽或其他小分子，在体内容易降解，因此可以将表位多肽与载体结合作为疫苗。例如，将麻疹病毒蛋白的 T 细胞表位和 B 细胞表位与载体结合，可以制备麻疹疫苗；将乙肝病毒的抗原表位合成多肽交联异源性蛋白，或重组表达带有该抗原表位的蛋白，可以作为治疗用乙肝疫苗。

（2）重组抗原疫苗：利用重组 DNA 技术可以产生大量的抗原分子，该抗原可以是微生物或肿瘤细胞某一个特定的蛋白或其片段，因此，免疫诱导作用的针对性强，安全性也比灭活或减毒疫苗有进一步的提高。同时，由于表达蛋白不受量的限制，保存时间长，纯度高，因此具有广阔的应用前景。例如，HBV - pre - S2 重组疫苗、人乳头状瘤病毒（HPV）E6 或 E7 重组疫苗均在临床使用效果良好。

（3）重组病毒疫苗：将编码有效免疫原的基因插入减毒病毒（痘苗病毒或腺病毒）基因组中，接种机体，使其持续性表达目的抗原，病毒本身作为佐剂，可有效地进行特异性主动免疫治疗。已选用的目的肿瘤抗原有黑色素瘤 GP97、癌胚抗原、腺癌 Muc - 1 的核心肽等，用于动物肿瘤模型特异性主动免疫治疗。

（4）核酸疫苗：利用基因转移的方式将编码抗原的基因构建于载体（如质粒载体）直接注射于体内，使机体表达相应抗原。

2. 微生物抗原疫苗为基础的免疫治疗　正常机体受微生物感染后通过免疫系统可阻止感染扩散并清除病原体。当免疫功能受损时，可导致某些微生物的持续感染，甚至诱发肿瘤。人类的许多肿瘤与微生物感染有关。例如，乙型肝炎病毒与肝癌有关，EB 病毒与鼻咽癌有关，幽门螺杆菌与胃癌有关，人乳头瘤病毒与宫颈癌有关等。因此，利用这些微生物疫苗可预防和治疗相应的肿瘤。

（二）抗体为基础的免疫治疗

以抗体为基础的免疫治疗包括多克隆抗体、单克隆抗体及基因工程抗体的应用。

1. 多克隆抗体　多克隆抗体主要包括用抗原（如类毒素、病毒、人 T 细胞等）免疫动物获得的免疫血清以及从人血浆或血清中提取的免疫球蛋白。抗毒素血清已广泛用于治疗和紧急预防细菌外毒素所致疾病，如白喉抗毒素、破伤风抗毒素等；人免疫球蛋白制剂主要用于治疗丙种球蛋白缺乏症和预防麻疹、传染性肝炎等；抗淋巴细胞丙种球蛋白主要用于器官移植受者，可阻止移植排斥反应的发生，延长移植物存活时间，也可用于治疗某些自身免疫病，如肾小球肾炎、系统性红斑狼疮、重症肌无力及类风湿关节炎等疾病。

多克隆抗体的临床应用有以下两个明显的缺点：一是特异性差；二是易导致超敏反应。因为其来源于异种或同种异体的抗体，对机体具有抗原性，所以可以刺激机体产生抗抗体，引发超敏反应，严重时可危及生命。

2. 单克隆抗体　单克隆抗体（mAb）具有结构高度均一、纯度高、特异性强、效价高、少或无血清交叉反应等优点，已广泛应用于生命科学研究的各个领域。其缺点为动物来源的 mAb 在应用中有致超敏反应的可能，且多次使用会失效（外源性 mAb 刺激机体产生抗抗体，与其结合后可中和其作用）。

（1）抗细胞表面分子的单抗：该抗体在体内与表达相应细胞膜表面分子结合，在补体参与下使细胞溶解。例如，美国食品和药品管理局（FDA）批准应用抗人 CD3 单抗，特异性破坏 T 细胞，临床已用于预防心、肝、肾、骨髓移植时发生的急性排斥反应；

抗人 CD20(rituximab)获 FDA 批准用于 B 细胞淋巴瘤的治疗；抗人 CD4 单抗也可以用于预防器官移植排斥反应，治疗类风湿关节炎、多发性硬化症等。

（2）抗细胞因子的单抗：如抗 TNF 单抗(infliximab)可特异性地阻断 TNF 与 TNF 受体结合，减轻炎症反应，临床已成功用于类风湿关节炎等慢性炎症性疾病的治疗。抗 IL-1 单抗也可用于治疗上述疾病，目前正在进行临床试验。

（3）抗体导向药物治疗：化疗药物、毒素、同位素等细胞毒性物质对肿瘤细胞都有很强的杀伤作用，但因缺乏特异性，易损伤正常细胞，故可导致不良反应或严重毒副作用。抗体导向药物治疗以高度特异性的单抗作为载体，将细胞毒性物质靶向性地携至肿瘤病灶局部，能特异地杀伤肿瘤细胞。

3. 基因工程抗体及其导向治疗　基因工程抗体(genetic engineering antibody)是通过 DNA 重组技术和蛋白质工程技术，在基因水平对 Ig 进行切割、拼接或修饰，重新组装成新型的抗体分子。经改造后的基因工程抗体具有生物学活性强、免疫原性低、分子小、穿透力强、易进入局部、对各种水解酶的抵抗力增强等优点。

许多抗原-抗体反应要求双价的抗原结合位点，使抗原分子上两个表位发生交联，或使两个抗原分子连接。例如，将识别肿瘤抗原的抗体和识别细胞毒性免疫效应细胞表面分子的抗体(如 CD3 抗体、CD16 抗体)联结在一起，制成双功能性抗体(bifunctional antibody)，或称双特异性抗体(bispecific antibody)，可使免疫效应细胞(如 CTL、NK 细胞、LAK 细胞)更易与肿瘤细胞识别结合，从而取得杀伤肿瘤细胞的更佳效果。

目前，一些单克隆抗体或基因工程抗体已用于肿瘤、感染、自身免疫病、超敏反应等疾病的治疗。

（三）细胞因子及其拮抗剂为基础的免疫治疗

1. 重组细胞因子治疗　利用基因工程技术生产的重组细胞因子为临床应用奠定了基础。目前已有多种细胞因子类药物用于感染、肿瘤、造血障碍等疾病的治疗。

2. 细胞因子阻断和拮抗疗法　该疗法是通过抑制细胞因子产生或阻断细胞因子与其相应受体结合，或结合受体后阻断信号传导过程，使细胞因子的病理性作用难以发挥，适用于自身免疫病、移植排斥反应、感染性休克等的治疗。重组 I 型可溶性 TNF 受体(sTNFR I)可减轻类风湿关节炎的炎症损伤，也可缓解感染性休克，已经被美国 FDA 批准用于类风湿关节炎的临床治疗；TNF 单抗可以减轻甚至阻断感染性休克的发生。IL-1 受体拮抗剂对炎症、自身免疫性疾病等具有较好的治疗效果。

3. 细胞因子基因疗法(cytokine gene therapy)　细胞因子类药物在体内半衰期短，需要给患者大剂量反复多次注射方能取得一定疗效，往往导致严重副作用。细胞因子基因疗法是将细胞因子或其受体基因通过一定技术方法导入体内，使其在体内持续表达并发挥治疗效应的方法。目前已有 IL-2、IL-12 等多种细胞因子基因疗法试用于临床，治疗恶性肿瘤、感染、自身免疫病等。

（四）细胞疫苗为基础的免疫治疗

肿瘤细胞型疫苗是目前研究最多、使用时间最长的细胞疫苗，其优越性在于自体肿瘤细胞包容了所有自身肿瘤抗原，免疫机体可诱发较强的免疫效应。

1. 病毒修饰的疫苗 20世纪90年代初开始研制的应用病毒处理自体或异体肿瘤细胞疫苗可使肿瘤细胞表达病毒抗原，激发免疫应答杀伤肿瘤细胞，已在临床沿用至今。

2. 基因修饰的疫苗 基因修饰的疫苗指将肿瘤细胞用基因修饰方法改变其遗传背景，通过降低致瘤性、增强免疫原性而制成的疫苗。例如，将编码 HLA 分子、协同刺激分子（如 B7）、细胞因子（如 IL-2、IFN-γ、GM-CSF）的基因转染肿瘤细胞，注入体内的疫苗将表达这些免疫分子，可激活抗肿瘤免疫。

3. 抗原提呈细胞疫苗 由抗原致敏的抗原提呈细胞可特异性激活 T 细胞。用肿瘤抗原或肿瘤抗原多肽等体外刺激抗原提呈细胞后回输患者，可有效激活特异性抗肿瘤免疫应答。树突状细胞是最重要的专职抗原提呈细胞，常被用作此类疫苗。抗原致敏的抗原提呈细胞已获准用于皮肤 T 细胞淋巴瘤的治疗。

（五）免疫细胞为基础的免疫治疗

免疫细胞为基础的免疫治疗是指给机体输入自体或异体造血细胞、免疫细胞等，以激活或增强机体的免疫应答。

1. 自体免疫效应细胞的免疫治疗 将自体免疫细胞经体外激活、增殖后回输患者，可直接杀伤肿瘤细胞或激发机体抗肿瘤免疫效应。适合于该疗法的免疫效应细胞包括 CTL、NK 细胞、巨噬细胞、淋巴因子激活的杀伤细胞（LAK 细胞）、肿瘤浸润性淋巴细胞（TIL）和细胞因子诱导的杀伤细胞（CIK）。TIL 是从实体肿瘤组织中分离、体外经 IL-2 诱导培养后的淋巴细胞；CIK 则是外周血淋巴细胞在体外经 PHA+IL-2+IL-1 等多种细胞因子诱导培养后的淋巴细胞。目前已将 LAK、CIK、TIL 与 IL-2 合用于临床，治疗晚期肿瘤患者，对于如黑色素瘤、肾细胞癌等肿瘤患者有一定疗效。

2. 抗原提呈细胞的免疫治疗 树突状细胞（DC）是重要的专职性抗原提呈细胞（APC）之一，可以直接刺激初始 T 细胞增殖活化。肿瘤细胞免疫原性较弱，难以激活机体的免疫应答而发挥抗肿瘤作用。利用抗原致敏 APC 可以特异性激活 T 细胞，将肿瘤抗原、肿瘤抗原多肽、肿瘤提取物载荷于 DC 等 APC，继而免疫肿瘤患者，可以有效地激活机体的抗肿瘤免疫反应。

3. 造血干细胞移植 移植自体或同种异体的造血干细胞可以促进机体造血和免疫功能，已经成为癌症、造血系统疾病、自身免疫病等的重要治疗手段。临床移植所用的干细胞来自于 HLA 型别相同的供者，可采集骨髓、外周血或脐血，分离 CD34$^+$ 干/祖细胞。

（六）免疫调节剂

通常将可非特异性促进或抑制免疫功能的制剂称为免疫调节剂，包括生物应答调节剂和非特异性免疫抑制剂等。

1. 生物应答调节剂 生物应答调节剂（biological response modifier，BRM）指具有非特异性促进或调节免疫功能的制剂，通常对免疫功能正常者无影响，而对免疫功能异常，特别是免疫功能低下者有促进或调节作用。其制剂包括治疗性疫苗、细胞因子、微生物及其产物、合成性分子等。BRM 发展极为迅速，已广泛应用于肿瘤、感染、自身免疫病、免疫缺陷病等的免疫治疗。

（1）微生物制剂：具体包括以下几种。

1）分枝杆菌制剂：①卡介苗（BCG）为牛型结核分枝杆菌的减毒活疫苗，具有很强的非特异性免疫刺激作用，可活化巨噬细胞，增强 NK 细胞活性，促进 IL-1、IL-2、IL-4、TNF 等多种细胞因子的产生，提高 APC 对抗原的摄取和提呈能力，增强 T 细胞对肿瘤抗原的识别能力并激发其细胞毒性。目前已用于某些肿瘤的辅助治疗，如膀胱滴注治疗浅表性膀胱癌疗效显著。②胞壁酰二肽（muramyl dipeptide，MDP）是分枝杆菌胞壁中最小免疫活性单位，具有非特异性抗感染和抗肿瘤作用，能直接刺激单核巨噬细胞，使其活性增强十倍甚至百倍，促使 IL-1、IL-6、IFN、CSFs 和超氧离子释放，诱导内源性 TNF 生成，能增强 NK 细胞杀伤力，现已制成肿瘤疫苗用于临床。

2）短小棒状杆菌：可以活化巨噬细胞，促进 IL-1、IL-2 等细胞因子的产生，非特异性地增强机体免疫功能，常与化疗药物联合使用，作为肝癌、肺癌、淋巴瘤、黑色素瘤等的辅助治疗。

3）CpG DNA：CpG DNA 是细菌 DNA 片段中具有免疫激活作用的特定碱基系列，又称 CpG 基序。含有 CpG 基序的寡核苷酸（CpG ODN）可活化 NK 细胞、APC、T 细胞等免疫细胞，诱导 IL-2、IFN-γ、TNF 等多种细胞因子的产生，促进 APC 上调表达 MHC Ⅱ类分子和共刺激分子并增强其抗原提呈能力，产生较强的细胞免疫和体液免疫。CpG DNA 以佐剂形式或作为 DNA 疫苗的一部分，可用于黑色素瘤、非霍奇金淋巴瘤和肾癌的治疗。

4）多糖类物质：某些细菌、真菌的多糖成分有明显的非特异免疫刺激作用，可促进淋巴细胞分裂增殖，促进细胞因子产生，常作为传染病、肿瘤的辅助治疗药物，如革兰氏阳性菌细胞壁成分（脂磷壁酸）、食用菌（香菇及灵芝）多糖等。

（2）免疫因子：具体包括以下几种。

1）转移因子（transfer factor）：是由致敏的淋巴细胞经反复冻溶或超滤获得的产物，包括游离氨基酸、核酸和多肽等，无种属特异性，可将供者的细胞免疫活性转移给受者。转移因子目前已试用于治疗一些细胞免疫功能低下的疾病，如乙型肝炎及真菌的感染、系统性红斑狼疮、恶性肿瘤、免疫缺陷病等。

2）胸腺肽：是从小牛或猪胸腺中提取的可溶性多肽混合物，包括胸腺素、胸腺生成素等，对胸腺内 T 细胞的发育有辅助作用。因其无种属特异性，故常用于治疗细胞免疫功能低下的疾病，如病毒感染、肿瘤等。

3）免疫核糖核酸（iRNA）：先用抗原（肿瘤细胞或乙型肝炎表面抗原等）免疫动物，然后取免疫动物的脾、淋巴结分离淋巴细胞，提取其中的核糖核酸给患者注射，可使患者获得体液免疫及细胞免疫，目前试用于治疗肿瘤、真菌感染及慢性乙型肝炎等疾病。

（3）化学合成制剂：最常用的为左旋咪唑，该药原是驱虫剂，后来发现其能激活吞噬细胞的吞噬功能，促进 T 细胞产生 IL-2 等细胞因子，增强 NK 细胞活性，对免疫功能低下的机体具有较好的免疫增强作用，用于大肠癌术后的长期治疗效果显著；西咪替丁为组胺拮抗剂，可通过阻止组胺对抑制性 T 细胞的活化作用而增强机体的免疫功能；异丙肌苷也具有增强免疫的功能，可用于病毒感染的辅助治疗。

（4）中药及其制剂：许多中药具有促进免疫作用，并已广泛应用于免疫性疾病的防治。补气类药，如人参、党参、黄精、茯苓、大枣、白术、三七、黄芪、冬虫夏草、灵芝、甘草（后四者具有双向调节效应）等及其部分多糖成分（如黄芪多糖、枸杞多糖等）均可提高机体细胞免疫和体液免疫功能。临床上，补气药常用于治疗免疫功能低下的虚证（如阳虚、气虚、血虚证等）以及化疗、免疫抑制剂所致的免疫功能低下。其他类药，如南沙参、女贞子、当归、制何首乌、薏苡仁、猪苓、枸杞子、石斛、柴胡、白花蛇舌草等可提高细胞免疫功能；天花粉、女贞子、当归、鳖甲、白花蛇舌草能提高体液免疫功能。另外，补肾填精、活血化瘀、健脾益气类方剂也有一定的免疫增强功能。

（七）免疫抑制剂

1. 微生物制剂　具有免疫抑制效应的微生物制剂主要为真菌代谢产物。①环孢菌素 A（cyclosporin A，CsA）：主要通过阻断 T 细胞内 IL-2 基因的转录，抑制 IL-2 依赖的 T 细胞活化，用于抗移植排斥反应及自身免疫性疾病的治疗。②FK-506：属大环内酯类抗生素，作用机制与 CsA 相似，但作用效果是 CsA 的 10~100 倍，目前主要应用于临床器官移植中，取得了很好的效果。③雷帕霉素（rapamycin）：能阻断 IL-2 启动的 T 细胞增殖而选择性地抑制 T 细胞，用于抗移植排斥反应和治疗自身免疫病。

2. 化学合成药物　具有免疫抑制效应的化学合成药物主要有烷化剂、抗代谢物类药及糖皮质激素等。

（1）烷化剂：常用的有氮芥、苯丁酸氮芥、环磷酰胺等，主要作用是抑制 DNA 复制和蛋白质合成，阻止细胞分裂。T 细胞、B 细胞被抗原活化后，进入增殖、分化阶段，对烷化剂的作用较敏感，故可以达到抑制免疫应答的作用。目前，环磷酰胺主要用于抗器官移植排斥反应和治疗自身免疫病。

（2）抗代谢物类药：主要有嘌呤、嘧啶的类似物和叶酸拮抗剂两大类，如硫唑嘌呤主要通过抑制 DNA、蛋白质的合成，阻止细胞分裂，对细胞免疫、体液免疫均有抑制作用，常用于防治移植排斥反应；甲氨蝶呤可通过干扰蛋白质合成，抑制中性粒细胞趋化，减少 IL-1、IL-6、IL-2 的产生，具有很强的免疫抑制及抗炎作用，临床主要用于自身免疫病和肿瘤的治疗。

（3）糖皮质激素：具有明显的抗炎和免疫抑制作用，对单核巨噬细胞、T 细胞、B 细胞均有较强的抑制作用，常用于治疗炎症、超敏反应性疾病及排斥反应。

3. 中药及其制剂　雷公藤对细胞免疫和体液免疫均具有明显的抑制作用，其提取物雷公藤多苷已用于治疗肾炎、SLE、类风湿关节炎以及移植排斥反应。另外，实验证明，北沙参、细辛、忍冬藤、郁金、生蒲黄、白鲜皮等能抑制细胞免疫和体液免疫；土茯苓、决明子等能抑制细胞免疫；苦参、大黄、黄连、黄柏、紫草、青蒿、莪术、防己、白头翁等可抑制细胞增殖或分裂。

需要强调的是，大多数中药及其制剂的免疫增强或免疫抑制作用均是相对的，目前已发现很多中药（如黄芪、生地黄、玄参、决明子、苦参、麦冬、天冬、制何首乌）及其制剂具有双向免疫调节功能。

思 考 题

1. 抗原或抗体检测和免疫细胞功能测定各有哪些方法？其意义是什么？
2. 人工主动免疫和人工被动免疫的区别及其应用有哪些？
3. 免疫学技术在医药学中的意义有哪些？
4. 如何测定药物对 T 细胞免疫功能的影响？

参考文献

[1]沈关心,徐威. 微生物学与免疫学[M]. 8版. 北京:人民卫生出版社,2016.

[2]李明远. 医学微生物学[M]. 北京:科学出版社,2019.

[3]龚非力. 医学免疫学[M]. 3版. 北京:科学出版社,2019.

[4]李凡,徐志凯. 医学微生物学[M]. 9版. 北京:人民卫生出版社,2018.

[5]曹雪涛. 医学免疫学[M]. 5版. 北京:人民卫生出版社,2018.

[6]贺新怀,席孝贤. 中医药免疫研究[M]. 西安:陕西科学技术出版社,2015.

[7]袁嘉丽,刘永琦. 微生物学与免疫学[M]. 3版. 北京:中国中医药出版社,2017.

[8]戚中田. 医学微生物学[M]. 2版. 北京:科学出版社,2017.

[9]袁嘉丽,罗晶. 微生物学[M]. 9版. 北京:中国中医药出版社,2015.

[10]曹雪涛,何维. 医学免疫学[M]. 3版. 北京:人民卫生出版社,2015.

[11]姚智. 医学免疫学[M]. 北京:清华大学出版社,2017.

[12]国家药典委员会. 中华人民共和国药典[M]. 北京:中国医药科技出版社,2015.

[13]国家食品药品监督管理局. 药品生产验证指南[M]. 北京:化学工业出版社,2003.

[14]陈代杰. 微生物药物学[M]. 北京:化学工业出版社,2008.

[15]徐小平,李兴民. 中药方剂药理学[M]. 北京:军事医学科学出版社,2010.

[16]司传平. 医学免疫学[M]. 4版. 北京:人民卫生出版社,2017.

[17]徐锦堂. 中国药用真菌学[M]. 北京:北京医科大学、北京协和医科大学联合出版社,1997.

[18]凌庆枝,魏仲香. 微生物与免疫学[M]. 2版. 北京:人民卫生出版社,2018.

[19]周世宁. 现代微生物生物技术[M]. 北京:高等教育出版社,2007.

[20]沈萍,陈向东. 微生物学[M]. 8版. 北京:高等教育出版社,2016.

[21]宋晶星. 抗微生物药物学[M]. 北京:科学技术出版社,2010.

[22]LEVINSON W. Review of medical microbiology and immunology[M]. 11th ed. New York:Mc Graw-Hill Medical,2010.